U0351071

物联网医学

Medical Internet of Things

主审　钟南山

主编　白春学　赵建龙

科学出版社

北京

内 容 简 介

本书邀请国内外多位物联网医学基础和临床相关专家，详细介绍目前最先进的物联网医学基础理论和应用进展。全书共分 5 篇 27 章，110 余例图示，内容包括物联网医学的诞生、物联网医学的基本组成、物联网医学的应用、物联网医学的卫生经济学基础和物联网医学的潜在空间，运用现代科学技术为国民的健康实现无缝隙的跟踪服务。全书所述内容不但国内超前，而且在国际上也处于领先位置。本书可供各级医院临床医师及可能从物联网医学获益的患者和健康人群阅读。读者从书中不仅可学到现代医学理论，了解其近几年进展和未来发展趋势，而且可掌握能立即应用的实用技术，更好地为健康和疾病管理服务，最终达到服务患者、造福社会的效果。

图书在版编目（CIP）数据

物联网医学／白春学，赵建龙主编 . —北京：科学出版社，2016. 6
ISBN 978-7-03-048322-5

Ⅰ. 物… Ⅱ. ①白… ②赵… Ⅲ. ①互联网络-应用-医学-研究 ②智能技术-应用-医学-研究 Ⅳ. R - 39

中国版本图书馆 CIP 数据核字（2016）第 109671 号

责任编辑：戚东桂／责任校对：贾娜娜 高明虎
责任印制：肖 兴／封面设计：陈 敬

科 学 出 版 社 出版
北京东黄城根北街 16 号
邮政编码：100717
http://www.sciencep.com

北京佳信达欣艺术印刷有限公司 印刷
科学出版社发行 各地新华书店经销
*
2016 年 6 月第 一 版 开本：787×1092 1/16
2017 年 2 月第二次印刷 印张：31
字数：710 000
定价：128. 00 元
（如有印装质量问题，我社负责调换）

《物联网医学》编写人员

主审 钟南山

主编 白春学　赵建龙

编者（以姓氏汉语拼音为序）

白　莉（第三军医大学第二附属医院）

白春学（复旦大学附属中山医院，上海市呼吸病研究所）

蔡柏蔷（北京协和医院）

陈智鸿（复旦大学附属中山医院）

方　龙（复旦大学附属中山医院）

葛雨明（中国信息通信研究院）

宫　鑫（复旦大学附属中山医院）

何　为（中国科学院上海微系统与信息技术研究所）

黄剑峰（复旦大学附属儿科医院）

金庆辉（中国科学院上海微系统与信息技术研究所）

赖克方（广州医科大学附属第一医院）

李　静（复旦大学附属中山医院）

李海花（中国信息通信研究院）

李亚斐（第三军医大学军事预防医学院）

刘　达（柏惠维康科技开发有限公司）

刘　洁（复旦大学附属中山医院）

刘　阳（中国信息通信研究院）

刘庆云（第三军医大学军事预防医学院）

孟　昕（中兴智能科技有限公司）

宋元林（复旦大学附属中山医院）

宋振举（复旦大学附属中山医院）

孙　辉（复旦大学上海医学院）

孙增涛（天津中医药大学第二附属医院）

唐　琳（中国科学院上海微系统与信息技术研究所）

王　坚（复旦大学附属中山医院）

王　强（天津中医药大学第一附属医院）

王立波（复旦大学附属儿科医院）

王宁舫（复旦大学上海医学院）

王田苗（北京航空航天大学）

王向东（复旦大学附属中山医院）

杨达伟（复旦大学附属中山医院）

余金明（复旦大学公共卫生学院）

张雪丽（中国信息通信研究院）

赵建龙（中国科学院上海微系统与信息技术研究所）

周　建（复旦大学附属中山医院）

周璐靖（瑞慈医疗诊所事业部）

朱晓丹（复旦大学附属中山医院）

邹云增（复旦大学附属中山医院）

Christoph Thuemmler（德国慕尼黑工业大学）

John K. Frager（General Biologic）

秘书　周　建　杨达伟　李　静

序　一

在主审了人民卫生出版社出版的《实用物联网医学》和《物联网医学分级诊疗手册》之后，我很高兴主审这本科学出版社出版的《物联网医学》。

与前两本书不同的是，本书进一步完善了物联网医学的顶层设计和学术沉淀，包括物联网医学概念、三级联动的五步法物联网医疗模式，并在其中融合了我国牵头制定的相关国际和国内指南与共识。本书明确提出物联网医学是通过传感器、定位系统等设备，按约定协议，把医疗与互联网相连接，进行信息交换和处理，以实现医疗智能化识别、定位、跟踪、监控和管理的一门科学。本书并将物联网医学五步法融合到防治肺结节、哮喘、高血压、咳嗽、睡眠呼吸暂停综合征、慢性阻塞性肺疾病和急性呼吸窘迫综合征的临床工作中。这有利于通过物联网医学技术建立分级诊疗平台，实现大小医院医师、患者与医疗设备的整合，克服医疗资源和医师经验的差别。患者可在大医院确诊、评估和制订诊疗方案，由社区医师和大医院专家共同管理诊疗，从根本上消除"三低、二难和四差"问题，最后达到"云联知名专家，端享现代医疗"的效果。

此外，本书还全面介绍了物联网医学的需求背景、历史，在医疗健康领域中的应用现状和存在的问题；物联网医学的感知技术、传输技术、分析技术和医院现代化管理；将来在儿科、急救、康复、中医、医疗机器人，以及临床流行病学中的应用、研究进展与展望；最后还介绍了中国物联网医疗历史、发展计划、中国欧盟物联网和物联网医学合作计划。

期望本书对应用物联网医学技术，实现医院、患者与医疗设备的整合和推进全新的现代医疗模式，大大增加人类与疾病斗争的能力提供重要参考意见，推动中国物联网医学的发展，并在这一领域影响世界、造福人类。

中国工程院院士
中华医学会前任会长
国家呼吸疾病临床医学研究中心主任
2016 年 3 月 10 日

序　二

据全球移动通信系统协会作出的最新预测，到 2017 年，全球物联网医疗市场的规模将达到 230 亿美元，到 2020 年有望超过 490 亿美元。国内物联网医疗的市场空间同样巨大。据第三方机构艾媒咨询预计，由刚需产生的中国物联网医疗的市场规模今年将达 23.4 亿元，2017 年年底将突破 125 亿元。

中国也已经充分重视这些问题，并且指出解决问题的方向和方法，在政策上给予充分支持。十八届三中全会提出，利用信息化手段促进优质医疗资源纵向流动、加强区域公共卫生服务资源整合。习近平总书记讲话指出："用信息化系统提高医疗水平，叫如虎添翼。要利用好这套（远程医疗）系统，更好为群众服务。"

国家卫计委确定的 2014 年医改八大任务之一就是加快推进全民健康保障信息化工程和金人工程，加强国家综合管理平台和区域人口健康信息平台建设，加强面向基层、偏远地区的远程医疗系统建设。从国家战略和政策可以看出，我国发展远程医学势在必行，而且物联网医学会具有更大优势。

白春学教授在主编了《实用物联网医学》和《物联网医学分级诊疗手册》后，又与赵建龙教授主编了这部由科学出版社出版的《物联网医学》。其中不但包括物联网医学的诞生，基本组成，临床应用，还包括卫生经济学基础和物联网医学的潜在空间——医疗机器人，运用现代科学技术为国民的健康实现无缝隙的跟踪服务，大大增加人类与疾病斗争的能力。在这个整合的网络中，存在计算能力超级强大的中心计算机集群，能够对整合在网络内的医生、病人、设备完成实时的管理和控制，从而实现对现有医疗服务模式的彻底改变，以及促进个体化老年医学的发展。最后达到"三个连接（感知、传输和智能处理）全时空，融合三众（大小医院医师和患者）在其中，教育防保与诊疗，全新模式惠众生"的效果。

复旦大学副校长
中华医学会儿科学分会前主任委员
2016 年 6 月 12 日

序　三

我们之前出版的《实用物联网医学》和《物联网医学分级诊疗手册》，对临床应用，特别是分级诊疗起到了重要推动作用。但是，之前的两本书尚未全面涵盖物联网医学的现状和发展。为解决这些问题，我们编写了这本《物联网医学》，其中包含了物联网医学的概念、需求背景、历史，在医疗健康领域中的应用现状和存在的问题；物联网医学的感知技术、传输技术、处理技术、物联网医学管理平台和医院现代化管理；常见疾病物联网医学分级诊疗；物联网医学在儿科、急救、康复、中医、医疗机器人，以及临床流行病学中的应用、研究进展与展望；最后还介绍了中国物联网医疗历史、发展计划、中国欧盟物联网和物联网医学合作计划。

本书重点完善了物联网医学的顶层设计，其中包括物联网医学概念、三级联动的五步法物联网医疗架构，并融合了我国牵头制定的国际和国内指南与共识。本书明确提出了物联网医学的定义，即是通过传感器、定位系统等设备，按约定的协议，把医疗与互联网相连接，进行信息交换和处理，以实现医疗智能化识别、定位、跟踪、监控和管理的一门科学。将物联网医学五步法(5 As)："询问（ask，1A）、评估（assessment，2A）、建议（advisement，3A）、安排（arrangement，4A）" + "物联网技术辅助（assistant with internet of things，5A）"融合到防治肺结节、哮喘、高血压、咳嗽、睡眠呼吸暂停综合征、慢性阻塞性肺疾病和急性呼吸窘迫综合征的临床工作中。本书为实施物联网医疗提供了实战经验，有利于将"物联网"与现有的互联网整合起来，进而实现医院、患者与医疗设备的融合和推进全新的现代医疗模式，大大增加人类与疾病斗争的能力，彻底改变现有医疗服务模式。

本书可广泛应用于医疗教育、预防、保健、诊断、治疗、康复和养老工作中，期望能够为完善物联网医学理论及其在临床医疗中的应用提供参考意见。通过物联网医学技术建立分级诊疗平台，实现大小医院医师、患者与医疗设备的融合，克服医疗资源和医师经验的差别。患者可在大医院确诊、评估和制订诊疗方案，由社区医师和大医院专家共同管理诊疗，从根本上消除"三低、二难和四差"问题，最后达到"三个连接（感知、传输和智能处理）全时空，融合三众（大小医院医师和患者）在其中，教育防保与诊疗，全新模式惠众生"的效果。

白春学　赵建龙

2016 年 3 月 8 日

前　言

　　及早预警、及早诊断、及早治疗对于降低发病风险和挽救生命极其重要。这就需要将现有的"病发后到医院"的被动治疗模式改为"及早预警和及早主动治疗"的现代医学模式。为迅速落实国家的分级诊疗政策，也急需要能够协调专家、社区医师和患者群体的简便易行同时保证医疗质量的医疗模式。此外，还需要降低门诊就医次数和就医费用。这在以往只是梦想，然而随着物联网医学的兴起，这些已经成为可能。

　　为了使物联网医学技术在医疗改革和分级诊疗上发挥作用，我们邀请国内外知名专家编写了这本《物联网医学》，详细介绍目前最先进的物联网医学基础理论和应用进展。全书共分5篇27章，包含110余例图示。本书主要内容分别为：①走进物联网医学；②物联网医学的基本组成；③物联网医学分级诊疗；④物联网医学潜在应用空间；⑤物联网医学合作研究与发展计划。各章节中先后介绍了物联网医学的概念、需求背景、历史，在医疗健康领域中的应用现状和存在的问题；物联网医学的感知、传输、分析技术、物联网医学管理平台和医院现代化管理；常见疾病物联网医学分级诊疗；将来在儿科、急救、康复、中医、医疗机器人，以及临床流行病学中的应用、研究进展与展望；最后还介绍了中国物联网医疗历史、发展计划、中国欧盟物联网和物联网医学合作计划。

　　本书面向各级医院临床医师及可能从物联网医学获益的患者和健康人群。本书旨在能够为完善物联网医学理论及其在临床医疗中的应用提供参考意见，可广泛应用于医疗教育、预防、保健、诊断、治疗、康复和养老工作中。从书中读者不但可学到现代物联网医学理论，了解其进展和未来发展趋势，而且可掌握能立即应用的实用技术，更好地为健康和疾病管理服务，最终达到服务患者、造福社会的目的。

2016 年 3 月

目　　录

第一篇　走近物联网医学

第二篇　物联网医学的基本组成

第三篇 物联网医学分级诊疗

第四篇　物联网医学潜在应用空间

第五篇　物联网医学合作研究与发展计划

第一篇

走近物联网医学

第一章　物联网医学的概念和需求背景

第一节　物联网医学的概念

物联网是根据 Kevin Ash-ton 教授提出的"The Internet of Things（IoT）"发展而来，是互联网的延伸和扩展。物联网利用局部网络或互联网等通信技术，把传感器、控制器、机器、人员和物等通过新的方式联系到一起，实现了人与物、物与物的相联，同时也实现了信息化、远程控制和智能化管理。

物联网具有三大基本流程和十大功能。三大基本流程为全面感知、可靠传送和智能处理，通过智能感知、识别技术与普适计算和智能处理广泛服务和造福社会。物联网最基本的功能特征为提供"无处不在的连接和在线服务（ubiquitous connectivity）"，具体可分为十大基本功能。①在线监测：这是物联网最基本的功能，一般以集中监测为主、控制为辅；②定位追溯：通常基于传感器、移动终端、家庭智能设施、视频监控系统等 GPS 和无线通信技术，或只依赖于无线通信技术定位，如基于移动基站的定位、实时定位系统等；③报警联动：主要提供事件报警和提示，有时还会提供基于工作流或规则引擎的联动功能；④指挥调度：基于时间排程和事件响应规则的指挥、调度和派遣功能；⑤预案管理：基于预先设定的规章或法规对事物产生的事件进行处置；⑥安全隐私：由于物联网所有权属性和隐私保护的重要性，物联网系统必须提供相应的安全保障机制；⑦远程维保：这是物联网技术能够提供或提升的服务，主要适用于企业产品售后联网服务；⑧在线升级：这是保证物联网系统本身能够正常运行的手段，也是企业产品售后自动服务的手段之一；⑨领导桌面：主要指仪表盘或智能商务个性化门户，经过多层过滤提炼的实时资讯，可供主管负责人实现对全局的"一目了然"；⑩统计决策：指的是基于对联网信息的数据挖掘和统计分析，提供决策支持和统计报表功能。

从概念角度讲，将物联网三大流程和十大功能应用到医学上，即为物联网医学。将全面感知，可靠传送和智能处理三大基本流程，以及十大功能应用于医学上（表1-1），即可进行全时空预防、保健、诊疗和康复。

表 1-1　基于物联网技术的物联网医学十大功能

功能	物联网医学
在线监测	适合在线监测病情和指导治疗
定位追溯	可用于定位患者，进行急救，发现丢失的老年痴呆患者
报警联动	可提供监测生命体征的报警，提供三级联动的反应功能，协助医师治疗和管理患者
指挥调度	适合医疗急救调度和派遣功能，包括灾害医学的医疗服务
预案管理	可预先设定慢性病管理规章，进行全天候管理和及时处置

续表

功能	物联网医学
安全隐私	也利于提供用户或患者相应的安全保障机制
远程维保	适用于医疗的联网服务，服务患者，造福社会
在线升级	能保证物联网系统本身正常运行，也是远程医疗自动服务的手段之一
领导桌面	便于医学领军人才根据收集的海量信息，深度挖掘或者拓展诊疗功能，指导如何更好地解决医疗问题
统计决策	便于医学领军人才根据联网信息的数据挖掘和统计分析，提出解决问题的战略战术和提供医疗决策支持

其中在线监测、定位跟踪、警报联动、急救调度功能有利于全时空在线病情监测和指导治疗，派送救护车抢救患者并转送到最近的医院做进一步处理，最大化地保证患者抢救成功率；预案维保、远程维保、领导桌面和统计决策功能可拓展海量信息深度挖掘功能，应用预先设定的规章对慢性非传染性疾病（简称慢性病）进行全天候管理和及时处置，改善生命质量和延长生存时间，创造最佳的医疗经济效益；安全隐私和在线升级功能是物联网医学技术的保障，可保证物联网系统能够正常运行，更适用于医疗的联网服务。

发展物联网医学既可缓解大医院人满为患的现状，又可为社区医师解决一些慢性病诊治和管理的依从性差的高技术难题，可以高效监测疾病，动态协助疾病和患者管理；此外，GPS定位和报警装置可协助抢救患者生命并减少住院次数。

第二节　物联网医学的需求

一、健康的需求

随着我国社会的发展、科学技术的进步及人口的快速老龄化，慢性病在疾病构成与人口死亡模式中占据了主导地位，无论是疾病原因还是健康后果，均依循生物-心理-社会医学模式。世界卫生组织（World Health Organization，WHO）在《迎接21世纪的挑战》报告中明确指出"二十一世纪的医学，不应继续以疾病为主要研究对象，应以人类健康作为医学研究的主要方向"。目前医学发展的趋势已由"以治病为目标的对高科技的无限追求"转向"预防疾病与损伤，维持和提高健康水平"。这将深刻改变我国医学理论与实践，使其由疾病医学转向健康医学，充分发挥现代医学与中医药理论技术优势，提高全民健康；同时，现代医学由关注疾病转向关注人本，在依靠科技进步的同时加强人文关怀和对人所处社会及心理环境的认知，并重视挖掘人体自身健康的动力。

为了适应新的医疗模式，需要从人力、物力上给予支持。可喜的是，国家已经开始改革医疗体制和人事制度，包含社区卫生和专科医疗多元化的卫生服务体系将逐步形成，全科医生也将会赢得属于他们自己的广阔的展现舞台。建立全科医生制度，逐步形成以全科医生为主体的基层医疗卫生队伍，是医药卫生体制改革的重要内容，对提高基层医疗卫生服务水平、缓解人民群众看病难的现状具有重要意义。

二、医疗的需求

随着急性传染病得到有效的控制，我国的疾病谱也发生了巨大改变，慢性病已经成为威胁人民健康的首要因素，成为共同关注的公共卫生问题，也成为危害我国居民健康的第一位疾病。

根据 2008 年第四次国家卫生服务调查，无论在城市还是在农村，仅恶性肿瘤、心脏病、脑血管病、呼吸系统疾病就占到我国前十位疾病死亡率 78% 左右。2012 年，卫生部等 15 个部门联合发布了《中国慢性病防治规划》，其后推出的《慢性病防治中国专家共识》里的数据表明，以心脑血管病、癌症、糖尿病和慢性呼吸系统疾病等为代表的慢性病已经位列我国城乡死因的前四位。全国因慢性病导致的死亡已经占到总死亡的 85%，且 45% 的慢性病患者死于 70 岁之前，全国因慢性病过早死亡者占早死总人数的 75%。我国现有 1 亿以上的高血压患者、1.2 亿的肥胖患者、近 1 亿的糖尿病患者、4000 余万的慢性阻塞性肺疾病患者、3000 余万的睡眠呼吸暂停综合征患者和 3300 万的高胆固醇血症患者，其中 65% 以上患者为 18~59 岁的劳动力人口，对社会和家庭造成严重负担。

这些慢性病的病因复杂，起病隐匿，病程迁延不愈，通常与社会心理因素和生活方式密切相关。其中较常见慢性病包括高血压、糖尿病、心脑血管疾病、慢性阻塞性肺疾病、睡眠呼吸暂停综合征、关节炎和艾滋病等。慢性病迁延不愈，预后差，反复急性加重或不断进展，并伴有并发症和残疾，严重影响人类健康水平，给个人、家庭和社会造成沉重的经济和社会负担。慢性病与贫困的恶性循环，使人们陷入"因病致贫，因病返贫"的困境之中。

目前中国医疗资源配置不合理，三甲医院"门庭若市"，其他基层医院则"门可罗雀"。那么目前基层医疗机构的具体数量和使用率到底如何，可以通过基层医疗机构数量、诊疗量和病床使用率的横纵向对比初见端倪。

首先，依据《中国卫生和计划生育统计年鉴》，从医疗机构数量的角度看，2000~2014 年，我国医院数量增加了 9542 家，而基层医疗机构数量减少了 82 834 家。这表明在过去十余年间，从机构数量上看，基层医疗机构在居民诊疗过程中扮演了更少的角色。

其次，从医疗机构病床使用率的角度看，基层医疗机构病床使用率相对较低。2014 年医院的病床使用率达到了 88%，作为对比，基层医疗机构的病床使用率只有 59.7%，相当于每 10 张病床中，有 4 张处于闲置状态。这显示未来中国基层医疗机构在提高病床使用率上仍有较大空间。

最后，从诊疗人次角度看，过去近 10 年，基层医疗机构诊疗人次增长慢于平均的医院水平。根据《2015 中国卫生和计划生育统计年鉴》，2005~2014 年，医院诊疗人次从 138 653 增长到 297 207，增长了 114%。基层医疗诊疗人次从 259 357 增长到 436 394，只增长了 68%。

通过以上数据分析，我们可以得出结论：目前基层医疗还需进一步提高和优化。这对解决目前看病难、看病贵的难题也会有所帮助。我们期望，未来中国能够加强基层医疗机构的建设和优化，配合分级诊疗制度，促使优势医疗资源下沉。如果分级诊疗制度真正有效落地，未来居民会获得更加便捷的医疗服务，就近看病、本地就医会成为新的趋势。

未来优化医疗资源配置、盘活基层医疗机构的任务不仅需要政府的设计及统筹规划管理，更需要社会多方的参与，如互联网+投射到了医疗行业。最近移动医疗的概念被炒得火热，"轻问诊"已经比较成熟，一批新兴互联网医疗公司已经在咨询、挂号等方面给居民带来了切实的福利，虽然业界在商业模式上的争议和疑问较多，但是伴随着政策的开放和各方的探索，未来实现线上线下医疗服务闭环是民心所向，大势所趋。不仅如此，随着全民电子病历的健全，居民小病手机问诊，大病医院治疗可能成为未来看病"新常态"。

如何有效解决上述的健康需求、慢性病管理的需要、养老和医老的需要，已经成为我国目前医疗保健的主要问题。国内外大量经验表明，最佳办法是充分发挥全科医师与专科医师的协同作用，做好社区保健。社区保健是指在最基层的初级卫生保健机构中，对聚居在一定区域里的人群开展卫生保健工作，完成世界卫生组织提出的2000年人人享有保健的目标，真正贯彻预防为主（预防措施更完善、更理想）、平均分配卫生资源（包括人、财、物的公平合理）、人人参与且享受初级卫生保健。

国家已经充分认识到这一问题，在刚结束的十二届全国人民代表大会三次会议政府工作报告中，国务院总理李克强提出建设分级诊疗制度。然而，由于我国大小医院之间医疗资源和医师经验的差异，致使小医院存在"三低"（高端设备覆盖率低、技术掌握度低和认可度低）现状，仍会有大量患者涌到大医院求医问药，引发看病难、入院难的"二难"困境。同时由于大医院患者多，又引发专家诊疗时预防差、保健差、管理差和康复差的"四差"缺陷。为此，解决"三低、二难和四差"的问题有利于推行分级诊疗，这也是提升区域、全国甚至发展中国家医疗保健水平的迫切需求。而物联网医学的出现恰逢其时，为解决这些问题提供了最有效的技术平台。

三、养老的需求

中国人口老龄化形势严峻，65岁以上的老年人口数量快速增加。2014年，老年人口数量占全人口比已经超过10%。根据1956年联合国《人口老龄化及其社会经济后果》确定的划分标准，当一个国家或地区65岁及以上老年人口数量占总人口比例超过7%时，即意味着这个国家或地区已经进入老龄化（图1-1）。

目前中国很明显已经符合"老龄化"社会的标准，而且未来人口老龄化趋势还会加剧；而另一方面，1~14岁的青少年人口数量则快速下降，已经从1982年的3.4亿降到2014年的2.2亿。这些青少年的人口数量会决定未来国家人口数量和人口结构。由于前期人口政策的控制和生活成本的上升，导致目前青少年人口数量快速减少。联合国曾做出预测，到21世纪中期，中国将有近5亿人口超过60岁，而这个数字将超过美国人口总数。由此可预见未来人口平均年龄会增大，老龄化趋势也会加剧。

与其他国家相比，我国的人口老龄化具有五个突出特点：①老年人口绝对数量大，约占亚洲老年人口的1/2，占世界老年人口的1/5。预计到2050年前后，老年人口总量将接近5亿，分别占亚洲老年人口的2/5和全球老年人口的1/4，超过发达国家老年人口的总和。②老龄化发展速度快：我国老年人口占总人口的1/7，2020年为1/6，2030年为1/4，2050年将达到1/3。③高龄化趋势明显：至21世纪中叶，中国高龄老人总数将占世界人口总数的1/4还多，相当于发达国家高龄老人的总和，成为世界上高龄老年人口规模最大

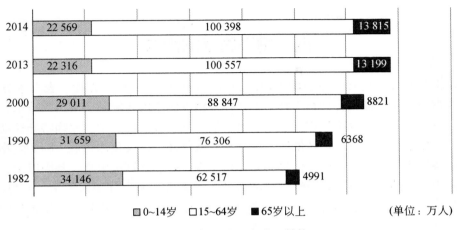

图 1-1　中国近 30 年人口结构
数据来源：中华人民共和国统计局

的国家。④家庭小型化程度高：持续低生育率会使青少年人口比例下降与新增劳动力年龄人口减少，未来 35 年中我国 20~44 岁年轻劳动力将比目前减少 1.6 亿，并伴随结构老龄化和比例失调，经济高度增长的劳动力优势将逐步消失。⑤中国空巢老人数量大，根据国家卫生和计划生育委员会发布的《中国家庭发展报告（2015 年）》，报告显示中国空巢老人占老年人口总数的一半，其中，独居老人占总数的 10%，仅与配偶居住的占 41.9%，情感需求迫切需要满足。

为此，人口"老龄化"的中国在将来一定会加强对老年人身心健康及养老问题的关注。未来以社区为中心的老年服务活动中心将会大量出现，包括托老所、养老院、护理院、文化活动中心等；同时，针对老年人的电视频道、报刊等文化传媒业务需求量也会增大；文化旅游业等都会是有前景的老年消费产业。但是，目前国家养老产业供需矛盾突出，供给端资源配置畸形，需求端转化率低。现状与趋势：首先不仅目前养老机构床位数不足，而且利用率也不高。民政部 2014 年社会服务发展统计表明，目前国内各类养老床位数 577 万张，而 2014 年全国 65 岁及以上老年人口 1.38 亿人，每 1000 名 65 岁以上老年人的对应床位数是 41.8 张。与美国 40 张左右和英国 35 张相比，我国养老机构床位数并不低，但是床位利用率不够。民政部 2014 年社会服务发展统计表明，国内养老床位数 577 万张对应入住的老年人口 318 万人，入住率只有 55.1%，空床率达到 44.89%。其原因不仅仅是风俗习惯的差异，更主要的是个性化养老服务水平不足，老年护理人员的数量不足，服务质量也较差。根据中国老龄科学研究中心公布，中国在 2010 年部分失能和完全失能的老年人口数量已经达到 3300 万。按照护理人员与老年人比例 3:1 来推算，至少需要 1000 万的护理人员。而目前中国护理从业人员不足百万，缺口达 9 倍之多。更应该注意的是，护理从业人员中取得养老护理员职业资格证书的仅 2 万人，其综合素质也有待提高。因此，护理人员缺口极大，资质有待提高，未来护理人员教育培训机构数量会增加，市场规模会扩大。

为此，要提高养老床位使用率，需要合理高效地满足社会对个性化养老的需求，特别是精准定位，应用物联网医学技术提高服务质量，以及做好质量控制会是养老机构需要注重的地方。

四、精准医疗的需求

精准医学是寻找具有相似临床表现的患者在遗传学、生物标志物、表型等方面的不同，并根据每个患者的独特性给予特定的治疗。精准医学的实施整合了组学技术、二代测序技术、基因组学、计算机生物学分析、医学信息学、临床信息学、疾病特异性动态标志物和网络、精准药物研发、毒性敏感监测、疗效依赖性治疗及预测预后。临床生物信息学通过整合各种组学技术、代谢及信号通路、标志物研究、计算机生物、基因组学、蛋白组学、代谢组学、药物组学、转录组学、高通量图像分析、人类分子遗传学、人类组织库、数理医学生物学、蛋白表达谱及系统生物学，为临床研究和应用并且改善患者预后提供一种有效的平台和方法。

精准医疗是新时代的诊疗模式，广义上讲精准医疗是一种新兴的，综合居民基因、环境、生活方式等变量的疾病预防和治疗手段。精准医学可通过对患者健康大数据（基因、生活习惯、家族病史和病例）的搜集和分析，进而提出个性化、针对性的治疗方式和药物。这种模式不仅适用于疾病治疗，更侧重于疾病的预防。这也意味着医生给患者提供千篇一律的医疗方案的时代即将成为过去，未来的医疗模式将转变为医生根据患者的基因、生活习惯等因素制订独特的用药和治疗方案。这种模式提高了医疗的效率，提高了医疗质量，并且目前已经有相关肿瘤防治的成功案例可以借鉴。例如，传统的基因测序方式是利用光学测序技术，成本高，耗时长。但是新的基因测序手段改变了这一情况，可以从血液或唾液中分析测定基因全序列，寻找可能会诱发疾病的特定基因，并且进行提前预防和治疗。基因测序可以使疾病管理从治疗端转到预防端，是精准医疗的支撑性技术。目前我国正在制定"精准医疗"战略规划，这一规划或将被纳入"十三五"重大科技专项。

如何开展精准医疗，首先需要大量的患者信息数据作为基础，精准医疗还将需要其他相关产业的发展和支持，如大数据、移动终端、可穿戴设备和智能计算产业等。这些均需要物联网医学的技术平台。

五、医疗机器人需求

如上所述，目前中国已经进入"老龄化"社会，而 1～14 岁的青少年人口数量快速下降，将来会出现医疗养老服务人员进一步短缺的现象。解决这一问题，势必需要发展医疗机器人。广义上讲，医疗机器人也属于物联网医学范畴，其中包括手术机器人、服务机器人等。

机器人的诞生和机器人学的建立及发展，是 20 世纪人类科学技术进步的重大成果之一。1920 年，捷克斯洛伐克剧作家卡雷尔·凯培克在他的科幻情节剧《罗萨姆的万能机器人》中，第一次提出了"机器人"（robot）这个名词。1958 年，被誉为"工业机器人之父"的约瑟夫·恩格尔伯格创建了世界上第一个机器人公司——Unimation（Univeral

Automation）公司，并设计了世界上第一台工业机器人"Unimate"，从此开启了机器人发展的新时代。此后，机器人技术工业得到了前所未有的发展，其应用领域不断扩大，机器人已从传统的制造业进入人类的工作和生活领域，包括医疗服务、生物工程、教育娱乐、救灾救援、勘探勘测等。20世纪80年代，机器人被首次引入医疗行业，经过近30年的发展，机器人技术目前已在外科手术规划模拟、微损伤精确定位操作、无损伤诊断与检测、患者康复护理、医院服务、医疗救援转运及医学教学培训等方面得到了广泛的应用，并已经出现多种成熟的商品化的医疗机器人。

医疗机器人是指用于医院诊所的医疗、辅助医疗或医疗救援的机器人，是一种智能型服务机器人。它能独自编制操作计划，依据实际情况确定动作程序，然后把动作变为操作机构的运动。同时医疗机器人技术集合了医学、生物力学、机械学、机械力学、材料学、计算机图形学、计算机视觉、数学分析、机器人等诸多学科，是机器人研究领域的一个热点。目前，越来越多的医疗机器人，特别是外科手术机器人和康复机器人，已经从实验室研究阶段走向临床应用阶段。据调查显示，2014年全球医疗自动化技术市场价值高达484亿美元，预计到2022年将接近翻倍，达到952亿美元。医疗机器人市场正在蓬勃发展，不仅在医学领域中产生了重大的影响，而且该产业已经成为世界经济的一个新的增长点，因此受到世界各国的高度重视。

近年来，美国、欧盟、日本和韩国等世界发达国家相继启动了机器人计划并划拨专项资金用于医疗机器人的研发和应用，如美国国防部曾开展了一项名为"Telepresence Surgery"的技术研究，以用于手术培训、解剖教学及战场模拟。2011年美国发布了"美国国家机器人计划"，其中美国国立卫生研究院（national institutes of health，NIH）要大力支持机器人在手术、医疗干预、假肢、康复、行为治疗、个性化护理和提高健康水平方面的研发应用。欧盟曾在医疗机器人研究领域开展过一项计划，其重点研究手术机器人及虚拟医疗技术仿真在临床实践中的应用。最近欧盟又启动一项全球最大的民用机器人研发计划即"火花"计划，其将医疗机器人研究纳入该研究计划，鼓励和资助科研机构和公司开发更多的医疗机器人用于临床。日本发布的《机器人新战略》，强调了机器人在医疗护理领域的重要性，将推进机器人在医疗护理等领域的开发和应用。韩国也发布了《机器人未来战略2022》，推动机器人与各个领域的融合应用，强调重点发展医疗机器人、救援机器人等。IEEE Robotics and Automation、IEEE System、Manand Cybernetics等国际会议都将医疗机器人与计算机辅助外科单独列为一个专题，并多次召开研讨会。我国国内也非常重视医疗机器人的发展，在国家"863"计划等项目资助下，我国在手术机器人和康复机器人研究上取得了一定成果，但与发达国家相比还有一定的差距。

医疗机器人主要用于患者的诊断、手术治疗、康复和护理、医院服务、医疗救援及医护教学培训等方面，其种类繁多，目前医疗机器人大致分为手术机器人、康复机器人、医疗服务机器人、医疗救援机器人及其他先进的医疗机器人。与其他机器人相比，医疗机器人具有几个特点：①医疗机器人的作业环境一般在医院、街道、家庭及非特定的多种场合，具有移动性与导航、识别及规避能力，以及智能化的人机交互界面。在需要人工控制的情况下，还要具备远程控制能力。②医疗机器人的作业对象是人、人体信息及相关医疗器械，需要综合工程、医学、生物、药物及社会学等各个学科领域的知识开展研究课题。③医疗机器人的材料选择和结构设计必须以易消毒和灭菌为前提，安全可靠且无辐射。

④以人作为作业对象的医疗机器人，其性能必须满足对状况变化的适应性、对作业的柔软性、对危险的安全性及对人体和精神的适应性等。⑤医疗机器人之间及医疗机器人和医疗器械之间具有或预留通用的对接接口，包括信息通信接口、人机交互接口、临床辅助器材接口及伤病员转运接口等。

六、现代化医院管理需求

（一）医疗信息化

物联网技术的另一个应用方向是医疗信息化，以无线局域网技术和射频识别（radio frequency identification devices，RFID）技术为抓手，通过采用智能型手持数据终端，为移动中的一线医护人员提供随身应用数据。其最终目的是让诊疗更加方便，医疗可及性更强，患者接受诊疗的闭环更加完整。对于患者来说，如果同一地区有好多医院可供选择就诊的话，那么这个措施就可以引导患者前往等待时间较少且最适合自己病情的医院。也有些医院会推出官方手机 APP，会显示急诊的等待时间，做到让患者心中有数，减少其就医时由于等待产生的不满情绪。

（二）辅助医疗质量管理

物联网医学技术平台可为医院相关的医疗质量管理提供支持，其中最重要的是 PDSA（plan，do，study，action）循环和医疗质量结果公开。

在医疗机构中，任何诊疗改变在实施之前，其测试都非常重要。在美国医院质量改进中，最为广泛利用的工具之一是 PDSA 循环，即计划（plan）、测试（do）、研究评估（study）、运用（action）。现在很多医疗机构之所以喜欢使用 PDSA 循环，是因为此方法可以利用小样本的测试评估来辅助进一步决策。其中包括从不同 PDSA 循环中决定哪种改变可以引导至想要的结果；通过改变究竟会带来多少可观和可预测的变化；预想中的改变是否会在最终的实际环境中成功；改变会带来多少运营上的影响及其是否可以被接受；改变是否会遭遇到员工抵触情绪及其相应的解决方法等。

医疗质量结果公开旨在以患者为中心，及时、有效、平等，而且安全、高效地进行医疗服务。自 2007 年 6 月起美国联邦政府医疗保险中心和联合医院质量同盟联合率先开始向公众公布全美各大医院 30 天内急性心肌梗死的病死率，后于 2008 年新增 30 天内肺炎死亡率数据；发展至今已构成完整的医院电子化医疗质量上报系统、数据库及网站。向公众公布的医院"医疗质量结果评估"的各项数据，便于民众对医院的选择，增加对医院的监督，并且可促进改善医院和医院之间为提高医疗质量的良性竞争环境。

（三）辅助分级诊疗质量控制

分级诊疗是解决中国医疗需求的必然趋势，物联网医学分级诊疗是最先进、科学的医疗模式，应用物联网控制临床工作质量是最先进的质控模式。物联网医学的应用和实施效果，与设备、社区、专科医师和患者的理解有关，每个环节均应该保持通畅和准确，才能取得最佳效果。

基于物联网的临床质控，重点在于可以应用物联网三大基础流程的内在优势，同时发挥其十大基本功能，实时、透明和高效地进行物联网医学分级诊疗质量控制。在物联网医学分级诊疗五步法中，患者端的原始数据和云计算机处理后的医学信息，将会以无缝链接、实时在线的形式存储于医学中心海量空间的云端服务器中。通过默认设定的计算机自动化分级诊疗模式，以及疾病风险分层诊断模型的智能管理，可以轻松地实现海量信息的处理及智能归类。同时通过高速信息质量监控及专业流行病学的数据统计模式，可以有效获得即时的质控结果，有效地监测并预警系统中可能存在的潜在风险，并及时反馈给社区医师和专科医师，形成三级联动的纠正方案，最终达到患者和社会的满意效果。物联网分级诊疗质量控制指标主要包括危险因素、必要的检查项目、自我评估测试问卷、评估并发病、评估急性加重、非急性加重分级治疗、急性加重分级治疗、诊断复核率、治疗方案复核率、疗效复核率、双向转诊率、住院平均费用等。

（四）以患者为中心——医患关系管理

美国最早在1950年即提出"以患者为中心的医疗服务"。在20世纪70年代，"以患者为中心的医疗"已经逐渐形成了一种概念。到1988年，picker机构联合其以患者为中心医疗项目组开始研究"以患者为中心医疗服务"的具体定义。他们定义了"以患者为中心医疗服务"所涉及的八个必要方面，包括就医途径、尊重患者的价值观和偏好、沟通和患者教育、医疗服务的协调、情感及心理上的支持、生理上舒适感的支持、家人和朋友的参与、出院和后续治疗转换的准备。

目前在美国普遍定义上的"以患者为中心医疗服务"是由患者为中心医疗机构所（institute for patient-and family-centered care，IPFCC）提出的，作为美国医疗领域专门研究以患者为中心医疗服务的机构，IPFCC提出"以患者为中心的医疗服务"本质应是"以患者和患者家庭为中心的医疗服务"，将picker机构的八个方面浓缩成四个核心概念。

随着20世纪90年代"以患者为中心的医疗"的理念在美国医疗系统的普遍树立，美国医疗系统于1995年开始致力于研发全国标准化的患者对接受医疗服务后的感受调查，以便进行全国范围内医院的比较，为医院提供数据，以便医院决策者继续保持或改进以患者为中心的医疗服务。2002年年初，由美国联邦医疗保险中心联合联邦卫生和人类服务部下的卫生保健研究和质量部门一同研发并测试了美国的消费者调查系统（全称为hospital consumer assessment of healthcare providers and systems，HCAHPS）。因为医院的消费者是患者，故此调查又可称为美国医院的患者评估调查。

此外，医务人员也需要物联网医学技术平台进行有效的沟通，此类沟通主要是由患者就医过程中的诊疗交接所产生，可以分以下两类。①因患者移动产生的相关诊疗交接：即患者在医疗服务过程中从一个治疗场所挪动到另外一个治疗场所。例如，重症患者从急诊室被转至重症监护室（intensive care unit，ICU），从ICU又被挪动到CT室进行影像学诊断，阶段性治疗完成后出院回家或转至另外的医疗机构等。②与医疗服务提供方相关的诊疗交接：即此时患者是相对静止的。例如，护士早、中、晚班的交替，住院部医生白班与值班的交替等。诊疗交接中医务人员可能因为不熟悉对方、打扰、分心、乏力等因素导致产生无效的医务沟通，进而成为最容易产生医疗差错的环节之一。因此，美国各大医院力求提出不同的策略以鼓励简化和高效化诊疗交接过程中医务人员之间的沟通，从而减少医疗差错。

（五）长期护理

对于中国来说，"长期护理"（long-term care）仍是一个较新的概念，但这个概念在国际上已经相当成熟并已成为医疗系统中不可缺少的一个板块。需要明确的是，尽管可能任何年龄层的人都可能使用到长期护理，但老年人是长期护理的主要服务对象。各种长期护理所提供的服务能够满足这些人群对于医疗和非医疗的长期需求。具体可用以下几种。①基于机构的长期护理：主要有专业护理院（skilled nursing facility）、协助生活机构（assisted living facility）和个人护理中心（personal care facility）。②基于社区的长期护理：包括成人日间护理（adult day care center）和老人中心（senior center）。成人日间护理服务主要提供各种针对老年人白天的护理支持服务，这可以帮助如阿尔茨海默病的老年患者继续在社区里生活。老人中心类似国内的老年人活动中心，提供社区里的老年人每日交流、活动和娱乐的场所，并满足社区中老年人的不同需求和爱好，提高他们的尊严，支持他们的独立性，鼓励他们参与到社区活动及服务中去。③基于家中的长期护理：家中的长期护理可以由家庭成员提供也可以由专业的家庭护理机构（home health care facility）提供。家庭护理机构的目的是尽量使老年人尽可能留在舒适熟悉的家庭环境中，而不是去那些昂贵的长期护理机构。专业家庭护理机构提供一些医疗护理服务都是基于客户家中的，这些医疗服务主要由注册护士（registered nurse，RN）、执照护士（licensed practical nurse，LPN）、物理治疗师、言语治疗师、家庭保健助手（home health aids）和执业医师提供。专业的家庭护理服务包括医疗或心理评估、伤口护理、疼痛管理、疾病用药的教学、物理治疗、言语治疗、治疗或职业治疗等。生活支援服务包括帮助日常任务，如准备食物、用药提醒、洗衣、轻的家务活、工作、购物、交通出行等。

（六）急诊管理

和中国医院类似，急诊对于任何大国的医疗系统来说其实都是巨大的挑战。采用物联网医学技术进行急诊等待时间预估，医疗集团就可以在自己主页上直接显示集团下属各大医院门、急诊室的等待时间。对于患者来说，如果同一地区附近有多家医院可供选择就诊的话，那么这个措施就可以引导患者前往等待时间较少的医院，分流该区域中前往拥挤医院急诊的人群。也有些医院会推出官方手机APP，在APP上显示急诊的等待时间，做到让患者心中有数，减少就医时由于等待产生的不满情绪。

第三节　解决目前需求的办法

为了解决医疗和保健等问题，国家正试图通过发展社区卫生服务和全科医学，引导一般诊疗下沉到基层，以期逐步实现社区首诊、分级医疗和双向转诊。但目前全科医生队伍的现状无法令人满意，尤其是人手紧缺这个痼疾，其并没有因为国家的倡导和扶持而迅速改变。解决这些问题，不仅需要借鉴国际和其他学科的发展经验，还需要物联网医学技术平台的支持。

物联网具有高新技术应用密集、学科交叉广泛、技术集成融合等显著特点，是一个国家前沿技术发展水平和技术集成应用能力的集中体现，是带动和引领多学科技术发展的重要引擎，也会带动物联网医学设备企业的发展，辐射和引领我国相关制造业转型升级的核心竞争力。

物联网医学是物联网理论在医学中的应用，为远程医学的高级阶段，可广泛应用于医疗教育、预防、保健、诊断、治疗、康复和养老，可实现医院、患者与医疗设备之间整合和创立三级（中心医院、区级和社区医院、患者）联动的物联网医学分级诊疗平台，可全时空管理和协调网络内医生、患者和设备，大大提高医疗服务水平。物联网医学可以通过其理论和技术建立三级联动的平台，实现大小医院医师、患者与医疗设备的整合，克服医疗资源和医师经验的差别，解决小医院"三低"现状。通过三级联动的物联网医学平台，患者可在大医院确诊、评估和制订诊疗方案，由社区医师和大医院专家共同管理诊疗，从根本上消除"三低、二难和四差"问题，最后达到"三个连接（感知、传输和智能处理）全时空，融合三众（大小医院医师和患者）在其中，教育防保与诊疗，全新模式惠众生"的效果。

物联网医学是有别于以往常规医疗模式的革命性诊疗技术手段。物联网医学的迅速发展创新性解决了许多以往诊疗手段无法解决的问题，促进了疾病诊治和服务水平的不断提高（表1-2）。一方面，现代医学正加快向早期发现、精确定量发展；另一方面，可以在以疾病为中心向以健康为中心的医学模式转变过程中，面向基层、家庭和个人的健康状态的感知，以及疾病预警、保健、管理和康复发挥作用。充分体现了以健康为中心、家庭为单位的新型社区医疗卫生服务模式对物联网医学服务的需求，可以为社区和专科医师的服务产生如虎添翼的作用。物联网医学为社区医师和专业医师提供了相互取长补短与难以想象的放大服务效果的良好技术平台。

表 1-2　常规与物联网医学模式服务功能比较

服务功能	常规医疗模式		物联网医学模式	
	社区医师	专科医师	社区医师	专科医师
预防疾病	2+	1+	4+	4+
保健	3+	1+	4+	4+
管理疾病	3+	1+	4+	4+
康复治疗	3+	1+	4+	4+
改善生命质量	难	难	容易	容易
延长生命	2+	2+	4+	4+
减少门诊就诊	3+	1+	4+	4+
减少医疗费用	2+	2+	4+	4+

应用物联网医学技术后，可以解决先进的医疗模式与落后的人力和设备资源的矛盾，最终解决"三低、四差和二难"的问题。解决"三低"的机制为以下几点。

（1）社区医师通过物联网医学技术共同使用高端设备检查结果，解决医疗高端设备覆盖率低问题。

（2）社区医师将有机会随时随地接受教育，以及经常与专科医师交流，迅速提高专业水平，解决"高端科学技术掌握水平低"问题。

（3）与专科医师一同管理患者，克服"患者认可度低"问题。同时，大医院专科医师可以与社区医师协同管理患者，将专业知识落实在"预防、保健、康复和管理慢性病"中，自然而然地解决了"四差"问题。最后使患者可以在家中即可得到"云联知名专家，端享现代医疗"的良好服务效果，解决了入名院难、看名医难的"二难"问题。

（白春学）

参 考 文 献

白春学．2014．改变社区和专科医师服务模式的技术平台-物联网医学的深层次作用．国际呼吸杂志，34（12）：881-882.

白春学．2014．实用物联网医学．北京：人民卫生出版社.

白春学．2015．物联网医学分级诊疗手册．北京：人民卫生出版社.

卫计委统计中心．2015．2015 中国卫生和计划生育统计年鉴．北京：中国协和医科大学出版社.

医学界智库．2015．未来医疗十大趋势．"医学界"微信号 2015-11-27.

Diana M, Marescaux J. 2015. Robotic surgery. Br J Surg, 102（2）：e15-28.

Tang PF, Hu L, Du H, et al. 2012. Novel 3D hexapod computer-assisted orthopaedic surgery system for closed diaphyseal fracture reduction. Int J Med Robot, 8（1）：17-24.

第二章 物联网医学的历史

第一节 信息技术的第三次革命——"物联网"

一、物联网的诞生

（一）20 世纪 70 年代无线电时代

1864 年，英国物理学家麦克斯韦在论文《电磁场的动力理论》中阐明了电磁波传播的理论，在前人研究的基础上，建立了完整的电磁波理论，指出了电磁波的存在。1886 ~ 1888 年，德国物理学家赫兹首先通过试验验证了麦克斯韦的理论。他证明了无线电辐射具有波的特性，并发现电磁场方程可以用偏微分方程表达，即波动方程。赫兹的发现具有划时代的意义，它不仅证实了麦克斯韦发现的真理，更开创了无线电技术的新纪元。1893 年，美籍科学家尼古拉·特斯拉首次公开展示了无线电通信。1906 年，雷吉纳德·菲森登采用外差法实现了历史上首次无线电广播。

第一次世界大战期间，无线电使得战地部队之间能够快速地通信，从而加快了战事。但是，无线电信息可以被敌方截获，从而导致战报信息泄漏。第二次世界大战开始前，出现了早期的电视和雷达，在第二次世界大战时可以传送加密情报。1945 年第二次世界大战结束，无线电发展迎来了和平的发展时期。1947 年，国际电信联盟（International Tele-communication Union，ITU）成为联合国的一个专门机构，无线电的发展更上了一个台阶。

由于受到电子元器件的限制，早期的无线电通信只能使用 20kHz ~ 30MHz 的短波频率。20 世纪 60 年代后，通信频率扩展到 150 ~ 400MHz，传输的质量也越来越高。同时由于晶体管的出现，移动电台开始向小型化发展。1978 年，加拿大的实验者开始了分组数据交换通信技术实验。个人电脑与无线电的结合，点燃了人们对分组数据交换通信和其他数据通信的狂热追求。

此时，集成电路技术、微型计算机和微处理器的快速发展，使得美国、日本等国家纷纷研制出陆地移动电话系统。无线电移动通信系统真正地进入了个人领域，如美国的 AMPS（advanced mobile phone system）系统、英国的 TACS（total access communications system）系统、北欧的 NMT（nordic mobile telephony）系统等，这些系统均先后投入商用。专用移动无线电话系统也开始广泛应用于公安、消防、出租汽车、新闻、调度等领域。这时，移动通信逐步走进了人们的日常生活，并开始向小型化、便捷化及个人化发展。1979 年改革开放以后，中国开始建设国家层面的微波干线中继传输网络，用以服务改革开放的经济建设大潮。

模拟无线电通信增加了信息处理的难度，同时也降低了通信效率，因此制约了无线电的发展。20 世纪 80 年代中期，数字化革命开始了，无线电通信也进入了数字化时期。1983 年，数字无线电爱好者欧文·夏洛特在太空中进行了近 300 次的短波数字无线电通信联络。

（二）20 世纪 80 年代微电子工程时代

微电子学是信息领域的重要基础学科，是研究并实现信息获取、传输、储存、处理和输出的科学，是研究信息载体的科学，构成了信息科学的基石。微电子学包括了半导体器件物理、集成电路工艺和集成电路及系统的设计、测试等多个方面的内容，涉及固体物理学、统计物理学、材料科学、电子线路、信号处理、计算机辅助设计、测试与加工等多个领域。

微电子技术发展的理论基础是 19 世纪末到 20 世纪 30 年代期间建立起来的现代物理学。这期间的重要发现包括 1895 年德国科学家伦琴发现的 X 射线、1986 年贝克勒尔发现的放射性、1897 年英国科学家汤姆孙发现的电子、1898 年居里夫人发现的镭、1900 年普朗克建立的量子论、1905 年和 1915 年爱因斯坦提出的狭义相对论和广义相对论等。正是这一系列的发明和发现揭示了微观世界的基本规律，促进了海森堡、薛定谔等建立起量子力学的理论体系，为现代电子信息技术革命奠定了理论基础。

微电子技术在 20 世纪 80 年代得到迅猛发展。以存储器为例，1970 ~ 1983 年，13 年间集成度提高了 1000 倍，其单位价格由 1970 年的 2 美分降到 1984 年的 0.005 美分，14 年间降价 400 倍。这在各类工业产品中都是常见的。微电子技术的发展对当代社会的影响广泛而深远。首先表现在它促进了电子计算机的发展。微电子技术出现后，微型计算机、微处理器等应运而生，而微型计算机和微处理器等的出现，使计算机在各行各业得以应用。自 1971 年出现微型机以来到 20 世纪 80 年代中期，已经换了四代，产量也由 1980 年的 54 万台增至 80 年代中期的 1000 多万台。与此相应，计算机的价格也大为下降。以 1962 年每秒运算 70 万次的中型机为例，当时售价为 120 万美元，到 20 世纪 80 年代中期，同样功能的微型机只要 5000 美元。使用上的灵活、方便，价格上的低廉为电子计算机的普及创造了条件。其次微电子技术的出现促成了机械电子学（俗称机电一体化）的产生，而机电一体化产品的出现将引起机械工业的革命。这对各生产行业的自动化都有着深而广的影响。例如，出现了数控机床、加工中心、柔性制造系统、智能仪表、机器人、自动化汽车与机车等，甚至农业也会由于微电子技术的应用而开始实现自动化。

微电子技术的出现还引起商品结构的变化。例如，只用一块电路的电子钟在 80 年代中期已占世界钟表产量的 70%。以微电子技术装备的袖珍计算机、家用微型计算机、收录机、录像机、数字式电话交换机等大量出现，甚至某些传统耐用的消费品如电冰箱、洗衣机、缝纫机、照相机等采用了微电子技术后，增加了自动化功能，使产品增值，销量大增。此外，在科研工程部门、医疗部门、商业服务性行业、办公室工作等领域也由于采用微电子技术而实现自动化。据统计，微电子技术的应用已有 2500 余种。美国、日本、德国等发达国家其国民生产总值的 58% 与微电子技术有关。日本科学与经济会调查表明，20 世纪 80 年代初日本有 36% 的企业由于采用了微电子技术，生产率提高了 11%。

微电子学与其他学科结合诞生出了一系列新的交叉学科，例如，它与机械、光学的结合导致了微机电系统（micro-electro-mechanical system，MEMS）的出现。微机电系统是指可批量制作的，集微型机构、微型传感器、微型执行器及信号处理和控制电路、接口、通信和电源等于一体的微型器件或系统，它涉及微电子、材料、力学、化学、机械学等诸多学科领域。MEMS 具有微型化、集成化、性能优良、精度高、可批量生产等特点，可以完成大尺寸机电系统所不能完成的任务，也可嵌入大尺寸系统中，把自动化、智能化和可靠性水平提高到一个新的水平。21 世纪以来，MEMS 从实验室逐步走向实用化，对工农业、信息、环境、生物工程、医疗、空间技术、国防和科学发展产生了重大影响。

（三）20 世纪 90 年代因特网时代

国际互联网（internetwork，简称 internet），又称因特网，是利用通信设备和线路将全世界上不同地理位置、功能相对独立的数以千万计的计算机系统互连起来，以功能完善的网络软件（网络通信协议、网络操作系统等）实现网络资源共享和信息交换的数据通信网。因特网是全球性的网络，是一种公用信息的载体，是大众传媒的一种，具有快捷性、普及性的特点，是现今最流行、最受欢迎的传媒之一。

因特网最早起源于 1969 年美国国防部高级研究计划署（defence advanced research projects agency，DARPA）建设的军用网阿帕网络（Advanced research project agency，ARPAnet），该网是现代计算机网络诞生的标志，奠定了因特网存在和发展的基础。

1986 年，美国国家科学基金会（National Science Foundation，NSF）建立了按地区划分的计算机广域网 NSFnet，将这些地区的网络和超级计算机中心互联起来。1990 年，NSFnet 取代 ARPAnet 成为因特网的主干网。NSFnet 利用了在 ARPAnet 中已证明是非常成功的 TCP/IP 技术，准许各大学、政府或私人科研机构的网络加入，使因特网向全社会开放，而不是仅供计算机研究人员和政府机构使用。

随后因特网的发展引起了商家的极大兴趣。1990 年，由 Merit、IBM 和 MCI 公司组建了一个高级网络服务公司 ANS（Advanced Network & Science Inc.），建立了 ANSnet，该网成为了因特网的另一个主干网。ANSnet 全部归 ANS 公司所有，这使得因特网开始走向商业化。商家很快发现了因特网在通信、资料检索、客户服务等方面的潜力，世界各地的企业纷纷加入，带来了因特网发展史上的一个新的飞跃。

因特网在中国的发展历程分为以下三个阶段。

1986～1993 年的研究试验阶段：中国一些科研部门和高等院校开始研究因特网并开展了科研课题和科技合作工作，这个阶段的网络应用仅限于少数高等院校、研究机构内的电子邮件服务。

1994～1996 年的起步阶段：1994 年，中关村地区教育与科研示范网络工程进入互联网，实现了和因特网的 TCP/IP 连接，开通了因特网全功能服务，从此中国被国际上正式承认为有互联网的国家。1995 年全面开展因特网业务标志着中国进入因特网时代。

1997 年至今的快速增长阶段：1997 年以后，国内互联网用户数基本保持每半年翻一番的增长速度。

（四）21世纪00年代物联网时代

近年来，随着个人计算机、计算机网络的普及，因特网对人们生活方式的影响越来越大，并将继续在各领域发挥其影响。随着传感器技术、微机电系统技术、无线通信技术和分布式信息处理技术的飞速发展，20世纪90年代末研究学者们正式提出无线传感器网络技术（wireless sensor network，WSN）。

无线传感器网络是由部署在监测区域内大量的廉价微型传感器节点组成，通过无线通信方式形成的一个多跳自组织网络，其目的是协作地感知、采集、处理和传输网络覆盖地理区域内感知对象的监测信息，并上报给用户。

无线传感器网络的产生最早可以追溯到20世纪70年代越南战争时期使用的传统的传感器系统。当时美国、越南双方在"胡志明小道"进行战斗，美军投放了2万多个"热带树"，其本质是由震动和声响传感器组成的系统，总共炸毁或炸坏4.6万辆卡车。

20世纪80~90年代，美军研制成功了远程战场传感器系统，这种现代微型化的传感器具备感知能力、计算能力和通信能力。

从21世纪开始，传感器网络技术的发展重点在于网络传输自组织、节点设计低功耗。除了应用于情报部门反恐活动以外，在其他领域也获得了很好的应用。2003年美国《技术评论》杂志评出对人类未来生活产生深远影响的十大新兴技术，无线传感器网络被列为第一。同年，美国《商业周刊》发表文章指出无线传感器网络将是未来四大高新技术产业之一。2005年世界经济论坛《2005全球议程》发表《智能传感器网络如何拯救地球》。2008年美国《福布斯》指出未来的无线传感器网络比现在的因特网大得多，无线传感器网络正由高科技概念逐步走向大规模应用，掀起继计算机、因特网与移动通信网之后的世界信息产业第三次浪潮。

无线传感器网络可作为末梢感知网，与宽带接入、蜂窝、互联网等结合，极大地扩展现有网络中物与物、物与人互联的全新业务模式，即具有俗称"物联网"的明显特征。物联网技术提出的设想是把传感器嵌入到电网、铁路、桥梁、隧道、公路、建筑、供水系统、大坝、油气管道等各种物体中，通过无线网络普遍连接起来，并通过计算终端设备和云计算将整个网络整合起来，实现人类与物理世界的交互。无线传感器网络作为物联网技术的重要组成部分，将很大程度上承担物联网概念中物理世界感知的功能。

物联网在国外被誉为"危机时代的救世主"，在当前经济危机尚未完全消退的时期，许多发达国家将物联网视为新的经济增长点。物联网的概念首先出现在比尔·盖茨于1995年所著的《未来之路》一书中，但在当时受到无线网络、硬件和传感装置发展的限制，"物联网"这个名词是在1999年被麻省理工学院自动识别实验室提出的。2005年在突尼斯举行的信息社会世界峰会（world summit on information society，WSIS）上，国际电信联盟（ITU）发布了《ITU互联网报告2005：物联网》，正式将物联网称为"Internet of Things"，对物联网概念进行了扩展，提出了任何时刻、任何地点、任何物体之间互联（anytime、anyplace、anything connection），无所不在的网络（ubiquitous networks）和无所不在的计算（ubiquitous computing）的发展愿景。这份报告说明，物联网的时代将要到来，所有物体都可以通过互联网相互联系。

近年来，各个国家都致力于物联网的研究。2002年，韩国首先提出"e-Korea"的电子韩国战略；两年后，日本提出"u-Japan"的物联网战略计划；2008 年年底，美国政府也采用了 IBM 的"智慧地球"战略。2009 年 8 月，"感知中国"的计划也被时任总理温家宝正式提出，这标志着物联网的发展和研究正式被我国提上日程。美国权威咨询机构 forrester 预测，到 2020 年，世界上物物互联的业务，跟人与人通信的业务相比，将达到 30：1，"物联网"将成为下一个万亿级的通信业务。据预测，到 2035 年前后，我国的无线传感器网络终端将达到数千亿个；到 2050 年，传感器将在生活中无处不在，这就是物联网中智能设备的规模效应。

二、物联网的定义及优势

（一）定　义

目前物联网的解释还没有全球统一标准，物联网的解释主要有以下几种。

解释一：把所有物品通过 RFID 和条码等信息传感设备与互联网连接起来，实现智能化识别和管理。此概念是麻省理工学院 Auto-ID 研究中心于 1999 年提出的，该解释主要基于 RFID 和互联网的泛在结合。

解释二：包括 RFID、红外感应器、全球定位系统、激光扫描器等信息传感设备，按约定的协议，把任何物品与互联网连接起来，进行信息交换和通信，以实现智能化识别、定位、跟踪、监控和管理的一种网络。这是目前较为公认的物联网的定义，此概念是国际电信联盟（ITU）于 2005 年在《ITU 互联网报告 2005：物联网》报告中提出的。RFID 作为传感器，强调与互联网连接。

解释三：由具有标识、虚拟个性的物体/对象所组成的网络，这些标识和个性的物体运行在智能空间，使用智慧的接口与用户、社会和环境的上下文进行连接和通信。此定义由欧洲智能系统集成技术平台（EPoSS）在 2008 年 5 月 *Internet of things in 2020* 报告中指出，强调智能化。

解释四：物联网是未来因特网的一个组成部分，它是通过各种接入技术将海量电子设备与互联网进行互联的大规模虚拟网络，包括 RFID、传感器及其他执行器的电子设备通过互联网互联互通并将异构信息汇聚后共同完成某项特定任务，同时指出"物"包含传感器、执行器及一些虚拟"物体"，物联网中的"物"都具有标识、物理属性和实质上的个性，使用智能接口，实现与信息网络的无缝整合。物联网将现实世界与虚拟网络世界完美结合。此概念由欧盟第七框架在 2009 年 9 月发布的 *Internet of things strategic research roadmap* 研究报告中指出。

解释五：物联网是指通过信息传感设备，按照约定的协议，把任何物品与互联网连接起来，进行信息交换和通信，以实现智能化识别、定位、跟踪、监控和管理的一种网络，它是在互联网基础上延伸和扩展的网络。这是我国 2010 年政府工作报告所附的注释中对物联网的说明。

解释六：泛在网是指满足个人和社会的需求，实现人与人、人与物、物与物之间按需进行的信息获取、传递、存储、认知、使用等服务，网络具有超强的环境感知、内容感知及其智能性，为个人和社会提供泛在、无所不含的信息服务和应用。

（二）物联网的优势

物联网是一种测控网络，其节点设置和投放是随机的，节点间通过无线信道连接，自组织网络拓扑结构。节点间具有很强的协同能力，通过局部的数据采集、预处理及节点间的数据交互来完成全局任务。物联网可以在独立环境下运行，也可通过网关连接到现有的网络基本设施上，如因特网等。物联网与传统的数据网络有很大的区别，其优势如下。

1. 大规模网络　为了获取精确信息，在监测区域部署的传感器节点可能成千上万。物联网的大规模性可以指节点分布在很大的地理区域内，也可以指在一定的空间内密集部署着大量节点。这样通过不同空间视角获得的信息具有更大的信噪比；且通过分布式处理大量的采集信息能够提高监测的精确度，降低对单个节点传感器的精度要求；大量冗余节点的存在，使得系统具有很强的容错性能。

2. 自组织网络　网络中的节点通过分布式算法来协调彼此行为，无需人工干预和任何其他预置的网络设施，可以随时随地快速展开并自动组网。在网络使用过程中，部分节点由于能量耗尽或环境因素而失效，也有一些节点为了弥补失效节点、增加监测精度而补充到网络中，这样在物联网中的节点个数就动态地增加或减少，从而使网络的拓扑结构随之动态地变化。物联网的自组织性要能够适应这种网络拓扑结构的动态变化。

3. 多跳路由　节点的通信距离有限，一般在几十到几百米，故只有相邻的节点之间能进行直接通信。若要与远距离的节点通信，则需要通过中间节点进行路由。物联网没有专门的路由设备，其多跳路由是由普通网络节点完成的，每个节点既可以是信息的发起者，也可以是信息的转发者。

4. 动态性网络　物联网是一个动态的网络，节点可以随处移动；网络的拓扑结构可能因为一些因素发生改变。例如，节点故障或失效，环境变化造成的无线通信链路的时断时续；且网络的传感器、感知对象、观察者都可以移动。

5. 可靠的网络　物联网适合部署在恶劣环境或人类不宜到达的区域，节点往往随机部署，故要求传感器节点坚固不易损坏，适应各种恶劣环境条件。物联网的通信保密性和安全性也十分重要，要防止监测数据被盗取或伪造。因此，物联网的软硬件必须具有鲁棒性和容错性。

6. 应用相关的网络　物联网用来感知客观物理世界，获取物理世界的信息量。不同的应用背景对物联网的要求不同，其硬件平台、软件系统和网络协议也会有差别，物联网没有统一的通信协议平台。对于不同的物联网应用虽然存在一些共性问题，但在开发物联网应用中，更关心物联网的差异。只有让系统更贴近应用，才能做出最高效的目标系统。针对每一个具体应用来研究物联网技术，这是物联网设计不同于传统网络的显著特征。

7. 以数据为中心的网络　在互联网中，网络设备使用网络中唯一的IP，知道设备的IP地址才能访问互联网中的相关资源，故互联网是一个以地址为中心的网络。由于物联网中的传感器节点是随机部署的，这样所构成的物联网与节点编号之间的关系是动态的。用户使用物联网查询事件时，直接将所关心的事件通告给网络，而不是通告给某个确定编号的节点，所以物联网是一个以数据为中心的网络。例如，在利用物联网进行目标跟踪时，目标可能出现在任何地方，用户只关心目标出现的位置和时间，并不关心哪个节点监测到目标。

物联网的这些特点，使得它可以完成连续监测、目标发现、位置识别和执行器的本地控制等任务，其应用遍及智能交通、环境检测、战场侦察、目标跟踪、公共安全、平安家居、健康监控、火灾等场景的应急定位和导航等多个领域。

（何　为）

第二节　医疗模式的变革——"物联网医学"

一、物联网医学的定义

（一）定义

在网络技术得以深远发展的今天，物联网概念的问世，打破了之前将物理基础设施和IT基础设施分开的传统思维，人与人之间的通信已经不足以满足信息化社会对通信的要求，传感技术、RFID和网络技术的成熟使人与物品、物品与物品之间的通信成为可能。业内普遍认为，信息技术的第一次革命是计算机的发明和普及，第二次革命是互联网的发展，第三次革命便是"物联网"。追溯源头，物联网的概念最早可以追溯到1990年施乐公司的网络可乐贩售机——Networked Coke Machine。1995年，比尔·盖茨在《未来之路》中第一次提到了"物联网（Internet of Things）"，但真正被提出来的时间是在1999年；2005年11月17日，在突尼斯举行的信息社会世界峰会上，国际电信联盟发布了"ITU互联网报告2005：物联网"，正式提出了物联网的概念。

物联网，是"传感网"在国际上的通称。顾名思义，就是"物与物相连的互联网"。有两层含义：第一，物联网的核心和基础仍然是互联网，是在互联网基础之上延伸和扩展的一种网络；第二，其用户端延伸和扩展到了任何物品与物品之间，进行信息交换和通信。其定义为物体通过RFID、红外感应器、全球定位系统、激光扫描器等信息传感设备，按约定的协议，把任何物品与互联网或是移动通信网络相连接，进行信息交换和通信，通过电脑或手机实现对物体实现智能化识别、定位、跟踪、监控和管理的一种网络概念。根据ForrESter预测，到2020年，全球物与物互联的业务与现有的互联业务之比将达到30∶1，其规模比互联网更大。

目前，物联网发展处于初期阶段，发达国家利用传统优势希望巩固其在物联网研发和应用方面的地位。首先，通过出台整体的国家战略，指引本国或地区物联网发展的总体方向，占领物联网发展的全球战略制高点。其次，他们对物联网技术研究的资金投入制定了方向，并且不断加大其投入力度，从盈利的角度吸引相关企业的参与，同时，从不松懈对基础技术的研究。最后，制定了率先在一定区域建立试点的发展策略，并且以能够提升整个社会群众的生活质量为目的，重点在能够增强其自身竞争力的领域投入大量资金，对此类的应用加大研究力度。

物联网医学，是把多种传感器嵌入和装备到医疗行业的设备中，将"物联网"与现有的互联网整合起来，实现医院、患者与医疗设备的整合。随着电子医学兴起、无线传感技术和物联网技术的出现，新生的物联网医学有望渐渐走进普通百姓的生活之中。物联网医学将可能改变未来社会的就医模式：在将来的整合超大智能型网络中，存在计算能力超级强大的中心计算机集群，对整个网络内的医生、患者、设备完成实时的管理和调控，一个新的医疗服务模式将有条不紊地运行。

全球主要发达国家十分关注物联网技术在医疗卫生领域的信息化建设。物联网的概念最早是在1999年由美国麻省理工学院Auto-ID中心的Kevin Ashton和他的团队共同提出，他们提出物联网是依托RFID技术的一种网络，传感网是下一个世纪人类面临的又一个发展机遇。使所有的物品实现智能化识别和管理，形成"The Internet of Things"，这是物联网发展初期提出的概念，但是这一概念仅仅指的是基于RFID技术的实物互联，随着技术和应用的发展，物联网的涵义已经发生了较大的变化。

SUN公司的Melon Steven（2003）提出物体可以被计算机自动识别然后进行跟踪、监控，以及相应的管理，这是RFID作为电子标签这一技术的应用，这就是物联网。由此可见，Kevin Ashton和Melon Steven对物联网的定义比较接近，都是以RFID技术为基础来定义物联网。

ITU（2005）在WSIS（信息社会世界峰会）上对物联网的定义为：人与人、人与物、物与物之间，运用RFID、传感技术、云技术在日常生活用品中镶嵌入移动接收器，形成了一种新的交流方式，那么不管在什么时间、什么地点都可以互相交流。与Ashton等对物联网的定义相比，该定义强调的是物联网互联物品的特征、并向我们展示了它的发展愿景：人们通过物联网的应用获得了一个新的沟通维度，即从任何时间、任何地点的人与人之间的沟通连接，扩展到人与物、物与物之间的沟通连接。

IBM公司首席执行官彭明盛（2009）在"智慧的地球"中对物联网如下解释：全球"智慧"状态的实现是通过新型的计算机技术将传感器镶入到人们肉眼可以看到的各种物体中，通过物与物之间的互联形成"物联网"，然后通过云技术将数据和信息整合起来，实现人与物、物与物之间的联通和控制，最终实现"智慧地球"。IBM同时也首次提出智慧医疗的概念，并提出了除此之外物联网在各个领域应用的解决方案。

美国作为振兴经济的新武器，奥巴马总统就职后，积极回应了IBM公司提出的"智慧地球"概念，并很快将物联网的计划升级为国家战略，2008年，IBM进一步提出了"智慧的医疗"概念，设想把物联网技术充分应用到医疗领域中，实现医疗的信息互联、共享协作、临床创新、诊断科学及公共卫生预防、医疗平台的整合、电子健康档案等方面应用。日本提出2006~2010年IT发展任务"u-Japan"战略，目的之一就是希望通过信息技术的高度应用，促进医疗系统的改革，解决高龄社会医疗福利的问题。新加坡2006年实施"智慧国2015"计划，欲将新加坡建设成为以信息通信为驱动的国际大都市；无线新加坡项目目前已在新加坡拥有7500个热点，为新加坡国民提供了真正意义上的全方位无线网络。韩国提出了"无所不在的智能社会"，让民众在医疗领域可以随时随地享有物联网医学服务。欧盟提出要让欧洲在基于互联网的智能基础设施上领先全球，已推出物联网在药品管理中各成员国使用专用序列码，以减少药品制假、赔偿、欺诈和分发中出现的错误。

我国政府为物联网的发展营造了良好的政策环境，2009年8月，我国政府提出"感知中国"后，"物联网"一时成为国内热点，迅速得到了广泛关注。加快物联网技术研

发，促进物联网产业的快速发展已成为国家战略需求。物联网已被写进政府工作报告和
"十二五"规划中，与新能源、新材料、节能环保、生物医药等一起被认为是国家要大力
发展的战略性新兴产业。我国是世界上少数能够实现物联网技术产业化国家之一，我国有
多年的信息科学技术的积累及互联网的普及，中国物联网的发展将与世界同步。

我国对物联网在医疗领域的应用也相当重视，特别提出了《卫生系统"十一五"IC
卡应用发展规划》。2009 年 5 月 23 日，专门就 RFID 在医疗卫生行业的应用召开了一次会
议，这些相应政策的出台，为物联网在医疗行业应用的发展打了一针催化剂。

物联网技术在医疗领域中的应用几乎遍及该领域的各个环节，物联网医学是将物联网
技术应用于健康医学、健康医疗、医院物联网、健康监测、健康管理等医学卫生健康领域
而形成的一个新兴的重要交叉学科，它基于现代物联网技术解决医学卫生健康领域的各种
问题。顾名思义，物联网医学中的"物"就是各种与医学活动相关的事物，包括健康人、
亚健康人、患者、医生、护士、医疗器械、检查设备、药品等；"联"就是信息交互，把
上述"事物"产生的相关信息进行传输、交互和共享；"网"就是流程，物联网医学可以
控制和改变信息的流向，各类健康、亚健康、患者的健康状况的发展，各种医疗活动相关
的工作流程。通过把医学相关的"物"有机地"联"成一张"网"，物联网医学得以利
用感知技术与智能装置对医疗卫生相关的事物和行为进行感知识别，通过网络传输互联，
进行计算、处理和知识挖掘，实现各医学对象、各医学数据的交互和无缝链接，达到对医
疗卫生健康领域的各种行为和变化的实时控制、精确管理和科学决策目的。

物联网医学的核心可以用三个字来概括："感""知""行"。"感"就是数据采集和
信息获取，包括采集人体体征参数、获取周边环境信息、感知设备和人员状况，如连续监
测高血压患者的血压；"知"就是数据智能分析，获取医学相关的知识，如针对患者的连
续血压值，计算机自动分析出他的血压（blood pressure）状况是否正常，如果不正常，生
成报警信号通知相关医生知晓情况；最后，医生收到了血压值和报警信号，为其调整用药
量，使其身体状况恢复正常，这就是"行"。"感""知""行"三者是相互循环的关系，
医生为其调整用药后，继续对其血压值进行感知，从而展开下一轮循环。这只是举了一个
简单的例子来说明物联网医学的内涵和应用。

物联网医学是社会物联网的重要组成部分，是在综合了信息化医院、智能医院、数字
医院的基础上，对医院、医生、患者进行更加具体、全面、动态的描述。陆续有学者提出
医疗物联网、健康物联网等相关概念，虽没有形成统一的定义和描述，但本质上都是相同
的，只是描述的角度和范围不同。广义上来讲，物联网医学可以说就是医疗物联网，涉及
医疗领域的方方面面。

（二）物联网医学的优势

物联网的特征：首先，它是各种感知技术的广泛应用。物联网上部署了海量的多种类
型传感器，每个传感器都是一个信息源，不同类别的传感器所捕获的信息内容和信息格式
不同。传感器获得的数据具有实时性，按一定的频率周期性的采集环境信息，不断更新数
据。其次，它是一种建立在互联网上的泛在网络。物联网技术的重要基础和核心仍旧是互
联网，通过各种有线和无线网络与互联网融合，将物体的信息实时准确地传递出去。在物
联网上的传感器定时采集的信息需要通过网络传输，由于其数量极其庞大，形成了海量信

息，在传输过程中，为了保障数据的正确性和及时性，必须适应各种异构网络和协议。最后，物联网不仅仅提供了传感器的连接，其本身也具有智能处理的能力，能够对物体实施智能控制。物联网将传感器和智能处理相结合，利用云计算、模式识别等各种智能技术，扩充其应用领域。从传感器获得的海量信息中分析、加工和处理出有意义的数据，以适应不同用户的不同需求，发现新的应用领域和应用模式。

物联网产业拥有明显的发展优势。第一，物联网被确定为"十二五"时期重点发展的战略性新兴产业。2010年10月通过了《国务院关于加快培育和发展战略性新兴产业的决定》，物联网被确定为七大战略性新兴产业之一，明确了物联网作为战略性新兴产业未来发展的重点方向、主要任务和扶持政策。第二，物联网将受惠于RFID技术发展和RFID产业政策的支持，目前我国RFID已经步入成熟期。第三，物联网产业将继续受惠于财税支持政策和投融资政策，《国务院关于推进物联网有序健康发展的指导意见》明确了加强财税和投融资扶持物联网发展的政策措施。第四，为充分发挥财政资金的引导和扶持作用，财政部2011年设立物联网发展专项基金，"十二五"期间将累计发放50亿元，预计中央今后将继续加大支持力度，而物联网产业也将继续受惠于政策支持。第五，物联网巨大的市场需求。物联网能利用传感技术进行智能交流，能大量减少工作量。在我国，今后几十年物联网将运用于智能医疗、智能交通、环境保护、公共安全、智能消防、工业监测、智能家居等多个领域。

随着我国医疗体质改革步伐的不断加快，人们对医疗卫生服务的质量要求也在不断地提高，提高医疗服务的信息化水平具有高瞻意义。目前，社会关注的医疗问题主要有医疗体系效率较低、医疗服务质量欠佳及看病难、看病贵的就医现状，如何最大限度地发挥现有医疗资源效益，使患者快速、低成本地享受更好的诊疗服务，成为管理者一直在思考的问题。将物联网技术应用到医疗服务中不仅可以提高其信息化的水平，同时也可提高医疗服务的质量和效率，这也相应地解决了传统医疗服务由于医疗资源分配不均、医院运行效率低下、公平性和可及性较差、医疗成本高、就医渠道少、医疗网点覆盖率低等困扰着广大民众的问题。

物联网医学是利用物联网技术，实现患者、医务人员、医疗设备与医疗机构之间的互动，逐步达到医疗领域的智能化。通过无处不在的网络，患者使用手持的PDA可快速便捷地与各种诊疗仪器相连，迅速掌握自身的身体状况，也可以通过医疗网络快速调阅自身的转诊信息和病历；医务人员可以随时掌握患者的病情和诊疗报告，快速制订诊疗方案。

与传统医疗服务相比，物联网医学的优势是非常明显的，可以用"5个最"总结物联网的好处"有利于患者获得最佳的医疗效果、最低的医疗费用、最短的医疗时间、最少的中间环节、最满意的健康服务"。第一，理论上讲它是替代条形码，现在用条形码的地方都可以换成电子标签，更进一步来讲，电子标签更具有优越性的一个方面是电子标签具有穿透性，隔着箱子也能读取到，不像条形码定要对着读取，电子标签具有抗污染性，表面污损还是可以读取到；第二是它的读取速度，电子标签理论上每秒可以读取几百张；第三就是它的读取距离，从高频的几十公分到超高频的几米甚至微波的几十米都可以读取得到，还有利用芯片编码的全球唯一性，作为防伪方面的使用。物联网被称为继计算机、互联网之后，世界信息产业的第三次浪潮，国际上将"物联网"称为是下一个万亿（美元）级的产业。对人类的发展来讲是互联网改变了人与人之间的交互方式，那么物联网就是革命性的改变人跟环境的交互的方式。

物联网医学在患者医疗保健中的优势也十分明显：有利于实现"预防为主"的医疗，给予慢性病、亚健康患者全面关怀；有利于减少医院门诊量，有效缓解看病难；有利于实现医疗资源共享，提高基层医护人员水平；有利于建立患者保健健康档案，为建立"分级救治、双向转诊、有序就医"格局提供支持；有利于提供移动医护解决方案，提高医护人员工作效率，减少医疗差错；有利于档案数据的存储和挖掘，为机关提高决策管理水平提供依据。总之，物联网医学在患者保健管理中的应用，将有助于推动远程医疗，进行慢性病监护，促进健康管理，优化医疗资源，实现医疗模式转变，提高患者的工作和生活质量。

当前医疗服务面临巨大挑战，需要新的解决办法。物联网医学的优势主要体现在以下三个方面。

1. 发挥名院名医的优势 我国医疗改革已经进入了攻坚阶段，医疗改革的重点之一就是大力发展基层医疗服务，加强基层医疗单位的能力建设，不断缩小城乡、地区医疗卫生资源的差距。由于传统社区医疗服务已经无法适应人们对普通中小医院医疗服务的基本要求，它在发挥其"六位一体"的功能时受到限制，所以导致患者会舍近求远地到大医院进行救治。这样可以提高名医的工作效率，任何时间、任何地点为医生教育服务，既减少了大医院的人满为患，又为社区医师解决了一些慢性病诊治和管理的高技术难题。

而物联网这一技术的出现及信息医疗服务中的应用会给中小医院医疗服务的状况带来大的改善，应用最新的物联网技术于中小医院医疗服务中心，可以缩短中小医院与名医名院的信息鸿沟。智能医疗服务通过 RFID 感知技术的应用，电子健康档案的建立、远程病情监测等应用，可以避免患者奔波、避免医生重复检查、询问病史；方便行动不便、家庭无人照料等特殊患者；降低患者费用，减少医护人员的工作强度。不久的未来将物联网技术在全国医疗服务的普及是智能医疗服务和我国医改的必要途径。物联网技术的应用对于传统的医疗服务是个挑战，同时也将会给地方医疗服务带来巨大的改善和变化。

2. 无缝隙监护 无缝隙管理工作法是指以先进的管理理论为指导，以科学的管理为准绳，通过创新机制、优化职能和业务流程重组等手段，形成具有决策、执行、监督、咨询、反馈等功能持续改进的闭环管理系统。将无缝隙管理理论应用于智能医疗中，对已有的标识进行补缺、规范、整合定位，形成了一套规范完整的无缝隙监护系统，使不良事件的发生逐渐减少，确保了患者医疗安全。在降低医疗风险，减少医院的额外支出，提高患者满意度等方面发挥了重要作用。

而物联网医学不仅可以监测疾病，动态协助疾病管理，包括实时快速高效监测病情和管理患者、提醒患者按时服药、GPS 定位和报警装置可协助抢救患者生命、减少住院次数、改善预后等，还可以用于临床试验，尤其是每日均要收集患者临床数据。

3. 健康管理 智能医疗服务中，物联网技术有着能够对患者的信息进行存档、处理、输出的功能。对于在社区医院就诊过的患者，医院的患者数据库就会有一份完整的信息存档，这些信息包括患者的个人基本信息、就诊信息及患者病史和过敏史的记录。这样当患者出现紧急情况，需要向医院进行转诊治疗的时候，只要将这一份数据传送到医院便可，这样不仅可以为患者减少救治时间，同时，医院的医生也可以为患者的救治做好相应的准备。在不久的未来，当物联网技术发展到更加成熟时，其应该能够实现对患者日常生命体征的测量，并且可以实时地传送到医院的患者档案库。

同步诊疗技术必须能够实现各医院能够同时获得患者的恢复信息和每日的检查状况。这样当患者出现某个医院无法解决的紧急情况的时候，其他大医院可以先把急救方案传给这个医院，再以最快的速度赶到患者身边进行治疗，这样一来智能医疗在康复治疗方面的作用就不言而喻了。

智能医疗必须发挥其宣传预防作用。现在很多人生活节奏快、生活习惯不健康、缺乏必要的医疗常识，等到出现病变症状时为时已晚、治疗成本巨大。如何使人们不生病、少生病、避免小病转化成大病，就使得智慧医疗在宣传方面的作用更突出，各种宣传媒体都可以与人们密切接触。医院建立了完善的健康数据平台后，可以及时统计分析人们的身体指标参数。及时对人们进行饮食、行为的指导，对不良习惯进行纠正，对部分超标数据进行对症指导和监测，就可以大大降低患常见病、高发病的概率，有效地减少小病转成大病，甚至发展成不治之病的现象，提高了人们的生活质量，减轻了人们的医疗成本。所以，物联网技术应用在智能医疗服务后，其在宣传预防方面的作用也同样不可忽视。

二、电子医学的演变历史

（一）无线传感技术的临床应用

目前，日新月异发展中的无线传感及相关物联网技术，为健康信息采集、人员及物资的身份识别、精确定位奠定了技术基础，使实现实时远程医疗监护成为可能。随着无线传感器的不断发展，无线传感器网络利用其自身的优点，如低费用、简便、快速、实时无创地采集患者的各种生理参数等，使其在医疗研究、医院普通/ICU病房或者家庭日常监护等领域中有很大的发展潜力，是目前研究领域的热点。

例如，现在医学上对重症患者的临床观测多使用ICU等设施。而ICU具有设备复杂、昂贵、线路繁多、难以搬动等缺点，对于病症较轻的患者造成活动限制，对于意识不清楚、不太配合的患者又可能失去作用。复杂的设备，众多的连线，会造成患者心理上的压力和紧张情绪，可能会影响患者身体状况，使得诊断所得到的数据与真实情况有一定差距，给患者和医护人员都带来不便，可能会影响医护人员对病情的正确诊断。而基于无线传感技术的临床应用，只需要在患者身上放置用于检测人体参数的微型传感器节点，可对患者的心率（heart rate）、血压、心电、心音等生理参数进行远程实时监测，并将信息汇总传送给监护中心，进行及时处理与反馈；利用无线传感器网络长期收集被观察者的人体生理数据，对了解人体健康状况及研究人体疾病都很有帮助。此外，在药物管理和研制新药品、血液管理等诸多方面，也有其独特的应用。总之，无线传感技术为未来的实时远程医疗监护系统提供了更加简便、低费用的实现手段。

在无线传感技术的临床应用中，将健康监测信息、医院电子病历与区域健康档案系统集成，面向大规模目标人群进行健康服务。从多源信息感知、多数据链路信息传输与集成、异构数据接口与发布等环节进行关键技术研究，构建医疗与健康信息采集统一模型，作为设备互联互通与信息融合的基础，研究健康服务系统与多种健康检测设备的自动标识技术、行为感知技术、环境感知技术、多种信息系统自适应适配接口，解决医疗与健康信息采集问题。在传感网络、专属网络、无线通信网络和互联网等多种传输环境下，研究多数据链路的传输与信息集成技术，解决医疗与健康相关信息的采集、传输和融合问题。

医疗健康设备接入模块可传输各种医疗终端设备检测数据，通过蓝牙、WiFi或者RS232接口与医疗设备相连接，实现医疗终端数据信息传输。终端设备接入网关支持网络传输控制协议（transmission control protocol，TCP）、用户数据报协议（user datagram protocol，UDP），通过以太网传输点对点协议（point-to-point protocol over ethernet，PPPOE）、分布式硬件演化（distributed hardware evolution project，DHEP）、域名系统（domain name server，DNS），无线网络支持连续实时监护数据和片段式数据文件传输。仪器物联网接口模块可实现通信网络对医疗仪器，传感网络统一的感知、通信及管理，实现仪器状态数据的读取，感知仪器的状态，通过网络功能将数据透明上传。

针对跨域医疗与健康管理中的各种数据分析需求，研究数据智能分析技术，包括数据集成与融合技术、数据仓库与数据挖掘技术、数据展示与系统集成技术等多个环节，是一项高度集成的基础性技术，为各种综合应用提供支撑。对医学与健康理论等先验知识进行计算机处理，结合健康数据、诊疗数据等信息，基于本体技术构建具体的应用知识库。在应用知识库基础上，针对具体应用，研究构建多种分析模型和分析算法，提供比对处理、统计处理、预报预警处理、因果分析处理等智能分析功能，从而提高跨域协同的效率及健康管理技术水平。

在跨域医疗协同中不可避免存在流程管理问题。由于不同区域的医疗、医保与公共卫生管理政策等不同，要在不同区域间进行业务协同，必须要求支撑系统能够同时适应不同区域中的流程管理需求。一方面，具体业务的不同，动态调整流程中的事件过程；另一方面，跨域业务流程协同在实际应用中，以流程为核心触发不同业务活动，尽可能减小流程中冗余过程，降低流程运行成本，缩短流程执行时间。

面对跨域环境下医疗与健康信息分布广泛、管理体系差异、应用系统类型众多、数据量庞大、信息组织零散等问题，应探索基于电子病历和健康档案信息的共享和跨域机构间的流程管理技术，研发跨域业务协同多维模型、数据参考模型和业务管理事件参考模型，研究构建关联机构及其业务规则模型。基于流程管理引擎和系统集成技术，实现服务流程和业务流程的动态触发，实现跨域服务业务的自动化和流程化，实现跨域业务与局部业务的透明共享和平滑集成，完成高效、快速、低成本的跨域业务协同。跨域流程管理的业务应用涉及以下技术：①理论研究、系统建模和技术研发相结合，利用系统论观点分析节点间流程的交互方式，给出跨域流程重组的一般路径，对路径选择、利益平衡及冲突解决机制等难点问题进行深入研究；②以流程为核心驱动因素的建模技术、业务流程引擎技术、业务流程重构等技术，实现跨域业务流程管理；③研究流程重构技术、事件驱动的流程管理技术等核心技术内容，实现自适应的跨域流程管理模式。

个性化智能推荐服务技术就是根据个人诊疗与健康计划，综合分析居民的历史数据，以及可能的环境变化（如天气变化、节假日等）信息，基于信息融合技术、智能分析技术等基础技术，研究构建面向个性化服务的信息多维模型，开发信息挖掘、聚类、分析、预报等算法模块，构建基于多种渠道的信息推送系统，解决个性化预订、咨询、急救等服务问题。研究内容包括：①以嵌入式技术及传感技术为基础的患者智能标识技术；②基于多传感器的患者行为自动识别技术，形成面向患者医护的智能环境，包括患者身份自动识别、患者体征自动检测与定时采集、医生查房与护士护理时的病例自动关联、给药吃药自动校验、患者异常现象自动警报等；③在智能传感设备和基于资源共享的数据服务基础上，研究根据临床路径的结果分析和评价机制，以不断完善医疗流程，规范医疗行为，降低成本，提高质量；④通过对规范化诊治及患者个人数据中心的数据进行分析，第三方服务提供商提供系列面向医疗从业者的群体服务，为医生提供专业难点学习、焦点问题探讨等服务，并进行相应的评估测试。

针对健康服务中普遍存在的海量数据存储与管理问题，研究可定制的海量数字资源管理技术，构建面向跨域协同与健康管理的数字资源元数据模型，解决元数据的抽取、定义、语义识别与冲突消解技术，形成由数字对象标识、内容聚合技术，基于数字对象的检索技术等组成的海量数字资源管理技术，实现对上层应用的技术支撑。

在跨区域业务协同过程中，无论是医疗、公共卫生管理的业务协同过程，还是面向个人的健康管理业务，都存在海量的基础和业务数据。分布式多时态、异构、海量的数字资源应用范围都大大超出了原有区域医疗的范畴，需要在数据获取、存储与检索等环节高效、准确地进行管理，才能有效地对跨区域业务协同与健康管理应用形成支撑。针对医疗与健康服务中普遍存在的海量数据存储与管理问题，需要可定制化的海量数据资源管理技术，包括：①研究面向跨域医疗与健康业务的海量数字资源管理体系与参考模型；②对各种可能涉及的数字资源元数据进行分类、规范与标注等管理；③由数字对象标识、内容聚合技术、基于数字对象的检索技术等组成海量数字资源管理系统，结合底层数据集成与传输组件，实现对跨域协同与健康管理中相关应用的支持。

医疗领域中隐私问题非常突出。目前实践中人们还只是从法律规范、道德伦理层面去关注隐私问题，依赖于法律规范来约束敏感隐私信息的保留、发布和利用。而实际医疗活动中，医疗机构为了诊断、科学研究及医疗教学的需要，必须经常大量采集、发布、利用各种医疗数据，而这些数据经常包含着个人隐私信息。仅仅靠法律规范方式来约束是远远不够的，必须采用必要的技术手段来解决相关隐私保护问题。为在技术平台层面提供隐私保护服务，需要研究隐私保护技术环节：①对原始数据进行干扰、匿名化等处理形成新的数据集，使得新数据集不再明显地含有个人隐私信息，但同时保持原始数据的分布特征，将新数据集发布给研究机构进行分析，实现个体隐私信息的保护；②研究访问控制环节保护技术。访问控制技术支持特定安全需求的集中式权限管理，主要是针对越权使用资源的防御措施，基本目标是限制访问主体（用户、进程、服务等）对访问客体（电子病历、医疗信息系统等）的访问权限，从而使医疗数据在合法范围内使用。

解决跨域服务与健康管理全过程的个人隐私保护与信息安全问题。研究开发面向数据存储、传输与发布环节的隐私保护与信息安全技术。在数据存储环节，研究开发数据干扰、匿名泛化技术，隐藏个人隐私信息，但同时保持原始数据的分布特征；在数据传输环节，采用非自主强制访问控制技术，支持跨域多系统的集中式权限管理；在数据发布和与其他系统集成环节，采用基于安全多方计算的隐私保护，既能满足信息需求，又能避免隐私泄露。通过以上技术组合，实现跨域服务与健康管理的隐私保护。

（二）因特网互联网医学的临床应用

以移动技术为代表的普适计算、泛在网络被称为继计算机技术、互联网技术之后信息技术的第三次革命。而物联网通过智能感知、识别技术与普适计算、泛在网络的融合应用，被称为继计算机、互联网之后世界信息产业发展的第三次浪潮。与其说物联网是网络，不如说物联网是业务和应用，物联网也被视为互联网的应用拓展。因此应用创新是物联网发展的核心，以用户体验为核心的创新是物联网发展的灵魂。可以想象，如果"物联网"时代来临人们的日常生活将发生翻天覆地的变化。届时，当司机出现操作失误时汽车会自动报警；公文包会提醒主人忘带了什么东西；衣服会"告诉"洗衣机对颜色和水温的要求。

互联网医学就是把传统医疗的生命信息采集、监测、诊断治疗和咨询，通过可穿戴智能医疗设备、大数据分析与移动互联网相连，所有与疾病相关的信息不再被限定在医院里和纸面上，而是可以自由流动、上传、分享，跨国家跨省市之间的医生会诊轻松实现，患者就诊和医生不再要求必须面对面。

现如今，互联网正以迅雷不及掩耳之势重塑着传统行业的面貌，渗透进生活的每个角落。随着科技的快速发展，比起早期的互联网医疗健康服务环境，软硬件发展都很快，最为明显的当属智能硬件和可穿戴设备领域，有超过50%的使用场景都与医疗健康服务相关。移动设备的普及让医患双方的关联可以点对点更好的联系，而数据存储技术、云端调取和使用也让医疗健康相关信息的积累、存储、调用更为容易，这些都在推动新一波的医疗健康创业。

据国外咨询报告称，移动终端在医护人员中已达到很大的普及。2012年全球移动医疗产业达到了600亿美元规模，年复合增速30%～40%，在中国，移动医疗带动的市场规模，在数十亿元。与传统医疗相比，移动医疗在便携性、提高医生资源配置和使用效率上大大提高。我们发现智能健康终端爆发式增长，现在面向个人和家庭的健康智能终端种类繁多，智能手环、智能运动鞋、智能体重计、智能血压计等设备已经在消费和技术的双重驱动下迅速爆发。

国际互联网是世界上最大的信息网络，也是世界上最大的信息资源库。在全球信息化浪潮中，国际互联网被认为是全球各种计算机网络中的佼佼者。国际互联网为医学科研人员和临床工作者提供了基础性网络环境、各种检索工具及大量的数据信息资源。随着信息时代的发展，电脑检索已成为获得医学文献的重要手段。近年来，利用国际互联网是继联机检索系统、光盘检索系统之后的又一重要信息资源。在国际互联网上检索医学文献具有费用低廉、信息更新快、周期短的优点。

目前互联网医学资源出现两个趋势，一是医学网站呈爆炸式的增长；二是有价值的免费资源越来越少。互联网资源的利用有两个明显问题：其一是意识形态的问题。互联网是一个没有国界的世界，你可以轻松地浏览任何公开的网站，但不同国家、不同的人主办的网站其信息或多或少地会反映主办者的意识形态，而不同的国家、不同的人的意识形态是有差别的，可能某信息中体现的主办者的意识形态正好与我国的现行制度相抵触。其二是资料可验证性的问题。印刷品因其不可逆性和固定的版式定位，很好验证，而互联网资源则定位不确切，不光是站内位置和页面位置随时可以更改，而且存在大量的网站之间的超级链接，一般人员很难判断某信息是否确是该站原发信息。网站上的信息随时可以修改和删除，外人难以比较修改前后的异同点。因此，现阶段利用互联网医学资源时应注意两个方面的问题：其一，尽量访问确定的国内官方网站和确定的国际权威网站；其二，使用文献作为依据（如论文的参考文献）时，尽量采用有印刷样的。

（三）基于无线射频识别的物联网医学模式

日趋成熟的 RFID 传感技术，利用射频信号通过空间耦合（交变磁场或电磁场）实现无接触信息传递并通过所传递的信息达到识别目的的技术，可实现人员身份、设备资源的自动识别和信息共享。在电子医疗服务中与信息化平台相结合，综合应用 GPS 技术和定位技术，可以提高医疗环境中的人员、设备的管理水平和管理效率。

RFID 是 radio frequency identification 的缩写，即射频识别技术，是自动识别技术的一种，通过无线射频方式进行非接触双向数据通信，对目标加以识别并获取相关数据。而自动识别技术是应用一定的识别装置，通过被识别物品和识别装置之间的接近活动，自动地获取被识别物品的相关信息，并提供给后台的计算机处理系统来完成相关处理的一种技术。它是以计算机技术和通信技术的发展为基础的综合性科学技术，是信息数据自动识读、自动输入计算机的重要方法和手段，也可以说，自动识别技术是一种高度自动化的信息或数据采集技术。自动识别技术从 20 世纪 40 年代开始研究开发以来，发展迅速，已初步形成了一个包括条码技术、RFID 技术、生物识别技术、语音识别技术、视觉识别等以计算机、光、电、机、通信技术为一体的高新科学技术。而 RFID 作为自动识别技术的一个重要分支以其快速、实时、准确采集和处理信息的能力已经被世界公认为 21 世纪十大重要技术之一。

RFID 系统一般由 RFID 标签、RFID 读写器、RFID 标签天线和计算机通信网络四部分组成（图 2-1）。

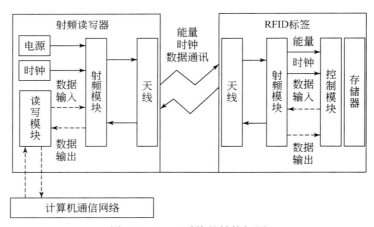

图 2-1　RFID 系统的结构框图

（1）RFID 标签：由耦合元件和芯片组成，每个电子标签具有唯一的电子编码。应用中，电子标签附着在待识别的物体之上以识别目标对象。按照能量供给方式的不同，RFID 标签可分为有源、无源和半有源三种。按照工作频率的不同，RFID 标签可分为低频（low frequency，LF）、高频（high frequency，HF）、超高频（ultra high frequency，UHF）和微波频段（microware，MW）四种。目前，国际上 RFID 应用以 LF 和 HF 标签为主。UHF 标签已开始规模生产，由于其具有可远距离识别和成本低的优势，有望在未来 5 年内成为主流。MW 标签在部分国家已得到应用。

（2）RFID 读写器：分为手持式和固定式两种形式，当用于附着电子标签的待识别物品通过其读出范围时，自动以无接触的方式将电子标签中的约定识别信息取出，从而实现自动识别物品或自动收集物品标识信息的功能。RFID 读写器产品类型较多，部分先进产品可以实现多协议兼容。

（3）RFID 标签天线：用于在电子标签和读写器之间传输射频信号。目前，其主要以蚀刻/冲压天线为主，其材料一般为铝或铜。随着新型导电石墨的开发，印刷天线的优势越来越突出。

（4）计算机通信网络在 RFID 系统中，计算机通信网络通常用于对数据进行管理，完成通信传输功能。读写器可以通过标准接口与计算机通信网络连接，以便实现通信和数据传输功能。

RFID 的主要核心部件是电子标签，通过相距几厘米到几米距离内读写器发射的无线电波，可以读取电子标签内存储的信息，识别电子标签代表的物品、人和器具的身份。由于 RFID 标签的存储容量可以是 2^{96} 以上，它彻底抛弃了条形码的种种限制，使世界上的每一种商铺都可以拥有独一无二的电子标签。况且，贴上这种电子标签以后的商品，从它在工厂的流水线上开始，到被摆上商场的货架，再到消费者购买后结账，甚至到标签最后被回收的整个过程都能够被追踪管理。

RFID 技术具有很多突出的优点：它不需要人工干预，为非接触式、不需要光学可视即刻完成信息输入和处理，可工作于各种恶劣环境，可识别告诉运动物体并可同时识别多个标签，操作快捷方便，实现了无源和免接触操作，应用便利，无机械磨损，寿命长，机具无直接对最终用户开放的物理接口，能更好地保证机具的安全性；数据安全方面除标签的密码保护外，数据部分可用一些算法实现安全管理，如数据加密标识（data encryption standard，DES）、RSA、DSA、MDS 等，读写器与标签之间也可相互认证，实现安全通信和存储；总体成本一直处于下降之中，越来越接近接触式 IC 卡的成本，甚至更低，为其大量应用奠定了坚实的基础。根据 RFID 的技术特点，RFID 在医疗领域主要用于病患定位追踪、婴儿保护识别、医疗器械定位、血液跟踪、医院患者信息管理、医院电子病历、医院档案管理及药品管理等应用。

RFID 技术在医疗领域的应用一直引导着物联网医学的发展。RFID 在战地应急医疗领域的应用是一个崭新的课题，当今国外多家医院已经进行了 RFID 技术在民用医疗领域的应用尝试并取得了成功，但在战地应急医疗领域应用实例还比较少。美海军曾在 2003 年测试了基于 RFID 技术开发的战术医疗协作系统，用于跟踪和监测战场人员伤病和后送情况并取得了较好的效果。当今世界将 RFID 技术应用在医疗领域还主要是一些地方医院，战地应急医疗救治应用还比较少，仅有的试验主要集中在美军。

将电子标签（RFID）技术引入微生物菌种保藏，利用现代化信息技术的突出特性，可以为技术人员带来极大方便，实现对微生物菌种的综合管理。

基于 RFID 的物联网医学的系统性、综合性运用将有力推动医疗健康服务模式的发展，必将改变医院和患者之间的传统关系及交互模式，推动医院的客户群从单一病患者群体推广到更为广泛的健康人群，全面实现人们在任何时间、任何地点获得实时医疗诊断服务。它将模糊医生群体之间的边界，形成院际协同诊断的无边界的专家团体，向患者及其他人群提供健康医疗服务。按照该模式建立全新的医患关系大平台，将成为医疗健康产业和市场的倍增器。在物联网医学的发展过程中将产生一系列的新技术、新方法；形成新型医疗传感终端节点、网络设备等具有自主知识产权的产品及专利；形成完善的感知医院建设标准与协议；逐步形成医疗信息服务、通信服务等多增值服务平台，并推动健康医疗信息服务产业的形成及发展。

（金庆辉）

参 考 文 献

白春学 . 2013. 应用物联网医学推动肺功能的普及和提高 . 中国实用内科杂志，S1：19.

程之红，焦雅辉，刘丽，等 . 2010，无线传感技术在无边界感知医院中的应用展望 . 中国医院，14（8）：8-9.

方锦清 . 2007. 网络科学的诞生与发展前景 . 广西师范大学学报，25（3）：2-6.

高卉 . 2013. 基于蜂窝网辅助的无线传感器网络快速切换技术研究 . 安徽大学硕士论文 .

高新民 . 2013. 2012 年中国互联网产业发展综述 . 互联网天地，（1）：1-4.

龚萍 . 2010. 无线中继协作系统关键技术的研究 . 北京：北京邮电大学博士论文 .

胡新丽 . 2013. 物联网框架下的智慧医疗体系架构模型构建—以武汉智慧医疗为例 . 电子政务，12.

姬翔 . 2012. 物联网发展背景及优势分析 . 产业与科技论坛，（14）：17-18.

姬晓波，曾凡，张敏 . 2010. 物联网技术及其在医疗系统中的应用 . 医疗卫生装备，31（12）：102-103.

郎为民，王逢东 . 2011. 全球物联网的发展现状 . 电信快报，（4）：3-6.

刘林森 . 2012. 进入医疗物联时代 . e 临床：数字医疗，12：49-50.

彭承琳，吴红梅 . 2009. 无线传感器网络的生物医学应用 . 中国医学装备，5：33-34.

屈剑锋 . 2009. 无线传感器网络数据融合与目标跟踪研究及其应用 . 重庆大学 .

孙秀平 . 2002. 微电子技术及其发展 . 现代物理知识，(3)：6-8.

王淑华 . 2011. MEMS 传感器现状及应用 . 微纳电子技术，48（8）：516-522.

王晓袁 . 2008. 片上网络系统模型 . 西安：西安电子科技大学硕士论文 .

王营冠，王智 . 2012. 无线传感器网络 . 北京：电子工业出版社 .

吴红星，彭承琳，吴红梅 . 2009. 无线传感器网络的生物医学应用 . 中国医学装备，5：33-34.

谢桦，陈春研，曹剑峰 . 2013. 物联网在医疗卫生领域中的应用与思考 . 中国卫生信息管理杂志，6：493-496.

阳红 . 2002. 国际互联网在医学中的应用 . 重解放军医院管理杂志，8（6）：460-461.

俞磊，陆阳，朱晓玲，等 . 2012. 物联网技术在医疗领域的研究进展 . 计算机应用研究，29（1）：1-7.

赵静 . 2013. 基于物联网发展的智能化社区医疗服务研究 . 秦皇岛：燕山大学硕士论文 .

郑西川，孙宇 . 2013. 基于物联网的智慧医疗信息化 10 大关键技术研究 . 医学信息杂志，34（1）：10-14.

PBS 空中帝国 . 1991. 无线电发展史 . Empire of the Air-The Men Who Made Radio. 美国：[DVDRip] .
http：//www.chinabaike.com/article/316/477/2007/20070607126165.html.

第三章 物联网在医疗健康领域应用现状

国际金融危机爆发后，美国、欧盟、日本、韩国等主要发达国家和地区十分关注物联网技术在医疗健康领域的信息化建设，纷纷制定出台战略规划及扶持政策来促进智能医疗服务的发展。全球范围内物联网核心技术持续发展，标准和产业体系逐步建立，发达国家凭借信息技术和社会信息化方面的优势，在物联网医疗健康领域的应用及产业发展上具有较强竞争力。

一、美　　国

2004 年 2 月，以美国为首的西方发达国家采用大量实际措施促进 RFID 技术的实施与推广，并通过立法加强了 RFID 技术在药物运输、销售、防伪及追踪体系中的应用。2008年年底，美国政府回应了 IBM 公司所提出的"智慧的地球"的战略概念，并迅速将物联网发展计划升级为国家战略计划。此概念强调了对任何地点、任何事物所具有的强大感知能力，汇集所有信息，建立完善的智能型基础设施。同时，此概念提出了把物联网技术充分应用到医疗领域中，实现医疗的信息互联、共享协作、临床创新、诊断科学及公共卫生预防等功能，并预计物联网技术在整合的医疗平台、电子健康档案系统都将有广泛的应用。

二、欧盟（《欧盟物联网行动计划》）

2005 年，欧盟委员会在"e- Europe"计划上提出旨在创建无所不在的网络社会的i2010 计划。2006 年，欧盟明确强调欧洲已经进入一个新能源时代。2009 年 11 月，在全球物联网会议上，欧盟专家提出了《欧盟物联网行动计划》，其强调信息安全，并制定了关于信息安全和信息共享的政策，意在使欧洲引领全球智能基础设施的发展。欧盟已推出了各成员国使用的专用序列码，确保药品在到达患者手中之前就可得到认证，从而减少药品制假、赔偿、欺诈现象的发生及分发中所出现的错误。专用序列码可便于用户追踪自己的医药产品，有利于欧盟国家对抗不安全药品及打击药品制假行为。另外欧盟计划投资 4亿欧元用于信息通信技术（information and communication technology，ICT）的研发工作，并计划拿出 3 亿欧元专款，支持物联网相关的基础设施项目建设，其中包括医疗等项目。

三、亚太地区（日本、韩国）

2004 年，日本信息通信产业下属的产业情报研究所（MIC）提出了 2006～2010 年 IT发展任务"u-Japan"战略。该战略的目的之一就是希望通过信息技术的高度有效应用，促进医疗体系的改革，从而解决日本社会中所存在的高龄少子化的医疗福利等社会问题。2009 年 7 月，日本政府 IT 战略本部制定了"i-Japan"战略，该战略强调了实现数字技术的易用性，突破阻碍其使用的各种壁垒，确保信息安全，最终通过数字化技术和信息向经济社会的渗透打造全新的日本，其中包括在医疗保健等领域的发展。

2006 年，韩国确立了"u-Korea"战略，该战略是一种以无线传感网络为基础，把韩国的所有资源数字化、网络化、可视化、智能化，从而促进韩国经济发展和医疗改革的国家战略。其旨在建立一个信息技术无所不在的智能型社会，即通过布建智能网络、推广最新信息技术应用等信息基础环境建设，让韩国民众可以随时随地享有智能医疗服务。

（何 为）

参 考 文 献

韩国 U-Korea 战略及 U-City. 中国智慧城市网 . http：//www. cnscn. com. cn/news/show-htm-itemid-1042. html.

王青 . 2011. 物联网在医学领域的应用 . 医学信息杂志，24（4）：1862-1863.

IT 战略 . 2015. i-Japan 战略 . Available：http：//www. soumu. go. jp/main_ content/000030866. pdf.

第二篇

物联网医学的基本组成

第四章　物联网医学感知技术

随着电子医学兴起、无线传感技术和物联网技术的出现，新生的物联网医学有望渐渐走进普通百姓的生活之中。物联网是指通过信息传感设备（RFID、红外感应器、全球定位系统、激光扫描器等），按照约定的协议，把任何物品与互联网连起来，进行信息交换和通信，以实现智能化识别、定位、跟踪、监控和管理的一种网络，它是在互联网基础上延伸和扩展的网络。物联网医学就是联合无线传感器、信息技术和现有的动态网络设施，实现远距离的医院、患者和医疗设备之间的互动，最终实现对居家患者的全天候检查和诊断问题。医生无论在哪里，只需要有网络及手机、电脑等设备便可随时查看患者的情况。

物联网医学将可能改变未来社会的就医模式：在将来的整合超大智能型网络中，存在计算能力超级强大的中心计算机集群，对整个网络内的医生、患者、设备完成实时的管理和调控，一个新的医疗服务模式将有条不紊地运行。医学物联网是将物联网技术应用于健康医学、健康医疗、医院物联网、健康监测、健康管理等医学健康领域而形成的一个新兴的重要交叉学科，它基于现代物联网技术解决医学卫生健康领域的各种问题。顾名思义，医学物联网中的"物"就是各种与医学活动相关的事物，包括健康人、亚健康人、患者、医生、护士、医疗器械、医疗标本、医疗信息、检查设备、药品等；"联"就是信息交互，把上述"事物"产生的相关信息进行传输、交互和共享，是流程交互引擎，医疗信息的集成和处理平台，是物联网的中间件；"网"就是流程，医学物联网可以控制和改变信息的流向，各类健康人、亚健康人、患者的健康状况的发展，各种医疗活动相关的工作流程，如护理流程、检验流程、检查流程、诊断流程、追溯流程、质控和管理流程、临床路径。通过把医学相关的"物"有机地"联"成一张"网"，医学物联网得以利用感知技术与智能装置对医疗卫生相关的事物和行为进行感知识别，通过网络传输互联，进行计算、处理和知识挖掘，实现各医学对象、各医学数据的交互和无缝链接，达到对医疗卫生健康领域的各种行为和变化的实时控制、精确管理和科学决策目的。

我国政府十分关注物联网技术在医疗领域的应用。2008 年，国家出台了《卫生系统"十一五"IC 卡应用发展规划》，提出加强医疗行业与银行等相关部门、行业的联合，推进医疗领域的"一卡通"产品应用，扩大 IC 卡的医疗服务范围，建立 RFID 医疗卫生监督与追溯体系，推进医疗信息系统建设，加快推进 IC 卡与 RFID 电子标签的应用试点与推广工作。2009 年 4 月 6 日，中共中央、国务院发布了《关于深化医药卫生体制改革的意见》。为了保证医疗体制改革的成功，3 年内各级政府将投入 8500 亿元，加大卫生系统信息化建设的推进力度，尤其是 RFID 技术的应用推广。2009 年 5 月 23 日，卫生部首次召开了卫生领域 RFID 应用大会，围绕医疗器械设备管理，药品、血液、卫生材料等领域的 RFID 应用展开了广泛的交流讨论。在《卫生信息化发展纲要》中，IC 卡和 RFID 技术被列入卫生部信息化建设总体方案之中。卫生部提出要加强 IC 卡和 RFID 技术在医疗保健，公共卫生，药品，血液，卫生材料，医疗器械的生产、配送、防伪、追溯等方面的应用，要进一步推进个人大容量智能卡在医疗领域的应用。目前，相关部门正在加快制定 IC 卡医疗信息标准、格式标准、容量标准，积极推进 IC 卡的区域化应用，开展异地就医刷卡结算，实现医疗信息区域共享等。

第一节　生物医学传感器基础

传感器是能感受规定的被测量件并按照一定的规律（数学函数法则）转换成可用信号的器件或装置，通常由敏感元件和转换元件组成，是获取信息的重要工具。传感器在人类活动的各个领域都发挥着巨大作用，在生物医学中的应用更为广泛，可以说其是医疗设备的核心组件之一。生物医学传感器（biomedical sensor）的作用是把生物体和人体中包含的生命现象、状态、性质、变量和成分等生理信息（包括物理量、化学量、生物量等）转化为与之确定函数关系的电信息。生物医学传感器是生物医学电子学中最关键的技术，它是连接生物医学和电子学的桥梁。生物医学传感器感知生物体内各种生理、生化、病理信息，并按照一定的规律与标准将其不失真地转换为易处理的电信号。它延伸了医生的感觉器官，把定性的感觉扩展为定量的测量。

一、生物医学传感器的概念

生物医学传感器是指那些能将生物体各种不同的生命信息转换为生物测量和医学仪器可用的器件或装置，是近年来出现的新型传感器，利用某些生物的活性物质所具有的选择识别待测生物化学物质能力制成的传感器，是一种以固定化的生物体成分（酶、抗原、抗体、激素）或生物体本身（组织、细胞、细胞器）作为敏感元件的传感器，用来侦测生物体内或生物体外的环境化学物质或与之起特异性交互作用后产生响应的一种装置。

生物医学传感器的两个基本概念：一个是敏感元件和外界环境之间的物理或化学的相互接触（敏感效应）；另一个是在传感器内把所测的信号转换为有用信号。

由于生物医学传感器是用于生物体的，因此除了一般测量对传感器的要求外，还必须考虑到生物体的解剖结构和生理功能，尤其要考虑到的是其安全性和可靠性。例如，传感器必须与生物体化学成分相容，要求它既不会被腐蚀，也不会给生物体带来毒性；传感器要有足够的牢固性，在植入被测部位时，传感器不能被损坏；传感器和身体要有足够的电绝缘，即使在传感器损坏的情况下，产生的电压值必须低于人体的安全值；传感器不能给生理活动带来负担，也不应干扰正常的生理功能等；对于长期植入体内的传感器不应引起赘生物；结构上便于消毒，生物医学传感器能提供生物医学检测的信息、连续监护的信息、人体疾病治疗和控制的信息、临床检验的信息。

随着当前各种新材料、新原理和新技术的不断发展，特别是 MEMS 技术和生物芯片技术的出现，目前生物医学传感器的概念已经跳出了原来狭义的圈子，扩展为以微型化、集成化、智能化和芯片化为特征的生物检测、处理的微系统。

二、生物医学传感器的结构与原理

1. 生物医学传感器的结构　生物医学传感器由两个主要关键部分所构成，一个为来自生物体分子、组织部分或个体细胞的分子辨认组件，此一组件为生物医学传感器信号接收或产生部分；另一个属于硬件仪器组件部分，主要为物理信号转换组件，主要是由电化学或光学检测元件［如电流、电位测量电极、离子敏场效应晶体管（ion sensitive field effect transistor，ISFET）、压电晶体等］组成，其余为辅助部分，完成系统测量或控制的功能。

生物医学传感器的组成框图如图 4-1 所示。

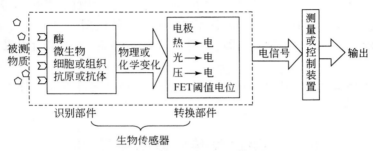

图 4-1　生物医学传感器的组成框架

2. 生物医学传感器的原理　生物医学传感器的传感原理如图 4-2 所示，包括生物敏感膜和换能器两个部分。被分析物扩散进入固定生物敏感膜层，经分子识别，发生生物学反应，产生的信号继而被相应的化学换能器或物理换能器转变成可定量和可处理的电信号，再经检测放大器放大并输出得到待测物的相关信息。

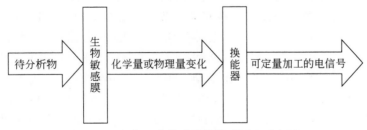

图 4-2　生物医学传感器的传感原理示意图

生物传感膜即分子识别元件，是生物医学传感器的关键元件，直接决定传感器的功能与质量，其组成可以是酶、核酸、免疫物质、全细胞、组织、细胞器、高分子聚合物模拟酶或它们的不同组合。换能器的作用是将各种生物、化学和物理的信号变化转换成电信号。生物学过程产生的信息是多元化的，微电子学和传感技术的现代成果为检测这些信息提供了丰富的手段。

三、生物医学传感器的分类

生物医学传感器根据组成部分（识别部分和转换部分）的材料或原理的不同，可以有以下不同的分类方法。

（1）现已发现生物体内的许多物质如酶、抗体、激素等都具有优异的分子识别功能，因此它们都可以构成相应的生物医学传感器。此外，作为这些生物体物质的集合体，如生物细胞或组织，甚至生物体本身，如某些微生物，也可作为分子识别部件。因此，若按分子识别部件分类，目前生物医学传感器可分为酶传感器、免疫（抗原或抗体）传感器、微生物传感器、组织传感器等。按照其感受器中所采用的生命物质分类，其可分为组织传感器、细胞传感器、DNA 传感器等。

（2）信息转换部件把分子识别部件中发生的某种变化或被测的物质通过分子识别部件的选择识别作用而发生的某种变化（物理、化学或生物的）转变成电信号。这些变化可以是反应物量的增减，也可以是热学、力学或光学效应。因此，若按信号转换的作用原理或转换器的结构分类，则生物医学传感器又可分为场效应型（FET 型）、热敏生物传感器、压电生物传感器、光学生物传感器、声波道生物传感器、酶电极生物传感器、介体生物传感器等。

（3）按照生物敏感物质相互作用的类型分类，生物医学传感器可分为亲和型和代谢型两种。

四、生物医学传感器的主要功能

生物医学传感器是指由生物活性材料与相应转换器构成，并能测定特定的化学物质（主要是生物物质）的传感器。生物医学传感器可以测定医学诊断中重要的体内代谢物、蛋白质、抗原；使用 DNA 为分子识别元件，用于胚胎前期诊断，高灵敏度测定微生物污染程度，并可分析动植物染色体中是否存在异常基因物质。一些有临床诊断意义的基质（如血糖、乳酸、谷氨酰胺等）都可借助生物医学传感器来检测。

1. 实时定点生理监测　心律，心脏搏动的节律。心脏的自动节律性使其能以一定频率、有节律地搏动。临床上往往大多数心律失常（cardiac arrhythmia）患者首先就诊于基层医疗机构，基层医生正确、及时地诊断和治疗心律失常，作为心律失常乃至心脏猝死第一道防线尤显重要。正常心律起源于窦房结，频率 60 ~ 100 次/分（成年人），比较规则。窦房结冲动经正常房室传导系统顺序激动心房和心室，传导时间恒定（成年人 0.12 ~ 1.21 秒）；冲动经束支及其分支，以及浦肯野纤维到达心室肌的传导时间也恒定（<0.10 秒）。心律失常指心律起源部位、心搏频率与节律及冲动传导等任一项异常。心律失常性质的确诊大多要靠心电图，但相当一部分患者可根据病史和体征做出初步诊断。详细追问发作时的心率、节律（规则与否、漏搏感等），发作起止与持续时间。发作时有无低血压、昏厥或近乎昏厥、抽搐、心绞痛或心力衰竭等表现，以及既往发作的诱因、频率和治疗经过，有助于判断心律失常的性质。听诊心音了解心室搏动率的快、慢和规则与否，结合颈静脉搏动所反映的心房活动情况，有助于做出心律失常的初步鉴别诊断。另外，在食管内插入特殊的电极，可以记录到清晰的心房电位，有助于某些特殊类型心律失常的诊断。有创检查就是将几根多电极导管经静脉或动脉插入，放置在心腔内不同部位记录电活动。这项检查可以确诊患者心律失常及其类型，了解心律失常的起源部位和发生机制；识别和治疗某些心动过速；判断预后。还有一些特殊的检查方法，如窦房结电图、希氏束电

图、动态心电图、高频心电图、信号平均心电图、遥控心电图、电话传送心电图和心向量图等，这些方法使对心律失常的诊断手段更加完善丰富。

血压是指血管内血液对单位面积血管壁的侧压力。在临床诊断、外科手术和患者监护中，人体内各种压力参数的准确测量往往是至关重要的，同时它也是控制和解释某些生理研究实验不可缺少的信息来源。血压是医学上通常测量的压力参数。在生物医学中，血压是反映人体生理状况的一项重要指标，血压的高低反映了人体心脏泵血功能、心率、血液状态等功能状况，身体健康的重要条件之一就是保持正常血压。高血压是很常见的慢性病，也是诱发心脑血管病最主要的危险因素，同时也会引发心肌梗死、脑出血、肾衰竭等并发症。因此，血压检测对疾病诊断、治疗及监护具有重要意义。

临床上血压测量技术分为直接法和间接法。直接法是将连接压力传感器的导管直接插入大动脉或心室检测血压信号，其测量的血压数据准确，但技术要求高，且有一定创伤性，一般限于危重患者或开腔手术患者。间接法是无创测量方法，利用脉管内压力与血管阻断开通时刻所出现的血流变化间的关系，从体表测出压力值。人体内各种压力参数的测量所采用的传感器大体上属于同一类型，只是量程不同。基本结构中都包括一个弹性膜片，它将压力信号转化为膜片的变形，然后根据膜片的应变和位移，将其转换成相应的电信号输出。

血氧饱和度是指血液中被氧结合的氧合血红蛋白（HbO_2）的容量占全部可结合的血红蛋白（hemoglobin，Hb）容量的百分比。血氧饱和度表示人体血液的含氧量，能有效地反映人体循环系统和呼吸系统的生理状态，在病情诊断和健康监护方面发挥着积极的作用。人体的新陈代谢过程是生物氧化过程，足够的氧是所有生命活动的物质基础，氧气通过呼吸系统进入人体血液。人体的血液通过心脏的收缩和舒张脉动地流过肺部，一定含量的还原血红蛋白与从肺泡摄取的氧气结合变成了氧合血红蛋白，约98%的氧与血红蛋白结合成氧合血红蛋白后进入组织。这些氧通过动脉系统一直到达毛细血管，然后将氧释放，维持组织细胞的新陈代谢。能否充分吸入氧气，使动脉血液中溶入足够的氧，这对维持生命是至关重要的。及时检测动脉中氧含量是否充分，是判断人体呼吸系统、循环系统是否出现障碍或者周围环境是否缺氧的重要指标。临床上一般通过测量血氧饱和度来判断人体血液中的含氧量。血氧饱和度是指血液中（血红蛋白）实际结合的氧气（氧含量）占血液中（血红蛋白）所能结合氧气的最大量（氧容量）的百分比。

血氧饱和度的定义可表示为 $SpO_2 = CHbO_2/(CHbO_2 + CHb)$。

血氧饱和度的检测手段分为有创和无创两种方法。有创的方法是抽取动脉中的血液，利用血气分析法或在分光光度计测定光密度的基础上计算血氧饱和度。血气分析法是将采到的血样利用血气分析仪进行电化学分析，测出血氧分压进而进行计算，可为临床提供准确的血氧饱和度值，应用于很多需要准确的血氧饱和度数据的场合。利用分光光度计测定从动脉血中抽取血样的光密度，并在此基础上计算血氧饱和度。此方法的原理则是以双波长的朗伯比尔（Lambert-Beer）定律为基础，并利用血红蛋白和氧合血红蛋白的吸光系数随波长改变的特性进行计算，并且这一基本原理已发展作为无创检测的基础。无创检测鉴于血液中还原血红蛋白和氧合血红蛋白在红光、红外线区（600～1000nm）有独特的吸收光谱，从而使红外光谱法成为研究组织中血液成分的简单可靠的方法。采用指套式光电传感器，只需将传感器套在人手指上，利用手指作为盛装血红蛋白的透明容器，使用波长

660nm 的红光和 940nm 的近红外光作为射入光源，测定通过组织床的光传导强度，来计算血红蛋白浓度及血氧饱和度，仪器即可显示人体血氧饱和度，为临床提供了一种连续无损伤血氧测量仪器。利用光谱学的方法对生物组织进行无损检测具有安全可靠、连续实时及无损伤的特点。

二氧化碳分压（partial pressure of carbon dioxide，PCO_2）是指溶解在血液中的二氧化碳（CO_2）分子产生的压力。二氧化碳分压是反映呼吸性酸碱平衡的重要指标。CO_2 具有较强的弥散能力，故二氧化碳分压基本上可以反映肺泡的 CO_2 压力。通常取动脉血在 37℃ 不接触空气的情况下用血气分析仪直接测定二氧化碳分压。

CO_2 在血液中的存在形式有三种：一是物理溶解，占总量的 7.3%；二是与血红蛋白结合成氨基甲酸血红蛋白（$HbNH_2 + CO_2 \rightarrow HbNHCOOH$），占总量的 24.4%；三是与水结合，占总量的 68.3%。临床血气分析中测量的二氧化碳分压其实就是物理溶解于血浆中的 CO_2 张力。其参考范围为 4.65 ~ 5.98kPa。临床检验医学中，多采用离子选择性电极（ion selective electrode，ISE）及电化学原理进行血气二氧化碳分压的测定；还可以利用金属氧化物半导体场效应管（metal-oxide-semiconductor field-effecttransistors，MOSFET）和 ISE 复合产物，即离子敏场效应管，进一步缩小传感器的体积、降低功耗。血液是运送从大气中吸入的氧气到组织，同时又运送组织排放的 CO_2 到肺部以排出体外的运输工具。因此，血液中的二氧化碳分压也可以通过在皮肤表面用一个经加工修饰的电极，进行经皮二氧化碳分压测定，这是一种无创检测方法。此外还可以利用气体分子对光谱选择性吸收原理和朗伯-比尔定律对微细血管进行的注射式血气二氧化碳分压测定。

呼出气一氧化氮（exhaled nitric oxide，eNO）由气道细胞产生，其浓度与炎症细胞数目高度相关联，作为气道炎症生物标志物。一氧化氮（nitric oxide，NO）是人体内重要的生理递质，参与许多疾病的发生和发展。目前有两种方法，即检测呼出气冷凝液中 NO 水平，测量口呼出气 NO 含量，其中第二种方法简单可行。使用 NIOX 检测仪（采用电化学原理，国际专利技术），可检测出极微量的 FeNO（计量单位为：Parts Per Billion-ppb）。正常人气道中的 NO 浓度较低（< 25 ppb，即 μg/L），而 NO 又极不稳定，一旦接触氧气，立即生成 NO_2，故测定 FeNO 的技术和设备要求极高，需要灵敏度、精确度高，重复性好。NIOX 检测仪能有效过滤空气中的外源性 NO，并可控制测定过程中的呼气流速，能较为精确地检测 FeNO 的含量。电化学电流传感器、纳库仑电量传感器、化学发光分析仪用于测定呼出 NO 的常用传感器。

eNO 的测定广泛应用于呼吸道疾病的诊断与监控中。炎症因子与药物通过作用于 iNOS 影响 eNO 的浓度，发炎时浓度升高，消炎时浓度下降，所以 eNO 作为气道炎症生物标志物。eNO 测定广泛应用于各种呼吸系统疾病的诊断与监控，如支气管哮喘、慢性咳嗽、慢性阻塞性肺疾病（chronic obstructive pulmonary disease，COPD）等。具体应用价值如协助早期诊断与鉴别诊断；评估哮喘气道炎症严重程度；评价药物治疗效果；预测对首选治疗药物（激素）的依从性；帮助调整药物剂量、制订最佳治疗方案；预测哮喘的发作。

胆固醇是动物组织细胞所不可缺少的重要物质，它不仅参与形成细胞膜，而且是合成胆汁酸、维生素 D 及甾体激素的原料。胆固醇经代谢还能转化为胆汁酸、类固醇激素、7 脱氢胆固醇，并且 7 脱氢胆固醇经紫外线照射就会转变为维生素 D_3。胆固醇在血液中存在于脂蛋白中，其存在形式包括高密度脂蛋白胆固醇、低密度脂蛋白胆固醇、极低密度脂蛋白胆固醇几种。在血中存在的胆固醇绝大多数都是和脂肪酸结合的胆固醇酯，仅有10%不到的胆固醇是以游离态存在的。高密度脂蛋白有助于清除细胞中的胆固醇，而低密度脂蛋白超标一般被认为是心血管疾病的前兆。血液中胆固醇含量每单位在 $140 \sim 199\text{mg}$，是比较正常的胆固醇水平。

总胆固醇是游离胆固醇和胆固醇酯的总和，临床胆固醇检测结果是诊断冠状动脉粥样硬化性心脏病（coronary atherosclerotic heart disease，CHD，简称冠心病）的重要依据之一。静脉血栓、肝胆疾病也与胆固醇增高具有很高的相关性，胆固醇含量高还是高脂血症的重要特征。此外，研究表明体内胆固醇含量长期偏低又是诱发癌症的因素之一。因此临床胆固醇含量的检测具有极其重要的意义。胆固醇测量方法可分为化学试剂比色法、酶分析法、荧光法气相和高效液相色谱法。临床实验室最常用的化学试剂法和酶检测法（自动化分析仪器使用此方法）都需要对患者进行采血检验不但等待时间长而且需要承受一定痛苦。光谱法在血液和组织成分分析上得到广泛应用，具有无创、快速、准确等特点，但在无创检测应用中准确率却受到个体差异、温度、环境等因素的影响。基于动态光谱法的无创血液成分检测是利用一定波长范围的光源照射指尖得到与血液脉动相关的光谱信息。研究不同波长透射光强随时间变化的峰值，理论上就可以去除个体差异环境等一切不利于测量准确性的因素提高检测精确度。

血糖含量，血液中的糖称为血糖，绝大多数情况下都是葡萄糖。血中葡萄糖的量是准确诊断和治疗糖尿病及其他代谢失调疾病的重要检测指标。糖尿病是由于胰岛素分泌缺陷或生物效应降低引起的一种新陈代谢疾病。临床表现为多尿、多饮、多食，体重减轻，病情严重时可引起肢体坏死、肺结核、肾衰竭、失明等并发症，严重威胁人类健康。血糖监测是糖尿病管理中的重要组成部分，血糖监测的结果有助于评估糖尿病患者糖代谢紊乱的程度，制订降糖方案，同时反映降糖治疗的效果并指导治疗方案的调整。

糖尿病是一种终身性基因遗传性疾病，目前还没有彻底根治糖尿病的医学方法，只能采用加强自我检测等方法来监控病情。所以对糖尿病患者的血糖浓度进行频繁的测定是对糖尿病控制的一个重要手段。患者进行自我血糖监测（SMBG）是血糖监测的基本形式，而糖化血红蛋白（HbAlc）是反映长期血糖控制水平的标准。常规方法如邻甲苯胺法、葡萄糖氧化酶法均属于比色测定法，操作麻烦，干扰严重。而生物医学传感器方法则简便快捷，检测结果准确可靠。目前，葡萄糖传感器所用的酶都是 GOD，传感器输出信号主要是电流信号。在测定方法上，除用氧电极测定氧气在反应中的消耗量外，还可根据 H_2O_2 在阳极上的氧化，测定反应中 H_2O_2 的生成量，进而测得葡萄糖含量。

2. 实时生物物理力学监测　心肺功能是人体心脏泵血及肺部吸入氧气的能力，氧气由肺部吸入，故肺部容量大小及活动次数便很重要；而心脏则负责把氧气，透过血液循环系统送到各个器官及部位，故心脏跳动的强弱会影响血液的流量。

运动心肺功能测试（CPET）是指综合评价运动状态下器官系统的整体功能，它是世界各国的体质研究和健康体能评价系统中重要内容之一。它是一种相对无创性、评价心肺储备功能和运动耐力的检测方法，综合应用呼吸气体监测技术、电子计算机和活动平板或踏车技术，实时检测在不同负荷条件下，机体氧耗量和 CO_2 排出量的动态变化，从而客观、定量地评价心肺储备功能、运动耐力，为医师诊断提供相应临床资料。心肺运动试验可提供有关呼吸系统、循环系统及气体代谢等大量指标，各指标分别具有不同的临床意义。心肺运动试验在临床上广泛开展已有数十年历史，目前运动心肺功能试验在临床的应用，主要包括评价运动受限的病理生理、功能损害的严重程度；呼吸困难的鉴别诊断（心、肺、肺血管等）；评定心血管和肺疾患治疗方式的效果；评估外科大手术的危险性及预后；评估器官移植生存潜能（心脏移植、肺移植等）；康复医学运动处方个体化制订；运动医学、运动计划、训练方案制订；劳动力评定。心肺运动试验能更全面地反映患者疾病的生理病理情况，故目前被越来越多地应用于临床对疾病严重程度的评定。

胃肠道运动，消化道是一条自口腔延至肛门的肌性管道，其基本功能是摄取和消化食物，吸收养分和水分并排出食物残渣，其中胃肠道除了分泌和吸收的功能外，还有一个重要功能——动力活动，特别是推进性蠕动活动是消化道消化和吸收的基础，胃肠道的运动功能在进行食物消化、营养代谢的过程中，不单是胃肠道本身，而是在全身诸多因素的参与下才得以完成的。胃肠道的动力功能是消化系统最重要的生理功能之一，它包括混合、推进、储存和屏障。胃肠运动是由各个部位的平滑肌周期性产生电活动和机械活动并且互相协调动作完成的。

胃运动的特点是近端胃能够容受性舒张和保持较高的胃内压，从而使其适应储存大量食物和促进液体的排空。而远端胃运动则为从胃体中部起向更远地区扩布的、环周收缩，并受到从胃近端至远端慢波电位越来越高电压的驱动，越接近幽门处收缩能力越强。胃排空的动力是胃的收缩运动，尤其是胃十二指肠压力梯度，同时还受到幽门阻力的影响。在小肠内，食物受到消化液的化学作用及小肠运动的紧张性收缩、分节运动、蠕动的机械作用，使之变成可被吸收的小分子物质，结肠的运动少而缓慢，能够暂时储存粪便。胃肠运动功能包括胃肠推进性蠕动，胃肠平滑肌收缩的压力梯度和频率，胃肠排空及胃的受纳性舒张功能，食管下、幽门、Oddi 及肛门外括约肌、胃窦十二指肠、小肠、结肠、直肠、肛门等部位的压力，胃食管的反流监测等。胃肠动力障碍只有依靠特殊的检查方法，才能判断其类型和程度。凡临床上疑有胃肠动力障碍的患者，首先进行必要的内镜和其他实验室检查排除器质性病变后才能选择做动力学检查。国外在这方面的研究开展得较早，目前在临床上应用较多的检测方法有同位素法、胃肠电记录法、腔内压力记录法、腔内酸碱度监测法，测定胃排空的超声法、阻抗法现仍处于实验室研究阶段，主要原因是存在若干技术性困难，如超声法耗时太长、胃内气体会干扰成像等。气球记纹法、插管法、X 线检查法在临床上较少应用。目前尚无一种方法能提供胃肠运动的全貌，在检查疑有胃运动功能障碍的患者时，放射性核素法是胃排空检查的金标准，其他方法宜与其做比较，阻抗法与同位素法相比亦能正确反映胃排空率。近年来的研究趋势表明，采用多种参数的同步联合检测，将有助于弥补单一检测方法的不足，所得信号也将有助于全面了解胃肠运动状态。

目前国内外观察胃肠运动功能的方法和仪器侧重于多运动生理参数的检测和处理，对人体胃肠平滑肌电活动、腔内压力和 pH 的研究将有助于揭示胃肠动力障碍的病理生理基础和产生机制，也能提示电和机械活动间的内在联系。当今在国内外开展的热门研究方向是胃肠动力的可活动研究方法，即患者处于正常自然生活状态下，使用微型复合传感器介入胃肠腔内进行全胃肠道各项运动指标长时间的动态同步监测和分析。胃肠运动功能研究的关键是传感器和检测方法，其中对传感器的要求是灵敏度高、体积小、生理干扰小、管径小。

位置加速度，人体动作识别研究中，主要有两个方向：基于视觉传感器的人体动作识别和基于可穿戴传感器的人体动作识别。前者因为监测环境、设备价格、隐私保护方面的因素而不适合在实际生活中长期监测；基于加速度的人体动作识别技术属于后者，加速度传感器具有成本低、体积小、能耗低等优点而得到广泛应用。

加速度是指单位时间的速度变化量，加速度传感器即能感应物体运动过程中产生的加速度，并将加速度这一物理信号转变为便于测量的电信号的测试仪器。其感应原理为两种，分别是压电效应和压阻效应。大多数加速度传感器采用的是压电原理，压电式加速度传感器核心部件是压电模块和震动模块，当传感器承受加速度时，震动模块使得压电模块产生形变，形变被转化成电信号，该电信号的强弱即代表加速度的大小。压阻式加速度传感器的核心部件是硅电阻，硅电阻在加速度作用下产生形变，形变大小即反映加速度的大小。单轴加速度传感器只能感应一个方向上的加速度（通常是垂直方向），双轴加速度传感器则能感应两个方向上的加速度，三轴加速度传感器则能感应前后、水平和垂直三个方向上的加速度。加速度传感器作为一种客观测量体力活动的工具，由于其小巧便携不受测试者主观记忆和认知水平的影响，较双标水法和间接热量测定法更加适合大规模人群的使用。

针对健康管理对人体运动方式检测的需求，基于加速度曲线形状特征的人体日常体力活动识别包括休息、上楼、下楼、步行、跑步、乘车等。另外，随着社会人口老龄化程度的提高，老年人身心健康问题越来越受到人们关注。老年人平衡能力差、身体应变能力弱，意外跌倒的概率非常高。一些老年人跌倒后不能自己处理，严重者往往会因为延误救治而导致残疾甚至危及生命。有效的跌倒识别方法可以及时发现危险并采取措施，在老年人监护领域中具有重要意义。

骨骼肌运动，每一块骨骼肌都是一个复杂的器官，主要由肌组织构成。人类骨骼肌是由不同类型的肌纤维混合组成的，不同肌纤维类型根据收缩速度、耐力和代谢酶含量而不同。骨骼肌是人体内最多的组织，约占体重的40%，是人体最大的运动器官，骨骼肌是运动的主动部分，骨和关节是运动的被动部分。骨骼肌数量或者功能的减少，都会引起对人体有害的变化，特别是各种疾病的出现。因此对骨骼肌的研究有着重要的意义，其受到临床医学、康复医学、生理学、生物力学、运动学、国防科学、航空航天等各领域科研人员的高度重视。

骨骼肌的力学特性总是和它的结构形态相关的，如肌束长度、羽状肌的肌纤维角度和肌肉生理横截面积等骨骼肌结构参数都直接或间接地影响肌肉力的产生和输出。骨骼肌的收缩和放松活动是人体各种运动的基础，骨骼肌功能在运动训练中的作用越来越受到人们的重视。目前有关运动与骨骼肌功能的研究非常活跃，依然是运动生理学及运动医学领域的研究热点。

第二节　生物医学传感器在物联网医学中应用的关键技术

在医疗卫生领域，物联网技术能够帮助医院实现对人的智能化医疗和对物的智能化管理工作，支持医院内部医疗信息、设备信息、药品信息、人员信息、管理信息的数字化采集、处理、存储、传输、共享等，实现物资管理可视化、医疗信息数字化、医疗过程数字化、医疗流程科学化、服务沟通人性化，能够满足医疗健康信息、医疗设备与用品、公共卫生安全的智能化管理与监控等方面的需求。物联网的运用使得个体与医院可以直接对话，实现疾病的及早治疗和健康维护。建立完备、标准化的个人电子健康档案之后，通过区域医疗信息系统，患者可以迅捷地找到以最短距离、最低成本针对自己的病情进行有效治疗的社区医疗机构，甚至可以在家接受社区医疗机构的上门服务；患者还可以方便地进行远程预约门诊、日常医疗咨询。促进健康管理信息化与智能化。物联网及其相关技术可以很好地解决实现健康管理遇到的困难与问题，实现数字化健康管理。

数字化的健康管理可以为居民提供实时的健康管理服务，为医护人员提供在线的医疗服务平台，为卫生管理者提供健康档案实时的动态数据，并将三方有机结合在一起。它是一个闭合的循环系统，由三部分组成：自我健康管理（健康教育、健康记录等）、健康监测（包括健康指标监测，如血压、血糖、血氧、心电等，智能健康预警，查看居民健康档案，查看健康常识与健康指导等）、远程医疗协助（包括用药指导、膳食指导、运动指导、慢性病病例等），它们相互作用，环环相扣，保证了对个体健康的全程监控。

国际电信联盟把 RFID 技术、传感器技术、纳米技术、智能嵌入技术视为物联网发展过程中的关键技术。其中，RFID 技术是物联网的构建基础和核心，是物联网感知层核心技术之一，它利用射频信号通过空间耦合（交变磁场或电磁场）实现无接触信息传递并通过所传递的信息达到识别目的，无线 RFID 技术已经得到广泛应用。它是一种非接触式的自动识别技术，通过射频信号自动识别目标对象并获取相关数据，识别过程无需人工干预，可工作于各种恶劣环境。RFID 技术可识别高速运动物体并可同时识别多个标签，操作快捷方便，与互联网、通信等技术相结合，可实现全球范围内物品跟踪与信息共享。中国科学院软件研究所孙利民提出我国应该着重发展以下关键技术：物体标识、体系架构、通信和网络、安全和隐私、服务发现和搜索、软硬件、能量获取和存储、设备微型小型化、标准。在医疗卫生领域，物联网的主要应用技术在于物资管理可视化技术、医疗信息数字化技术、医疗过程数字化技术三个方面。

传感器网络技术。传感器可以感知热、力、光、电、声、位移等信号，为网络系统的处理、传输、分析和反馈提供最原始的信息。随着科技的不断发展，传统的传感器正经历着一个从传统传感器到智能传感器，再到嵌入式 Web 传感器的内涵不断丰富的发展过程，逐步实现了微型化、智能化、信息化、网络化。无线传感器网络是集分布式信息采集、信息传输和信息处理技术于一体的网络信息系统。生物医学传感技术是物联网发展最基础的东西；生物医学技术和物理技术是生物医学传感技术的关键技术。生物医学传感技术得到了快速的发展并取得了明显进步，一是客观条件的推动；另一是技术基础的支持。医疗保障高层次的追求；早期诊断、快速诊断、床边监护、在体检测等对传感技术的需求；生命科学深层次的研究；分子识别、基因探针、神经递质与神经调制的监控等对高新传感技术的依赖等这些客观条件推动了生物医学传感技术的发展。分子生物学、生物技术、微电子技术、光电子技术是支持新学科新技术发展的基础。

智能技术。其是为了有效地达到某种预期的目的，利用知识加工形成各种智能方法和手段。通过在物体中植入智能系统，可以使得物体具备一定的智能性，能够主动实现与用户的沟通。其主要的研究内容和方向包括人工智能理论研究、先进的人–机交互技术与系统、智能控制技术与系统、智能信号处理。

在物联网中，根据数据源和产生时刻的差异，数据对于应用具有不同的意义。在医疗信息系统的应用中，可通过数据查询获得物理节点的状态信息或者相关事件信息，制订系统反应规则或事件处理措施。早期诊断、积极预防是系统性地防止疾病发生的重要措施，疾病预防的基础是获得身体健康状态信息，生物医学传感器是获得这些信息的来源。对于慢性病患者、重病患者和特殊的危险作业人员来说，用无线植入式传感器或穿戴式传感器连续监测重要的体征信息是极其重要的。生物医学传感器的发展取决于医学领域的要求，对患者进行筛查及用传感器对患者进行连续监测将变得越来越重要。家庭护理需求的巨大增长必将推动一次性使用传感器远程医疗或远程会诊业务的大力发展，这些需求对未来的医学传感器也提出了要求，它未来的发展方向是低功耗、低成本、微型化、智能化、多功能化、无损检测远程供电无线传输和采用高级功能生物相容性材料。

在典型的物联网医疗系统应用中，上层系统负责监测各个物体的状态和行为，并控制其按照既定的程序做出智能反应并完成相应动作。例如，底层传感设备将信息以简单事件形式向上传送，事件处理系统整合这些信息生成复合事件，决策系统根据复合事件做出决策，以命令的形式向下传送，底层设备接收到这些命令后再执行相应操作，完成规定任务。

物联网将人类生存的物理世界网络化、信息化，将分离的物理世界和信息空间互联整合，代表了未来网络的发展趋势。目前，物联网相关技术已成为各国竞争的焦点；物联网将成为社会进步、经济发展和科技创新的最重要的基础设施之一。随着物联网技术的日益成熟，势必在医疗系统中得到更广泛的应用，将对医疗信息化水平的提升起到积极有效的推动作用。

（唐　琳）

参 考 文 献

安媛. 2008. 生物医学传感器的临床应用. 中国医疗器械信息，14（7）：31-32.

冯巍，陈仲本. 2005. 智能传感器及其在医学中的新应用. 中国医学装备，2（6）：27-30.

杭建金，汪庆华，吴向阳，等. 2007. 生物医学传感器的应用现状及发展趋势. 医疗卫生装备，28（1）：40-42.

刘林森. 2010. 进入医疗物联网时代. 中国信息界：e 医疗，12：49-50.

彭承琳. 1997. 生物医学传感器—原理与应用. 重庆：重庆大学出版社.

王明时，高伟，李宁，等. 2005. 医用传感器的发展. 中国生物医学工程学报，24（6）：668-671.

杨玉星. 2009. 生物医学传感器与检测技术. 北京：化学工业出版社.

于戈，李芳芳. 2010. 物联网中的数据管理. 中国计算机学会通讯，6（4）：30-34.

余奎，林国庆，曲哲，等. 2003. 传感器在现代医学科技领域中的应用特点及发展趋势. 医疗卫生装备，9：24-25，52.

第五章　物联网医学传输和分析技术

第一节　云　计　算

一、云计算的概念

云计算是英文"Cloud Computing"的翻译，中文 2008 年初才出现。2001 年，Google 在搜索引擎大会上首次提出云计算（Cloud Computing）概念。2006 年前后，"Cloud Computing"这个单词开始频繁出现。2007 年年底，Google 的一名普通工程师又一次提出了"云计算"。之后，Cloud Computing 出现的频率迅速增加。2008 年年初，Cloud Computing 在中文中开始被翻译为"云计算"。

云计算在维基百科的定义为：通过因特网将动态可伸缩的、通常是虚拟化的资源以服务的形式提供。用户不需要了解提供云计算服务的基础设置。云计算是将因特网比喻为云，把提供互联网服务的复杂的基础设施抽象为云。云计算的出现使得超级计算能力通过互联网自由流通成为了可能。企业与个人用户无需再投入昂贵的硬件购置成本，只需要通过互联网来购买租赁计算力，云计算的出现激起了巨大数量的创新，它提供了按使用计费的基础设施，降低了创新的成本和风险。

美国国家标准与技术研究院（National Institute of Standards and Technology，NIST）关于云计算的定义分为狭义与广义。

（1）狭义云计算是指 IT 基础设施的交付和使用模式，指通过网络以按需、易扩展的方式获得所需的资源（硬件、平台、软件）。提供资源的网络被称为"云"。"云"中的资源在使用者看来是可以无限扩展的，并且可以随时获取、按需使用、随时扩展、按使用付费。这种特性经常被称为像水电一样使用 IT 基础设施。

（2）广义云计算是指服务的交付和使用模式，指通过网络以按需、易扩展的方式获得所需的服务。这种服务可以是 IT 和软件、互联网相关的，也可以是任意其他的服务。

关于云计算的两个比喻，具体如下。

1. 把计算资源比作水（源自 2010 年中国企业领袖年会上"云计算如何改变世界"主题演讲的相关内容，有所更改和扩展）

（1）大型机时代：计算资源是湖水，几乎无穷尽，按需分配，需要的时候自己去挑水。

（2）PC 时代：计算资源是井水，能力有限，但个人独占所有资源。

（3）云计算时代：计算资源是自来水，无穷无尽，随用随取，按量计费。

2. 买房与租房（源自国外介绍云计算的 PPT：Cloud Confused）

（1）买房：需要考虑很多事情，买了之后烦恼也不少。①选房：地段、环境、朝向、大小、价钱；②装修：风格、颜色、材料、家具、电器设备、价钱；③入住：雇佣专业人员进行维护、维修、更新；④一次性付费。

（2）租房：省事，缺乏个性化。①没有选房和装修的大多数烦恼，只需考虑几个简单的决策因素，如地段、价钱；②无需考虑房屋的维修和更新；③除了简单装饰，难以按照个人要求装修房间；④按月付费。

（3）云计算——个性化租房：个性定制，拎包入驻。①可以根据需要选择房子的地段、环境、朝向、大小、装修风格、家具、电器等；②可以随时增加或减少房子的各项配置；③可以随时入驻，随时退租；④按租用时长付费。

也有人将云技术模式比喻为从单台发电机供电模式转向了电厂集中供电的模式。它意味着计算能力也可以作为一种商品进行流通，就像煤气、水和电一样，取用方便，费用低廉。最大的不同在于，它是通过互联网进行传输的。

二、云计算架构

云计算常见的服务交付方式如下。

（1）基础设施即服务（Infrastructure as a Service，IaaS）：把计算基础（服务器、网络技术、存储和数据中心空间）作为一项服务提供给客户。它也提供包括操作系统和虚拟化技术来管理资源。

（2）平台即服务（Platform as a Service，PaaS）：供应商提供超过基础设施的服务，一个作为软件开发和运行环境的整套解决方案。

（3）软件即服务（Software as a Service，SaaS）：是一种交付模式，其中应用作为一项服务托管，通过因特网提供给用户，帮助客户更好地管理它们的 IT 项目和服务、确保它们 IT 应用的质量和性能，监控它们的在线业务。

云计算架构细分为硬件层、虚拟层、软件平台层、能力层、应用平台及软件服务层，对应经典云计算架构中 IaaS、PaaS、SaaS 三层服务。

1. 硬件层和虚拟层对应 IaaS 层　硬件层和虚拟层主要提供基本架构的服务，如提供基本的计算服务、存储服务、网络服务。

（1）计算服务是提供用户一个计算环境，用户可以在上面开发和运行自己的应用，此环境一般是包含约定 CPU、内存和基本存储空间的虚拟机环境，也可以是一台物理服务器，但是对用户是透明的。

（2）存储服务是提供用户一个存储空间，根据用户需求不同可以提供快存储服务、文件存储服务、记录存储服务、对象存储服务。

（3）网络服务是提供用户一个网络方案，可以让用户可以维护自己的计算环境和存储空间，并可以利用计算环境和存储空间对外提供服务。

2. 软件平台层、能力层、应用平台组成 PaaS 层

（1）软件平台层主要提供公共的平台技术，例如，统一支撑操作系统，对应用屏蔽了运行环境差异，应用只要关心业务逻辑即可；也包括统一计费、统一配置、统一报表等后台支撑，各种应用利用相应的框架进行开发后，即可做到对外统一界面、统一运维管理、统一报表展示等；也包括分布式缓存、分布式文件系统、分布式数据库等通用技术，上层应用可以根据自己的需要使用相应的应用编程接口（application programming interface，API）就可以使用到这些通用技术。

（2）能力层主要提供基本业务能力，如传统电信服务中的短信、彩信、wap push 等，互联网服务中的图片、地图、天气预报等，也提供彩铃/彩信、互动式语言应答（interactive voice response，IVR）等能力，支持业务运营管理和内容交付。

（3）应用平台层是通过 API 或者自己的接入能力，将能力层的服务进行封装，抽象成一个个原子服务，对上层应用提供服务，从而简化了上层服务的开发。

3. 软件服务层对应 SaaS 层　软件服务层主要是对用户提供具体的服务，如社区性网络服务（social networking services，SNS）社区、移动 U 盘、移动 IM 等。同时，云计算架构还提供多层次安全解决方案和管理方案。

云计算架构虽然分了多个层次，但是每个层次之间都是松耦合关系，在一个具体的案例中也不是每个层次的服务都会使用到，而是根据具体的应用环境搭建相应的云计算架构（图 5-1）。

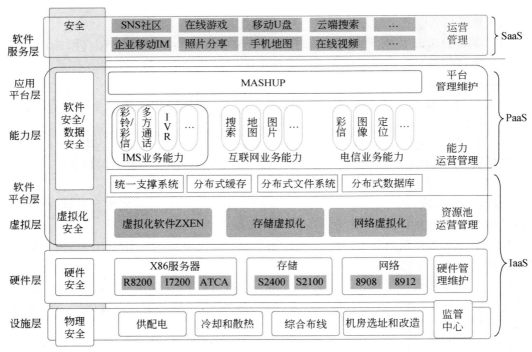

图 5-1　云计算框架示意图

云计算特点如下。

（1）超大规模："云"具有相当的规模，Google 云计算已经拥有 100 多万台服务器，Amazon、IBM、微软、Yahoo 等的"云"均拥有几十万台服务器。企业私有云一般拥有数百上千台服务器。"云"能赋予用户前所未有的计算能力。

（2）虚拟化：云计算支持用户在任意位置、使用各种终端获取应用服务。所请求的资源来自"云"，而不是固定的有形的实体。应用在"云"中某处运行，但实际上用户无需了解、也不用担心应用运行的具体位置。只需要一台笔记本或者一部手机，就可以通过网络服务来实现我们需要的一切，甚至包括超级计算这样的任务。

（3）高可靠性："云"使用了数据多副本容错、计算节点同构可互换等措施来保障服务的高可靠性，使用云计算比使用本地计算机可靠。

（4）通用性：云计算不针对特定的应用，在"云"的支撑下可以构造出千变万化的应用，同一个"云"可以同时支撑不同的应用运行。

（5）高可扩展性："云"的规模可以动态伸缩，满足应用和用户规模增长的需要。

（6）按需服务："云"是一个庞大的资源池，你按需购买；云可以像自来水、电、煤气那样计费。

（7）极其廉价：由于"云"的特殊容错措施可以采用极其廉价的节点来构成云，"云"的自动化集中式管理使大量企业无需负担日益高昂的数据中心管理成本，"云"的通用性使资源的利用率较之传统系统大幅提升，因此用户可以充分享受"云"的低成本优势，经常只要花费几百美元、几天时间就能完成以前需要数万美元、数月时间才能完成的任务。

用于基因组研究、药物发现及生命科学其他分支领域的许多广泛使用的生物信息应用程序可以并行处理，这让它们更加适合在云环境下运行。虽然所有的基本要素似乎已落实到位（至少乍一看是这样），尤其是亚马逊网络服务及其他大规模云资源提供商在借助异常先进的数据管理、应用程序框架、存储、计算和安全工具，加大对企业用户的吸引力，但还是存在一些缺口。生命科学和基因组市场相应地发现其云方案与提供特定领域云服务的供应商紧密地联系在一起，正如许多人预料公有云采用趋于成熟后会出现的一幕那样。

三、云计算相关技术

1. 数据存储技术　为保证高可用、高可靠和经济性，云计算采用分布式存储的方式来存储数据，采用冗余存储的方式来保证存储数据的可靠性，即为同一份数据存储多个副本。另外。云计算系统需要同时满足用户的需求，并行地为大量用户提供服务。因此，云计算的数据存储技术必须具有高吞吐率和高传输率的特点。

云计算的数据存储技术主要有谷歌的非开源的 GFS 和 Hadoop 开发团队开发的 GFS 开源实现 HDFS（Hadoop distributed file system）。大部分工厂厂商，包括 Yahoo、Intel 的"云"计划采用的都是 HDFS 的数据存储技术。GFS 是一个可扩展的分布式文件系统，用于大型、分布式、对大量数据进行访问的应用。它运行于廉价的普通硬件上，但可以提供容错功能。

它可以给大量的用户提供总体性能较高的服务。GFS 与过去的分布式文件系统有很多相同的目标，但 GFS 的设计受到了当前及预期的应用方面的工作量及技术环境的驱动，这反映了它与早期的文件系统明显不同的设想。这就需要对传统的选择进行重新检验并进行完全不同的设计观点的探索。

2. 数据管理技术　云计算系统对大数据集进行处理、分析，向用户提供高效的服务。因此，数据管理技术必须能够高效地管理大数据集。其次，如何在规模巨大的数据中找到特定的数据，也是云计算数据管理技术所必须解决的问题。

云计算的特点是对海量的数据存储、读取后进行大量的分析，数据的读操作频率远大于数据的更新频率，云中的数据管理是一种读操作优化的数据管理。因此。云系统的数据管理往往采用数据库领域中列存储的数据管理模式，将表按列划分后存储。

云计算的数据管理技术以 Google 的 Bigtable 为代表，同时 Hadoop 也正在开发类似 Bigtable 的开源数据管理模块。

Bigtable 是一个分布式的结构化数据存储系统，它被设计用来处理海量数据：通常是分布在数千台普通服务器上的 PB 级的数据。Google 的很多项目使用 Bigtable 存储数据，包括 Web 索引、Google Earth、Google Finance。这些应用对 Bigtable 提出的要求差异非常大，无论是在数据量上（从 URL 到网页到卫星图像）还是在响应速度上（从后端的批量处理到实时数据服务）。尽管应用需求差异很大，但是，针对 Google 的这些产品，Bigtable 还是成功地提供了一个灵活、高性能的解决方案。

在很多方面，Bigtable 和数据库很类似，它使用了很多数据库的实现策略。并行数据库和内存数据库已经具备可扩展性和高性能，但是 Bigtable 提供了一个和这些系统完全不同的接口。Bigtable 不支持完整的关系数据模型；与之相反，Bigtable 为客户提供了简单的数据模型。利用这个模型，客户可以动态控制数据的分布和格式（也就是对 Bigtable 而言。数据是没有格式的，用数据库领域的术语说，就是数据没有 Schema，用户自己去定义 Schema）。

用户也可以自己推测（reason about）底层存储数据的位置相关性（位置相关性可以这样理解，如树状结构，具有相同前缀的数据的存放位置接近。在读取的时候，可以把这些数据一次性读取出来）。数据的下标是行和列的名字，名字可以是任意的字符串。Bigtable 将存储的数据都视为字符串，但是 Bigtable 本身不去解析这些字符串，客户程序通常会把各种结构化或者半结构化的数据串行化到这些字符串里。通过仔细选择数据的模式，客户可以控制数据的位置相关性。最后，可以通过 Bigtable 的模式参数来控制数据是存放在内存中、还是硬盘上。

由于采用列存储的方式管理数据，如何提供数据的更新速率及进一步提高随机读取速率是未来的数据管理技术必须解决的问题。

3. 编程模型技术　为了使用户能更轻松地享受云计算带来的业务，让用户能利用该编程模型编写简单的程序实现特定的目的，云计算上的编程模型必须十分简单，必须保证后台复杂的并向执行和任务调度向用户和编程人员透明。

云计算采用类似 Map 采用类似行和任的编程模式。现在所有工厂厂商提出的"云"计划中采用的编程模型，都是基于 Map 采用的编程模型的思想开发的编程工具。Map 开发的编程工具不仅仅是一种编程模型，同时也是一种高效的任务调度模型。Map 是一种编程模型这种编程模型并不仅适用于云计算，在多核和多处理、cell processor 及异构机群上同样有良好的性能。该编程模式仅适用于编写任何内部松耦合、能够高度并行化的程序。如何改进编程模式，使程序员能够轻松地编写紧耦合的程序，运行时能高效地调度和执行任务，是 Map 异构机群上同样有编程模型未来的发展方向。

4. 其他技术　除上述讲述的一些关键技术以外，云计算服务的提供还涉及方方面面的技术，如缓存技术、安全技术、网络加速等，这些都是能与云计算技术一起彼此推动的技术。

四、云计算的应用

1. 常见的网络应用   常见的网络应用有：①Google 的全系列网上服务，如 Gmail、Google Map、Google Earth 等；②微软的 Bing、Hotmail、Windows Live Mesh 等；③Twitter；④Facebook；⑤YouTube；⑥苹果的 iCloud。

2. 主要的商业云计算服务

（1）IaaS

1）Amazon EC2。EC2 主要以提供不同规格的计算资源（也就是虚拟机）为主。它基于著名的开源虚拟化技术 Xen。通过 Amazon 的各种优化和创新，EC2 不论在性能上还是在稳定性上都已经满足企业级的需求。而且它还提供完善的 API 和 Web 管理界面来方便用户使用。

2）Amazon S3，全名为亚马逊简易储存服务（amazon simple storage service），由亚马逊公司，利用他们的亚马逊网络服务系统所提供的网络线上储存服务。经由 Web 服务界面，包括 REST、SOAP 与 Bit Torrent，提供用户能够轻易把档案储存到网络服务器上。在 2006 年 3 月开始，亚马逊公司在美国推出这项服务，2007 年 11 月扩展（作为 Storage as a Service 的例子）。

3）IBM Blue Cloud。"蓝云"解决方案是由 IBM 云计算中心开发的业界第一个，同时也是在技术上比较领先的企业级云计算解决方案。该解决方案可以对企业现有的基础架构进行整合，通过虚拟化技术和自动化管理技术来构建企业自己的云计算中心，并实现对企业硬件资源和软件资源的统一管理、统一分配、统一部署、统一监控和统一备份，也打破了应用对资源的独占，从而能帮助企业享受到云计算所带来的诸多优越性。

（2）PaaS

1）Force.com。就像前面所说的那样，Force.com 是业界第一个 PaaS 平台，它主要通过提供完善的开发环境和强健的基础设施等来帮助企业和第三方供应商交付健壮的、可靠的和可伸缩的在线应用。还有，Force.com 本身是基于 Salesforce 著名的多租户架构的。

2）Google App Engine。Google App Engine 提供 Google 的基础设施来让大家部署应用，还提供一整套开发工具和 SDK 来加速应用的开发，并提供大量免费额度来节省用户的开支。

3）Windows Azure Platform。它是微软推出的 PaaS 产品，运行在微软数据中心的服务器和网络基础设施上，通过公共互联网来对外提供服务。它由具有高扩展性的云操作系统、数据存储网络和相关服务组成，而且服务都是通过物理或虚拟的 Windows Server 2008 实例提供的。还有，它附带的 Windows Azure SDK 提供了一整套开发、部署和管理 Windows Azure 云服务所需要的工具和 API。

（3）SaaS

1）Google Apps。中文名为"Google 企业应用套件"，它提供企业版 Gmail、Google 日历、Google 文档和 Google 协作平台等多个在线办公工具，而且价格低廉，使用方便，并且已经有超过两百万家企业购买了 Google Apps 服务。

2）Salesforce CRM。它是一款在线客户管理工具，并在销售、市场营销、服务和合作伙伴这四个商业领域上提供完善的 IT 支持，还提供强大的定制和扩展机制，来让用户的业务更好地运行在 Salesforce 平台上。这款产品常被业界视为 SaaS 产品的"开山之作"。

3）Office Web Apps。它是微软所开发的在线版 Office，提供基于 Office 2010 技术的简易版 Word、Excel、PowerPoint 及 OneNote 等功能。它属于 Windows Live 的一部分，并与微软的 SkyDrive 云存储服务有深度地整合，而且兼容 Firefox、Safari 和 Chrome 等非 IE 系列浏览器。和其他在线 Office 相比，它的最大优势是，由于其本身属于 Office 2010 的一部分，所以在与 Office 文档的兼容性方面远胜其他在线 Office 服务。

第二节　"云端"模式

云　和　端

云计算将计算任务分布在大量计算机构成的资源池上，使各种应用系统能够根据需要获取计算力、存储空间和各种软件服务。这种资源池称为"云"。"云"是一些可以自我维护和管理的虚拟计算资源，通常为一些大型服务器集群，包括计算服务器、存储服务器、宽带资源等。云计算将所有的计算资源集中起来，并由软件实现自动管理，无需人为参与。

之所以称为"云"，是因为它在某些方面具有现实中云的特征：云一般都较大；云的规模可以动态伸缩，它的边界是模糊的；云在空中飘忽不定，你无法也无需确定它的具体位置，但它确实存在于某处。"端"指的是用户终端，可以是个人电脑、智能终端、手机、移动终端等任何可以连入互联网的设备。

云计算的一个核心理念就是通过不断提高"云"的处理能力，进而减少用户"端"的处理负担，最终使用户"端"简化成一个单纯的输入输出设备，并能按需享受"云"的强大计算处理能力。

智能终端的应用程序可以灵活地扩展智能终端的功能，网络接入也增加了智能终端的交互应用，使终端的应用场景也更加丰富，应用范围更加广阔，智能终端丰富的功能改变了人们的生活方式。因为智能终端具有开放式的操作系统和互联网接入能力，智能终端的交互性不仅仅体现在和网络前端的交互，也可通过智能终端设备之间的交互。用户可以通过各种智能终端如智能手机、智能电视、平板电脑等设备和前端实现交互，获得互联网的数据、音视频内容、应用程序和通信等服务。智能终端也可通过网络实现多个智能终端的远程交互应用，同时，在家庭内部，智能终端之间通过家庭网关交互音视频数据和信息数据，实现多屏互动应用。

中兴通讯提出智能终端战略，将智能产品拓展到其他领域，倡导以人为本，无所不在的智能感知与智能生活，试图通过移动终端为用户提供更多价值、更好体验和无缝个性化。

（孟　昕　周　建）

参 考 文 献

白春学 . 2014. 改变社区和专科医师服务模式的技术平台—物联网医学的深层次作用 . 国际呼吸杂志 . 34
（12）：881-2.

Ansari N，Fong B，Zhang YT. 2006. Wireless technology advances and challenges for telemedicine. IEEE Communications Magazine，44（4）：39-40.

Bamberg SJ，Benbasat AY，Scarborough DM，et al. 2008. Gait analysis using a shoe-integrated wireless sensor system. IEEE Transactions on Information Technology in Biomedicine，12（4）：413-423.

Benger J. 2000. A review of telemedicine in accident and emergency：the story so far. Journal of Accident and Emergency Medicine，17（3）：157-164.

Blackwell A. 2006. Robot to perform underwater surgery. National Post（Canada），7 April.

Brenner R，Bartholomew L. 2005. Communication errors in radiology：a liability cost analysis. Journal of the American College of Radiology，2（5）：428-41.

Hirata A，Fujiwara O，Nagaoka T，et al. 2010. Estimation of whole-body average SAR in human models due to plane-wave exposure at resonance frequency. IEEE Transactions on Electromagnetic Compatibility，52（1）：41-48.

Li HB，Kohno R. 2008. Advances in mobile and wireless communications. Lecture Notes in Electrical Engineering，16（4）：223-238.

Martinez AW，Philips ST，Carrilho E，et al. 2008. Simple telemedicine for developing regions：camera phones and paper-based microfluidic devices for real-time. off-site diagnosis，Analytical Chemistry，80（10）：3699-3707.

Tachakra S，Banitsas KA，Tachakra F. 2006. Performance of a wireless telemedicine system in a hospital accident and emergency department. Journal of Telemedicine and Telecare，12（6）：298-302.

Wang Q，Tayamachi T，Kimura I，et al. 2009. An on-body channel model for UWB body area communications for various postures. IEEE Transactions on Antennas and Propagation，57（4）：991-998.

第六章 物联网医学管理平台

随着社会经济的发展，医学模式的转变，人们对提高健康的需求和愿望也在不断增加；循证医学的发展，健康管理概念的引入，以及互联网、物联网、云计算等信息技术的高速发展等，使得物联网医学这一崭新交叉领域的发展走进了春天。

第一节 健康管理的定义

一、健康管理的概念

1946 年世界卫生组织（WHO）基于医学心理学和社会学等学科视角给出了健康的定义"一种生理、心理以及社会适应良好的完美状态，而不仅仅是没有疾病或身体虚弱"。据此可将健康表述成三个维度递进层次的状态：第一，身体健康，又称生理健康或躯体健康（physical health），即躯体的结构完好、功能正常，躯体与环境之间保持相对的平衡；第二，心理健康，亦称精神健康（mental health），指人的心理处于完好状态，包括正确认识自我、环境和及时适应环境；第三，社会适应能力良好（social well-being），指个人的能力在社会系统内得到充分的发挥，人体能够有效地扮演与其身份相适应的角色，个人的行为与社会规范一致，和谐融合。社会适应性同时取决于生理和心理的素质状况。

但半个多世纪来医学的发展仍多局限在身体健康上，而且社会关注的重点和焦点都仅在疾病诊治而非预防上。从健康的特性来看，仅靠救治来维护健康不仅效率低且时机晚，最好有健康风险预警机制和有效干预措施。换而言之，健康需要全程与系统管理。

在欧洲，亨特和布朗基于 1995～2005 年关于健康管理的文献研究将健康管理定义为"围绕政策制定和执行，以及服务性组织开展的旨在改善健康的活动"。他们认为健康管理的中心任务是"组织中有关提高人群健康的服务提供方式和效果改变"。在美国学者查普曼看来，健康管理是指有意识且积极主动地通过个人、组织和文化上的干预性努力，以帮助特定的人群改善不健全的状态（如疾病和伤害负担等）、提高健康水平和对卫生保健的利用。作者在这个定义中突出了主动预防、多种措施对人群健康管理的作用，与传统的公共卫生定义十分接近。2004 年，查普曼与佩尔提埃根据新的发展形势，再次定义了健康管理：为了帮助特定人群中的每一个人减少发病、改善健康状况、改进卫生服务利用方式，以及提高自身生产力，从而运用新式技术进行主动、有组织并注重成本效果的一种预防方法。与 5 年前相比，这一定义指出了健康管理的重要作用之一是提高自身生产力，并主张在进行健康管理时，运用新式技术并利用卫生经济分析工具，来增加健康管理的效果。同年，荷兰学者兹温卢特在健康管理的商业价值一文中写道："健康管理指为了促进个人和组织的健康，对影响公众健康（包括职业健康）的因素进行系统管理的活动。"兹氏定义的不足之处是没有指出健康管理的方式和方法是什么。奇里洛认为健康管理的目的在于提高健康资源利用效率，其手段和方法是采集健康信息并对其进行分析，因此他将健康管理简单表述为"运用信息分析法来提高保健的管理和计划绩效"。格林直接把健康管理本身看成了一种方法，即"一种通过改变人的行为来促进其接受更有益于健康的生活方式和提高生命质量的方法"。

国内外关于健康管理的代表性观点，学者们的理解差异甚大。而笔者更倾向于陈君石等的定义"健康管理是对个人及人群的健康危险因素进行全面管理的过程"，"健康管理是对个体或群体的健康进行全面监测分析评估提供健康咨询和指导以及对健康危险因素进行干预的全过程"。这两个定义的共同点是都认为健康管理是一个过程，即对健康进行管理的活动过程；不同点是管理的内容有所细化，前者指对个体或群体的健康危险因素进行全面管理，而后者突出了管理的方法是监测分析评估、健康咨询、健康指导和健康危险因素的干预，两者均侧重强调健康管理的技术服务部分，在内涵上无本质区别。

健康管理是一种前瞻性的卫生服务模式，其以较少投入获得较大的健康效果，增加医疗服务的效益，提高医疗保险的覆盖面和承受力。一般情况下有以下五个步骤：第一步，收集服务对象的个人健康信息，即健康信息；第二步，进行健康及疾病风险评估，即健康评估；第三步，制订健康干预计划和实施方案，即健康干预；第四步，执行健康干预计划制订的管理措施，即健康改善；第五步，对健康改善的状态进行跟踪随访，即健康跟踪。健康管理的这五个步骤可以通过互联网的服务平台及相应的用户端计算机系统来帮助实施。健康管理是一个长期、连续不断、周而复始的过程，是健康管理循环的不断运行，主要内容即是对健康危险因素的检查监测（收集信息发现健康问题）→评价（评估风险认识健康问题）→干预（实施干预解决健康问题）→管理与随访（完善健康干预）→再监测→再评价→再干预。其中健康危险因素干预是核心。健康管理循环每循环1周，便解决一些健康问题。健康管理循环的不断运行为个体和群体提供有针对性的科学健康信息并创造条件采取行动，有效地利用有限的资源来达到最好的健康效果，不能形成有效的健康管理循环就不能成为健康管理。

可以从以下三方面进一步理解健康管理的内涵。

（1）从医学角度看，随着疾病谱的变化与人们生活方式的改变，健康管理与传统的以疾病为中心的诊疗模式不同，它是以个人和群体的健康为中心，针对健康危险因素进行健康风险评估，并提供具有前瞻性的干预与指导的全面的健康保障服务。

（2）从管理学的角度看，健康管理属于一种流程式的管理范畴，是医生运用医学知识、信息技术等科学手段，对健康危险因素、人体健康信息进行监测、分析、评估、指导的服务流程，从而达到对人体健康有效管理与社会健康资源优化配置的目的。

（3）从信息技术角度看，健康管理的实现离不开现代的信息科学技术，通过计算机对健康数据的收集、存储、分析和应用网络进行健康动态管理，能够提高健康管理的准确性与医生的工作效率，并为健康管理手段的改进提供了科学的数据资源，是实现规模化健康管理的基础平台。

健康管理的宗旨是调动个体和群体及整个社会的积极性，有效利用有限资源达到最大的健康效果。健康管理的特点是标准化、量化、个体化、动态化和系统化。健康管理的具体服务内容和工作流程必须依据循证医学和循证保健的标准和学术界公认的预防和控制指南及规范等来确定和实施。健康评估和干预的结果既要针对个体和群体的特征和健康需求，又要注重服务的可重复性和有效性，强调多平台合作提供服务。

二、国外健康管理发展现状

健康管理源自美国"健康管理"模式，美国有记录的健康管理研究只有 30 多年历史，但健康管理的思路和实践却可追溯到 80 多年前。从兴起到发展，美国的健康管理一直处于世界领先水平，是医院信息系统研发、应用的领跑者。1929 年，美国蓝十字和蓝盾保险公司进行了健康管理的实践探索。20 世纪 60 年代，由于美国慢性病患病率不断上升，医疗费用急剧上涨，美国保险业提出了健康管理的概念。医疗保险业的管理者通过长期观察发现，大部分健康人仅用很少的医疗费用，而一小部分人却不合比例地用掉了大部分医疗费用。因而找到那些可能导致高费用的人并采取措施来减少他们的医疗费用对保险业来说尤为重要。应用健康管理技术可以早期鉴别出高危人群，通过健康管理减少投保人的患病风险，从而减少保险的赔付费用。健康管理既能提高个人的健康水平，从而提高个人对健康保险的信任度，又能减少医疗费用支出，增加行业收益，使投保人与保险公司双方受益。这一概念的提出随即受到政府的注意和重视。1969 年，美国政府将健康维护组织纳入了国家医疗保障计划体系并于 1971 年为其提供了立法支持。

进入 20 世纪 90 年代，英国、德国、芬兰、日本等国家逐步建立了不同形式的健康管理组织。英国政府特别重视社区健康服务在卫生系统中的地位，并在 2001 年推出一项针对 60 岁以上老年人享受卫生服务的 10 年计划——NSFOP（the national service framework for older people）。德国采用美国健康管理策略，对民众进行健康知识的普及教育，建立了多种形式的健康管理组织，使更多的人得到更多的健康服务，国民慢性病的患病率有了明显下降。芬兰政府从 1972 年开始陆续进行一系列卫生管理保健改革，提出以社区卫生服务为中心的新型健康管理模式，目前已推广至全国。日本建立"健康促进支持体系"，健康组织多且成熟；日本家庭普遍都享有健康管理机构的保健医师长期跟踪服务，为家庭建立健康档案，负责家庭的健康管理。韩国充分利用其网络技术优势，在信息平台的建设中运用可扩展标识语言（extensive markup language，XML）技术，有效避免了在健康信息共享时可能出现的各种信息不对接现象，提高了健康管理的效率。

目前，由美国政府制定的全国健康管理计划已经进入了第三个 10 年，主要为提高健康生活质量，延长健康寿命、消除健康差距两个目标，称为"健康人民 2010"。政府在美国的全民健康管理中起到了积极的倡导作用，不仅指明了方向，更在政策上大力支持。现时，美国健康管理服务队伍有了较大的规模，包括医疗集团、医疗机构、健康促进中心、大中型企业、社区服务组织等，都为大众提供各种形式、内容多样的健康管理项目及其相关服务，成为美国医疗保健系统的一支重要力量。

三、国内健康管理的需求和发展现状

1999 年，我国 60 岁及以上老人总数为 1.26 亿；2006 年为 1.47 亿；2010 年达到 1.77 亿，预计到 2050 年将达到 4.1 亿，占总人数的 30% 左右。在人均收入不高、社会保障和医疗保健体系不够健全的情况下，我国提前进入了老龄化社会，导致未富先老，将造成沉重的经济和社会负担。另据统计，我国 1995 年卫生总费用为 2155.1 亿元，而 2005 年为 8659.9 亿元，10 年增长了 302%；人均医疗支出由 1995 年的 1700 元增加到 2006 年的 4800 元，医疗费用快速上涨。而健康管理可通过对健康危险因素进行全面监测，对人群的生活方式进行干预和健康指导，以控制和减少患病风险。在过去 20 年里，美国 90% 的个人和企业通过实施健康管理，慢性病的患病率下降了 70%，医疗费用下降了 90%；平均每投资 1 美元可以减少 3~6 美元的医疗费用，加上由此产生的劳动生产率提高的回报，可以获得 7~10 美元的健康回报。由此可见，有效的健康管理能降低医疗卫生费用，节约有限的卫生资源，减轻社会负担，是解决人口老龄化问题和民众看病难、看病贵的必要之路。

我国健康管理思想早已有之，2000 多年前的传统中医经典《黄帝内经·素问四季调神大论》指出"圣人不治已病治未病，不治已乱治未乱，此之谓也。夫病已成而后药之，乱已成而后治之，譬犹渴而穿井，斗而铸锥，不亦晚乎"，"上医治未病，中医治欲病，下医治已病"，其思想与现代健康管理理念相吻合。我国现代意义上的健康管理是最近 10 年开始兴起，实践应用先行于理论研究，处于探索阶段但发展迅速。2001 年国内第一家健康管理公司注册。2003 年 SARS 危机的出现有力地推动了健康管理在中国的发展。2003 年 12 月 25 日，卫生部、劳动和社会保障部、中国保监会在北京召开了"健康管理与医疗保障（险）高层论坛"，使健康管理受到广泛重视，取得共识，被推广应用并产生显著效果，同时在实践中有了进一步的应用。2005 年 10 月 25 日，劳动和社会保障部正式发布了第四批健康管理师、公共营养师、芳香保健师、医疗救护员、紧急救助员等在内的 11 个新职业。2006 年，陈君石院士等专家编写并出版了《健康管理师》。2007 年，《健康管理师国家职业标准》发布；中华医学会健康管理学分会成立大会在北京召开；由中国科协主管、中华医学会主办并编辑出版的国内健康管理学领域的学术期刊——《中华健康管理学杂志》创刊。2011 年 6 月"国家健康管理人才培养专项基金管理委员会"在北京成立。这些工作的开展，使健康管理逐步向规范化发展。尽管目前我国健康管理行业还未发展成熟，但其前景是非常宽广光明的。政府在健康管理发展中发挥了积极引导的作用：卫生部颁布预防性诊疗服务规范，将健康相关产业的主题定为健康管理；卫生部、保监会及劳动和社会保证部出台政策，明确健康管理是医疗保险控制的有效策略。这些都为健康管理的行业发展指明了方向。

而目前我国健康管理的现状如下：①健康管理理念先进，但学术理论和技术研究相对滞后；②健康需求迫切，但服务形式单一，手段落后；③健康信息系统多样，但标准和规范尚不统一；④健康管理行业流行，但运营模式不规范，市场混乱；⑤健康管理行业发展潜力巨大，但缺乏专业人才；⑥政府重视度有所提高，但缺乏国家层面权威机构的指导；⑦盲目照搬西方的健康管理理论和模式，尚未建立具有中国特色的健康管理服务系统和运营模式。

健康管理模式可以广泛应用于社区、医院、机关单位、部队、企业、保险业等，具有很大的发展潜力。它不只是一个概念，也是一种方法，更是一套完善且周密的服务程序，其运用信息和医疗技术，在健康保健、医疗的科学基础上，针对个人的个性化服务，其目的在于通过维护健康、促进健康等方式帮助健康人群及亚健康人群建立有序健康的生活方式，降低风险状态，远离疾病；而一旦出现临床症状，则通过就医服务的安排，尽快恢复健康，并节约经费开支，降低医疗支出。健康管理在我国还属于新兴学科，还有很多的问题待解决，但其发展势在必行。在各方面的共同努力下，我国的健康管理模式会日趋完善，国民的健康理念也会到达新的高度，既减少了疾病的发生，延长了寿命，提高了生活质量，也为社会节约了医疗卫生资源，减轻社会和经济负担，为我国的经济腾飞奠定坚实的健康基础。

第二节　健康管理应用系统论

一、健康管理动态系统

（一）健康管理的动态性和系统性

在上一节中提到，健康管理是指对个体和群体的健康信息进行采集、分析、评估、预测，并提供健康咨询和健康指导及对健康状况的监测和干预的全面过程。健康管理的目的是调动、改变个体和群体的被动健康状况，变"临床和诊治"为"健康保健和疾病预防"的主动健康，改变不良的生活行为，树立健康管理观念，使个体或者群体达到最佳的健康效果。

然而人体是一个随自然环境、社会环境变化而进行自我调节的动态有机整体，包括①身体体质内部动态性：个人或者群体中人的身体内部环境的时刻变化，如体温的变化、血压的变化、脉搏和心脏跳动的变化、各种腺体和内分泌激素的变化、身体各个器官、组织的疾病变化情况等，不同人群之间的体质、体能不同、免疫能力不同等；②人身体的外部动态性（自然环境）：不同人群所在地的气候、土壤、饮水条件不同，地域生活习惯、饮食习惯不同、工作环境不同，居住生活环境不同等；③人心理状态和精神状态的动态性：每个人的成长环境和教育背景不同、价值观不同、心理素质不同，生活精神状态、性格、意志、道德水平、心理承受能力不同等；④社会环境的动态性：个人和人群的年龄、性别不同、健康保健意识，医疗水平、家庭组成、工作的性质不同，经济状况不同，健康教育程度、各种生活问题不同等。

以上的这些动态变化因素都要求健康管理必须是动态的管理，也只有根据不同人和人群的这些不同的状况、特点，健康管理专家才能应用健康管理专业技术和知识做好不同人群的健康管理服务，这就要求健康管理必须是动态健康管理。

健康管理的系统性，是健康管理的另外一个特性。健康管理的系统性是指，健康管理专家对健康管理学科知识内容学习掌握的系统性、健康信息采集系统性和健康管理工作实施内容的系统性。

一个优秀的健康管理专家或者健康管理团队首先是要有全面、系统的健康管理学科相关知识技能，这是保障健康管理实施的首要条件，将反映健康管理团队的水平高低和决定健康管理服务的质量。

客户信息采集系统性可以保证客户信息的准确全面、不遗漏、内容层次清晰，是进行科学健康管理工作的重要基础工作。大致包括基本信息（姓名、性别、年龄、身高、体重、居住地、联系方式等）、膳食信息（主副食比例、饮食结构、水果、鱼肉、盐、食用油的摄入情况）、运动信息（日常的锻炼情况，生活劳动、运动情况，运动方式等）、行为习惯信息（烟、酒、茶的情况，娱乐内容等）、其他的固定生活习惯（躯体功能、精神状态、心理素质状况、睡眠情况、性格偏激、社会适应情况、疾病史、家族病史、过敏史、体格检查信息、精神状态信息等）。

　　健康管理实施系统性是指健康管理工作的步骤、具体内容不偏差、考虑全面从各方面为客户做系统完整的全程健康服务，包括①健康信息采集：这是健康管理工作的第一步，也是最基础、最重要的部分；②健康状况的整体评估：根据采集的健康信息，健康管理专家团队对其目前整体健康情况做出综合评估；③身体、心理、精神等健康的疾病预测：根据健康信息和体格检查信息对其身体各个系统器官的患病概率做出 3~5 年的预测，对心理和精神状况给予判断评估；④健康生活指导：从营养膳食、运动锻炼、工作休闲、烟、酒、茶、心理和精神等方面进行综合系统全面的健康指导；⑤健康教育：帮助树立主动健康意识，培养其文明的健康生活方式，变疾病诊断和诊疗为主动健康保健和疾病预防，提高生活质量；⑥健康维护干预计划制订：针对个别的健康保健、疾病预防和疾病康复的个体制订科学、合理的健康维护计划，并监督实施；⑦健康管理的就医服务：在健康管理过程中有需要疾病就医的，健康管理公司还提供就医参考和就医帮助，如咨询、挂号、协助住院等；⑧健康保险服务：为客户提供健康保障的健康保险服务等。

　　健康管理的系统性是健康管理的另外一个重要特性，因此这个系统性管理被称作系统健康管理。

　　健康管理行业的从业人员只有坚持遵从健康管理的动态性和系统性，才能做好健康管理服务，否则就容易顾此失彼，现在很多人的健康只关心一个方面，如营养师只讲营养保健，而不懂或者忽略心理和精神、疾病等相关因素，或者只讲营养效果和成分，忽略人的饮食习惯和饮食结构等，其他方面的、单一的保健也是如此，这样就会造成人们头疼治头、脚痛医脚的尴尬局面。只有坚持动态健康管理和系统健康管理才能把健康管理做好，才能使符合我国国情的健康管理事业更快更好的发展。

（二）健康管理的动态系统——电子健康档案

　　建立实用共享的医药卫生信息系统是新医改提出的工作目标之一。当前，建设共享的电子健康档案工作已成为我国医疗领域的首要任务。电子健康档案（electronic health records，EHR），是对个人健康相关活动的电子化记录，它不仅包括人们接受医疗服务的记录，还包括免疫接种、接受保健服务、参与健康教育活动的记录等内容。它是存储于计算机系统之中、面向个人提供服务、具有安全保密性能的终身个人健康档案。EHR 的研究起始于 20 世纪 90 年代的中后期，是伴随着电子病历（electronic medical records，EMR）的研究而日益深入的，也是中国社区医疗和城乡卫生信息化建设中最受关注的热点课题之一。当前，随着国内外医学信息学研究的不断深入，特别是云计算、物联网等新技术在医疗卫生信息化进程中的应用，为电子健康档案系统建设的标准化、智能化、高性价比及其资源的可持续利用和开发带来了契机。借助云计算的理念和技术建设标准化的电子健康档案体系和系统，其对节约建设经费、降低维护成本、推进数据标准化、提高资源利用率具有巨大的应用价值。通过电子健康档案，可以避免严重的医疗差错，降低医疗成本，提高医疗服务质量，促进健康信息在更大范围内的共享。

电子健康档案对于提高医疗服务质量及医疗效率等具有重要的作用，各国都非常重视其发展。对于卫生机构来说，其具有辅助治疗、医疗事故预警、提高医疗质量、实现持续医疗、提高医护人员工作效率、加强/辅助患者与院方沟通、健康状况监察、疾病预防、提供医疗研究的实践依据、提供医疗纠纷证据等功能。而对于个人来说其具有下载个人健康记录、查看医生的服务质量记录（患者治愈率、行医时间等）、选择/预约求诊医生、网络远程就诊、身体检查、锻炼日程、饮食安排提醒、病症/药物查询等功能。哈佛大学 CTIL 权威研究报告称，如果实现全国范围内信息共享的电子健康档案与区域卫生信息网络，每年可节约高达 780 亿美元的医疗费用，占全国医疗卫生总费用的 4%。另有研究显示，对于急诊医护工作者来说电子健康档案的使用大大提高了监测患者病程变化的能力，并从很大程度上减少了医护工作者的纸质工作量从而提高了医护的工作效率。因此，电子健康档案的实现无论对于国家、医疗机构还是个人来说都有很大的意义。

美国总统布什 2004 年对众议院的年度国情咨文中提出加快医疗信息技术建设的步伐。"将健康记录计算机化，可以避免严重的医疗事故，降低费用，提高医疗水平"。要求 10 年内确保绝大多数美国人拥有共享的电子健康记录，并史无前例地设立一个新的、级别仅低于内阁部长的卫生信息技术协调官员职位。奥巴马政府公布的经济刺激方案中计划在 2014 年实现每一个美国人都建立自己的电子健康档案，以减少医疗差错、节省数十亿美元医疗保健费用。

2005 年春，英国卫生部签署了一份为期 10 年、价值 55 亿英镑的合同，支持发展电子病历、网上预约、电子处方，以及用数字图像取代 X 线片，使远程病情咨询成为可能，将造福于英国全部患者和 100 万医护人员。

加拿大政府计划完成记载每一个加拿大公民医疗卫生档案的信息数据库。电子健康档案不仅包括传统的电子病历，包括与实验室、药店、卫生保健网络等的接口，是更广义的患者健康档案。为此，加拿大于 2000 年 9 月建立了卫生信息通道，即加拿大的卫生信息网络系统。2005 年 5 月，加拿大卫生信息通道宣布投资约 1.35 亿美元用于建设电子健康档案系统中两个关键子系统：药物信息系统和诊断影像系统。加拿大的医疗卫生信息化工作虽然起步比美国晚，但在某些领域已经后来居上。

澳大利亚的电子健康档案研究由海洋信息组织（ocean informatics）来负责其推进电子健康档案的速度也是显而易见的，2006 年的电子健康档案覆盖率就已经达到 79%。澳大利亚使用名为 clinical packages 的医疗信息系统来实现电子诊疗的全覆盖，该系统以电子处方和电子健康档案为核心，包含了丰富的电子诊疗功能模块。2009 年澳大利亚的电子健康档案使用率（全科医生使用电子健康档案的比率）已经上升到了 95%。

日本于 20 世纪 80 年代开始发展计算机化医生医嘱录入系统（computerized physician order entry，CPOE）。1995 年，日本出台《医用画像电子保存的共同规格》，政府产业和学术界共同开发电子健康档案。2009 年 7 月，日本 IT 战略总部发布"i- Japan 战略 2015"，将卫生保健与医药作为最优先发展的领域，制定了到 2015 年建立起日本自己的电子健康档案的目标。目前 CPOE 系统在日本已经得到了广泛应用，但在各个医院之间还无法实现资源的交互共享。

我国电子健康档案的研究起步较晚，是伴随着近几年卫生信息化、社区卫生服务的发展及纸质档案的建立而展开的。医院信息系统的研究拉开了卫生信息化的序幕，随着社区卫生服务信息化及健康管理理念的引进，电子健康档案的建设应运而生。据统计，2008年年底我国已设立社区卫生服务中心（站）24 260个，其中社区卫生服务中心4036个，社区卫生服务站20 224个。近年来我国纸质健康档案与电子健康档案快速发展，《医药卫生体制改革近期重点实施方案（2009–2011年）》提出，从2009年开始，逐步在全国统一建立居民健康档案，并实施规范管理。2006年，上海市闵行区实施了新一轮社区卫生服务综合改革，利用信息化技术，建立居民个人健康档案（electronic Health Record，eHR），记录居民的生命指标、疾病史、免疫接种史、保健管理信息等健康管理信息，实现对居民健康的实时服务、干预和管理，通过资源共享和数据的多点实时采集和运用，规范社区卫生流程，实施对社区卫生服务工作的科学管理，初步形成了居民个人电子健康档案为核心的"现代"社区卫生服务模式。目前，开发的基本医疗、健康档案、高血压防治、糖尿病防治、儿童保健、孕产妇保健、肿瘤早发现、健康体检、绩效考核等业务管理模块已经在各社区运行，社区居民健康服务签约建档已经覆盖全体常住人口。逐步实现了社区卫生服务从"发病管理"向"发现管理"的转变，"单纯服务"模式向"全程健康干预"的健康管理模式转变。苏州市于2009年3月对全市健康档案建档工作进行调研，结果显示疾控机构能够掌握的健康档案量为1 347 499份，占2008年人口数6 297 530人的21.40%（建档率）。在这些健康档案当中，只有39.59%的档案信息进入计算机系统。社区卫生服务机构层面上的建档率为47.22%，其中最高的达到100%，50%的社区卫生服务机构建档率达到了60%以上。

（三）物联网在动态系统中的应用

基于医学物联网的健康档案，利用无线医疗技术，将电子健康档案的采集从手工操作转向智能化录入。通过医学物联网平台服务，医务工作者还可以实时把健康贴士及指南针对性的告诉终端用户，实现健康提醒服务、健康知识宣传服务的功能；对用户一些不正常的生理指标，可以提前预先告知，使他们提前预防或去医院检查，使一些疾患消灭于萌芽状态。基于医学物联网的电子健康档案，实现数据实时动态更新服务，并连通了用户及医务工作者，变死档案为活档案。

基于医学物联网的动态电子健康档案，以健康档案为载体，可以更好地为城乡居民提供连续、综合、适宜经济的公共卫生服务和医疗服务，主要优点有以下几点。

（1）形成全面、系统的健康档案，包括个人的生活资料、成长经历、身体信息、病史、医学检查及健康分析评估等。

（2）电子健康档案实现全国联网等系统工作后，可提供更加完善的电子系统，人民群众的健康状况普查工作会非常简单并且快捷的实现计算机管理档案，使人民群众的健康状况更容易掌握，更容易建立好的机构为人民群众服务。

（3）数据共享，使健康数据贯穿医护过程服务，横跨医疗服务机构，跨越地理位置，有效减少重复检查和数据采集，因此达到有效地控制医疗费用不合理的增长、减少医疗差错、提高医疗与服务质量的目的。

然而其还存在以下不足之处。

（1）缺乏统一的标准规范。统一的标准是电子健康档案互联互通的基础。国际许多标准化组织都在进行电子健康档案标准的开发，主要有 HL7、CEN、ISO/IEC、ASTM、DICOM、IHE、IEEE 等。我国一直关注与电子健康档案相关的标准化工作。2002 年，卫生部制定了《医院信息系统基本功能规范》，作为全国医院信息化建设的统一技术标准出台。2004 年，我国成立了卫生信息标准化专业委员会。2009 年 5 月，卫生部出台了《健康档案基本构架与数据标准（试行）》，使电子健康档案标准化的实施有了一定依据。但是这还远远满足不了电子健康档案建设发展的需要。一些地方和单位采用不同公司开发的软件，由于还没有可供使用的统一的规范和标准，再加上各地区的医疗的个性化服务，形成了信息孤岛，为信息交换和共享带来很大的困难。

（2）安全性急需改进。用户的健康数据与互联网相联通，最大的安全隐患是信息的保密的问题。纸质健康档案转化为电子健康档案后，个人档案、既往病史等隐私信息都会记录在系统中，安全性问题也会随之而来：某些电子健康档案修改后无任何痕迹，也无法得知操作者的确切身份；隐私权涉及患者的权利，患者有权禁止医生查看既往病史，但现阶段电子健康档案无法保证这一点；电子健康档案以计算机为载体，如计算机发生故障、感染病毒或突然断电等，会造成文件的损失或毁坏等。

（3）相关法律法规的欠缺。电子健康档案的应用和发展离不开国家法律法规的支持。美国从 20 世纪 90 年代已开始为电子健康档案的应用进行了一系列技术、标准、法律、政策和组织的准备工作，如 1996 年 8 月 21 日正式颁布的《健康保险携带和责任法案》，即 US Public Law 104-191 HIPAA。目前我国相关的法律仅有 2005 年 4 月 1 日施行的《电子签名法》。相关法律法规的缺乏使电子健康档案的管理体制建设、相关产业、资金、技术、人才、资源保障及信息安全和保密等无法可依，给基层的具体实施造成了很大的难度，严重制约了我国电子健康档案的发展。

随着物联网技术在医学领域的不断应用，建立以电子健康档案为核心的区域医疗信息共享平台，实现全方位、全过程的优质医疗服务是大势所趋。一方面，通过建立统一高效、资源整合、互联互通、信息共享、使用便捷、实时更新的区域卫生系统，可以提高居民身体状况的预警预测和分析报告能力；另一方面，使广大居民医疗保健更加方便，可以随时随地了解自己身体状况，还可以出门在外的时候就近就医，通过电子健康档案，无论身在何处都可以享受到医疗保健服务。

二、循 证 医 学

（一）循证医学的概念和起源

80 年代初期，临床流行学发源地之一的 McMaster University，以 David L. Sackett 为主的一批临床流行病学家，在该医学中心的临床流行病学系和内科系率先对年轻的住院医师进行循证医学培训，取得很好效果。1992 年起在 JAMA 等杂志上发表一系列循证医学的文献，受到广泛关注。并由 Brian Haynes 和 David L. Sackett 发起，在美国内科医师学院组织了一个杂志俱乐部（American college of physician club，ACPJC），开始对国际上 30 余种著名杂志发表的论著进行系统评价，并以专家述评的形式在 Annals of Internal Medicine 上发表。1995 年 David L. Sackett 受聘于英国牛津大学，建立了英国循证医学中心，随后发行了英国医学杂志和美国医师学院联合主办的循证医学杂志，并出版了循证医学专著。

英国临床医师和流行病学家 Archie Cochrane 于 1972 年发表了 "Effectiveness and Efficiency Random Reflections on Health Services"，强调随机对照试验对评价健康服务效果的重要性，倡导 "根据特定病种/疗法、将所有相关的随机对照试验联合起来进行系统评价，并随着新的临床试验的出现不断更新，从而获得更为可靠的结论"。1992 年，在英国国家卫生服务部的资助下，成立了以 Cochrane 命名的世界第一个 Cochrane 中心；1993 年在牛津召开了第一届 Cochrane 年会，正式成立了 Cochrane 协作网，旨在制作、保存和传播系统评价。

Cochrane 协作网现已发展成为拥有 13 个分中心，涵盖 6 大洲、13 个国家的国际性学术组织。位于四川大学华西医院的中国 Cochrane 中心是其中之一，也是目前亚洲唯一的中心。

引用循证医学创始人之一 David Sachett 于 2000 年对循证医学的定义：慎重、准确和明智地应用当前所能获得的最好的研究证据，同时结合临床医师个人专业技能和多年的临床经验，考虑患者的价值和愿望，将三者完美地结合起来，制订每个患者最佳的诊治措施。

循证医学的核心思想包括：①医学实践应基于 "现有最好的证据"。例如，如果目的是评估干预措施的效果，则最好、最直接相关的证据来自于对高质量随机对照试验进行的系统综述。临床经验虽然是也是证据，但是相对来讲，它们是不可靠、低质量的证据。②相比过去开展的遵循科学证据实施医学的行为，循证医学是要把这种行为发展为有组织、系统、有意识的集体行为。③医生在制订诊治方案时，现有最好的证据不是唯一的参考，还应考虑具体患者的特殊性。医生需要根据自己的临床经验，综合把握和平衡研究证据、医疗条件和患者的选择，做出最适当的决定。④如果不存在高质量的研究证据，并不阻碍决策，只要依据的是 "现有的最好的" 证据即可。

首先，证据是循证医学的基石，遵循证据是循证医学的本质所在，临床研究者和应用者尽可能地提供和应用当前最可靠的临床研究证据是循证医学的关键；其次，循证医学不排除临床医师的个人专业技能和临床经验，这是临床医师经过多年的临床实践获得的精湛学识和敏锐的判断能力，善于高效率地诊断疾病和制订治疗措施，忽视临床实践经验的医师不可能很好地应用外部证据。因为，即使最好的外部证据也不可能适合每一个患者，这就需要临床医师从临床实践角度和患者的具体情况客观地判断和取舍。同时循证医学也强调应充分考虑患者的意愿和喜好、患者参与诊治决策的过程，这样就能最大限度地获得患者的支持合作，提高患者依从性，产生最佳效果，同时患者参与医疗决策是有效减少医疗纠纷的重要手段。

早期的循证医学主要是针对个体患者的循证临床实践。之后，循证理念席卷了医学中的各个子领域，甚至已经渗透到了非医学领域（如社会科学领域、教育、司法等）。循证理念的内涵和外延都在不断地拓展。

目前广义的循证医学既包括了针对个体的微观决策，也包括了针对群体的宏观决策，应运而生的一个重要的概念就是循证保健（evidence-based healthcare，EBH），即利用循证医学的思想方法解决患者群体及一般人群的卫生问题。循证保健强调：对个人和群体的任何保健策略和制订的措施，不仅是考虑资源和价值，还要以当前科学研究的最佳成果为依据。众多的循证应用领域已经很难有明确的界线。人们开始用循证实践（evidence-based practice，EBP）来概括发现、评价和应用科学证据支持决策和系统管理整个过程。

循证医学虽然会大大提高医疗卫生服务的质量和效率，但它并不能解决所有与人类健康有关的问题，如社会环境、自然环境和遗传因素。同时，建立有效的产生、总结、传播和利用医学证据的体系，需要花费一定的资源，因此在短期内循证医学可能反而会在一定程度上增加世界整体医疗卫生服务的费用。另外，由于提供服务时可能遇到的各种各样的障碍，一项有效的防治措施可能根本无法推行，或根本不被患者所接受。即使可以推行的措施，由于诊断方法和水平，医生的水平和积极性，患者的依从性等影响治疗实现的因素，可能还是不能得到预期的效果。医疗卫生决策并不是一个简单的科学问题，在资源有限的情况下，它又是一个经济和伦理问题。对于个人来说，他不可能将他拥有的所有财产都用于治疗疾病和提高健康，还必须考虑生活、娱乐等方面的问题，如何分配资源都是一个人价值取向的问题。同理，一个国家和地区的医疗卫生资源也是有限的，一个患者使用了一项昂贵的检查或治疗，就意味着其他患者可能失去了诊治的机会。决策都必须兼顾个人和社会利益，在经济和伦理原则面前，往往科学证据也不得不做出一定的让步。

（二）循证医学在健康管理中应用的意义

2001 年卫生管理学者 Gray 强调了循证不仅可以应用于诊断、治疗等临床医学，而且可以用于政策制定和管理决策等。为全球提供高质量证据的 Cochrane 协作网有 50 个系统评价组，其中就包括健康促进组。健康体检作为现代医疗的重要组成部分之一，也应当在循证思想指导下进行体检组合、临床检验检查、成本核算及患者满意度调查等工作。2001年 6 月，在全国健康教育工作座谈会上，卫生部领导要求进一步"支持发展以证据为基础的健康促进活动"，2002 年 12 月《健康教育学》（第 3 版）首次编入循证医学、循证管理的有关内容。遵循循证医学的核心思想，通过健康管理师对临床研究、医学检验、医疗保健、疾病预防等文献的大量查阅和实际工作总结，不断地对健康体检工作中的流程项目进行操作方法评价、临床价值评价、经济效益评价及患者满意度评价，最终获得可靠的受检者生活方式信息和临床检验数据，为健康管理提供可靠证据。

健康管工作中遵循循证思想的意义有以下几点。

（1）为临床提供可信的大样本检测数据，促进交叉学科发展。一篇高质量的医学论文，需要大样本、多中心、随机方法设置合理及真实准确的受检数据支持，而这样的医学论文又是系统评价 Meta 分析可信度高低的基础。据统计，目前国内大部分临床研究论文质量较低，受检样本量低是造成这一结果的重要原因。健康管理基于其自身特点，大量的人群及数据正能弥补临床研究中这一缺陷，从而为循证医学提供高质量的研究文献，同时也为多学科的合作研究奠定基础。合作研究是现代科技发展的必然趋势，可以揭示学科研究的深入程度和学科之间的交叉情况，这也符合循证医学研究的学科特点。

（2）疾病谱的改变导致健康管理工作需要多因素考虑。随着人们生活方式和疾病谱的变化，医学实践必将从单纯个体的生理和病理学研究转向群体的心理因素和社会环境因素的研究。目前疾病年龄分布曲线较行为危险因素年龄分布曲线右移，说明疾病的发生与行为危险因素存在时间上的延迟。危险因素对人体产生的危害需要经过一个相当长的潜伏期才能够充分暴露出来，现在所看到的医疗压力，实际上是反映了 20 年前乃至更早由于行为危险因素导致的健康危害。目前上班族的行为危险因素明显高于退休族。因此在健康体检中，对上班族着重加强个人史询问，进行健康教育和健康促进，从而预防未来几十年由于不良行为及生活方式造成的疾病负担和经济损失，对中老年人群则加强疾病的诊断治疗工作。

（3）健康体检项目、检测手段随临床证据改变。国外自 20 世纪 60 年代开始采用乳腺 X 线摄影进行大规模乳腺癌筛查，这是因为西方国家妇女乳腺多为脂肪型，乳腺 X 线摄影可很好显示病变，而亚裔妇女乳腺以致密型多见，乳腺 X 线摄影对致密型腺体组织中肿块不敏感，易漏诊、误诊。因此，在健康体检项目组合中，对乳腺进行常规彩超筛查。第三届国际糖尿病会议和美国糖尿病协会建议，检测糖化血红蛋白可以反映 6~8 周血糖控制水平，不受抽血时间、患者是否用药、是否空腹等因素影响，是判定糖尿病长期控制情况的良好指标，据此，对家族史、既往史、现病史有血糖增高的患者进行定期糖化血红蛋白检测。

（4）早期可靠健康检测可以有效控制疾病发展，减轻患者负担。通过循证医学最佳证据，早期针对性合理健康体检，可以有效减少发病危险因素，有利于指导高危人群进行预防；同时，运用适合健康教育活动主、客体特征的高质量证据开展健康教育活动，指导患者进行生活方式改变，通过患者需求和成本-效益分析，最大限度地保护患者利益，减轻患者负担。有研究显示，健康教育对患者遵医行为有显著影响，因此应该加强循证指导下相关知识的健康教育。

（5）满足受检者及家属的期望值，保障医护人员合法权益。健康体检与临床医患交流的最大区别就是将患者的被动治疗转为对健康服务的主动要求，即将就诊者看作"客户"而不是单纯意义的"患者"对待，这种以患者为主导的医学模式正是循证医学的模式特点。在循证健康体检过程中，让受检者积极参与整个决策及实施过程，同时，结合其期望值提供一系列的有价值数值，使其决定接受哪种体检及诊疗过程，满足其高质量的服务要求和价值取向。同时，由于受检者法制观念的增强和医疗认知的局限性，导致医患纠纷时有发生，因此，体检工作者在行使职责时一定要做到有据可依、有证可查，遵循循证实践，让患者享有充分的知情权和决策权，避免决策时的随意性，使受检者和家属理解健康体检工作是建立在科学规范循证的证据基础上。从某种角度来讲，提倡循证健康体检既是对体检者与社会负责，也是对健康管理师自身的保护。

（6）为临床教学服务，提高健康管理师获取证据资源的水平。在新的医疗、教学、科研三位一体模式下，健康管理师必须学会将健康体检和临床、教学科研有机地结合，具备较强的收集、评估和利用证据进行决策的能力，在体检实践中要充分考虑临床证据的科学性、有效性和合理性，根据客户的实际情况，将现有的最佳的临床研究证据融入体检思维和决策中，才能将健康体检成果进一步转化为临床效益，有效提高疾病的诊疗水平，指导健康教育，实现循证思想与体检工作相互促进的良性循环，这正是循证健康体检宗旨所在。

（三） 循证思想在健康管理流程中的具体应用

循证思想在健康管理中的应用主要涉及健康信息的监测和收集（如健康体验） 及对目标人群进行健康干预两个方面，以下分别详述。

（1）受检者病史询问及体检项目组合。对体检客户进行详细的病史询问，结合循证医学报道过或未经循证医学证实但与疾病发病相关的危险因素，进行体检组合。如 40 岁以上的人群中，腹型肥胖糖尿病患病率为 35.0%（以腰围为判断标准） 和 36.7%（以腰臀比为判断标准），即应对该年龄段高危人群健康体检组合时进行常规体重指数、腹内脂肪测定等检测。对肿瘤早期诊断、疗效检测、复发及转移判断十分有价值的肿瘤标志物检测，应在体检组合中注重循证的支持，如疾病指南、标志物应用指南、标志物应用分级系统推荐意见等；而用于筛检上还应注意考虑它的利弊比。任何体检项目的组合应考虑是否与 "金标准" 进行过比较或是否为目前公认的可靠方法，这是保证检测项目结果真实可靠的关键。

（2）体检项目检测流程管理。在体检项目实施的整个过程中，应积极贯彻循证思想，探索适合现代健康体检的标准化、优化、简化及增效管理。在体检操作过程中树立全面质量意识，运用系统科学原理，优化体检程序，提高体检效率和体检质量，合理安排体检各个环节的前后次序，营造安静体检环境，安排专职导医导检，公示每项检查要求。将单一医技质量管理上升到包括医疗质量、医疗环境、服务流程、服务态度、医疗费用等整体医疗服务质量的管理，这种管理模式能减少体检客户等待时间，优化医护工作，节约患者就医成本，减少医疗支出，使服务对象得到最佳品质服务。

（3）规范化的标本处理及检测仪器、技师的质量控制。在获取体检标本前，应对患者信息进行认真核对，做好标本采集前的环境准备和人员准备。对于异常的结果要认真复查核对，查找可能原因，必要时要求客户复查。对于检测后标本按规程处理。检测仪器及技师的技术水平直接影响检测结果的准确性和可靠性，因此，应遵循循证医学的质量控制监测标准，严格执行《临床实验室管理办法》，检验系统的维护须建立维护方案，及时校准，保证仪器和系统处于良好运转状态，才能使检测结果成为判断体检客户身体健康情况及指导临床决策的依据，即所循的证据是可靠的。

（4）检测结果的隐私保护及循证信息管理系统。工作人员将体检者的详细信息包括病史询问、联系方式、检查指标、健康状况及随访情况等，纳入规范化的个人健康档案并进行计算机系统管理。体检报告密封保存必须凭本人身份证件取阅，健康管理师或医师解读报告时由体检客户本人开启报告，建立体检者—体检中心—健康管理师—临床医师的多级报告管理信息系统，做好随访工作，动态观察受检者身体状况，给予科学健康指导。通过健康档案的建立，详细掌握患者的基线资料，建立具有针对性和实用性的循证体检信息管理系统，从而为临床决策提供正确、可靠的依据。

（5）检测的临界值、阳性结果确定及评价。循证医学要求医务人员认真、慎重地运用在临床研究中得到的最新、最有力的信息来诊治患者。有证据显示，平均舒张压降到 86 mmHg 时心血管病的病死率最低，82 mmHg 心血管事件发生率最低，伴糖尿病患者，平均舒张压以 80 mmHg 为宜。因此，在总检评价中，健康管理师应针对不同体检人员明确临界值的含义和确定依据，不同临界点的选择将会影响体检发现某种疾病或高危因素的敏感性和特异性，检测结果应当得到充分的证据支持。检测假阳性高的项目结果分析要慎重，因为假阳性会对体检客户带来心理危害。临界值判断失误及假阳性将会影响对体检客户健康情况的评价及早期的干预治疗措施。

（6）干预措施及相关决策的确定。广义的健康干预受众面很广，小到一组人、一个社区，大到一个国家。而且受众人群中可能会有相当一部分个体是在非自愿的情况下暴露于干预。如果干预不当，就会浪费原本有限的资源，也会错失改善目标人群健康水平的机会。引入循证的理念和方法，实际上是承诺并实践在选择过程中努力寻找当前相关、最好的科学证据，并对这些证据与目标人群具体情况、实施者所拥有的健康资源进行整合与权衡。有些情况下，在努力寻找科学证据后，可能会发现根本没有相关的科学证据，或者可得的证据很少或质量很差。但没有"最好的"科学证据并不阻碍干预措施或决策的进行，只要实践了证据检索和评价的过程，明确当时知道什么，不知道什么，参考了"当前最好的"的证据就可以。随着新的、高质量的科学证据不断涌现，我们可以对既往的干预进行重新评估，做出必要的调整改善。经过这样一个过程，科学证据在干预决策考虑中必然会占到越来越大的比重。

循证医学"以患者为中心"的指导思想是以患者的需求为起点，以患者满意为结果，使医务人员从传统的"生物医学模式"中解脱出来，让患者充分参与医疗过程，促进医患关系的和谐交流。循证医学是寻找最佳的医疗决策的过程，而循证健康管理则是遵循证据、探寻最佳健康管理途径的过程，它强调患者自愿参与，体现了个体化的特点，结合了医疗和健康教育过程，在新医疗模式下，健康管理工作中贯彻循证思想符合现代人们的健康观念，也能符合我国人口的老龄化和疾病谱变化对医学提出的新要求。

三、健康物联网

（一）物联网的概念及发展

随着人们生活水平的提高和工作方式的转变，高血压、糖尿病、心脑血管疾病、癌症等慢性病患者人数急剧增加，人口老龄化进一步加深了这一趋势。然而，当前对慢性病的治疗效果并不理想，慢性病的死亡率已达 80%，成为国内外医疗面临的一大危机。针对该危机，世界卫生组织强调，医学不应该继续以疾病为主要研究领域，而应该以人的健康作为医学的主要发展方向，即由疾病医学模式转变为健康医学模式。

健康医学模式不再单纯强调传统医学模式中的"在医院治疗疾病"的观念，而是强调以人为中心的体征参数检测、身体状态辨识和状态调控，将疾病的预防和保健作为目标。世界各国均在积极寻求一种新的医疗服务模式，以提供促进健康为目的的医疗服务。俞梦孙院士将其称为 SIR 模式，其中的 S 就是物联网，R 是调理，I 是认知教育，并进一步指出，健康物联网将有力推动医学的变革。

互联网是由网络与网络连接的世界上最大的全球性互联网络，即广域网、局域网及单机按照一定的通信协议组成的国际计算机网络。网络以一组通用的协议相连，形成逻辑上的单一网络。互联网使全球有"地址"的计算机按照共同的规则（协议）连接在一起，实现信息共享。

　　而物联网从字面上理解即是"物物相连的互联网"，也称为"传感网"。首先，物联网的核心和基础仍然是互联网，是在互联网基础上的延伸和扩展的网络；其次，物联网的用户端延伸和扩展到了任何物与物之间和人与物之间进行信息交换和通信。

　　1999年，美国麻省理工学院首次提出物联网的概念，强调每个物品都可以有一个"信息身份"。它指的是将各种信息传感设备，如RFID装置、红外感应器、全球定位系统、激光扫描器等各种装置与互联网结合起来而形成的一个巨大网络。

　　2005年国际电信联盟发布了《ITU互联网报告2005：物联网》，报告指出，无所不在的"物联网"通信时代即将来临，世界上所有的物体都可以通过因特网主动进行交换，RFID技术、传感器技术、纳米技术、智能嵌入技术将得到更加广泛的应用。

　　2008年3月在苏黎世举行了全球首个国际物联网会议"物联网2008"，探讨了"物联网"的新理念和新技术与如何将"物联网"推进发展的下个阶段。

　　2009年8月7日温家宝总理到无锡高新区微纳传感网工程技术研发中心视察并发表了重要讲话。8月24日，中国移动总裁王建宙赴台首次发表公开演讲，提出了"物联网"理念。物联网在中国已成为一项热点技术。

　　目前，物联网开发和应用仍处于起步阶段，发达国家和地区抓住机遇，出台政策，进行战略布局。日韩基于物联网的"U社会"战略、欧盟"物联网行动计划"及美国"智能电网""智慧地球"等计划相继实施，物联网成为抢占"后危机"时代各国提升综合竞争力的重要手段。

　　物联网将所有的物品都与网络连接在一起，系统可以自动实时地对物体进行识别、定位、追踪、监控并触发相应事件。"物联网"概念的问世，打破了之前将物理基础设施和IT基础设施分开的传统思维，是继计算机、互联网与移动通信网之后的世界信息产业第三次浪潮。

　　物联网的形成涉及以下几项关键技术。

　　（1）RFID是一种非接触式的自动识别技术，它通过射频信号自动识别目标对象并获取相关数据，识别过程无需人工干预，可工作于各种恶劣环境。RFID技术可识别高速运动物体并可同时识别多个标签，操作快捷方便，与互联网、通信等技术相结合，可实现全球范围内物品跟踪与信息共享。

　　（2）传感器网络技术。传感器可以感知热、力、光、电、声、位移等信号，为网络系统的处理、传输、分析和反馈提供最原始的信息。随着科技的不断发展，传统的传感器正经历着一个从传统传感器到智能传感器，再到嵌入式Web传感器的内涵不断丰富的发展过程，逐步实现了微型化、智能化、信息化、网络化。无线传感器网络是集分布式信息采集、信息传输和信息处理技术于一体的网络信息系统。物联网正是通过遍布在各个角落和物体上的形形色色的传感器及由它们组成的无线传感器网络，来最终感知整个物质世界的。

　　（3）智能技术。其是为了有效地达到某种预期的目的，利用知识所采用的各种方法和手段。通过在物体中植入智能系统，可以使得物体具备一定的智能性，能够主动或被动地实现与用户的沟通。主要的研究内容和方向包括人工智能理论研究、先进的人-机交互技术与系统、智能控制技术与系统、智能信号处理。

　　物联网有以下本质特征：①连通性。连通性是物联网的本质特征之一。国际电信联盟认为，物联网的"连通性"有三个维度，即时间的连通性、任意地点的连通性、任意物体的连通性。②智能性。物联网使得物质世界得以极大程度的数字化、网络化，各种物体以传感方式和智能化方式关联起来。物联网具有智能化感知性，可以感知所处的环境，最大限度地支持人们利用各种环境资源做出正确的判断。③嵌入性。各式各样的物件及由物联网提供的网络服务将被无缝地嵌入到人们日常工作与生活中。而这些特征又决定了物联网数据具有以下特点：①多态性。物联网支持各种复杂的应用，涉及多种多样的数据。从数据基本格式来分，有数据格式、科学文本格式及 XML 格式等；从数据结构来分，有结构化数据和非结构化数据；从数据语义来分，有采集的底层原始数据和经过聚合后的高层概括性数据。②海量性。物联网是由数十亿或数万亿个无线识别的"物体"彼此联结和整合而成的动态网络，这些数量庞大的智能设备进行实时数据采集和信息交互，产生了海量的需要存储和处理的数据。③语义丰富性。物联网所支持的应用涉及从底层的设备到高层的控制和决策系统，包含大量显式和隐含的应用语义。对于采集到的各种原始数据，需要经过数据集成和语义融合，以获得具有高层语义的信息。

（二）物联网在卫生领域的应用——健康物联网

从狭义的角度看，物联网是物体之间通过传感器连接起来的局域网。从广义的角度看，物联网不仅局限于物与物之间（machine-to-machine）的信息传递，形成人与物（man-to-machine 或 machine-to-man）无所不在的信息交换和通信（M2M），实现了物理空间与数字空间的无缝连接，是"泛在网络"。互联网通常是指人与人之间通过计算机连接的全球性的网络，服务于人与人之间的信息交换。物联网则是各种各样的物体，通过物体间传递信息从而达到最终服务于人的目的。

物联网是互联网的扩展和补充。物联网作为当前最具潜力的新兴技术，只有与行业应用相结合，才能真正牵引技术的成熟和进步。我国"十二五"规划已明确将其列为十大应用领域之一。物联网技术在医疗健康领域的应用将带动传统信息技术向医疗行业的全面渗透和整合，将形成一个从软件到硬件的庞大产业链，创造智慧医院和医疗健康管理服务的新型产业；同时也将加速我国物联网技术的成熟和进步，促进我国物联网产业的真正形成，提升我国社会经济建设和发展的层次水平。

健康物联网是物联网技术在医疗卫生领域的具体应用。它借助物联网技术对个人健康状态进行实时监测并提供及时的医疗服务，通过对人的健康与疾病进行网络化管理，达到促进健康、消除疾病的目的。健康物联网强调实现信息的实时采集和高度共享，患者在家即可享受到医疗监护，并能够得到及时的远程医疗和自助医疗。健康物联网将进一步促进医疗领域的信息化建设。它将电子健康档案的采集从手工操作转向智能化录入，极大丰富了健康档案中的生命体征信息。医务工作者可以根据用户的不正常生理指标提前预先告知，使他们提前预防或去医院检查，使一些疾患消灭于萌芽状态。

健康物联网技术高度融合了各种新技术、新理念。它将信息技术、电子技术、自动化技术、通信技术、医疗卫生技术等技术真正融合为一个整体。它包括以下几大关键技术。

（1）健康感知技术。感知技术即信息采集技术，是实现健康物联网的基础。健康信息采集主要采用电子标签、传感器和 MEMS 等方式完成。它又涉及电子标签、传感、MEMS 等核心技术手段。

1）电子标签技术又称无线 RFID，是一种非接触式的自动识别技术，属于近程通信，通过射频信号自动识别目标对象，并读写相关数据，识别过程无需人工干预，无需识别系统与特定目标之间建立机械或光学接触的通信技术。RFID 技术可识别高速运动物体并可同时识别多个标签，操作快捷方便。电子标签技术主要用于身份和物体的识别。

2）传感技术。传感器是机器感知人体健康状况的"感觉器官"，用来感知人体的各种生理参数、位置和运动状态。健康传感器可以感知血压、心电、心率、体温、血氧饱和度、位移等信号，为健康物联网处理、传输、分析和服务提供最原始的信息。传感技术是健康物联网的核心。随着传感器技术的不断进步，传统的传感器正逐步实现微型化、智能化、信息化、网络化。同时，传感器技术正经历着从传统传感器到智能传感器再到嵌入式穿戴式传感器不断发展的过程。目前，市场上已经有各种技术成熟的传统健康信息传感器（如电子血压计、电子体温计等），但不能满足健康物联网需求。无线智能穿戴式传感器技术的进步将直接推进健康物联网的应用和发展。

3）MEMS 是指可批量制作的，集微型机构、微型传感器、微型执行器及信号处理和控制电路、直至接口、通信和电源等于一体的微型器件或系统。随着全球范围的快速老龄化、糖尿病和心血管疾病日益增多，家庭护理概念的日益普及，使得小型化、低成本、便携式的医疗检测设备逐步走进家庭，MEMS 传感器也不断朝着家庭护理医疗仪器领域发展。

（2）传输网络。健康物联网的信息传输和互联网一样，有多种通信技术可供选择，主要分为有线和无线两大类技术，这些技术均已相对成熟。健康物联网四大支撑网络如下：①短距离有线通信网：USB、串行接口、局域网及现场总线等网络；②短距离无线通信网：常用短距离无线通信（如 RFID、ZigBee、Bluetooth、红外等）标准网络、无线局域网（wireless fidelity，WiFi）、传感网（Sensor network）及无线网格网（wireless mesh network，WMN）等；③长距离无线通信网：包括 GPRS/CDMA、3G、4G、5G 等蜂窝网（cellular）及真正的长距离 GPS 卫星移动通信网；④长距离有线通信网：支持 IP 协议的网络，包括计算机网、广电网和电信网（三网融合）及国家电网的通信网等。

图 6-1 列出了蜂窝网络、蓝牙、WiFi 及 ZigBee 等无线协议的性能比较，各有利弊，可根据具体的需求合理选择。ZigBee 协议以其低功耗、低成本和传输距离较长的优势在健康物联网中将得到快速发展。由于蓝牙、WiFi 协议在手机中已经成为标准配置，实现容易和操作方便，因而受到用户的喜爱。而蜂窝网长距离无线通信的特点，适合用不受环境条件限制的服务，同样得到广泛关注。

（3）无线体域网

1）无线传感器网络是一种由独立分布的节点及网关构成的传感器网络。安放在各处的传感器节点不断采集着外界的物理信息。相互独立的节点之间通过无线网络进行通信。无线传感器网络的每个节点都能够实现信息采集，数据的简单处理，还能接收来自其他节点的数据，并最终将数据发送到网关。人们可以从网关获取数据，查看历史数据记录或进行分析。无线传感器网络节点包括传感器接口、模拟到数字式转换器（analog to digital converter，ADC）、微处理器、电源及无线收发装置。

2）无线体域网（wireless body area network，WBAN）是无线传感网在感知健康信息领域中的一种应用。无线体域网是以人体的健康信息为中心，附着于人体上的一种网络，

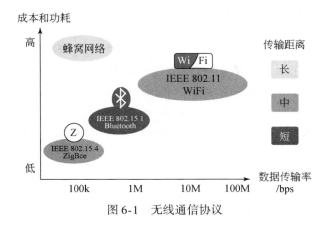

图 6-1　无线通信协议

由分布在人身体上、衣物上、人体周围一定距离范围内，甚至人身体内部的具有通信功能的传感器和一个组网的中央单元（body central unit，BCU）等组成的通信网络。WBAN 可以和其携带的个人电子设备如手机、移动设备进行通信、数据同步等。

无线体域网将把人体变成通信网络的一部分，从而实现网络的泛在化。可穿戴的计算（wearable computing）、无所不在的计算（ubiquitous computing）也将随着 WBAN 的普及应用融入人们的日常生活。

健康物联网是在现代通信技术与医学信息技术发展的基础上出现的一种新的健康管理模式，实现了随时随地网络服务，使安全、健康及救助一体化，实现了健康信息数字化。通过 RFID 技术提供定位服务实现了人员定位管理。健康自动感知和网络传输技术的完备，使物联网系统实现了信息系统集成和服务。通过本地接入政府健康服务云服务中心可实现资源共享，全方位覆盖的智能健康物联网系统可为人民的健康提供有效的保障。它与传统医疗模式在目的、形式、技术等方面都有很大不同，是实现健康医学模式的主要方式。未来的健康服务将不再是被动地满足用户的需求，而是主动感知用户的健康状况，并及时进行信息的智能交互，为用户提供个性化的健康服务，开创个性化健康服务的新局面。

四、电子数据交换模式

（一）电子数据交换的概念及其特点

EDI 是英文 electronic data interchange（电子数据交换）的缩写。联合国欧洲经济委员会贸易程序简化工作组（UN/ECE/WP. 4）于 1994 年 9 月 23 日在日内瓦举行的第 40 届会议上通过了 EDI 的技术定义，同年联合国标准化组织接受了这一定义，即"将商业或行政事务处理按照一个公认的标准，形成结构化的事务处理或报文数据格式，从计算机到计算机的电子传输方法"。联合国国际贸易法委员会 EDI 工作组（UNCITRAL/WG. 4）于 1994 年 10 月 14 日在维也纳举行的第 28 届会议上通过了其法律定义：EDI 是用户的计算机系统之间的对结构化、标准化的信息进行的电子传输。

　　EDI 最初的构想来自美国运输业，美国运输业于 1968 年成立了运输数据协调委员会（transportation data coordinating committee，TDCC）研究开发电子通信标准的可行性，1975 年 TDCC 发布了第一个 EDI 标准。1978 年，美国成立了全国性 EDI 委员会—— X12 委员会，该委员会于 1985 年制定了 ANSI X.12 标准。欧洲紧随其后，于 1986 年推出了《用于行政管理、商业和运输的电子数据互换》标准——EDIFACT。后来在联合国的协调和主持下制定了联合国 EDI 标准，即 UN/EDIFACT，作为国际通用标准，1990 年 3 月正式推出的 UN/EDIFACT 标准被国际标准化组织正式接受为国际标准 ISO9735。自此，EDI 终于在标准上实现了全球化的统一。此后 EDI 在国际贸易、海关等相关领域迅速普及和推广，是无纸化贸易最早的模式。

　　我国自 1990 年引入 EDI 技术以来，EDI 的应用与推广得到中国政府的高度重视。经贸部先后召开了中文 EDI 标准研讨会和国际无纸贸易战略与技术研讨会，并把 EDI 列入"八五"重点应用项目。1991 年，国家科委、外经贸部、海关总署等部门共同组织成立了"中国促进 EDI 应用协调小组"，并以"中国 EDI 理事会（CEC）"的名义参加了亚洲 EDIFACT 理事会（ASEB），成为该组织的正式会员有力促进了 EDI 技术在我国的推广应用。

　　1992 年 5 月我国召开了"中国 EDI 发展战略与标准化"研讨会，决定建立国家 EDI 试验系统（海关总署、中国远洋运输集团公司的外运海运空运管理 EDI 系统），地区 EDI 试验系统（广东、山东、江苏、上海、福建）和行业 EDI 试验系统（山东抽纱企业集团公司的轻纺出口业务 EDI 系统、中国电子工业总公司 EDI 应用系统）。1995 年 1 月，中国海关完成了 EDI 海关系统的全部开发工作，制定了 EDI 海关系统所需的 15 个 EDIFACT 标准报文子集，开通了北京、天津、上海、广州等 EDI 海关系统。1996 年 2 月我国外经贸部成立了国际贸易 EDI 服务中心。同年 12 月 18 日，联合国贸易网络组织中国发展中心（CNTPDC）在北京成立，同年北京海关与中国银行北京分行在我国首次开通 EDI 通关电子划款业务。与此同时，各省、市、自治区及中央部委也几乎都设立了专门职能部门来负责协调 EDI 的应用推广工作。经过各级政府部门的努力推广，EDI 从应用最多进出口贸易行业逐渐扩展到了商检、税务、邮电、铁路、银行等领域，开始在我国逐步得到推广。

　　EDI 运行环境的三要素：计算机技术、数据通信网络和标准化的贸易数据。这三者的关系是数据通信网络是实现 EDI 的基础，用计算机进行业务辅助处理是实现 EDI 的条件，数据标准化是实现 EDI 的保证。

　　目前国际上作为 EDI 的数据通信网络大致有三种：第一种是点对点方式，在一国家 EDI 用户不多时，这种方式可以用，如果跨国家、跨行业之间采用这种方式就不合适了。所以采用第二种方式，亦即增值网络。所谓增值网络是指通信网络公司，特别是跨国公司利用 其在技术和设备上的优势，除在网络上开展一般的通信业务外，还增加向客户提供 EDI 服务的功能，这种增值网络既方便了 EDI 用户，又推动了 EDI 的应用和发展。第三种叫报文处理系统（message handling system，MHS），它是第四代电子邮政。它是根据开放系统互连（open system interconnection，OSI）七层参考模型原理和 CCITT 的 X400 系列标准化设计的报文处理系统。MHS 包括电子数据、电传、传真、可视图文等非话音电信服务及话音、图像、图形、图表在内的新一代业务综合系统，它为 EDI 的应用提供了优良的软件应用平台与服务传输系统。MHS 能对报文自动进行加密、解密，可利用数字签名技术对报文的收发者进行严格的身份鉴别，使信息的传递更加安全、保密，从而扩大它的应用领域。

EDI 应用系统通常由报文生成和处理模块、格式转换模块、通信模块及联系模块组成。报文生成和处理模块的作用有两个：一个是接受来自用户信息系统模块的命令，按照 EDI 标准生成各种 EDI 报文。另一种是将接收到的来自其他 EDI 系统的 EDI 报文进行自动处理。格式转换模块是将各种 EDI 报文按照 EDI 语法规则进行压缩、重复和嵌套、代码转换，并加上相应的语法控制字符后，提交给通信模块，或者将接收到的结构化的 EDI 报文作非结构化处理，以便信息系统或数据库做进一步处理。通信模块是 EDI 系统与 EDI 通信网的接口，执行呼叫、应答、自动转发、地址转换、差错校验、出错报警、审计和确认、命名和寻址、合法性和完整性及报文传送等。联系模块包括用户联系模块和内部系统联系模块两部分。用户联系模块是 EDI 系统和 EDI 用户的接口，为用户提供人机界面。内部联系模块是 EDI 系统与本部门的其他信息系统或数据库的接口。

（二）EDI 在医疗卫生领域的应用

随着我国互联网的快速发展，电子商务已经应用到各个领域，并成为它们新的一项发展战略方针。尤其体现在医疗行业上，因为随着国内生活水平的不断提高，人们对健康的需求不断扩大。相关数据显示，中国现有人口 13 亿多，年医疗消费为 3500 亿元，只相当于国民生产总值的 4%。在发达国家，如美国这一比例为 14%，瑞典为 9%，英国为 5%，韩国、日本、中国香港等亚洲国家和地区为 6%~8%。从人均医疗消费看，美国为 4090 美元，德国为 2339 美元，日本 1741 美元，而中国仅有 31 美元，可见中国的医疗市场有很大的发展空间。尤其在互联网高速发展的中国，医疗的电子商务化为大势所趋。

传统医疗存在以下缺点：①我国医疗资源总体严重不足，且分布极不均衡。中国人口占世界的 22%，但医疗卫生资源仅占世界的 2%。就这仅有的 2% 的医疗资源的 80% 都集中在城市，而在城市中又有 80% 的资源集中在大医院。②看病难，由于我国医疗资源存在配置不合理的问题，因此导致看病难的问题普遍存在。一方面是不少人异地就医，既增加了就医困难，又加大了经济负担；另一方面造成大医院人满为患。③看病贵，根据第三次全国卫生调查数据统计，我国居民平均每次门诊费用和住院费用从 1998~2003 年分别上涨了 57.5% 和 76.1%，远远快于居民收入的增长速度。④信息不畅，中小城市，特别是农村患者很难了解大城市医院的具体情况，即使长途跋涉，到了人地生疏的大城市，也为到哪家医院看病发愁，为挂不上专家号而无奈。⑤没有隐私权，由于患者众多，使得患者经常在大庭广众下检查，尤其是皮肤性病，患者去大医院要承受极大的心理压力，使众多的私营医院靠此发了大财。⑥无服务意识，由于医疗资源的稀缺，患者到医院看病经常要不厌其烦的排各种队，经过 3~4 小时的漫长等待，实际看病只有 3~4 分钟。⑦相对落后的信息化医疗手段，由于医院信息化建设的滞后，只有为数不多的几家大医院才有自主开发的无线查房系统、电子病历系统和电子处方，大部分患者还是难以辨认医生龙飞凤舞的处方；还会出现一位医生带着几个实习医生和护士到住院部查房对患者的最新病况需要做出诊断时，因为没有详尽的数据支撑，而使医生勉为其难的情况。

这些急需改善的问题向已有的医疗模式提出了新的需求和挑战。在健康管理服务的 EDI 模式中，通过网络系统为患者提供体验、就诊、保健等服务。

(1) 网上查询。体检中心可通过网络平台发布专家信息、体检注意事项、健康保健常识等医疗信息给用户群，体检报告发给有专属用户名和密码的个人，便于查询。另外网络上平台也可设置论坛等性质的服务反馈板块，通过此板块病患即可将自己的看病心得及对于医生服务的评价发表于网络上，通过查询其病患的留言及对医生的满意程度，即可对其看病的医生的基本情况有一个大致的了解。这样也有利于医疗工作者加强其服务的态度及医术水平，以提高自身的名誉度。

(2) 网上预约。用户在去体检前，可通过网上预约系统，查询时间和体检注意事项等信息，选择适宜的时间体检。

(3) 远程咨询。网络具有信息成本低廉、受众面广、不受时间和空间限制的优势。网络可跨越由于时间和地域造成的阻碍，使更多的患者能得到享有稀缺的医疗资源的权力，从而能实现医疗资源实现合理配置的目的。通过构建医院间的远程会诊系统，可实现异地的专家对疑难重症患者会诊，节省专家的时间和精力，极大提高会诊效率。通过健康管理的服务网络，客户足不出户就能在家中得到医务专家的指导，为出行不便或是偏远地区的客户提供便捷的服务。

(4) 个性服务。通过远程健康监测设备（远程血压计、体重计等），可收集、储存并形成客户的健康档案，为每个用户提供实时变化的个性服务，提高健康服务层次。

随着民众健康需求的提高、服务市场竞争的加剧，医疗机构一方面要提升医疗技术，提高服务质量和信誉；另一方面要积极完成服务模式的转变，通过构建完善的电子商务平台，为客户提供便利的网络信息服务，以争取市场份额。网络服务可实现不间断的工作，这使体检中心为客户的服务时间、空间限制被突破，体检后的健康管理目标人群急剧扩大，服务范围可从有限的地域空间无限延伸。

基于 EDI 的移动数字医疗和智能健康管理坚持预防为主、促进健康和防治疾病相结合，推进信息科技和医疗技术相结合，开发提供用于个人和社区居民的微型、智能、数字化人体穿戴式多参量医学传感终端等医疗与健康管理设备，以移动医疗数字信息化技术管理为手段，为居民提供实时的健康管理服务，为医护人员提供在线的医疗服务平台，为卫生管理者提供健康档案实时的动态数据，形成自我健康管理及健康监测、健康风险评估和远程医疗协助有机结合的循环系统，实现对个体健康的全程监控，显著提高重大疾病诊断和防治能力，提高医疗服务效率、质量、可及性，降低医疗成本与风险，为全民健康水平的提高提供强有力的科技支撑。

(三) 电子数据交换模式的健康管理

健康管理服务是一个多流程、费时的复杂系统。传统的健康体检针对的是大众群体的拉网式筛查，主要检查有血液常规、肝肾功能检查、腹部 B 超、胸部透视或者 X 线、心电图等。这些检查固然重要，但是只适合于拉网式筛查。而且，每年进行固定的项目检查重复且无所发现，这样很多人放松了警惕，一旦查出就是肿瘤晚期，于是很多体检者走入另外一个极端就是讳疾忌医，害怕体检。此外疾病预防是健康的关键。肿瘤作为人类健康的头号大敌，对其预防的关键是定期体检、早期发现、积极治疗。所以，理想的健康管理应该立足个体，推行个性化健康管理，针对不同的人建立个体化的健康体检项目表，不同的体检周期，不同的健康监测、提醒、跟踪方案等，对受检者做出正确的健康评估和管理，让受检者可以实时清楚了解自己的健康情况。

应用 EDI 的模式，保证了信息的精确性与实时性，减少人为环节，提高服务效率。如通过网络平台进行体检预约、排队，合理安排专家咨询、就医绿色通道等，不仅缩短了时间，医务人员可按计划进行服务，提高服务质量。电子商务将传统的商务流程数字化，以电子流代替实物流，大量减少人力、物力；有效利用电子商务，体检中心的采购、物流、营销、工资等成本明显降低。

EDI 模式健康管理的内容主要包括以下内容。

（1）数字健康（e-Health）。e-Health 最早出现在 2000 年，由于 Health 产业链涉及范围较广，有信息运营商、软件与硬件、IT 服务、医疗器械，医疗与健康管理行业，内容也覆盖了全民健康信息网络、电子健康记录、远程医疗服务、移动医疗设备和通信，以及越来越多基于 IT 和通信技术的疾病预防、健康监测和生活方式管理的系统和设备，至今没有人给 e-Health 下一个统一、清晰的定义。

目前，关于 e-Health 的常用涵义有如下几种：①e-Health 为记录健康信息，个人主动参与疾病诊疗和健康管理；②e-Health 其实是一系列医疗信息化系统，如电子病历、数据挖掘等；③e-Health 其实是一种管理理念，通过对互联网和其他相关技术在医疗健康行业的应用，提高医疗机构向患者传递医疗服务的效率、效果和质量；④e-Health 是一种全新的健康生活方式，借助 IT 技术在预防、诊断、治疗、随诊、康复及健康促进全方位的应用，最大限度地整合和利用医疗健康资源，提高公众的健康状况；⑤e-Health 过程中信息集成、IT 和通讯技术起到重要作用，是患者主动参与诊疗的过程。

"e-Health" 一词的出现是因为所有国家的医疗保健系统都面临提高医疗保健质量、效率和安全的挑战。面对这个挑战，需要医疗保健资源的结合扩展、沟通与合作，需要运用适当的信息及通信技术，即 e-Health。

健康管理对于控制慢性病发展、控制看病成本、预测疾病的发展，避免严重并发症，提高生命质量和医疗服务质量都有重大意义。随着老龄化社会的到来，21 世纪应优先发展健康产业，包括共享与综合保健，个人的健康保健应有一个专业团队负责，团队的成员来自医疗保健系统的各个级别层次。这除了要求获得有效、安全的电子健康记录（I-HER），建立区域医疗信息网络（RHINs），还需要同步和异步协作服务工作，这时出现了一种更广泛的新型 e-Health 服务工作，e-Health 的内涵不断扩展。

在智能健康领域，主要瞄准 e-Health 的数字化、微小化、智能、微创/无创、准确、安全、可靠等关键需求，集成创新开发用于个人和社区居民的微型、智能、数字化人体穿戴式多参量医学传感终端等医疗与健康管理设备，包括新型传感终端的研制开发、微功率智能终端技术、传感监测技术、数据的自适应容错技术、质量控制方案、防冲突和定位技术等。

（2）移动健康（m-Health）。随着移动通信技术在医疗技术设备的发展，促进了移动通信系统在医疗保健行业的应用出现了 "m-Health" 一词，并成为 e-Health 的一部分。m-Health 是把计算机技术、移动通信及信息技术应用于整个医疗过程的一种新型的现代化医疗方式，它是面向社会、全面的医疗信息、医疗服务和健康管理服务的复杂系统。

m-Health 最早用于紧急医疗支持（emergency）。自 2000 年以来有关于无线、应急远程医疗系统的报道，大多数的应用是集中在传输疾病的主要特征参数，如远程心电

(electro cardio graph，ECG）对心脏病的诊断。最新的研究一部分集中在支持紧急医疗服务，即提供了创伤平面图像或视频传输（如超声），或者集中于集成系统以用于针对特定的紧急情况，如脑卒中。

移动电话的普及，为运用移动技术支持医疗服务提供了关键的基础。据一项移动通信医疗服务应用的社会大众调查显示，60%被调查者有通过手机挂号和查询医疗健康信息服务的需求；65%的人希望医疗检查结果能发送到本人手机上；57.8%的人对手机健康热线咨询有需求；35.6%的人认为对术后、诊后、产后手机跟踪服务有需求。随着 3G 手机逐渐普遍化，手机的功能越来越强大，运营商已逐渐从它自身的领域向其他的产业扩张，移动医疗就是其中之一。m- Health 的一个概念是利用手机终端采集用户的多种生理信息，如体温、血压、血氧、脉搏、心电等。手机终端利用采集器来实现采集的功能，采集器与手机可以是一体或分体，两者之间采用有线（如 USB）或无线（如蓝牙）的方式传递信息。

过去，阻止移动医疗成为现实的障碍是网络连接、安全性、可靠性及低成本和低功耗等要求，但随着 3G 无线通信技术在全球逐渐普及，以及技术不断演进、速率不断提高，无线通信技术对移动医疗支撑已经不是问题。目前，在该领域的主要应用有远程数据采集、远程监控、疾病与流行病传播跟踪、诊断与治疗支持、无缝隙监护与健康管理、教育与通知、针对医疗工作者的交流与培训，以及开发与运用便携式医学传感终端。移动医疗信息系统的核心思想就是通过使用掌上电脑（终端设备），通过无线网络连接后台使用的服务器和数据库，实现相关信息的浏览、查询、采集和传输，彻底解决有线医疗信息系统存在的各种问题。移动医疗的范围非常宽，并且各种应用都还在持续不断地发展。

无线和移动设备及技术会对医疗健康产业产生重大的影响，可使远程医疗监测、咨询和医疗更加灵活、方便。m- Health 通过及时的医疗信息服务对解决医疗资源短缺问题提供了空前的机会。越来越多的数据表明，m- Health 通过它的低成本、高效、广泛的应用，在许多医疗资源匮乏的地区，改变了医疗的传递方式。但是，同时也存在一些挑战。

健康信息系统的一个最主要挑战是可扩展性和可持续性，特别是在急需初级卫生保健信息的经济落后地区。健康信息系统如何能够辐射到偏远的农村，如何利用移动通信技术收集、处理、分发健康数据，也是挑战之一。

移动设备正在高速地进入医疗健康领域，对于临床医生和消费者日益成为一种日常必需的健康管理工具。但人们对移动便携式设备对于保证人体健康的认识，设备开发与供应商对设备开发供应机会的把握，与服务提供者的知识和能力相关的服务质量，信息系统的整合和信息服务的互通、互认，传递的医疗健康信息的管理、减低使用设备的风险都是应解决的问题。

m- Health 的发展趋势：针对远程用户的反映应能进行随时随地、不受时间和空间限制、没有信息限量的传递交换多种类和可靠用户的资料视频、生理参数、伤检分类、数据和交流，开展诊断、治疗、干预，实现无缝隙的健康管理。

智能健康管理领域主要瞄准 m- Health 的移动、实时、可靠等关键需求，集成创新基于无线局域网络和移动网络的医疗健康数据安全高效传输技术，包括可靠无线信道编码技术、医疗数据时间戳技术、移动数字医疗数据传输协议、可靠的无线路由和多网接入技术、智能移动多媒体健康终端开发技术等。

另外，在实施基于 EDI 的健康管理模式中，还应注意以下几个问题。

（1）安全性。用户的健康数据与互联网相联通，最大的安全隐患是信息的保密的问题。由于涉及用户资料的一些隐私信息，一旦网络故障对医疗机构的经济和社会影响巨大。因此在构建健康管理服务网络模式时，要加强信息的安全防护，避免泄密。

（2）避免信息孤岛。电子商务有三个层次：网上信息浏览与信息宣传层次（信息发布系统）；网上辅助交易层次（非支付方式交易系统）；网上交易系统（支付方式交易系统）。有规模的医疗机构都建有网站，并通过网站开展信息发布，大多是单一、单向的信息传递。新型健康管理服务是集各种通信、网络等多媒体技术，将传统的"面对面"式服务转化为"数字化"式服务。在构建基于电子商务的健康管理服务模式过程中，必须依据患者的实际需求，充分利用现有的医院信息系统（HIS）、医学影像存档与通信系统（picture archiving and communication system，PACS）的数据，形成互动、互通、互联的系统，因此建立统一的数据标准非常重要。很多体检机构提供体检一卡通服务，由于各家健康档案的系统数据标准不同，形成信息孤岛，不能实现卫生信息共享，缺乏高效率、高品质的家庭-社区-综合性医院信息平台，导致医疗服务效率低，医疗资源受益面小，医疗成本高。

（3）一些技术条件尚不成熟。专用医学传感终端体积大、价格高、使用复杂，一些小型的无线传感设备面临大量的测量可靠性、传输可靠性、微小化、微创、易用等问题；缺乏可用于实际远程监控和诊断的常见、重大疾病（心血管疾病、糖尿病等）健康特征参数选择和远程诊断模式；数字医疗和健康数据关系到人的生命，因此在医疗和健康数据的网络通信中还面临着可靠性、安全性、实时性等问题；在多源、异构、海量的数字医疗和健康管理数据的数据融合、数据挖掘，以及基于多媒体的远程医疗协助和健康干预方面，还面临较多的基础设施、技术创新等问题。

第三节　物联网健康云网络架构

我国经济的发展、科学技术的进步和生活质量的提高，人们比任何时候都更加需要健康和长寿，居民的消费意识开始从传统的基本生活消费、逐步向发展型和享受型消费升级。特别是随着保健意识的增强，各类保健器械和医疗服务开始进入社区和家庭，人们的健康消费模式从以往单一的基本医疗消费（就医）逐步向医疗、保健和提高健康素质等多种形式并存的健康消费模式转变。人们对健康管理和投资健康的理念不断提升，但每个公民能享受的医疗卫生资源十分稀少，有限的医疗资源无法满足医疗需求的不断增长，迫切希望通过信息新技术来改善健康服务水平。

经济长波理论指出：每一次的经济低谷必定会催生出新的技术，而这种技术一定为工业产业带来新的发展机遇，从而带动新一轮的消费增长和高额的产业投资，以触动新经济周期的形成。过去的 10 年互联网技术取得了成功，推进了世界经济的发展。这一轮的经济危机让人们又不得不面临紧迫地选择，信息技术始终是影响全球经济最强大的力量，物联网和云计算技术将成为全球经济增长的下一个热点。

此外，随着微电子技术的发展，电子标签、MEMS 和无线传感器网络的成熟，各种传感器逐步融入人类的日常生活。高速宽带网络、网络接入多样化、无线接入网络、网络与信息的融合、IP 技术在各种物体的实现、具有巨大网址空间和卓越网络安全的新一代互联网协议（internet protocol version 6，IPv6）和海量信息存储与处理能力等也为物联网和云计算的发展提供了技术支撑。

一、健康云的定义与特征

健康云计算是云计算技术在健康领域中的应用，简称健康云。健康物联网的智能决策依靠先进的健康云。健康云不仅是实现健康物联网的核心，而且促进了健康物联网和健康互联网的融合。

狭义的健康云是指 IT 基础设施的交付和使用模式，指通过网络以按需、易扩展的方式获得所需健康服务的资源（硬件、平台、软件）。广义的健康云是指健康服务的交付和使用模式，指通过网络以按需、易扩展的方式获得所需的健康服务。这种服务可以是 IT、软件、与互联网相关的任意其他的健康服务。由于在下一代健康信息化和健康服务社会中，需要采集、传输、处理、分析大量的信息和决策，健康云是健康服务关键技术之一。

它具有以下特征。

（1）软件及硬件都是资源。云计算将软件和硬件资源进行抽象，通过健康服务的形式进行提供。健康服务只需使用健康云中的硬件与软件资源。如果要发布应用程序到云计算中，只需购买健康云提供的硬件资源服务即可。而不用自己构建 IT 数据中心，降低投入成本。

（2）资源将按需动态的配置和扩展云计算中的硬件与软件资源，可以通过按需配置来满足客户的业务需求，并且资源支持动态的扩展。当资源无法满足业务需求时，资源管理器会动态扩展资源，以满足服务需求。

（3）物理上分布式共享，逻辑上却是整体资源在物理上都是通过分布式的共享方式存在。计算密集型的应用通过并行计算来完成，分布式共享是通过分布在不同地域上的资源实现共享（如分布式异地备份机制）。通过分布式管理器，进行资源虚拟化，实现资源共享和服务能力的按需提供。

（4）按需使用资源，按用量付费，用户通过网络使用云计算提供的服务时，只需为自己使用的资源进行付费，使用了多少，就付多少钱。

二、健康云的系统架构

健康云是在大规模的廉价服务器集群之上结合虚拟化、冗余和分布式存储等技术，利用网络将分散的软、硬件等各种信息资源和计算能力整合起来，实现对上传的海量生命体征数据，进行多算法的数据挖掘并行计算与分析［如针对心电信号（ECG）数据进行 RR 间期分析、瞬时心率分析、功率谱密度分析和混沌特性分析等］，分析用户个性化的身体健康状况，满足多元化的服务需求，其主要包括网络、技术、软件三大层面的架构。

（1）网络架构。物联网与远程监护相结合，将彻底改变传统的健康监护模式。人们可以实时监测自己的身体状况，及时发现潜在疾病，更有效地进行疾病控制，服务对象除了慢性病患者、老年人，还包含手术后人员、伤残人士、孕产妇、亚健康人群等，健康的人也可成为服务对象。从功能上讲，健康物联网分为三个模块：健康监测、数据分析和医疗服务。健康传感器智能采集人体的各项生命参数等信息，将这些信息进行初步处理后经过传输网络送达信息决策中心。由于健康信息的数据量急剧膨胀，医疗信息需要共享，将来的医疗数据不会单独存放在某家医疗单位，而是保存在某个云计算中心里。此外，借助云计算技术对信息进行决策分析，根据分析结果提供包括健康提示、报警和紧急救援、远程会诊等健康服务。

　　健康物联网应至少提供三种端口：用户端、监护端和云端。必要时，还可以增加其他端口，如为了科研工作提供获取健康信息的端口、为疾病预防中心等卫生机构提供数据分析的端口等。健康物联网系统的总体架构如图6-2所示。

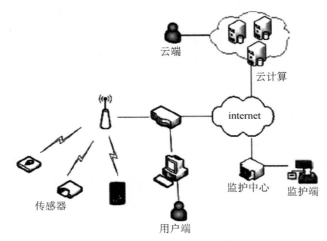

图 6-2　健康物联网系统的总体架构

　　在用户端，用户可以随时查看自己的健康信息，接受健康服务，提出远程会诊要求并可选择信任的医院与专家。设备主要包括医疗传感器、无线传输模块、电脑等。如果家中有病情较重的患者或老人，用户端还应包含智能模块，具有自动报警、联系120等紧急救助功能。医疗传感器完成体征参数的采集，通过无线模块传输至电脑，再通过 internet 将数据传输至云计算中心。为了方便用户外出，传感器应尽量采用可穿戴式的，多个传感器之间组成一个无线传感网，将采集的健康信息融合后传输至智能手机，并通过 3G 网络传输至云计算中心。

　　在监护端，医护人员查询云计算中心的用户信息，对健康数据进行分析后，将结果发送给用户，为用户提供及时的预防诊治的咨询服务，提供相应的保健指导建议。如果用户提出会诊请求，则为用户提供远程会诊服务。

　　云端用户主要对云计算中心的硬件资源、软件资源、平台进行管理，接收多个监护终端发送过来的数据，对多家医疗机构和健康监护终端的数据库进行互联，根据医护人员的查询要求对数据进行一定的分析、统计，并将分析结果传给医护人员。

　　（2）技术架构。根据物联网技术上的分层，健康物联网技术架构分三层：感知层、网络层和应用层。如图6-3所示。

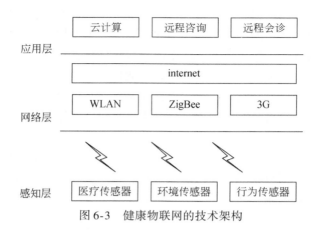

图 6-3   健康物联网的技术架构

感知层的功能相当于人的神经元，通过各种传感器感知、捕获用户的体征参数，如血压、血氧饱和度、血糖、脉搏、心率、体温等。环境传感器主要用于监测用户所在环境的参数，如温度、湿度等，为在家护理的患者提供一个舒适的环境。行为传感器。用于测定用户的行为，如用户突然摔倒，重力传感器检测到后将自动申请紧急救助。健康物联网提供的服务越多，所用传感器越多。感知层应用技术除传感器之外，还包括 RFID、二维码、实时定位、多媒体信息采集等技术。

网络层的功能是将传感器采集的数据通过无线和 internet 网络可靠、安全地传输至云计算中心。使用的无线网络技术包括 WLAN、ZigBee、蓝牙、3G 等。该层需要实现无线传感器网络、移动通信网络和 internet 等多种网络的技术融合。

应用层是物联网前端采集数据的实际应用，主要实现健康信息的统计与分析、健康监护、远程咨询、远程会诊、健康管理等应用。为帮助老人实现居家养老，应用层还可提供家政服务、卫星定位、运动轨迹回放等功能。

健康物联网除了这三层技术之外，还包括贯穿三层的安全技术、服务质量（quality of service，QoS）保证技术等。

（3）软件架构。健康物联网系统非常复杂，涉及众多设备，不同计算机上运行的操作系统包括 Linux、Windows 等，存储健康信息所用的数据库包括 Oracle、SQL Server 等。为了在这些异构的平台上提供多种医疗服务，软件实现时应采取面向服务的框架结构（service oriented architecture，SOA）。SOA 是一种跨平台的分布式组件架构方式，它将应用程序的不同功能单元称为服务，各服务之间通过定义的接口进行联系。接口的定义是独立于实现服务的硬件平台、操作系统及编程语言的，这使得构建在不同平台的服务可以用一种通用的方式进行交互。在这种架构下，可把一个庞大的系统整合成一个全面有序的系统，并使系统服务变得更加灵活，具有更高的可用性、伸缩性，使整个应用系统更易维护。

随着 internet 技术的应用，Web 浏览器成为客户端最主要的应用软件。浏览器/服务器（B/S）模式也成为软件提供服务的一种重要方式。在这种模式下，客户端的电脑上不需安装任何专门软件，只要有浏览器就可以使用。此外，Web Service 是目前最适合实现 SOA 的一项技术，它通过 Web 服务描述语言（web services description language，WSDL）

来描述服务的接口信息，利用 UDDI 协议注册、搜索服务，借助于 SOAP 协议实现服务间的信息交互。因此，软件实现时采用 B/S 结构，就可以为用户提供简单易用的 Web 用户界面，并且是零维护。架构如图 6-4 所示。

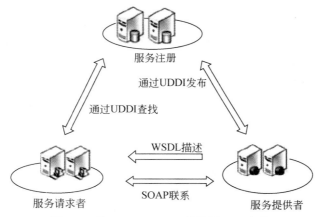

图 6-4　基于 Web Service 协议的 SOA 架构

然而健康物联网要真正普及每个家庭，还需要解决以下问题。

（1）健康物联网面向的广大用户中包括慢性病患者、老年人及其他一些需要健康监护的患者，因此，要求数据的采集透明、智能，操作界面简单易行，用户可以方便、快速地查看自己的健康信息并提出健康服务要求。

（2）健康物联网必然需要使用较多的传感器，为了实现无约束的医学检测，要求传感器尽量是无线、可穿戴式、集成度高、智能的。此外，价格应进一步下降，只有达到用户认可的程度才能真正普及每个家庭。

（3）信息传输过程中需通过多种网络，异构网络间的技术有效融合方能保证信息的正常传输。

（4）信息安全是健康物联网面临的重大问题。医疗信息被大多数用户认为是个人隐私，信息传输过程中，无线信号容易被窃听、截获；信息使用、发布时，如果处理不当，会造成隐私的泄露。因此，必须通过加密、访问控制、身份认证、信息认证、信息匿名化等多种安全措施的综合运用，来保证信息的保密性、完整性、可用性。

三、健康管理系统服务流程

（一）健康管理服务的特点

根据前文对健康管理定义的讨论，可以理解为什么健康管理服务有以下特点。

（1）标准化。标准化是对个体和群体的健康进行科学管理的基础。健康管理服务的主要产品是健康信息。没有标准化，就不能保证信息的准确性、可靠性、科学性。

（2）量化。对个体和群体健康状况的评估，对健康风险的分析和确定，对干预效果的评价，都离不开科学量化指标。科学量化是衡量是否是真正的健康管理的一个试金石。

因为只有科学量化，才能满足科学"可重复性"的要求，才能科学可靠，经得起科学的检验。

（3）个体化。健康管理的具体做法就是为个体和群体（包括政府）提供有针对性的科学健康信息并创造条件采取行动来改善健康。没有个体化，就没有针对性，就不能充分调动个体和群体的积极性，就达不到最大的健康效果。

（4）系统化。要保证所提供的健康信息科学可靠及时，没有一个强大的系统支持是不可能实现的。真正的健康管理服务一定是系统化标准化的，其背后一定有一个高效可靠及时的健康信息支持系统。健康管理服务的标准化和系统化是建立在循证医学和循证公共卫生的标准和学术界已经公认的预防和控制指南及规范上的。健康评估和干预的结果既要针对个体和群体的特征和健康需求，又要注重服务的可重复性和有效性，强调多平台合作提供服务。

（二）健康管理的常用服务流程

健康管理是一种前瞻性的卫生服务模式，它以较少的投入获得较大的健康效果，从而增加了医疗服务的效益，提高了医疗保险的覆盖面和承受力。一般来说，健康管理包括以下几个基本步骤。

（1）收集健康信息。健康调查与监测是健康管理的基础性工作，它为健康管理提供了必要的事实依据，只有了解个人的健康状况才能有效地维护个人的健康。通过调查、健康体检和周期性健康检查等方法，收集个人或人群的健康危险因素等有关健康信息。具体来说，健康管理的第一步是收集服务对象的个人健康信息。个人健康信息包括个人一般情况（性别、年龄等）、目前健康状况和疾病家族史、生活方式（膳食、体力活动、吸烟、饮酒等）、体格检查（身高、体重、血压等）和血、尿实验室检查（血脂、血糖等）。健康危险因素是在机体内外环境中存在的与慢性病发生、发展及死亡有关的诱发因素。这些危险因素很多，概括起来有环境危险因素、行为危险因素、生物遗传危险因素和医疗服务的危险因素。环境危险因素包括自然环境危险因素（如生物、物理和化学危险因素）和社会环境危险因素。行为危险因素是个体所选择的生活方式所带来的危险因素，这些因素与心脏病、脑血管病、肿瘤、糖尿病的患病和死亡密切相关。生活方式是个体的选择，但实际上是一种集体的行为。如吸烟、饮酒、缺乏体育锻炼、静坐生活方式、饮食不合理等，实际上是某个体所归属的社会群体所认可、所支持的行为。这些行为具有习惯的特征，一旦形成，难以改变。生物遗传危险因素是一些传统的危险因素。医疗卫生服务中的危险因素，是指医疗卫生服务系统中存在各种不利于保护并增进健康的因素，如医疗质量低、误诊漏诊、医院交叉感染等都是直接危害健康的因素。医疗卫生服务系统的布局、卫生保健网络的健全程度、人力的资格水平、卫生资源的配置合理程度等，都是可能影响健康的因素。

健康管理体检以人群的健康需求为基础，按照早发现、早干预的原则来选定体格检查的项目。检查的结果对后期的健康干预活动具有明确的指导意义。健康管理体检项目可以根据个人的年龄、性别、工作特点等进行调整。应该强调的是，健康管理体检的目的是为健康风险评估收集资料。目前大部分体检中心提供的体检实际上正是用医学模式指导的医学体检，主要是为诊断搜集资料，而不是为健康管理评估收集资料。

调查问卷是获取健康危险因素的一个重要载体。问卷可由个人自行填报或由医务人员帮助提供，无论通过何种途径取得数据，其准确性都是首先需要保证的，它直接关系着后续的风险度计算及其结果，故应分清和强调各方提供问卷数据的责任和义务。目前国际上公认的调查表主要有欧洲生命质量评价表（Euro QOL）、英国诺丁汉健康调查表（nottingham health profile，NHP）、Torrance 健康状态分类系统、疾病影响调查表（sickness impact profile，SIP）、36 项健康调查表（SF- 36）和健康风险评估问卷（health risk appraisal，HRA）等可供参考，健康调查问卷内容主要包括生物性指标（年龄、体重、血、尿）、个人医学史（家族病史、过去病史、预防接种情况、生长发育史、婚姻生育史）、行为习惯及生活方式（吸烟、饮酒、运动、饮食、睡眠等）、心理因素（个性、情绪、压力、紧张度等）、社会环境因素（工作性质、居住条件、经济收入、家庭关系等）、医疗服务水平（当地社会保障水平、个人健康意识、医疗投资及医疗技术水平）调查等若干方面。

（2）健康风险因素评估。健康风险评估是一种方法或工具，用于描述和估计某一个体未来发生某种特定疾病或因为某种特定疾病导致死亡的可能性。具体做法是，根据所收集的个人健康信息，对个人的健康状况及未来患病或死亡的危险性用数学模型进行量化评估。这种分析过程目的在于估计特定事件发生的可能性，帮助个体综合认识健康风险，鼓励和帮助人们纠正不健康的行为和习惯，制订个性化的健康干预措施并对其效果进行评估。而不在于做出明确的诊断。

健康风险评估，是估计具有一定健康特征的个人会不会在一定时间内发生某些疾病或健康的结果，它包括了简单的个体健康风险分级方法和患病危险性的评估及复杂的群体健康风险评估模型。常用的健康风险评价一般以死亡为结果，多用来估计死亡概率或死亡率。近年来，随着循证医学、流行病学和生物统计学及信息技术的发展，对海量信息的处理成为可能，使得更精确的健康风险评估成为现实，健康风险评估已逐步扩展到以疾病为基础的危险性评价及对发病或患病的可能性预测上来，因而使本身的前瞻性更为突出。传统的健康风险评估方法已逐步被以疾病为基础的患病危险性评估所取代，因为患病风险比死亡风险更能帮助个人理解患病风险因素的作用，有助于有效地实施控制措施。

这里要引入的一个概念是患病风险性的评估，也称疾病预测，即以某种特定的科学方法对具有一定健康特征的个人在一定时间内的某种健康状况发生改变或出现疾病可能性的科学估算，它是慢性病健康管理的技术核心。患病危险性评估的突出特点是其结果的规范化与量化，可重复性与可比较性。由此可根据评估结果将服务对象分成高危、中危和低危人群，分别施以不同的健康改善方案，并对其效果进行评估。

在健康风险评估的基础上，我们可以为个体和群体制订健康计划。个性化的健康管理计划是鉴别及有效控制个体健康危险因素的关键。将以那些可以改变可控制的指标为重点，提出健康改善的目标，提供行动指南及相关的健康改善模块。个性化的健康管理计划不但为个体提供了预防性干预的行动原则，也为健康管理者和个体之间的沟通提供了一个有效的桥梁。

健康风险评估信息系统能够打印出健康风险评估报告。报告种类和报告组合千差万别，较好的情况是评估报告包括一份给受评估者个人的报告和一份总结了所有受评估者情况的人群报告。同时，与健康风险评估的目的相对应，个人报告一般包括健康风险评估的结果和健康教育信息。人群报告则一般包括对受评估群体的人口学特征概述、健康危险因素总结、建议的干预措施和方法等。

评估结果是健康风险评估报告的主要内容，其表达方式可是多种多样。为方便个人理解，评估提供者一般都会辅之以报告的简要解释和医生的详细解读，健康教育信息则依据个人的评估结果针对性地给出，其形式也可以是多种多样的。可以预见的是，随着互联网的不断普及，由于具有受众广、更新快、可及性强等特点，通过网络发布健康教育信息会成为一种重要的教育形式。

（3）制订健康计划和实施干预。健康管理的目的在于消除健康危险因素，促进个体和群体健康。有效干预个人健康危险因素是健康管理的重点。在明确个人患慢性病的危险性及疾病危险因素分布的基础上，即可通过个人健康改善的行动计划及指南对不同危险因素实施个人化的健康指导。与一般健康教育和健康促进不同的是，健康管理过程中的健康干预是个性化的，即根据个体的健康危险因素，由全科医生、社区护士等进行个体指导，设定个体目标，并动态追踪效果。如健康体重管理、糖尿病管理等，通过个人健康管理日记、参加专项健康维护课程及跟踪随访措施来达到健康改善效果。

个性化健康管理计划应包括综合体检方案、综合保健方案、健康教育处方、饮食及运动处方等。每个具体项目都应充分考虑健康管理计划编制原则，提出合理化建议并制订出切实可行的措施和操作方法。要对健康管理计划的实施情况及时进行随访，并定期对服务对象的健康状况和行为方式进行调查，依据调查结果和体检结果进行分析评价，并及时更新健康档案中的相应内容。根据服务对象的反馈情况和检查结果，对健康管理计划进行适当调整。

健康干预的主要方式有以下几种。

（1）指导个体建立健康的生活方式消除健康危险因素。

（2）根据需要进行门诊治疗。

（3）根据需要安排住院做进一步检查和治疗。

（4）进行定期、不间断的健康监测，持续不断地做好健康管理。具体措施包括制订、实施定期检查计划，生活干预（如饮食指导、合理营养等），健康咨询等。健康干预主要单位有私人医生、社区保健中心、各种综合或专科医院及健康教育和咨询机构等各种服务单位。

健康改善，即在健康评估得出的疾病危险因素的基础上，以多种形式来帮助个人采取行动、纠正不良的生活方式和习惯，控制健康危险因素，实现个人健康管理计划的目标。与一般健康教育和健康促进不同的是，导致健康管理中的健康干预具有个性化的特点，即根据个体的健康管理、糖尿病管理等，通过个人健康管理日记、参加专项健康维护课程及跟踪随访措施来达到健康改善效果。例如，糖尿病的濒危个体，如果其危险因素由超重血糖偏高和吸烟等构成，则可根据医生的指导意见（包括减轻体重、改善饮食结构、适量运动、戒烟等），采用健康管理的方式，在个体化的具体指导下，同时通过自身努力来控制危险因素，降低患慢性病的概率。

个人健康管理的后续服务，内容主要取决于被服务者（人群）的情况及资源的多少，可以根据个人及人群的需求提供不同的服务。后续服务的形式可以是通过互联网查询个人健康信息和接受健康指导，定期寄送健康管理通信和健康提示；以及提供个性化的健康改善行动计划。监督随访是后续服务的一个常用手段。随访的主要内容是检查健康管理计划的实现状况，并检查（必要时测量）主要危险因素的变化情况。健康教育课堂也是后续服务的重要措施，在营养改善、生活方式改变与疾病控制方面有很好的效果。

除了常规的健康管理服务外，还可根据具体情况为个体和群体提供专项的健康管理服务。这些服务的设计通常会按患者及健康人来划分。对已患有慢性病的个体，可选择针对特定疾病或疾病危险因素的服务，如糖尿病管理、心血管疾病及相关危险因素管理、精神压力缓解、戒烟、运动、营养及膳食咨询等。对没有慢性病的个体，可选择的服务也很多，如个人健康教育、生活方式改善咨询、疾病高危人群的教育及维护项目等。

健康管理的这几个步骤可以通过互联网的服务平台及相应的用户端计算机系统来帮助实施。应该强调的是，健康管理是一个长期、连续不断、周而复始的过程，即在实施健康干预措施一定时间后，需要评价效果、调整干预计划和干预措施。只有周而复始，长期坚持，才能达到健康管理的预期效果。

（三）健康管理系统服务部署

前文中提到健康管理系统服务流程主要包括健康信息的收集（调查问卷和健康体检）、健康风险因素的评估和健康教育健康促进等干预措施，而在这些过程中涉及大量诸如人员配备、基本设施、机构建设等健康卫生资源的配置和部署安排。对卫生资源配置与利用的研究，国内外都很重视。随着社会经济的不断发展，人们生活质量的改善，卫生服务需求和主要卫生问题不断发生变化，给卫生资源的配置和利用带来新的挑战，面临新的课题，各个国家都根据自己的实际情况采取积极的改革与相应的策略，卫生资源的配置与利用应随形势的发展变化不断调整，不断调整卫生资源分配的方法，力求达到公平和效率并举的政策目标。

新的卫生服务体系的建立和卫生服务需求的变化，需要认真研究健康服务的资源配置与利用问题。如何根据重新构架的两级卫生服务体系配置有限的卫生资源，如何使过度集中在三级卫生机构的卫生资源逐步"下沉"到社区，改善需求与配置不匹配的不合理状况，尽可能地达到资源配置的有效、公平，以达到保障人群身体健康的目标，这些问题值得研究。

四、健康资源配置与利用的含义及其意义

健康服务资源包括硬资源和软资源两大类。硬资源指健康服务的人力、物力、财力等有形资源；软资源指的是医学科技、医学教育、卫生信息、卫生政策与法规、卫生管理等无形资源。健康服务资源配置与利用也包括两层含义，一是卫生资源的分配，称为初配置，其特点是卫生资源的增量分配；二是卫生资源的流动，称为再配置，其特点是卫生资源的存量调整。

健康服务资源配置应遵循需要、公平和效益三个基本原则，在需要和公平的前提下，重视效益原则。实现健康服务供需平衡，这是健康服务资源配置的一级优化，即合理配置。在健康服务供需平衡基础上，对有限的卫生资源充分有效利用，获得最大的卫生服务效益，这是卫生资源配置的二级优化，即优化配置。合理配置卫生资源，实现卫生服务供

需平衡，是卫生资源优化配置的基本要求，实现卫生服务效率和效益最大化，是卫生资源优化配置的最终目标。

合理配置和利用卫生资源是政府对人民健康和卫生事业发展职责和行为的规范。1997年1月国家颁布的《中共中央、国务院关于卫生改革与发展决定》中规定：区域卫生规划以满足区域内全体居民的基本卫生服务需求、保护与增进健康为目标，对机构、床位、人员、设备和经费等卫生资源实行统筹规划、合理配置。其目的是为了建立起与国民经济和社会发展相适应、有效、经济、公平的卫生体系。区域卫生规划以需求为导向，根据经济发展、人口数量与结构、自然地理环境、居民的主要卫生问题和不同的卫生需求等因素，确定卫生发展的目标、模式、规模和速度，从而合理配置卫生资源，通过符合成本效益原则的干预措施和协调发展的策略，改善和提高区域内卫生综合服务能力，向全体居民提供公平、有效的卫生服务。

合理配置卫生资源是政府宏观调控卫生事业发展的手段。随着社会主义市场经济体制的建立和发展，医疗卫生机构运行调节的市场比重逐渐加大。在经济利益的刺激下，医疗卫生机构的经营行为普遍强化，原有体制所形成的条块分割、布局紊乱、自成体系、效率不高等弊端所造成的某些地方供大于求、成本上升和需求约束的矛盾日益尖锐。在市场经济条件下，鉴于卫生服务的属性，单纯依靠市场机制是不可能实现卫生资源的合理配置和有效使用，必须利用市场和计划两种手段，一方面突出卫生资源配置的合理性（分配效率），满足居民获得基本健康服务，达到卫生服务供需平衡；另一方面强调资源配置的有效性（技术效率），使有限的卫生资源得到充分利用，提高卫生服务的效率和效益。

五、健康服务资源配置与使用现状

健康卫生资源相对于人们无限增长的健康需求具有明显的稀缺性。因此，卫生资源的配置和利用问题一直成为许多国家卫生管理研究的主要问题。美国、英国、澳大利亚、荷兰、德国、比利时、法国和卢森堡等经济发达的福利国家为了减少医院床位，增加患者的门诊医疗，节约医疗经费，已经将医疗服务的重点转移到社区家庭。

英国是卫生保健实施国家卫生服务制度（national health service，NHS）的典型代表，把卫生资源配置和利用研究作为他们的重要工作领域，如何实现 NHS 资源地区间分配的公平性目标，找出规范的配置方法，研究机构和各级政府进行了大量的研究、探讨和实践，英国卫生资源配置发展经历了四个阶段：经验配置、需求配置、RAWP 英国资源配置委员会方法配置和对人头加权配置（也称新方法）。经验配置主要受过去供求关系的影响，因此具有很大的盲目性，效率和公平都不甚理想。需求配置相对于经验配置已有很大的进步，大多从需求出发，但过分依赖前期的经验配置而忽略区域人口结构和发病率的变化，没能从根本上解决资源配置中长期存在的不公平问题。RAWP 方法配置强调资源配置从需要出发，采用定量方法，尽量体现公平，是完整的程序化方法，既考虑行政区域人口构成，也考虑了疾病谱的潜在变化，同时还注意了不同地区间卫生服务需要的差异，较全面地反映了卫生服务需要的全貌。但它也有不足之处，即卫生资源配置比例的问题。针对 RAWP 方案的不足，进一步研究表明卫生服务需要与年龄密切相关，对人头加权配置就是反映年龄差异对卫生服务需要影响的配置方法。总之，英国卫生资源配置的各种方法 特别是 RAWP 方法（包括修改后的新方法）已在实践中得到验证，从资源配置角度评价，效果较好。

这些方法的基本思想已被北欧、南非等国家借鉴。这些国家的实践已经证明，开展以研究居民健康状况，强调家庭医学和健康促进为主的社区卫生服务，不仅大大提高了卫生服务的公平性、可及性和服务效率，而且在控制医疗费用增长和合理利用卫生资源方面也是卓有成效的，社区卫生服务已成为发达国家经过几十年研究探索而形成的较理想的基层卫生服务模式。

相比之下，国内则存在一些矛盾和问题，具体如下。

（1）卫生资源配置模式不适应新形势。计划经济条件下条块分割的卫生管理体制，形成了重数量规模、轻质量效益的资源配置模式。卫生资源的设置不是从区域内人群卫生服务需求出发，对服务半径、人口和交通便利程度、贴近和方便群众考虑不多，许多卫生机构的设置未依据实际需求，体现卫生服务可及性和公平性，而是依托于部门、地方的行政隶属关系，难于实现全行业的宏观管理，影响卫生资源的有效利用。

（2）卫生资源配置和利用中存在公平与效率的问题。卫生资源配置向经济不发达地区、向社区倾斜，才能保证医疗卫生服务的公平性，这是世界公认的卫生资源配置的基本原则。

总体而言，近年各级政府对卫生事业经费的投入虽采取了一定的倾斜政策，公平性得到了相应的提高，但我国区域间卫生资源总量失衡，经济发达地区与欠发达地区卫生资源拥有量差别较大，城市卫生资源相对过剩，农村卫生资源相对不足。区域内卫生资源布局不合理，呈倒三角状态。符合成本效益原则的城市社区卫生服务发展不充分，影响卫生服务的公平性。

社区卫生服务每千人口医生数和每千人口护士数，均低于全国的平均水平。尤其在欠发达地区，一方面存在每千人口医生数较少的情况；另一方面还存在平均每人每年诊疗次数及每千人口每年住院次数相对较低、医生的工作效率不高、医疗卫生服务利用率低下的情况。也就是既存在卫生资源配置的公平性问题，同时还存在功能性效率问题。

（3）卫生资源存量配置不合理。合理配置卫生资源应在做好区域卫生规划的前提下进行，由政府实行宏观调控，按照控制总量、调整存、优化增量、提高质量的原则，运用市场竞争机制和计划调控两种手段。但目前存在的现状第一是观念改变难；第二是体制转换难；第三是职能转变难；第四是卫生资源存量调整难；第五是规划制订难。在确定卫生机构功能和职责的基础上，还没有分层分级。如首先应满足社区层次居民需求，体现社区卫生服务综合性，在此基础上规划社区以上的卫生机构，形成以社区卫生服务为基础，规模适宜、能级清晰、责任明确、功能互补的卫生服务体系（由倒三角逐步变为正三角）。在确定卫生机构的结构和布局上，还没有突出预防保健、社区卫生服务工作的战略重点。在控制机构总体规模，解决区域内设置重叠、职能交叉、效率不高的卫生机构时，在规划和改革中虽予以了一定的调整，但力度不够。

（4）卫生资源增量配置尚未得到优化。卫生资源分配仍沿用传统模式，大多按照床位补助，科研、教育、社区卫生服务经费安排偏低，不仅造成新的结构性矛盾，也不利于存量结构调整。

六、健康服务资源配置与利用展望

随着经济体制改革的深入发展和社会主义市场经济体系的逐步建立，逐渐暴露出了制约卫生事业发展的资源短缺与浪费并存；医疗卫生服务供给、需求过剩与不足并存；高投入与低产出并存；政府卫生投入与控制力度弱化与强化并存及体制、结构失调等涉及卫生资源配置的深层次矛盾和问题。突出表现为无论是卫生人力、物力资源配置，还是居民群众的医疗保障覆盖，就医流向和就医观念都集中于大、中城市的大医院，乡镇卫生院举步维艰，预防保健事业捉襟见肘，广大农村居民基本无医疗保障，致使卫生事业的发展难以应对医学模式、疾病模式的发展变化及人口老龄化发展趋势之需要。合理配置卫生资源就成了制约卫生改革与发展的瓶颈。

针对以上存在的问题，未来健康卫生资源配置方向如下。

（1）合理配置卫生资源，促进卫生事业发展。

1）转变政府卫生管理职能，加强政府宏观调控力度。卫生资源的配置是政府行为，须由政府牵头，有关部门密切配合。从以疾病为中心、医疗为中心、患者为中心的小卫生观，转变为以人为本、以提高人民健康水平为中心、为全民的健康服务的大卫生观，着力开展群众受益面广的社区卫生服务。

2）实行资源的合理配置，须有综合的配套改革措施做保证。《中共中央、国务院关于卫生改革与发展的决定》明确指出，卫生事业的根本出路在于改革。改革是卫生事业发展的根本动力。在卫生管理体制改革中，要按区域卫生规划的总体要求，强化全行业管理，在控制总量和优化增量方面，统筹考虑卫生资源的合理配置。实行卫生资源优化配置，必然牵涉各部门的利益，因此必须打破条块分割、多头领导、职能交叉的部门和行政隶属关系，实行全行业管理。区域内的各级各类卫生机构的发展建设、布局设点，纳入区域卫生总体规划，统一进行审批、调整、监督和评价，实行依法管理。彻底解决好卫生部门内部的资源优化配置问题，同时对系统外的卫生资源实行宏观管理，要从管微观到管宏观，从管机构到管行业，同时，运用价格机制和政策导向，引导卫生资源的合理配置和卫生服务需求的合理流向。真正提高整个卫生资源的利用效率和配置效率。

3）控制外延扩大，注重内涵建设。在当前卫生事业投入不足，补偿机制尚未完全理顺的情况下，决不能盲目地新上和扩建项目。要立足于盘活现有存量卫生资源，努力挖掘卫生资源的潜力，提高现有卫生资源的利用率和质量。对管理不善、发展困难、功能重复的机构，下决心合并、兼并，使资源优化组合后发挥更好的效益。把外延扩大转向重视内涵建设和现有条件的改造上，务求以最少的投入，获得最大的卫生服务产出。

（2）推进社区卫生服务，引导资源合理流动。社区卫生服务的建设是卫生改革与发展的全球性战略重点之一，具有现实可行性，是区域卫生规划的基础，有利于卫生事业更好地适应社会需求和市场发展、有利于加强预防战略，增进人民健康，有利于控制医药费用的不合理增长，有利于职工健康保障制度的实施，有利于构建一个有效利用卫生资源的经济公平的卫生服务体系。

1）推进社区卫生服务，引导卫生资源从上层向基层流动，变倒三角为正三角。合理配置卫生资源是为了与人民群众对卫生服务的需要与需求相对应，而卫生服务的需求大部分在基层，呈正三角形。全国调查资料表明：80%的卫生资源集中在城市，而城市卫生资源的80%又集中在大医院，呈倒三角形；省、市级大医院的门诊患者中64.8%、住院的慢性病患者中有76.8%可以在社区基层解决或接受家庭卫生服务。从卫生服务提供方的所有制构成看，公有制卫生服务机构一统天下，非公有制卫生服务机构仅占3%。从卫生服务需求方的社会保障看，享有社会医疗保险的人仅占总人口的14%，广大农村仅有简单的合作医疗，大多数城乡人口仍需要依靠个人、家庭的经济力量解决医疗问题。门诊与住院患者中也并非全是疑难病例，绝大部分是常见病、多发病。如能实现患者的合理分流，则可以节省40%的医疗费用；实行社区卫生服务，可以减轻大医院压力，提高服务质量，避免大马拉小车，节省人力、物力做大医院应该做的事情。在目前条件下，卫生资源的利用必将着眼于全社会的公平与效率，保证居民群众能够获得基本的卫生服务。

2）调整与整合卫生资源。按照区域卫生规划和全行业管理的要求，通过加快社区卫生服务发展和调整卫生支出的投入方向，逐步改变城乡卫生服务资源配置和布局不合理的局面。要加快三级医疗服务向两级医疗服务模式的转变，三级医院要发挥城市大医院功能，二级以下医院原则上向社区卫生服务方向发展。整合城市医疗卫生资源，把综合医院的专科做大，把专科医院的专业做强。政府要重点办好部分综合医院和专科医院，以确保社会贫困及弱势人群的基本医疗服务。要引导富余卫生资源，拓展医疗服务市场，研究和利用市场机制发展健康产业，积极吸引民间资本和国外资本，在非基本医疗服务、保健、康复等多个方面，满足群众日益增长的多层次、多样化的健康需求。

3）实行卫生人才结构的合理配置和优化，促使卫生人力资源流向社区。为确保资源配置中各级医疗卫生机构人才的合理配置和优化，要制订各类医疗卫生机构人员配置规划及人员配置管理办法，应按照医疗卫生机构的职能和精干、高效的原则，严格进行定编、定岗、定责，搞好人员分流。适当拉开医疗收费标准，加大基层卫生事业经费的投入，运用价格机制和政策导向，引导卫生资源的合理配置和卫生服务需求的合理流向。促使卫生人力资源流向社区，逐步完善医院和社区卫生服务机构的资源配置比例，增强社区卫生服务的供给能力。

4）充分利用市场机制，调节社区卫生服务资源配置。启动社区卫生服务的市场运作机制，进行社区卫生服务的组织变革。在社区卫生服务市场，消费者有可能获得较多的信息来自主选择服务，这就有可能使市场机制发挥调节资源配置的作用。也只有在市场运作的基础上，政府才有可能有效干预。政府不是万能的，政府不可能完全掌握居民的医疗卫生服务消费信息，对于社区中的一般治疗服务和各种特需卫生服务，市场会根据供需双方的选择找到较好的交换方式以满足需求。对于公共卫生服务，政府则可以通过向社区医生工作站购买服务的方式，或减免税的方式，满足社区居民的需要。

卫生事业的发展不仅仅是机构、床位、人员和设备等卫生资源的数量增长和规模扩大，只有优化服务结构、提高人员素质和有效利用与合理配置卫生资源、满足人民群众基本卫生服务需求与提高其健康水平，才是真正意义上的卫生事业的发展。

（余金明）

参 考 文 献

杨龙频. 2013. 依托无线物联网技术的实时医疗健康监测系统. 中国卫生信息管理杂志，6：485-489.

姚志洪. 2011. 健康物联网与健康云. 中国卫生信息管理杂志，4：36-41.

张明. 2013. 健康物联网系统架构研究. 济宁医学院学报. 5：362-365.

Ansari N，Fong B，Zhang YT. 2006. Wireless technology advances and challenges for telemedicine. IEEE Communications Magazine，44（4）：39-40.

Bamberg SJ，Benbasat AY，Scarborough DM，et al. 2008. Gait analysis using a shoe-integrated wireless sensor system. IEEE Transactions on Information Technology in Biomedicine，12（4）：413-423.

Cai BQ，Cai SX，Chen RC，et al. 2014. Expert consensus on acute exacerbation of chronic obstructive pulmonary disease in the People's Republic of China. International Journal of Copd，9：381-395.

Fang XC，Wang XD，Bai CX. 2011. COPD in China：The Burden and Importance of Proper Management. (Special Featur) Chest. 139（4）：920-929.

Hirata A，Fujiwara O，Nagaoka T，et al. 2010. Estimation of whole-body average SAR in human models due to plane-wave exposure at resonance frequency. IEEE Transactions on Electromagnetic Compatibility，52（1）：41-48.

Li HB，Kohno R. 2008. Advances in mobile and wireless communications. Lecture Notes in Electrical Engineering，16（4）：223-238.

Martinez AW，Philips ST，Carrilho E，et al. 2008. Simple telemedicine for developing regions：camera phones and paper-based microfluidic devices for real-time. off-site diagnosis，Analytical Chemistry，80（10）：3699-3707.

Wang Q，Tayamachi T，Kimura I，et al. 2009. An on-body channel model for UWB body area communications for various postures. IEEE Transactions on Antennas and Propagation，57（4）：991-998.

第七章 移动医疗平台

第一节 远程病患关护系统

远程病患关护系统是一个医生和患者关于慢性病管理的协作平台，它针对健康数据提供了非常安全、私有存储和高加密的数据传输方式。当用户在系统中输入他们的健康指标，远程病患关护系统会保证数据的安全性，并提供给相应的医疗健康供应商，同时为两者提供非常便捷的沟通方式。该系统也可以扩展并支持外部的数据来源，如第三方的设备、应用和健康数据。远程病患关护系统的后台提供了强大的知识数据库，涵盖了各种疾病、药物及医院的信息等。

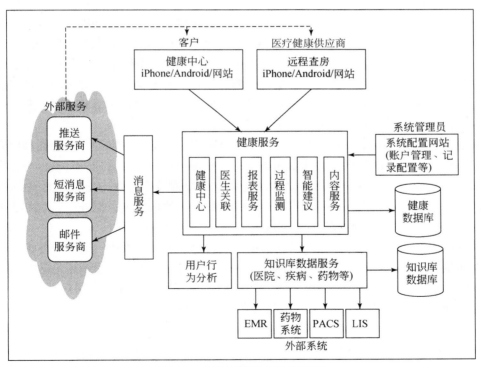

图 7-1　远程病患关护系统框架

正如图 7-1 描述，远程病患关护系统由很多基本的服务模块组成，包含内部的安全服务及同外部的服务沟通的模块。中间核心的服务"健康服务"，在整个系统中负责处理用户数据存储、响应请求，并且负责客户和医疗健康供应商之间的沟通协作。知识数据服务为客户提供了大量的参考信息，并且为整个系统提供了丰富的知识参考信息。消息服务管理着和外部系统之间的沟通，如远程推送服务，短消息服务的集成。用户行为分析服务可以监控和跟踪用户的使用行为，通过用户行为的分析，我们可以更好地设计系统并且满足用户需求。该系统还提供了系统管理员的配置管理系统，可以方便管理员来管理用户，配置一些系统设置，如异常数据提醒、问卷设置等。

健康服务是整个系统的核心模块，作为客户和供应商沟通的桥梁。一旦移动手机通过了系统认证，应用就可以通过健康服务存储信息并且和供应商进行沟通协作。健康服务作为主要的对外接口，并且负责沟通一系列重要的服务：健康中心服务、医生关联服务、报表服务、远程监测服务、内容服务和智能建议服务。

健康中心服务可以记录客户众多数据，包括体重、血压、血糖、饮食、运动等，这些数据也可以从外部健康仪器采集而来。健康中心服务可以接受各种类型的病患数据−用户输入的或者来自其他监测设备。除去数字类型的数据以外，该服务还能记录调查问卷的结果、日常饮食、图片和视频信息。在远程病患关护系统中，健康中心服务可以帮助用户将健康数据分享给家庭成员或者医疗专家。

医生关联服务管理着用户和医生之间关于疾病或者健康中心服务记录的数据的沟通。这个服务是整个的系统的关键部分，因为用户和医生之间的互动可以带来极大的好处。这个服务为这样的互动和合作提供了基础。

报表服务可以自动汇总用户的数据和行为，并提供给用户的关怀圈子。这个服务可以基于一定的规则，定期的生成报表，例如，一个月内的运动量的图表，用户的行为（如进行过多少次身体检查）及用户和医生之间的互动行为。远程监测服务通过特定的程序管理方法帮助和提醒医生对病患进行定时的监测。这个服务会由一位健康服务供应商来启动，并基于一个定制化的时间表。所有病患相关的数据会通过这个服务获得，并且所有医生进行的监测、提醒交互行为都会被系统记录下来。

智能建议服务是基于大量的知识数据库，针对用户的健康数据的输入，提供相应的智能建议。这项服务可以管理医护计划和规则，会根据用户的历史数据进行整合与分析，提供对用户有用的建议。该服务还可以允许健康专家根据特定算法自定义个性化的医学提示、消息和建议。这些算法可以利用用户的健康数据、使用行为数据等。该服务还可以允许针对每个病患进行智能建议算法的调整。

消息服务是远程病患关护系统同外部系统进行消息通信的桥梁，这个服务提供了各种各样的通信方式，如远程推送、短信通知、邮件通知等。这个服务会根据信息的内容提供不一样的通信方式，以最佳的通信方式通知到用户和医生。通过统一的对外沟通的平台，可以极大地降低系统耦合的程度，并且提供非常良好的扩展能力和降低系统维护的复杂度。

远程病患关护系统同样提供了一些模块给内部管理员使用。用户行为分析服务可以跟踪用户在移动客户端上面的使用习惯，这些数据可以帮助研发人员进行分析、整理，了解用户的使用习惯，并最终可以帮助到研发人员开发出更符合用户使用习惯的产品。系统配置平台是供系统管理员进行后台数据的管理配置，如用户的管理、问卷的配置，以及智能提醒的规则设定等。

知识数据库服务是为其他健康服务提供了基础性服务。它提供了一系列通用的术语、定义和信息，如地理信息、医药信息、药物信息等。这些信息对于移动医疗来说是极为关键性的。同时这个服务也为整个系统同其他基础性平台进行数据整合，如其他的医药数据平台。

　　内容服务可以提供最新的健康服务内容，这些内容包含文字、图片、音频和视频。这些内容可以通过多种方式发布给客户，例如，定期更新方式或者健康专家可以将内容发布给特定的客户组。所有的推送内容都是通过内容服务来管理。

　　图 7-2 表达了整个系统的数据传输的关系。移动应用可以允许用户自行进行数据的输入，同时它也可以整合来自众多第三方的数据源，如其他的智能设备、第三方健康的应用或者第三方的健康数据源（如 iOS Health Kit）。所有用户和医生的移动应用都会对用户的敏感数据进行加密保存，这样既能保证使用的性能，提供了良好的用户体验，实现离线操作的功能，同时又能保证用户的数据不会泄露。

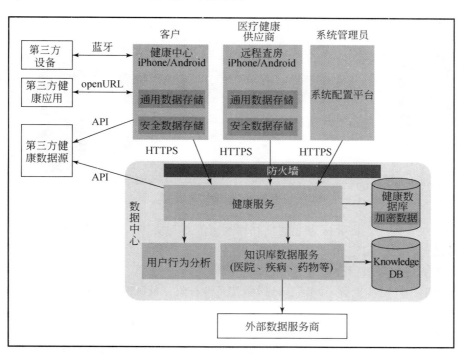

图 7-2　远程病患关护系统数据传输

　　移动应用及管理员的配置平台都是通过 HTTPS 的加密网络传输协议来访问后台的健康服务，所有的通信都需要经过数据中心的防火墙过滤，从而保证内部系统的安全性。整个后台的服务及数据库都在同一个数据中心里面，保证数据的安全性，全部服务和数据库通信都是在数据中心内部发生。同时，对于一些用户的敏感数据，还会在健康数据库中对其进行加密存储。

　　如图 7-3 所示，远程病患关护系统具备非常好的扩展能力。它会利用第三方提供的内容分发网络（content distribution network，CDN）服务来帮助网站静态资源的缓存和加载，这将为网站的访问提供极好的用户体验。所有的健康服务器及知识数据库服务器都可以部署在多台机器上面，从而形成一个服务器集群。在前台通过负载均衡控制来负责外部请求的分发。同时，健康数据库和知识数据库都是可以分布在多台服务器上面，通过数据的备份和共享，提供了非常高的吞吐量，从而可以保证服务的高性能和高可用性。远程病患关护系统的扩展是极其简单的，所有的服务都是独立，并且可以分布式的部署，所有的模块都是基于云端，所以很容易实现负载均衡。

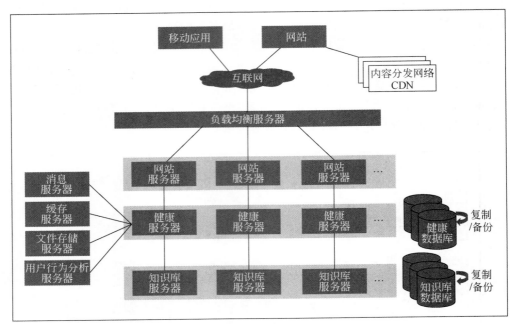

图 7-3   远程病患关护系统扩展功能

好的健康管理一定需要医患之间良好而紧密的互动协作，而支持这样协作的系统一定需要良好的健壮性、稳定性、安全性和可扩展性。远程病患关护系统就是具备了以上这些性能，并为满足当今医疗健康行业的需求而设计的。

由于目前医疗资源配置不均衡，社区医院条件有限，社区医师存在学历低、专科水平低和认可度低的现状，难以吸引对医疗质量要求高的民众，结果更多的患者涌到大医院求医问药，引发出入名医院难、看名医难的现状（图 7-4）。虽然大医院医师专业水平较高，但由于日常工作繁忙等原因存在预防差、保健差、慢性病管理差和康复差的问题。新医改方案中明确提出了健全基层医疗卫生服务体系，建立城市医院与社区卫生服务机构的分工协作机制，引导一般诊疗"下沉"到基层，逐步实现社区首诊、分级医疗和双向转诊，缓解目前"看病难、看病贵"的就医矛盾。而基于移动医疗平台的疾病管理同样可以实现"双向转诊"，使远程管理的患者可以根据其病情复杂程度在各级医院的医生间转诊监控。

物联网移动医疗平台可实现在患者首诊后，根据病情使合适的医生进行远程监控管理。以三级医院、二级医院及社区卫生中心为对象，对在这三级医疗机构首诊的患者采取三种"转诊"模式。

第一种模式：患者直接到三级医院就诊，如病患情况复杂，医生认为需要院外监控，则由三级医院医生直接对患者进行远程管理；如病患情况相对简单，三级医院的医生可通过移动医疗平台将患者向下"转诊"至二级医院医生或社区卫生中心的全科医师（图 7-5）。

目前现状

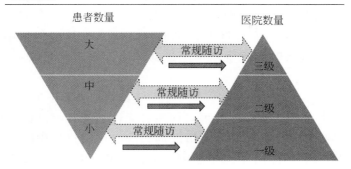

· 患者数量和医院等级成反比
· 缺少常规随访管理

图 7-4 中国医疗现状

三级医院患者群的改变

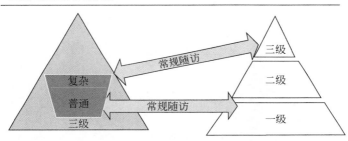

三级医院患者群
· 按病情分成两组，病情复杂和病情相对普通的
· 复杂病情组在三级医院接受常规随访管理
· 普通病情组将在一、二级医院进行随访

图 7-5 基于物联网移动医疗平台的三级医院患者群的改变

　　第二种模式：患者直接到社区卫生中心就诊，如病患情况相对简单，医师认为需要院外监控，则由社区卫生中心的全科医师对患者进行远程管理；如病患情况复杂，社区卫生中心的全科医师则可通过移动医疗平台将患者向上"转诊"至二、三级医院医生（图 7-6）。

一级医院患者群的改变

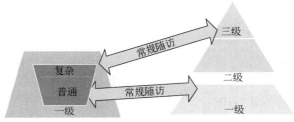

一级医院患者群
· 按病情分成两组，病情复杂组和病情相对普通组
· 相对普通病情组在一级医院常规随访
· 而复杂病情组在二、三级医院常规随访

图 7-6 基于物联网移动医疗平台的一级医院患者群的改变

　　第三种模式：患者直接到二级医院就诊，如病患情况相对复杂，医生认为需要院外监控，则由二级医院医生直接对患者进行远程管理；如病患情况相对简单，二级医院的医生可通过移动医疗平台将患者向下"转诊"至社区卫生中心的全科医师；如病患情况复杂，二级医院的医生则可通过移动医疗平台将患者向上"转诊"至三级医院医生。

　　在信息的获取上，采取三级授权，其中上一等级可以查看下 1~2 等级的所有资料。通过以上移动医疗平台的转诊模式，可以使患者无论在哪一级的医疗机构就诊，只要有院外管理的需要都可以找到针对患者情况的相应级别医疗机构医师对其进行远程监控管理。与此同时，因为有向上转诊的机制，患者也可以更加放心地到社区卫生中心去就诊，这样从一定程度上也减轻了二、三级医院的压力，使医疗资源得到更加高效的利用（图 7-7）。

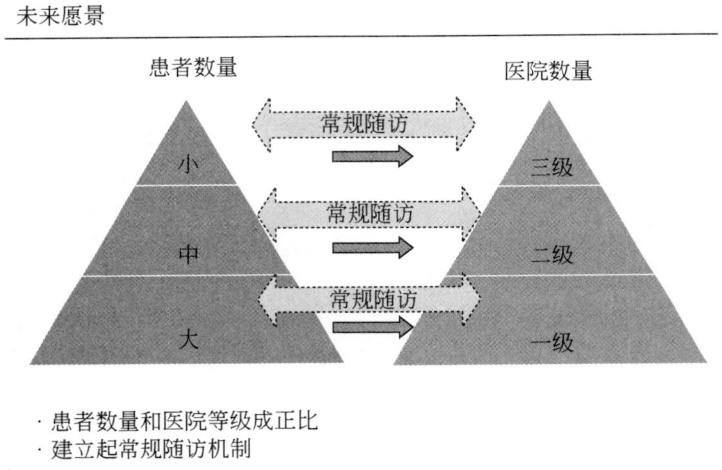

图 7-7　基于物联网移动医疗平台的未来愿望

第二节　最新进展

问卷量表功能，如图 7-8 所示。目前在"健康中心"已编写多种专业问卷。

（一）患者端：健康中心

（1）问卷填写界面简洁、友好，省去纸笔填写的困难，易于中老年患者使用（图 7-9）。

（2）患者可以查看自己的历史得分。对自我病情变化有个完全、动态的了解，增进患者自我监测的意识（图 7-10）。

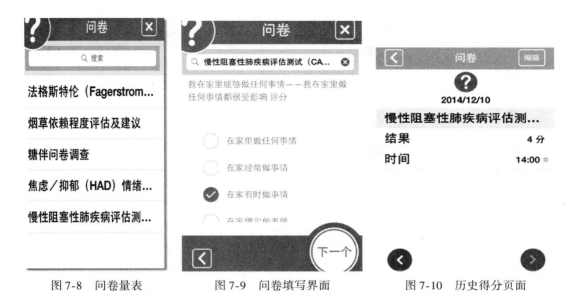

图 7-8　问卷量表　　　　图 7-9　问卷填写界面　　　　图 7-10　历史得分页面

（3）"健康中心"还拥有智能提醒患者的功能，可帮助提高患者自我监测的依从性（图 7-11）。可以在一天中任意时间设置任意次数的提醒。随时随地填写问卷，方便快捷。

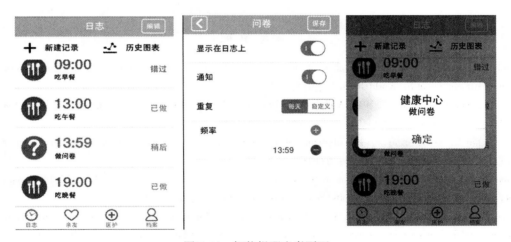

图 7-11　智能提醒患者页面

（二）医生端：远程查房

在医生端"远程查房"中，可以实时查看患者所填写的问卷历史的得分情况。随时随地掌握患者的病情变化，及时调整患者的治疗方案；同时也是科学研究的第一手资料，电子化的形式易于保存和使用（图 7-12）。

（三）总结

通过患者端"健康中心"和医生端"远程查房"两端合力，我们的 APP 问卷实现了

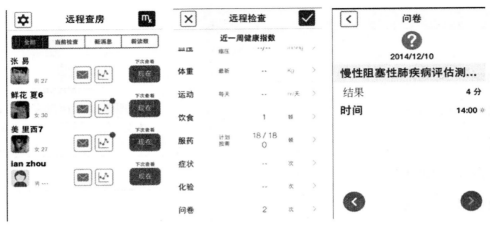

图 7-12 医生端 "远程查房"

以往传统问卷无法企及的新功能：界面简洁友好，填写简单快捷；可查看历史得分；随时随地填写，方便快捷智能提醒，帮助患者提高自我监测意识；医生随时掌握病情变化；电子化资料易于保存使用，助力科研。

(John K. Frager 孟 昕 周 建)

参 考 文 献

Amini A, Saboohi H, Wah TY, et al. 2014. A fast density-based clustering algorithm for real-time internet of things stream. Scientific World Journal, 2014: 926020.

Cubo J, Nieto A, Pimentel E. 2014. A cloud-based internet of things platform for ambient assisted living. Sensors (Basel), 14 (8): 14070-14105.

Guo Y, Yin L, Li C, et al. 2014. Spatiotemporal access model based on reputation for the sensing layer of the IoT. Scientific World Journal, 2014: 671038.

Kermajani H, Gomez C. 2014. On the network convergence process in RPL over IEEE 802.15.4 multihop networks: improvement and trade-offs. Sensors (Basel), 14 (7): 11993-12022.

Zhong D, Lv H, Han J, et al. 2014. A practical application combining wireless sensor networks and internet of things: safety management system for tower crane groups. Sensors (Basel), 14 (8): 13794-13814.

第八章　应用层的临床范畴

第一节　我国慢性病的流行分析

一、人口老龄化与慢性病发展趋势

人口老龄化是指总人口中因年轻人口数量减少、年长人口数量增加而导致的老年人口比例相应增长的动态。我国是世界上人口老龄化发展最快的国家之一，人口的老龄化已经成为且还将在今后进一步成为影响我国经济和社会发展的重大战略问题。人口老龄化是社会经济发展的必然结果，同时又对社会经济和文化的发展产生重要影响。我国 2010 年进行的第六次全国人口普查数据显示：男女平均预期寿命之差与 10 年前相比，由 3.70 岁扩大到 4.99 岁（表 8-1）。在我国人口平均预期寿命不断提高的过程中，女性提高速度快于男性，并且两者之差也进一步扩大。

表 8-1　平均预期寿命变化（岁）

年份	合计	男	女	男女之差
1981	67.77	66.28	69.27	-2.99
1990	68.55	66.84	70.47	-3.63
2000	71.4	69.63	73.33	-3.7
2010	74.83	72.38	77.37	-4.99

自 1999 年中国进入老龄化社会，老龄化态势发展迅速，2010 年 60 岁以上老年人口已达到 1.78 亿，占全国人口的 13.3%；截止 2013 年年底，我国 60 岁以上的老年人口已达到 2.02 亿，约占总人口的 15.2%，是目前世界老年人口最多的国家，未来还将以每年 800 万速度增长。与其他国家相比，我国的人口老龄化具有以下六个突出的特点。

（1）老年人口绝对数量大。我国老年人口绝对值为世界之冠，目前是世界上唯一老年人口过亿的国家，也是老龄化程度最高的发展中国家，约占亚洲老年人口的 1/2，占全球老年人口的 1/5。到 2050 年前后，老年人口总量将逼近 5 亿，分别占亚洲老年人口的 2/5 和全球老年人口的 1/4，超过发达国家老年人口的总和。

（2）老龄化发展速度快。1999 年我国老年人口占总人口的 1/10，目前为 1/7，2020 年为 1/6，2030 年为 1/4，2050 年达到 1/3，并且一直保持到 21 世纪末。英国、法国和美国等西方工业化国家老龄化水平从 10% 提高到 30%，要用 100 年左右甚至更长的时间，而我国预计仅用 41 年时间，除了日本外，这个速度是人口大国发展史上前所未有的。

（3）高龄化趋势明显。从 2010 年至 2049 年，我国 80 岁及以上高龄老人将从 1904 万增长到 1 亿人，平均不足 5 年净增加 1000 万，年均增长 210 万。21 世纪 90 年代以前，我国始终是世界上 80 岁以上高龄老年人口规模最大的国家，21 世纪中叶，高龄老年人口总数将占世界的 1/4 多，相当于发达国家高龄老年人口的总和，是预期寿命最长的日本高龄老年人口总数的 7 倍。

（4）家庭小型化程度高。我国平均家庭规模从改革开放初期的 4.6 下降到 2000 年的 3.42，呈现持续缩小趋势，2030 年为 2.61，2050 年为 2.51，未来 1～2 人的小家庭户的增长要远远快于较大规模的家庭户。持续的低生育率使青少年人口比例下降，新增劳动力年龄人口减少，未来 35 年，我国 20～44 岁年轻劳动力将比目前减少 1.6 亿，减幅达 28%，随着劳动力数量减少、结构老化和比例失调，长期以来伴随我国经济高度增长的劳动力优势将逐步消失。

（5）城乡老龄化差别大。我国农村老龄化显著高于城镇，人口老龄化二元结构明显。目前，农村老龄化水平高于城镇 1.24 个百分点，到 2028 年，农村老年人口比重将突破 30%，高于城市 11 个百分点，到 2050 年前后，将达到 39.9%，高于城市 7.7 个百分点。全国约有 28 个省区的农村老年比例高出城镇 20% 以上。这种城乡倒置的状况将一直持续到 2040 年。

（6）未富先老问题突出。西方发达国家一般是先富后老或边富边老，基本是在人均 GDP 达到 1 万美元左右进入人口老龄化社会。我国 1999 年进入老龄化社会时人均 GDP 只有 840 美元，是世界平均水平的 1/6，具有明显的未富先老特征。目前，我国人均 GDP 仍处于中等收入水平国家行列，应对老龄社会的经济能力还比较低。

随着社会经济的发展，卫生事业得到不断发展，医疗卫生条件有了很大的改善，出生率、死亡率迅速下降，人口老龄化不断加剧。人口老龄化必将带来一些新的矛盾和压力，对经济和社会的发展提出新的挑战，将使得慢性病的防治工作充满更多挑战。老年人具有高患病率、高伤残率、高医疗利用率的特点。老年人的患病与失能也迅速增长，卫生服务形势非常严峻，并给我国社会经济发展带来诸多方面的影响。老龄化带给整个医疗系统的负担在逐渐增加。

人类疾病谱发生了巨大的改变，急性传染病得到了有效的控制，慢性病成为威胁人类健康的首要因素，已经成为全球共同关注的公共卫生问题，也已经成为危害我国居民健康的第一位疾病。我国慢性病患者已占全国人的 1/5，仅高血压患病人数全国就有 2 亿，每 5 个成人中就有 1 个人是高血压。

慢性病起病隐匿，病程长且病情迁延不愈，缺乏确切的传染性生物病因证据，病因复杂，且有些尚未完全被确认，通常与社会心理因素和生活方式密切相关。常见的慢性病包括肿瘤、糖尿病、心脑血管疾病、慢性阻塞性肺疾病、艾滋病、关节炎和哮喘等。

国家卫生服务调查对"慢性病患病"的定义是通过询问被调查者在调查前半年内有经过医务人员明确诊断的各类慢性病，包括慢性非感染性疾病和慢性感染性疾病，或半年以前经医生诊断有慢性病并在调查前半年内时有发作同时采取了治疗措施如服药、理疗等。

慢性病患病率有两个定义：一是调查前半年内的患病人数与调查总人数之比；二是调查前半年内患病例数与调查总人数之比。本章中除有说明外，慢性病患病率均按后一种定义计算。

两周患病。符合如下三条之一者均为两周患病。

(1) 自感不适,去医疗机构就诊。

(2) 自感不适,未去医疗机构就诊,但采取自我服药等自我医疗措施。

(3) 自感不适,未就诊也未自我医疗,但休工、休学或卧床 1 天及以上。

慢性病迁延不愈,一旦患病便终身带病,无法逆转,不仅大大增加了患者和社会的疾病经济负担,也给患者个人和家庭的生活质量带来重大的不利影响。由于慢性病不能或很难完全治愈,因此给社会带来严重的疾病负担。首先,慢性病为终身性疾病,预后差,并伴有并发症和残疾,严重影响人类健康水平,使慢性病患者生命质量大大降低;其次,终身性的疾病给个人、家庭、社会,尤其是农村居民,造成沉重的经济负担,慢性病与贫困的恶性循环,使人们陷入"因病致贫,因病返贫"的困境之中。

1993～2003 年,我国国内生产总值的年均增长速度为 9%,而慢性病中最主要的心脑血管病医疗费用的增长速度则高达 17.3%,全国每年用于恶性肿瘤患者的医疗费用近 1000 亿元;2005 年,我国城镇居民罹患常见慢性病住院一次,需要花费城市人均年收入的一半以上;农村居民罹患常见慢性病住院一次,至少需要花费农村人均年收入的 1.5 倍。全国每年有 1000 余万农村人口遭遇慢性病与贫困的恶性循环。当前我国已经进入慢性病的高负担期,具有"患病人数多、医疗成本高、患病时间长、服务需求大"的特点,慢性病在疾病负担中所占比重达到了 70%,慢性病已经成为影响我国居民健康水平提高、阻碍经济社会发展的重大公共卫生问题和社会问题。

2005 年 10 月 5 日世界卫生组织发表了一个全球性报告,题为《预防慢性病:一项至关重要的投资》。报告指出,目前,慢性病是世界上最主要的死亡原因,由慢性病造成的死亡约占所有死亡的 60%,所有慢性病死亡的 80%,发生在低收入和中等收入国家,无论是男性还是女性,慢性病死亡率基本相同。在这些国家,慢性病的影响在稳步增大,受慢性病威胁的人数、家庭和社区在逐渐增多。这个日益增长的威胁妨碍了这些国家的经济发展,是造成这些国家贫困的一个主要原因,但是人们对此却缺乏足够的认识。报告呼吁各级采取紧急行动以预防造成慢性病的危险因素,其中最主要的危险因素是不健康饮食、不锻炼身体和使用烟草。

2008 年全国第三次死因回顾抽样调查表明,恶性肿瘤、心脑血管疾病等慢性病粗死亡率为 502.5/10 万,占死亡总数的 82.5%,已成为我国城乡居民生命安全的主要威胁。慢性病是导致居民生命质量低下的主要病种。慢性病通常为终身性疾病,一旦患病,不可治愈。疾病的长期伤痛、伤残等导致了患者生命质量的低下,同时由于长期昂贵的医疗费用也影响着患者的生活质量,生活质量的下降反过来加剧了患者生命质量的降低。此外,漫长的病程也给患者及其家属带来沉重的心理负担。

据报道,慢性病在中国所有疾病负担中所占比重约为 69%。在中国,影响慢性病的主要社会因素包括工业化、城镇化和老龄化。世界银行预测,到 2030 年,人口迅速老龄化可能使中国慢性病负担增加 40%。慢性病已不仅是一个公共卫生问题,而且是一个影响国家经济和社会发展的问题。中国慢性病经济负担的增长速度远超过疾病经济负担和 GDP 的增长速度。中国慢性病行为危险因素监测的数据显示,摄入过多的盐、油仍是慢性病形成的最突出问题。80.9% 的中国家庭人均每日食盐摄入量超过 5 克,83.4% 的家庭人均每日食用油摄入量超过 25 克。此外，中国居民经常锻炼的比例偏低，18 岁及以上居民中经常锻炼的人仅占 11.9%。为此，中国正在倡导全民健康生活方式行动，通过提高全民健康意识，促进健康生活方式，降低慢性病发病率。

世界银行对 84 个国家的研究表明，一个国家的疾病谱的变化与这个国家的经济社会发展水平密切相关。当人均 GDP 达到 1000~3000 美元时，慢性病即进入高发期。我国目前正处于这个关键阶段，因为我国人均 GDP 已达到 3000 美元的水平。根据 2008 年第四次国家卫生服务调查，无论在城市还是在农村，仅恶性肿瘤、心脏病、脑血管病、呼吸系统疾病就占到我国前十位疾病死亡率 78% 左右，若不采取积极措施，将来 30 年将可能成为慢性病的"井喷"年代。我国居民患病结构继续变化，传染性疾病患病率缓慢下降，慢性非传染性疾病迅速上升。2012 年，卫生部等 15 个部门联合发布了《中国慢性病防治规划》，并推出了《慢性病防治中国专家共识》（简称《共识》）。《共识》里的数据显示，以心脑血管病、癌症、糖尿病和慢性呼吸系统疾病等为代表的慢性病是迄今世界上最主要的公共卫生问题。我国因慢性病导致的死亡已经占到总死亡的 85%，脑血管病、癌症、呼吸系统疾病和心脏病位列城乡死因的前四位，45% 的慢性病患者死于 70 岁之前，全国因慢性病过早死亡占早死总人数的 75%。我国现有超过 2 亿高血压患者、1.2 亿肥胖患者、9700 万糖尿病患者、3300 万高胆固醇血症患者，其中 65% 以上为 18~59 岁的劳动力人口。慢性病相关危险因素在人群中普遍存在，有 3 亿人吸烟，80% 的家庭人均食盐和食用油摄入量超标，18 岁以上成人经常参加身体锻炼的比例不到 12%。

《中国心血管病报告 2012》指出，我国心血管病现患病人数为 2.9 亿，每 10 秒就有 1 人死于心血管病。膳食不合理、吸烟、饮酒和缺乏运动等不良生活习惯，导致心脑血管病危险因素流行趋势明显，心脑血管病患病人数呈快速增长态势。

1998 至 2008 年，老年人口的两周患者中慢性病构成从 63.5% 上升至 79.2%，而急性病却从 36.5% 下降至 20.8%，无论城乡均表现出相同的变化规律（表 8-2）。可见慢性病的上升是老年人口健康的主要问题。

表 8-2 1998~2008 年卫生服务调查中国 60 岁以上老年人口两周患病者中的急、慢性病构成（%）

	慢性病			急性病		
	1998	2003	2008	1998	2003	2008
合计	63.5	71.8	79.2	36.5	28.2	20.8
城市	68.8	79.6	84.7	31.2	20.4	15.3
农村	58.7	66.2	75.2	41.3	33.8	24.8

1993~2008 年，非感染性疾病为主类别慢性病逐步或快速增加，感染性疾病为主类别慢性病在明显减少。2008 年与 1993 年相比，患病增加率明显上升的有内分泌系统（244.5%），其中糖尿病增加了 260.8%；循环系统（104.7%），其中高血压、脑血管病分别增加了 186.2%、55.9%；恶性肿瘤增加了 40.0%，椎间盘疾病、前列腺增生或炎症分别增加了 240.4% 和 63.6%。患病增加率为负的有传染病为 -56.3%；呼吸系统为 -48.0%，其中慢性阻塞性肺疾病为 -56.7%；消化系统为 -32.8%，其中消化性溃疡为 -45.0%；眼及附器疾病为 -41.9%、损伤中毒为 -37.5%、肾炎肾变病为 -46.2%、类风

湿关节炎为-35.1%等（表8-3）。

表8-3　1993～2008年中国60岁以上老年人口主要类别慢性病患病率（‰）和增加率（%）

项目	1993	1998	2003	2008	2008 比 1993 增加
传染病	8.7	8.3	4.0	3.8	-56.3
恶性肿瘤	4.0	4.7	4.6	5.6	40.0
内分泌系统	11.9	17.6	29.1	41.0	244.5
糖尿病	10.2	15.1	25.4	36.8	260.8
眼及附器	19.8	22.0	13.7	11.5	-41.9
白内障	14.3	16.4	10.3	8.6	-39.9
循环系统	153.8	181.4	222.7	314.9	104.7
高血压	68.9	82.4	115.1	197.2	186.2
脑血管病	24.7	32.9	33.1	38.5	55.9
缺血性心脏病	28.9	32.8	30.6	30.5	5.5
呼吸系统	94.0	76.9	59.2	48.9	-48.0
慢性阻塞性肺疾病	79.0	59.7	42.7	34.2	-56.7
消化系统	71.6	64.4	49.7	48.1	-32.8
慢性胃肠炎	27.5	24.1	18.1	19.5	-29.1
消化性溃疡	12.9	8.9	7.8	7.1	-45.0
胆石症、胆囊炎	13.6	16.7	12.1	10.9	-19.9
泌尿生殖系统	15.7	15.9	17.8	15.8	0.6
肾炎和肾病变	5.2	4.3	2.9	2.8	-46.2
前列腺增生、炎症	4.4	6.3	8.5	7.2	63.6
肌肉骨骼和结缔组织	83.7	71.9	70.3	79.2	-5.4
类风湿关节炎	47.3	37.0	29.7	30.7	-35.1
椎间盘疾病	5.7	11.3	11.8	19.4	240.4
损伤、中毒	4.0	6.9	5.4	2.5	-37.5

研究显示，随着年龄的增加，多数慢性病的患病率在增加。具体增长情况见表8-4。

表8-4　2008年中国40岁以上中老年人口年龄类别、疾病类别慢性病患病率（‰）

项目	慢性病患病率					增长率变化			
	40-岁	50-岁	60-岁	70-岁	80+岁	50-岁	60-岁	70-岁	80+岁
传染病	3.0	3.7	3.8	4.1	2.3	23.3	2.7	7.9	-43.9
恶性肿瘤	1.7	4.2	4.9	6.7	5.6	147.1	16.7	36.7	-16.4
内分泌系统	10.5	22.7	37.8	49.2	31.9	116.2	66.5	30.2	-35.2
糖尿病	7.9	18.7	33.8	44.7	27.2	136.7	80.7	32.2	-39.1

续表

项目	慢性病患病率					增长率变化			
	40-岁	50-岁	60-岁	70-岁	80+岁	50-岁	60-岁	70-岁	80+岁
眼及附器	0.9	2.9	8.2	13.9	20.2	222.2	182.8	69.5	45.3
白内障	0.3	1.3	5.6	11.0	15.8	333.3	330.8	96.4	43.6
循环系统疾病	52.2	138.3	265.5	373.9	371.4	164.9	92.0	40.8	-0.7
高血压	35.4	93.3	168.9	233.4	222.3	163.6	81.0	38.2	-4.8
脑血管病	4.3	14.7	32.0	46.6	45.1	241.9	117.7	45.6	-3.2
缺血性心脏病	3.8	11.0	22.2	40.2	40.4	189.5	101.9	81.1	0.5
呼吸系统	9.7	20.7	38.3	59.0	68.2	113.4	85.0	54.0	15.6
慢性阻塞性肺疾病	3.9	10.7	26.0	41.2	52.4	174.4	143.0	58.5	27.2
消化系统	31.6	45.4	51.1	45.5	41.3	43.7	12.6	-11.0	-9.2
胃肠炎	14.8	19.8	21.5	16.9	17.6	33.8	8.6	-21.4	4.1
消化性溃疡	5.1	7.3	8.6	5.4	4.2	43.1	17.8	-37.2	-22.2
胆石症、胆囊炎	6.2	10.0	11.6	10.4	9.1	61.3	16.0	-10.3	-12.5
泌尿生殖系统	14.3	11.4	12.9	18.0	22.6	-20.3	13.2	39.5	25.6
肾炎和肾病变	1.9	2.3	3.1	2.4	2.8	21.1	34.8	-22.6	16.7
前列腺增生、炎症	0.7	1.9	4.6	9.1	14.4	171.4	142.1	97.8	58.2
肌肉骨骼和结缔组织	33.6	60.5	76.0	83.1	82.6	80.1	25.6	9.3	-0.6
类风湿关节炎	8.9	19.0	28.1	33.3	35.1	113.5	47.9	18.5	5.4
椎间盘疾病	13.1	19.7	19.1	19.9	19.0	50.4	-3.0	4.2	-4.5
损伤、中毒	1.2	1.9	1.7	3.4	3.5	58.3	-10.5	100.0	

从1993年到2008年，各个年龄段的传染病患病率均在下降，而恶性肿瘤、糖尿病、高血压、脑血管病的患病率在不断增加（表8-5）。

表8-5　2008与1993年相比同一年龄组相同类别慢性病患患病增长率（%）

项目	40-岁	50-岁	60-岁	70-岁	80+岁	60+岁
传染病	-66.3	-65.1	-61.6	-48.8	-14.8	-56.3
恶性肿瘤	-5.6	27.3	6.5	97.1	250	40.0
内分泌系统	200	122.5	175.9	407.2	398.4	244.5
糖尿病	364.7	167.1	191.4	408	532.6	260.8
眼及附器	-62.5	-59.2	-46.4	-46.5	-34.6	-41.9
白内障	-66.7	-60.6	-44.6	-42.7	-43	-39.9
循环系统疾病	53.5	37.9	72.5	129.8	206.7	104.7
高血压	152.9	101.9	150.2	209.1	300.5	186.2
脑血管病	65.4	34.9	35.6	63.5	134.9	55.9
缺血性心脏病	2.7	-36.4	-27.2	45.7	84.5	5.5
呼吸系统	-63.5	-60.6	-55.9	-46.1	-25.2	-48.0

续表

项目	40-岁	50-岁	60-岁	70-岁	80+岁	60+岁
慢性阻塞性肺疾病	-77.2	-73.3	-64.2	-55.6	-31.8	-56.7
消化系统	-54.7	-45.5	-36.4	-24.9	-8.8	-32.8
胃肠炎	-53.3	-41.2	-29	-28.4	-17.4	-29.1
消化性溃疡	-54.9	-53.8	-41.1	-50	-44	-45
胆石症、胆囊炎	-45.1	-36.3	-27	-6.3	54.2	-19.9
泌尿生殖系统	-14.4	-26.5	-15.1	5.3	62.6	0.6
肾炎和肾病变	-69.4	-66.7	-47.5	-52	154.5	-46.2
前列腺增生炎症	133.3	58.3	58.6	37.9	108.7	63.6
肌肉骨骼和结缔组织	-25.8	-23.7	-13.2	4.1	20.1	-5.4
类风湿关节炎	-57.6	-54	-42.5	-26	-18.8	-35.1
椎间盘疾病	111.3	149.4	180.9	323.4	1627.3	240.4
损伤、中毒	-45.5	-38.7	-50	-27.7	-34	-37.5

二、城市人口与农村人口慢性病的差异

1993~2008年，四次国家卫生服务调查的结果显示，城乡居民高血压、糖尿病患病率迅速增加，农村居民增加尤其明显。15年来高血压、糖尿病患病率分别上升了2.2和2.8倍；2008年20岁以上居民高血压、糖尿病患病率分别达到26.6%和11.6%。农村地区的患病率虽然目前低于城市，但是其上升的速度则明显高于城市。引起关注的是，无论对城市居民还是农村居民来说，45~54岁组的高血压、糖尿病患病率上升速度相对较快。

全国第四次全国卫生服务调查结果显示，调查总人口中，自报半年内患慢性病共有27939人，35486例自报患有慢性病。按照人数和例数计算慢性病患病率，分别为15.7%和20.0%（表8-6）。与2003年调查相比，慢性病患病率上升了5个百分点。城市地区慢性病患病率为28.3%，比农村高65.4%。

表8-6 调查地区居民慢性病患病率（%）

调查时间	城乡合计	城市合计	农村合计
按人数计算			
2008年	15.7	20.5	14.0
2003年	12.3	17.7	10.5
1998年	12.8	20.1	10.4
1993年	13.2	19.3	10.6
按例数计算			
2008年	20.0	28.3	17.1
2003年	15.1	24.0	12.1
1998年	15.8	27.3	11.8

续表

调查时间	城乡合计	城市合计	农村合计
1993 年	17.0	28.6	13.1
年龄标准化慢性病患病率			
按人数计算			
2008 年	11.1	11.4	10.7
2003 年	10.3	11.7	9.5
1998 年	12.2	15.0	10.8
1993 年	13.8	16.6	12.4
按例数计算			
2008 年	14.1	15.7	13.1
2003 年	12.5	15.4	10.9
1998 年	13.6	18.5	10.9
1993 年	16.7	21.8	14.1

（1）性别差异。女性慢性病患病率高于男性，城市地区女性患病率比男性高 12.4%，农村地区女性比男性高 35.0%。与 2003 年比较，城乡居民男性和女性慢性病患病率均有明显上升，其中上升幅度最大的是农村女性，上升了近 6 个百分点（表 8-7）。

表 8-7　2008 年调查地区不同性别慢性病患病率（%）

性别	城乡合计	城市合计	农村合计
男性	17.7	26.6	14.7
女性	22.2	29.9	19.4

（2）年龄别差异。无论城市还是农村，慢性病患病率随年龄的上升而增高，0~4 岁组城乡慢性病患病率比较接近；5~45 岁农村慢性病患病率高于城市；45 岁及以上人口城市地区慢性病患病率迅速上升，城市地区居民慢性病患病率高于农村，而且年龄组越高城市与农村慢性病患病率的差距越大（表 8-8）。

表 8-8　2008 年调查地区年龄别慢性病患病率（%）

年龄组	城乡合计	城市合计	农村合计
0~4 岁	0.6	0.8	0.6
5~14 岁	0.9	0.7	0.9
15~24 岁	2.0	1.5	2.2
25~34 岁	5.1	3.6	5.8
35~44 岁	12.2	10.5	12.7
45~54 岁	26.0	27.3	25.4
55~64 岁	42.0	52.2	38.0
65 岁及以上	64.5	85.2	52.4

（3）收入别差异。在城市居民中慢性病患病率随收入的上升呈上升的趋势，各收入组慢性病患病率均较前三次调查有明显增加；农村地区最低收入组和最高收入组的慢性病患病率较高，而中等收入组略低，与第三次国家卫生服务调查显示的规律一致。各收入组的慢性病患病率均明显高于前三次调查（表8-9）。

表8-9　调查地区收入别慢性病患病率（%）

调查时间	城市合计					农村合计				
	最低	较低	中等	较高	最高	最低	较低	中等	较高	最高
2008	22.7	21.5	25.9	33.8	37.7	17.2	16.9	15.2	16.7	19.3
2003	14.2	14.6	18.4	19.5	22.2	10.3	9.9	9.6	10.4	12.1
1998	15.9	18.7	18.2	22.5	24.8	10.8	9.5	9.7	10.2	11.5
1993	15.7	17.1	19.8	20.5	22.3	11.4	10.2	10.1	10.3	11.5

慢性病患病率由高到低前六个疾病系统依次是循环系统、肌肉骨骼系统、消化系统、呼吸系统、内分泌系统、泌尿生殖系统，合计占慢性病患病的89%；城市地区前六位疾病分别是循环系统、内分泌系统、肌肉骨骼系统、消化系统、呼吸系统、泌尿生殖系统，合计占慢性病患病的92%；农村地区前六类疾病分别是循环系统、肌肉骨骼系统、消化系统、呼吸系统、泌尿生殖系统、内分泌系统，合计占慢性病患病的87%。与前三次调查相比，循环系统类别慢性病患病率有较大上升，城市地区内分泌系统疾病、农村地区肌肉骨骼系统疾病也在持续上升（表8-10）。

表8-10　调查地区系统类别慢性病患病率（‰）

疾病分类	城乡合计			城市合计			农村合计		
	2008	2003	1998	2008	2003	1998	2008	2003	1998
循环系统	85.5	50.0	38.8	153.3	105.8	93.6	61.4	30.8	20.3
肌肉骨骼系统	31.0	23.1	23.4	27.4	29.8	35.2	32.3	20.8	19.4
消化系统	24.5	25.5	32.5	21.8	28.2	46.4	25.5	24.6	27.9
呼吸系统	14.7	15.5	19.8	15.7	19.1	30.7	14.3	14.2	16.1
内分泌系统	12.9	7.5	4.7	31.4	20.3	13.1	6.3	3.1	1.8
泌尿生殖系统	9.3	8.4	8.3	9.4	10.1	11.8	9.3	7.8	7.2
神经系统	4.2	3.9	5.0	4.0	4.6	5.8	4.2	3.7	4.8
传染病	2.7	2.7	4.8	1.7	2.4	5.8	3.1	2.8	4.5
眼及附器	2.7	2.8	4.3	4.0	4.6	9.4	2.2	2.1	2.5
精神病	2.1	1.9	1.9	2.3	2.4	2.4	2.0	1.8	1.8

2008年患病率较高的五种疾病分别是高血压、胃肠炎、糖尿病、类风湿关节炎和脑血管病，占患病总数的48.3%（表8-11）。城市地区慢性病患病率较高的几种疾病依次是高血压、糖尿病、缺血性心脏病、脑血管病、椎间盘疾病，与2003年调查相比，除椎间盘疾病外其余疾病的顺位均一致，但是患病率均比2003年有了较大上升。农村地区慢性病患病率较高的疾病是高血压、胃肠炎、类风湿关节炎、椎间盘疾病、慢性阻塞性肺疾

病，与 2003 年调查相比椎间盘疾病、脑血管病占慢性病患病的比例有了较大上升，慢性阻塞性肺疾病、胆结石和胆囊炎疾病所占的比例下降。

表 8-11　2008 年调查地区疾病类别慢性病患病率（‰）及构成（%）

顺位	城乡合计			城市合计			农村合计		
	疾病名称	患病率	构成	疾病名称	患病率	构成	疾病名称	患病率	构成
1	高血压	54.9	27.5	高血压	100.8	35.7	高血压	38.5	22.6
2	胃肠炎	10.7	5.4	糖尿病	27.5	9.7	胃肠炎	11.7	6.9
3	糖尿病	10.7	5.4	缺血性心脏病	15.9	5.6	类风湿关节炎	11.3	6.6
4	类风湿关节炎	10.2	5.1	脑血管病	13.6	4.8	椎间盘疾病	9.3	5.5
5	脑血管病	9.7	4.9	椎间盘疾病	10.2	3.6	慢性阻塞性肺疾病	8.5	5.0
6	椎间盘疾病	9.5	4.8	慢性阻塞性肺疾病	7.9	2.8	脑血管病	8.3	4.9
7	慢性阻塞性肺疾病	8.3	4.2	胃肠炎	7.9	2.8	胆结石及胆囊炎	5.2	3.1
8	缺血性心脏病	7.7	3.8	类风湿关节炎	7.2	2.5	糖尿病	4.8	2.8
9	胆结石及胆囊炎	5.1	2.6	胆结石和胆囊炎	5.0	1.8	缺血性心脏病	4.8	2.8
10	消化性溃疡	3.3	1.7	白内障	3.0	1.1	消化性溃疡	3.5	2.1
11	泌尿系统结石	2.0	1.0	前列腺增生	2.9	1.0	泌尿系统结石	2.2	1.3
12	前列腺增生	1.7	0.9	消化性溃疡	2.8	1.0	贫血	1.8	1.1
13	白内障	1.7	0.9	哮喘	2.5	0.9	肺源性心脏病	1.6	1.0
14	贫血	1.6	0.8	肾炎和肾病变	2.1	0.7	乙型肝炎	1.4	0.8
15	哮喘	1.6	0.8	慢性咽喉炎	1.6	0.6	肾炎和肾病变	1.4	0.8

三、"及早预警和及早主动治疗"的现代医学模式

慢性病人数的急剧增加使当前以疾病治疗为目的传统医疗模式面临极大挑战，以健康为中心的新模式成为医学改革的主要方向。针对该危机，世界卫生组织强调，医学不应该继续以疾病为主要研究领域，而应该以人的健康作为医学的主要发展方向，即由疾病医学模式转变为健康医学模式。

我国已经迅速进入老龄化社会，目前我国 60 岁以上老年人口已达 1.43 亿；预计到 2050 年，60 岁以上的人口将占我国总人口的 1/3。从医院到卫生部的统计都表明，几乎所有类型的慢性病发生与发展都与年龄的增加紧密相关。由于所有的慢性病都属于复杂性疾病，如糖尿病、肿瘤等，都不是一蹴而就形成的，而是不断演化的结果。正因为如此，成年人如果适当地进行长时间预防，则可以防止慢性病像传染病一样瞬间爆发。相关专家介绍说，如 2 型糖尿病的发病过程中，涉及人体的很多个系统，如肝、脂肪、肌肉对胰岛素响应能力的降低，以及胰岛分泌胰岛素能力的下降，中枢神经系统和免疫系统的异常等。也就是说，2 型糖尿病的发病是机体内多种功能都出现了问题以后的综合性表现，而在这个过程中，人体是可以采取多种措施预防的，这就是"4P"医学模式的基础。而最新的预防预测则是建立在基因检测结果上的。

　　根据医学模式的转变和危险因素的可控性，改变卫生服务的提供模式，做到预防先行、寓防于治、防治并举。随着社会的发展、科学技术的进步及人口的快速老龄化，疾病构成与人口的死亡模式中以慢性病占据了主导地位，无论是患病原因还是健康后果，其模式均是生物-心理-社会医学模式。世界卫生组织在《迎接 21 世纪的挑战》报告中指出"二十一世纪的医学，不应继续以疾病为主要研究对象，应以人类健康作为医学研究的主要方向"。医学发展的趋势已由"以治病为目的的对高科技的无限追求"，转向"预防疾病与损伤，维持和提高健康水平"。这种转变将深刻改变医学的理论和实践：一是由疾病医学转向健康医学，充分发挥现代医学发展及中医药理论技术优势提高全民健康素质；二是由关注疾病转向关注人本，在依靠科技进步的同时加强人文关怀和对人所处社会及心理环境的认知，并重视人体自身健康动力的挖掘。

　　生物医学模式已越来越不适应人民群众的健康需要，其弊端已开始显现。为了应对我国人民健康将要面临的各方面挑战，需要先发制人，实现医学工作模式的转换，改变卫生服务的提供模式，做到预防先行、寓防于治、防治并举。让临床医生不仅仅专注于治疗疾病本身，而应从医疗工作的纯临床型转换成临床与疾病预防相结合的模式，由医生把健康知识、与个人行为相关的防病措施有针对性的传达给患者；预防工作人员也应改变传统的预防工作模式和预防工作内容，把以预防传染病为主转变成传染病和慢性病同时预防，把传统的由供方提供为主的（如疫苗接种）居民被动预防手段扩大至改变居民个人健康行为的主动预防手段。

　　传统门诊流程就诊的突出特点是挂号排队时间长、交款取药时间长和医生看病时间短，从而导致就诊高峰时期滞留在门诊大厅的患者及家属过多。排队 3 个钟头，看病却只有 3 分钟，这是不少中国患者在医院特别是知名大医院看病时必须经历的煎熬与郁闷。传统的"到医院看病、门诊随访"的医疗模式不但越来越难以满足人们对高质量健康资源的需求，而且无法有效地做到对重要器官疾病的提前预警、及早发现、及时治疗和避免突然死亡。要解决这些问题，就需要将现有的"病发后到医院"的被动治疗模式改为"及早预警和及早主动治疗"的现代医学模式。

　　健康医学模式不再单纯强调传统医学模式中的"在医院治疗疾病"的观念，而是强调以人为中心的体征参数检测、身体状态辨识和状态调控，将疾病的预防和保健作为目标。世界各国均在积极寻求一种新的医疗服务模式，以提供促进健康为目的的医疗服务。当今医学发展的趋势特征是生命与健康规律的认识趋向整体，疾病的控制策略趋向系统，正走向"4P"医学模式。"4P"医学模式即预防性（preventive）、预测性（predictive）、个体化（personalized）和参与性（participatory）。"4P"医学模式更加强调人的主动性，强调日常生活行为对疾病发生发展的重要性，从而强化对个体生活行为的干预，以达到预防疾病、控制发展的目标。

　　医学模式从治疗走向预防，是现代医学发展的一大趋势。以前，由于技术的限制，人们预防疾病的措施还局限在完善饮食、规律生活和适当娱乐等基本手段，更高层次的对自身身体状况的认知和可能的患病风险都不是个人自身能做到的，多数人在无知无觉或后知后觉中被疾病捕获。"4P"医学模式的目的主要是解决慢性病问题，而"4P"医学模式在目前受到重视与老龄化社会息息相关。

　　"4P"医学模式以预防性和预测性为目的，但是由于个体的生活环境、身体体质、性格特征都有所差异，所以"4P"医学更强调个体的特异性，也就是"个体化"医学会受到特别重视。目前，个体化医学则更依赖于生物技术在医学领域的突破，特别是基因检测技术的应用。针对个体化医学中的早预防、早诊断和早治疗的目的，基因检测技术在临床中通过基因检测诊断疾病，明确病因，找出药物相关基因标记，提高治疗效果，降低医疗成本。目前从疾病的诊断和治疗到疾病的预防与健康管理，各个领域都与基因检测紧密相关。基因检测正为解决临床中的实际问题提供新的手段。医学界也已经从疾病治疗模式走出来，向预防医学的模式演进，并且在生命与健康规律的认识趋向整体，疾病的控制策略趋向系统的科学积累下，疾病预防控制工作已经成为我国卫生工作的第一关口。而在这个过程中，"4P"医学模式逐渐被重视。

　　"4P"医学模式将为解决长期困扰人类的很多重大疾病，如癌症、糖尿病、神经和精神疾病等慢性复杂性疾病的早期诊断、早期治疗开辟新途径，为基因科学产业化提供重大机遇。在生物医学模式下，我们会错过疾病控制的最佳时机，患者持续增多，社会成本越来越高。而"4P"医学模式可以捕捉疾病控制的最佳时间，早筛早治，患者将会平稳减少，社会成本均衡下降。从治疗走向预防，是现代医学发展的一大趋势。在压力越来越大的现代社会中，人们往往顾此失彼，健康状况普遍不佳。而更为致命的是，人们缺乏必要的技术手段，获知自己身体状况的相关数据。多数人在无知无觉或后知后觉中被疾病捕获。从现有的预防手段上看，人们预防疾病的措施还局限在完善饮食、规律生活和适当娱乐等基本手段，更高层次的实时监测血压、心跳等都不是他们自己能做到的。

　　第七届上海国际呼吸病大会上，复旦大学附属中山医院呼吸科主任白春学教授首倡"物联网医学"，它将现有"病发后到医院"的被动治疗模式改为"及早预警和及早主动治疗"的现代医学模式。这不仅可以使患者获得最佳的疾病防治效果，同时可以减少就医的中间环节和就医诊断时间，而且还能降低患者门诊就诊次数和就诊费用。这种医疗模式，使得医疗卫生服务的重心开始发生转移，将从消除疾病、减轻痛苦向维护健康、提高生活质量转移，实现真正意义上的疾病健康防御、全民健康管理，可有效降低全社会的医疗投入，改善因病致贫的窘迫状况。可将诊治工作的成本降至最低，特别是可以缓解发达地区看病难、住院难和不发达地区医疗资源稀缺的问题，而且能够预防潜在的健康危机。从治疗走向预防，是现代医学发展的重要趋势。

　　与常规的医学模式相比，物联网医学模式具有全时空移动效果，防病简便易行，自我诊断比较容易，而且诊断地点不限于医院，可以在家庭甚至移动诊断。在管理上，还可以全时空地进行病情监测、调整方案、调整药物。门诊就诊次数和病情急性加重情况比常规模式要少，社会效益要超过常规模式。

　　中国生物医学工程学会名誉理事长、中国工程院院士俞梦孙表示，"健康物联网是一个巨大的有利于民生的朝阳产业，将与每个家庭结合，既而推动健康物联网服务业发展。并从根本上改变高增长的医疗费用，从医疗消耗经济的模式转变为对 GDP 的巨大贡献。健康物联网一定会成为带有中国特色烙印的现代科技大工程，乃至全世界，健康物联网也会成为未来的必然模式"。俞梦孙介绍"健康医学模式与疾病医学模式不一样，健康医学模式是通过恢复和提高人体身心系统稳态水平，重塑人体自主功能，涉及人体健康状态的感知、辨识和调控 3 个方面"。

　　我国每年患慢性阻塞性肺疾病的患者死亡数量为 128 万，平均每分钟死亡 2.5 人，与传统治疗模式相比，物联网医学对慢性阻塞性肺疾病确诊后的治疗和监测有明显的优势。白春学教授介绍，物联网医学可对海量检测数据进行"深度加工和挖掘"，以更加精细、动态和"智慧"地管理疾病预警、早期诊断和监护治疗，提高医疗资源利用率和健康水平，以及用于多中心的临床试验的数据采集。物联网医学模式既减轻了大医院人满为患的情况，又为社区医师解决了一些慢性病诊治和管理的依从性差的高技术难题，可以高效监测疾病，动态协助疾病和患者管理，GPS 定位和报警装置可协助抢救患者生命并减少住院次数。

随着生活水平的提高，人们对自身和家人健康状况的重视程度越来越高，对疾病预防和早期治愈的渴盼更为迫切。健康促进物联网平台的特色是实现家庭、社区医院和大型医院的无缝链接，实现远程健康监护。例如，福州市鼓楼区打造的"物联网鼓楼示范区"智能平台，集城市管理、消费、社区服务应用为一体，为市民带来了物联网生活新体验，极大提高了社区空巢老人的生活质量，帮助社区管理部门提升了其对居民的服务水平。健康物联工程将发挥社区内"最后一公里"优势，推进其从"被动医疗服务"到"主动健康服务"的转变，更好地对疾病"防患于未然"。中国已经进入老龄化社会，高血压、糖尿病等慢性病有逐年增加的趋势，患者治疗和医保负担、缺乏照顾情况日益严重。在此背景下，开展适合老年人群特点的健康服务，是当前应对老龄化的核心方法。我们不但要注重老年人的健康医疗，慢性病监测、防治，还要进行日常生活照料和精神抚慰。在具有中国国情特殊性的独生子女时代，将物联网技术应用到社会养老领域，有利于更好地照顾、赡养老人，有利于减少政府和社会的负担，减少老人的孤独抑郁心理，对提高社区居家养老服务质量、建立和谐社区、建立和谐社会有着积极的意义。

按照物联网的服务对象，分为公用物联网和专用物联网。公用物联网主要为大众提供物联网服务；专用物联网为满足企业、团体或个人特色应用，有针对性地提供专业性业务。陈世卿院士提出的健康档案区域医疗信息平台，利用物联网技术实现患者与医务人员、医疗机构之间的互动。北京市海淀区使用的基于物联网技术的社区老年人慢性病健康监测服务，实现了社区内患者实时的健康监护和医患互动。随着医院改革全面铺开，社区卫生服务机构和一些新型的健康服务中心方便、价廉，能更好地为居民健康服务，主要应用模式包括以下几种。

（1）慢性病监控。以社区为突破口，推行慢性病综合管理，不仅能降低医疗总费用，同时也提高了患者的生活质量。北京市最早推行"知己健康管理"的西城区，参加试点的高血压、糖尿病患者年医药费用平均降低了几百元。

（2）远程医疗。实现对患者的网上就诊，提供网上医疗咨询服务。无锡市锡山区城乡协同医疗体系通过云计算技术、分布式集群等技术的融合搭建起新型的卫生信息平台，对患者的健康状况提供日常医疗保健咨询，也可为患者提供全面的健康指导。

（3）心理干预。针对老人、儿童等弱势群体建立慢性病、心理咨询等专题论坛，培养居民健康新理念。

从现有的预防手段上看，人们预防疾病的措施还局限在完善饮食、规律生活和适当娱乐等基本手段，更高层次的实时监测血压、心跳等都不是他们自己能做到的。无线健康物联网，是将物联网技术用于医疗领域，借助数字化、可视化模式，进行生命体征采集与健康监测，将有限的医疗资源让更多人共享，也就是智慧医疗。

智慧医疗方案能让抢救变得更有效率。特别是对于心脏病患者，治疗时间是非常关键的。已经有一些心脏病患者随身携带了专门的无线终端设备，这些设备可以不间断地通过无线健康物联网将心电图数据和其他体征数据实时发送到医疗监测中心。监测中心 24 小时监控和分析这些数据，在发现异常时立即联络患者或其家属，让患者得到最及时的救治。智慧医疗方案的作用还不止这些。对于那些经常忘记吃药的健忘症患者或者老人，会发现这套方案还是一个很好的帮手，可以为患者及时发送用药提醒信息，并方便地提供药物数据库的资料。这样患者就可以不再错过服药的时间，并且不用再忍受反复查询服药计量的麻烦。类似的解决方案还包括血糖监测手机，测量体脂肪的"减肥手机"，测量皮肤下水分并具备按摩功能的"皮肤管理手机"，以及能够看到胎儿发育状况的"产妇手机"等。

现在越来越多的智慧医疗方案被应用在人们的生活之中，医疗人员能够利用移动医疗终端完成以患者为中心的各种医疗项目，如无线指示患者用药，对家居患者的健康状况进行远程监控等。能提供准确的健康监测和分析，而相应的医疗成本并不会显著增加，因为得益于嵌入式技术和无线通信技术的魅力——边际成本递减的规律，智慧医疗方案可以在大范围内进行普及。

第二节　疾病高危人群的流行病学监测与Ⅰ级及Ⅱ级预防

一、老龄化群体

(一) 高血压

我国人群 50 年来高血压患病率呈明显上升趋势，1959 年患病率为 5.11%，1991 年为 13.58%，而根据 2002 年大规模高血压人群抽样调查结果显示，我国 18 岁以上成年人高血压患病率为 18.8%，估计目前我国约有 2 亿成年高血压患者，每 10 个成年人中就有 2 人患有高血压，约占全球高血压总人数的 1/5。高血压患病率随年龄增长而积累性增加，高血压患者呈持续增加趋势，在我国老年人群中，年龄≥60 岁的高血压患病率为整体人群的 2.5 倍，而在≥80 岁的老年人群中，高血压的患病率可高达 90%。2002 年我国 60 岁及以上人群高血压的患病率为 49%，即每 2 位 60 岁及以上人中就有 1 人患高血压。我国高血压患者总体的知晓率、治疗率和控制率明显较低，分别为 48.4%、38.5% 和 9.5%，而老年高血压的治疗率及控制率仅为 32.2% 和 7.6%，因而我国是世界上高血压危害最严重的国家之一。

高血压定义：在未使用降压药物的情况下，非同日 3 次测量血压，收缩压（SBP）≥140mmHg 和（或）舒张压（DBP）≥90mmHg。收缩压≥140mmHg 和舒张压<90mmHg 为单纯性收缩期高血压。患者既往有高血压史，目前正在使用降压药物，血压虽然低于 140/90mmHg，也可诊断为高血压。根据血压升高水平，又进一步将高血压分为 1 级（轻度）、2 级（中度）和 3 级（重度）。对于 18 岁以上任何年龄、任何性别的成年人，我国采用正常血压（收缩压<120mmHg 和舒张压<80mmHg）、正常高值［收缩压 120 ~

139mmHg 和（或）舒张压 80～89mmHg] 和高血压 [收缩压≥140mmHg 和（或）舒张压 ≥90mmHg] 进行血压水平分类。根据我国流行病学调查数据结果显示，血压水平为正常高值的人群，10 年后心血管风险比血压水平 110/75mmHg 的人群增加 1 倍以上，血压水平 120～129mmHg/80～84mmHg 和 130～139/85～89mmHg 的中年人群，10 年后分别有 45% 和 64% 成为高血压患者。

由于老年动脉硬化引起动脉血管壁僵硬度增加，以及血压调节中枢功能减退等原因使老年高血压具有以下特点。

（1）收缩压增高，脉压增大：老年单纯收缩期高血压（ISH）占高血压的 60%。随着年龄增长 ISH 的发生率增加，同时脑卒中的发生率急剧升高。老年人脉压与总死亡率和心血管事呈显著正相关。

（2）血压波动大：血压"晨峰"现象增多，高血压合并直立性低血压和餐后低血压者增多。老年人血压波动大，影响治疗效果，血压急剧波动时，可显著增加发生心血管事件的危险。

（3）常见血压昼夜节律异常：血压昼夜节律异常的发生率高，表现为夜间血压下降幅度<10%（非勺型）或超过 20%（超勺型），导致心、脑、肾等靶器官损害的危险增加。

（4）白大衣高血压现象增多，部分患者仅在诊室内血压升高而在诊室外血压正常，这一现象被称为"白大衣高血压"（white coat hypertension，WCH）。

（5）假性高血压（pseudo hypertension）增多，指袖带法所测血压值高于动脉内测压值的现象（收缩压高≥10mmHg 或舒张压高≥15mmHg），可发生于正常血压或高血压老年人。

（6）老年高血压常与多种疾病并存，并发症多：常并发冠心病、心力衰竭、脑血管疾病、肾功能不全、糖尿病等。

高血压是心脏病、脑卒中、肾病和糖尿病发病和死亡的主要危险因素，我国人群监测数据显示，心脑血管死亡人数占总死亡人数的 40% 以上，其中高血压是首位危险因素，每年 300 万心血管死亡者中至少一半与高血压有关。若血压长期控制不理想，更易发生靶器官损害，而控制血压水平能够遏制心脑血管疾病发病及死亡的增长态势。血压水平与心血管病发病和死亡的风险之间存在密切的因果关系。在全球 61 个人群（约 100 万人，40～89 岁）为基础的前瞻性观察研究荟萃分析中，平均随访 12 年，收缩压或舒张压与脑卒中、冠心病事件的风险呈连续、独立、直接的正相关关系。血压从 115/75mmHg 到 185/115 mmHg，收缩压每升高 20 mmHg 或舒张压每升高 10 mmHg，心、脑血管并发症发生的风险翻倍。在包括中国 13 个人群的亚太队列研究（APCSC）中，血压水平也与脑卒中、冠心病事件密切相关，亚洲人群脑卒中与致死性心肌梗死风险分别增加 53% 与 31%。长期随访发现，随着血压升高，终末期肾病（ESRD）的发生率也明显增加。在重度高血压，ESRD 发生率是正常血压者的 11 倍以上，即使血压在正常高值水平也达 1.9 倍。

高血压患者的主要治疗目标是最大程度的降低心血管并发症发生与死亡的总体危险。需要治疗所有可逆性心血管危险因素、亚临床靶器官损害及各种并存的临床疾病。老年高血压患者降压治疗的获益已得到广泛证实，大量临床试验结果表明降压治疗可显著降低脑卒中及冠心病事件的发生率，进而显著改善单纯收缩期高血压患者的预后。心血管危险与血压之间的关系在很大范围内呈连续性，即便在低于 140/90mmHg 的所谓正常血压范围内也没有明显的最低危险阈值。因此，应尽可能实现降压达标。对血压处于正常高值范围的人群，降压治疗可以预防或延缓高血压发生，但降压治疗是否能够降低心脑血管并发症的风险，尚需进行大规模临床试验研究。

基于老年高血压的特点、老龄化人群较高的患病率及高血压与心血管危险事件的密切关系，对老年高血压患者的评估诊断及随访应更为谨慎，必要时应使用动态血压监测，并鼓励家庭血压监测。不但要评估患者每日血压的平均水平，更要了解其动态变化情况，进而确定合理的给药时间，既能达到最大的降压效果，还可减少低血压的发生。

对于老龄化人群，可以利用物联网技术对高血压等慢性病患者进行实时家庭健康监护，应用远程监控终端，实时测量老年人在家中的血压、心率等数据，当监测数据传入系统内，身处于社区卫生服务中心的医生能够立即看到数据，医生对数据进行分析后，通过系统反馈给患者，告诉患者血压、心率等数据是否处于正常范围内，并给出药物服用意见，以达到及时、快速、准确控制老龄化人群的身体状况；同时，患者每次通过远程监控终端测量的数据，都会通过终端设备自动上传到个人健康档案里，与管理医生形成有效互动，使患者及时获得健康管理指导意见，建立智能型社区高血压防控新模式。利用物联网技术，一方面，实时监测血压处于正常高值范围的老龄化人群的血压水平，控制血压水平，防止这类人群成为高血压患者；另一方面，实时监测老年高血压患者的血压水平，以了解其动态变化情况，确定治疗策略，防止心血管并发症的发生，从而达到对高血压甚至心血管疾病的病因预防，从源头上减少高血压等疾病对老龄化人群健康的危害。

利用物联网技术对老龄化人群的血压等进行健康监护具有以下优点。

（1）节省资源：取代部分医疗机构和医院的健康照护频率，减少医疗与照护人力的需求；老年人的健康监护，可以通过远程诊断和远程会诊，满足老龄化社会的慢性疾病的照护需求，减少了患者往返医院的时间和花销，同时还能够更及时地发现健康异常。

（2）测量准确：健康监护在特殊人群，尤其是老年人熟悉的环境中进行，减少患者的心理压力，减少白大衣高血压的发生，有助于提高诊断的准确性，同时有利于患者的康复。由于心理或生理上的压力，有相当一部分人在医院测量的数据和在熟悉的环境中测量的数据有本质的差别。

（3）预防为主：使传统的反应式的健康照护方式，转变为预防式的健康照护方式，同时，可以据此提供个性化的健康管理方案。

2009 年起，我国启动实施基本公共卫生服务项目，由基层医疗机构免费为群众提供建立健康档案、高血压患者管理等公共卫生服务，对确诊的高血压患者进行登记管理并每年随访 4 次。中国疾病预防控制中心对高血压防控工作的展望中提到：要继续加强高血压及心脑血管疾病监测评估工作，及时掌握我国人群高血压患病情况。通过扩大基本公共卫生服务项目内容和覆盖人群，加强对高血压高危人群的管理，进行定期监测与随访，实施有针对性的干预，有效降低发病风险。随着物联网技术的发展和普及，物联网在我国高血压防治工作中的作用将不可忽视。

（二）行动范围

对于老龄化群体，日常行动包括在家庭和社区中的休闲活动、交通往来、家务劳动、玩耍、游戏、体育运动或有计划的锻炼。老年人的日常行动范围主要在社区，社区是老年人生活的基本环境。老龄化群体行动迟缓、适应能力差，日常活动的空间相对狭小，85%以上的活动在自家完成，日常活动主要是锻炼休闲、购物和看病就医，行动范围十分局限，大多集中在离自己0.5km或1km的社区内部，只有极少的休闲娱乐活动和购物活动在社区外进行。老龄化群体高度依赖社区和社会生活服务，他们的生活受制于整体社会环境，尤其是社区环境更直接并长期影响其生活方式的形成、幸福感的获得及生活质量的提升，社区卫生服务贴近老年人的生活需求，便于及时解决老年人生活中各种健康及看病就医问题。

看病就医是老龄化群体外出行动的重要内容之一，老年人大脑反应迟缓、行动不方便，在没有家人陪同的情况下，从社区卫生服务机构到三甲医院等各级别的医院就医时，老年人应享受特殊待遇和服务，减少就医的繁琐程序，满足老年人就医的生理和身体需求，保证老年人能够方便、及时地就医，以防止老年人在就医的过程中发生意外和造成重大事故。同时，鉴于老年人的主要行动范围是社区，要加大对社区等基层卫生服务机构的资源支持，老年人健康管理体系要遵循政府政策为主、社会服务组织为辅的方针，逐步建立起城乡结合的老年健康管理保障体系。

在预防老年人意外走失、处理老年人应急医疗事件方面，对老年人的家庭管理和个人管理显得尤为重要，而物联网技术在这方面有着广阔的发展前景。通过给老年人配置特定移动终端，使儿女等家人实时掌握老年人的行动范围，不仅能够预防老年人走失等事件，而且能在老年人出现意外的第一时间得到通知并前往救助；对于孤寡老人，社区也可以通过特定移动终端对老年人进行检测，并建立一定的应对机制，保障老年人的安全。天津市西青区通过为居家老人安装呼叫终端定位卡，构建了一个足不出户、"服务随叫随到"的虚拟养老院，通过安装在手机里的终端定位卡，通过定位平台的微机系统与卫星定位系统连接，可快速对信号覆盖范围内的老年人进行定位，随时寻找到老年人的卫星信号，能够实现实时定位、轨迹查询、紧急沟通短信等功能，掌握老年人的行为范围，以防意外事件的发生，必要时呼叫终端定位系统能够辅助相关机构和老年人家属在第一时间进行查找、救助，有效预防老年人意外走失。

（三）预防跌倒

跌倒是指突发、不自主、非故意的体位改变，倒在地上或更低的平面上。按照国际疾病分类（international classification of diseases，ICD-10）对跌倒的分类，跌倒包括两类：①从一个平面至另一个平面的跌落；②同一平面的跌倒。

跌倒是我国伤害死亡的第四位原因，而在65岁以上的老年人中则为首位。随着老龄化人群年龄的增长，身体的解剖组织结构和生理代谢发生一系列变化，机体功能衰退，应变能力降低，使老年人容易跌倒，即使是健康的老年人也可能会跌倒。老年人的跌倒死亡率随年龄的增加急剧上升。跌倒除了导致老年人死亡外，还导致大量残疾，并且影响老年人的身心健康。如跌倒后的恐惧心理可以降低老年人的活动能力，使其活动范围受限，生活质量下降。

老年人跌倒发生率高、后果严重，是老年人伤残和死亡的重要原因之一。据美国疾病预防控制中心2006年公布数据显示：美国每年有30%的65岁以上老年人出现跌倒。2006

年全国疾病监测系统死因监测数据显示：我国 65 岁以上老年人跌倒死亡率男性为 49.56/10 万，女性为 52.80/10 万。同时，老年人跌倒造成沉重的疾病负担。仅 2002 年，美国老年人因跌倒致死 12800 人，每年因跌倒造成的医疗总费用超过 200 亿美元，估计到 2020 年因跌倒造成的医疗总费用将超过 320 亿美元；在澳大利亚，2001 年，用于老年人跌倒的医疗支出达到 0.86 亿澳元，估计 2021 年将达到 1.81 亿澳元。

我国已进入老龄化社会，老龄化人口已达 2 亿。按 30% 的发生率估算每年有 6000 多万老年人至少发生 1 次跌倒。老年人跌倒不仅严重威胁着老年人的身心健康、日常活动及独立生活能力，也对个人、家庭和社会都带来巨大的负担，已经成为危害老年人健康的公共卫生问题。

老年人跌倒的发生并不是一种意外，而是存在潜在的危险因素，老年人跌倒是多因素交互作用的结果，既有内在危险因素，包括生理因素、病理因素、药物因素和心理因素；也有外在危险因素，如环境因素和社会因素等。因而，老年人跌倒是可以预防和控制的，在西方发达国家，在预防老年人跌倒方面进行了积极的干预，并大大降低了老年人跌倒的发生。

老年人跌倒相关信息的收集和利用是做好老年人跌倒预防工作的基础性工作。搜集已经发生的跌倒事件信息，主要包括跌倒者基本信息、跌倒现场信息、跌倒性质与部位、临床诊疗情况、跌倒预后和疾病负担等，借以了解老年人跌倒问题的严重程度和相关危险因素，进而有针对性地制定有效的干预政策和策略。对可能发生跌倒事件的老年人群进行信息监测，长期、连续、系统地搜集跌倒及其影响因素的信息，经过分析，将信息及时反馈和利用，这种连续性的系统监测数据不但可以反映老年人跌倒的流行状况，而且可以揭示其在一定时期内的变化趋势。目前，我国已建立了包含伤害死亡监测内容的全国疾病监测系统的死因监测（DSP）、以医院为基础的全国伤害监测系统（NISS）和全国县及以上医疗机构死亡病例报告系统。

信息的收集和利用对预防老年人跌倒至关重要，除现有资源和传统模式的信息搜集方式以外，物联网技术的应用为预防老年跌倒开阔了新的思路。

美国德州理工大学开展了一项研究，目标是借助分析老年人的姿势与步伐，在他们可能跌倒之前发出警告。通过在皮带、内衣、腿部或鞋底等部位布置传感装置，分析老年人的姿势与步伐数据，这些数据被实时传送到具有无线监测功能的电脑软件，软件所产生的演算法能可靠侦测老年人跌到之前的征兆及跌倒的方向，在跌倒之前发出预防性警告，使老年人能够及时抓住把手或者扶稳，进而达到预防的效果，若无法阻止患者跌倒，该装置也能立即发送无线信号给照顾者。

一种名为 B-Shoe 的智能鞋为预防老年人跌倒带来全新的解决方案，其可以帮助老年人在走路的时候保持身体平衡，不容易摔倒。对于正常人来说，如果出现站立不稳的情况，一条腿会不自觉的向后移动进行支撑防止摔倒，而对于老年人来说，由于年纪增大，动作变慢和反应逐渐迟缓，后退一步的动作往往来不及做出就已经摔倒。智能鞋利用这一原理来帮助老年人维持平衡，在鞋底安装了鞋垫压力传感器、驱动单元、可充电电池、微处理器，并通过专有的智能算法来确定是否需要进行调整。当它预判到使用者即将摔倒的刹那，会自动引导用户的一条腿迈开向后撤步，防止摔倒的情况发生。

瑞士洛桑联邦工学院开发的一款新型测步仪也可以预防老年人出现走路跌倒的风险，

这款名为"Physilog4"的测步仪厚度仅为 9mm，是目前世界上最小的移动式惯性传感系统。它就像一个袖珍实验室，装备有微型传感器，只需绑在鞋上，轻轻一碰触就能立刻启动工作。该装置可以记录一分钟内与步法步态有关的 10 种参数，这些参数都与发生意外跌倒的风险有关。然后通过蓝牙或 USB 接口把数据传给一个电脑软件分析，通过特殊的算法，软件会把这些数据与人们正常的步法参数相比较，预测跌倒的风险并提出矫正建议。

二、远程监控预测急性发作进展

（一）慢性阻塞性肺疾病急性加重

慢性阻塞性肺疾病是一种全球性疾病，在中国的城市和农村均导致高死亡率，给中国的卫生保健业带来了大量的经济损失和社会负担。慢性阻塞性肺疾病急性加重（acute exacerbation of COPD，AECOPD）是在慢性阻塞性肺疾病的自然病史中最为重要的不良事件之一，占到了 2008 年中国所有入院患者的 1.6%。慢性阻塞性肺疾病患者每年发生 0.5～3.5 次的急性加重，AECOPD 是慢性阻塞性肺疾病患者死亡的重要因素，也是慢性阻塞性肺疾病患者医疗费用居高不下的主要原因。例如，2006 年美国 AECOPD 住院病死率为 4.3%，每人每年平均住院费用高达 9545 美元。国内研究表明，AECOPD 住院患者每人每次平均住院费用高达 11 598 元人民币。AECOPD 对患者的生活质量、肺功能、疾病进程和社会经济负担产生严重的负面影响。

慢性阻塞性肺疾病的评估和监测，具体内容如下。

（1）慢性阻塞性肺疾病的诊断基础是具有接触危险因素的病史并且存在气流受限情况，这种限制不能完全逆转，有症状或者没有症状。

（2）出现慢性咳嗽和痰多并且具有接触危险因素病史的患者，即便没有呼吸困难，也应当接受气流受限检测。

（3）就慢性阻塞性肺疾病诊断和评估而言，肺活量（vital capacity，VC）测定法属于金标准，因为这种方法是测量气流受限情况的最具重复性、最为标准并且最客观的方式。$FEV_1/FVC < 70\%$，以及吸入支气管扩张剂后第 1 秒用力呼气量（FEV_1）低于预期 80% 时，就确认存在不能完全逆转的气流受限情况。

（4）参与慢性阻塞性肺疾病诊断和管理的卫生保健工作者应当获得肺活量测量方法。

（5）对所有 FEV_1 低于预期 40% 或者临床体征提示存在呼吸衰竭或者右心衰竭的患者，应当考虑测量动脉血气张力。

（二）物联网在慢性阻塞性肺疾病疾病管理中的应用

有限的医疗资源和日益增加的医疗需求给传统的医疗模式带来了挑战。信息技术的突破性发展加强了医疗机构的设备、患者的自我管理及医患之间的沟通。近年来，物联网技术在利用远程健康监护解决健康监护问题方面已上升为一种有前景的援助技术。

一项基于手机的物联网技术（mobile phone-based internet of things，mIoT）应用于慢性阻塞性肺疾病患者稳定期管理的长期疗效评价的前瞻性多中心随机试验研究表明，物联网作为当前医疗服务模式的一个潜在补充，也可作为慢性阻塞性肺疾病等稳定的慢性疾病管理的替代技术。如图8-1所示，该mIoT平台集成了传感器网络，移动通信网络和云计算来检测传输到云平台的生理参数用于分析。患者可通过移动终端访问mIoT平台来定期完成慢性阻塞性肺疾病调查问卷，获得即时和个性化的服务，或访问医学专家获得治疗建议。除了患者监护仪，该平台提供了健康促进的意见，包括戒烟服务和数字化健康教育资料。mIoT平台是中文设计的用户友好型系统，广泛适用于城市和农村地区。

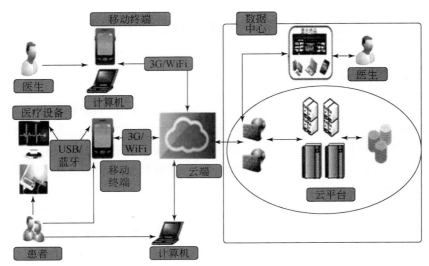

图8-1　基于手机的物联网平台概览

患者的生理参数采集以后通过蓝牙传输到患者的移动终端，然后从移动设备通过WiFi或者第三代（3G）网络进一步传输到mIoT平台，经过平台软件分析，得出结果以后，储存在系统中，并传输到医生的移动终端。医务人员可能对结果进行完善以后，再反馈给患者。患者、社区医院的全科医生和医学中心的专家可以通过移动系统长期沟通。

1. 数据采集　无线传感器检测到患者血液中的pH、氧分压（pO_2）和二氧化碳分压并将数据通过蓝牙传输到患者的手机终端。患者的肺功能等生理参数在社区卫生服务中心或诊所现场由经验丰富的技师、医生或护士测量并报告给云端计算中心，其他指标如慢性阻塞性肺疾病评价量表得分和其他在线咨询均可在线完成。

2. 数据传输　蓝牙通过移动蜂窝网络或互联网用于实现无处不在的数据通信方式。一部手机或个人计算机联网远程中心以后，医生就可以分析监测的数据结果。

3. 平台使用　患者可通过安装在智能手机上的应用程序，方便登陆和访问mIoT平台，从而获得即时和个性化的服务，例如，获得针对危险因素（如提供戒烟指导），疾病监测（如肺活量测定），规范治疗和康复的干预。此外，医院之间也可通过此平台进行沟通和医疗培训等，以提高农村地区的医疗保健服务质量。医院之间的连接还能够实现医疗专业人员之间交换诊治意见，完善健康管理方案，由此即可建立起社区格局的慢性阻塞性肺疾病医疗管理中心。

目前，物联网已经在中国展开了研究，曹哲等提出了一种无线便携检测系统可用来监测呼吸系统疾病必不可少的生理参数。mIoT健康平台整合了无线传感网络、移动通信网络和云计算以检测将被传输到云平台进行分析和数据挖掘的生理参数。通过手机便可进行相应的患者监护、疾病预防和治疗。

我们相信物联网等远程医疗技术的运用是未来慢性阻塞性肺疾病疾病管理的趋势。与此同时，还需要开发出新的数据传输技术，相关终端和平台设置使得远程医疗传送更为便利。表8-12阐述了物联网远程医疗带来的有利影响及目前面临的挑战。

表8-12　物联网远程医疗带来的有利影响及目前面临的挑战

有利影响	目前面临的挑战
• 创新的健康教育方式能帮助患者参与未来的网络技术中	• 采集和调度设备所需的服务和管辖范围程序建设花费的成本高
• 促进自我管理	• 比常规护理更能提高生活质量的服务的有效性
• 鼓励患者进行自我病情检测	• 物联网医疗在降低慢性阻塞性肺疾病患者死亡率上的长期有效性
• 加强药物治疗的依从性	• 尚不能从成本效能上证实物联网远程医疗是物有所值的
• 提高患者对医疗服务的满意度	• 可能出现过度开药，除非患者病情受到严格的监控
• 创建用于早期检测和干预的平台，如AECOPD的治疗	• 当患者的健康状况发生变化时，难以保证医务人员具有足够的覆盖率和持续性的服务以提供及时的反馈处理
• 带来减少入院并提高生活质量的趋势	• 对于一些无法理解和运用新科技手段的老年人来说存在使用困难
• 实现了患者在家中即可得到医疗服务	• 存在抑郁、焦虑、认知障碍等合并症对于慢性阻塞性肺疾病患者签署知情同意书和正常使用物联网技术能力的潜在影响尚且未知
• 无治疗相关费用附加于患者	• 临床工作者正在接受的相关培训和指导的目的值得考量
	• 数据的存储和机密性存在安全隐患
	• 医疗服务提供者对配置适当的经费预算从而运行和实现基于物联网的医疗服务的意愿不可忽视

三、冠 心 病

冠心病是冠状动脉性心脏病的简称，是一种最常见的心脏病，是指因冠状动脉狭窄、供血不足而引起的心肌机能障碍和（或）器质性病变，故又称缺血性心肌病。临床上可分为原发性心脏骤停、心绞痛、心肌梗死、心力衰竭和心律失常等类型。冠心病是全球死亡率最高的疾病之一，根据WHO 2011年的报告，中国的冠心病死亡人数已列世界第二位。我国虽然是冠心病的低发病国家，但近20～30年来，冠心病的发病率却呈明显的上升趋势。

冠心病的基本病理是冠状动脉斑块形成并逐渐引起管腔丢失。然而冠心病个体的预后大不相同，部分患者无症状或仅出现劳累性心绞痛，长期生存率高；另一部分患者表现为急性冠状动脉综合征（acute coronary syndrome，ACS），死亡率极高。ACS是冠心病最严重的类型，包括不稳定心绞痛、ST段抬高和非ST段抬高的心肌梗死，目前已经成为人类健康的"第一杀手"。在我国有2000万人患冠心病，每年死于ACS人数至少100万；随着人口的逐渐老龄化，冠心病的发病率和死亡率将会不断攀升。

冠心病的危险因素有很多，其中最主要的危险因素包括年龄、性别、高血压、血脂异常、糖尿病、吸烟、肥胖和缺乏体力活动等。当今研究表明，干预多种危险因素，特别是糖尿病、吸烟、高脂血症和高血压可缓解、停止甚至逆转冠状动脉粥样硬化病变的过程。危险因素矫正的收益包括减少心绞痛症状、减轻运动诱发的缺血性 ST 段下移、减少再发心脏事件及减少冠状动脉血运重建术的需要。我国冠心病危险因素的水平呈明显上升趋势，加之老龄人口的不断增加，冠心病等心血管病的防治形势非常严峻。

物联网是基于互联网发展起来的新的信息技术实用平台，通过该实用平台可以将患者的心电图、血压、血氧、肌钙蛋白等常用监护与检验信息通过网络实时传输到医院的心脏中心，医院专家可以在院内多个终端或手机上进行远程会诊和指导抢救。物联网在我国冠心病管理中的应用实践已逐步开展。

（一）冠心病移动远程医疗系统

冠心病介入图像数据庞大，信息量丰富，传统的远程会诊模式无法实现介入影像资料实时、清晰和便捷传输。冠心病介入诊疗及远程医疗管理平台通过融合移动的网络优势，实时将采集到的冠心病高清造影影像实时数字化采集和远距离视频传输，高清影像的多移动终端实时接入会诊中心，随之形成的集视频、语音、文字和数据交互的立体沟通体系打破了传统的专家会诊模式，手术医师和远程专家无缝隙地异地交流讨论和指导学习，提升了治疗相关疾病的效率。作为以影像资料为基础的区域信息共享平台，建立区域医疗服务，使得患者节省重复检查费用，得到更全面的健康服务、康复治疗和健康跟踪随访。同样，也使得医疗卫生人员通过平台了解患者完善、精确的病例资料，提高诊治准确性和优质医院资源的利用率，为患者提供持续、有效的健康监护，为医生本身继续教育、提升医疗服务质量和增强科研能力提供了资源。

2013 年 6 月，我国江苏省推出的全国首个"冠心病移动远程医疗系统"正式启用。该系统利用 4G 网络技术、结合冠脉介入影像学直观性和远程实时指导的特点，以江苏省人民医院为会诊中心辐射省内外其他试点医院的冠心病介入诊疗融合会诊系统。目前已成功完成江苏省人民医院冠心病远程会诊中心建设，江阴市人民医院、盛泽人民医院及陕西富平人民医院远程指导手术室建设，并已成功指导上百例患者治疗。

（二）物联网在 ACS 急救中的运用

（1）建立 ACS 急救物联网，实施区域协同救治模式。引起 ACS 致死及致残率高的主要因素有以下几方面。

1）ACS 的"救治延迟"及"救急"问题未能解决。

2）ACS 的早期预测及预警标识未解决。

3）规范的 ACS 救治流程及临床路径未能有效实施。

因此，ACS 的诊疗策略面临巨大挑战，解决这一问题刻不容缓。2012 年 8 月 ESC 新版指南强调建立 ACS 区域性网络管理系统，强调首次医疗接触，指出未来的研究重点应提高患者和公众对 ACS 症状的认识和直接呼叫医疗急救系统的需要；进一步优化早期 ACS 诊断和治疗的临床路径；尽可能减少心肌损伤和左心室功能障碍。

基于物联网的远程医疗系统可以覆盖周边地区的基层医院、专科医院及社区医院，网络医院使用该系统对 ACS 患者进行实时监护时，可以现场远程指导需要转诊救治的患者。急救车上也可安装该系统，不间断地将患者监护信息传向心脏急救中心，ACS 患者进入救护车即可启动导管室术前准备，患者直接进入心脏介入中心，做到 ACS 救治的"无缝连接"。

区域协同救治模式就是 ACS 患者发病后能在最短时间内转运至合适的医疗机构接受指南所推荐的最佳治疗模式。尽管我国在 2011 年 7 月就启动了"急性冠脉综合征临床路径研究"（the clinical pathways for acute coronary syndrome in China，CPACS），但是 ACS 临床路径的使用并不乐观，目前我国 ACS 的急救完全依托原有普通的急救体制（仅根据单纯距离上的就近原则而定），多数 ACS 患者首次就诊于基层医疗机构，而绝大多数基层医院目前的 ACS 诊疗很不规范，指南和抢救流程难以实施，很难适应 ACS 救治中尽早实施再灌注治疗，尤其是当今指南强调急诊 PCI 优先地位的时代需要。因此，建立 ACS 急救物联网，实现区域协同救治是未来中国 ACS 救治的必由之路。

（2）缩短 ACS 从发病到再灌注的全程时间。2012 年 8 月 ESC 发布的 ACS 新的指南强调首次医疗接触（first medical contact，FMC），对于 ACS 患者应该在后 2 小时内完成急诊 PCI，将原来的"D-to-B"为 90 分钟的标准改为 FMC-to-B 为 120 分钟，FMC-to-B 包括了患者到达急诊介入之前的基层医院急救与转运过程。因此，将 ACS 优化的救治流程延伸到院前的急救与转运是缩短 ACS 救治的有效途径。尽可能地将这一时间控制在 120 分钟以内。这需要加强基层医生的培训，更需要做到全天候 24 小时导管室的开放。

（3）宣教和培训。一方面宣教主要针对患者和公众，要通过各种途径（包括电视、广播、网络、义诊、健康教育、冠心病病友之家等）让公众普及和了解 ACS 的相关知识，在症状持续不缓解时，要及时呼叫急救系统并到医院就诊。这样可以尽量缩短从有症状到医疗接触的时间；另一方面基层医疗机构医师的培训不容忽视，让他们掌握识别和处理 ACS 的能力，能及时、早期将 ACS 患者纳入规范的救治程序。

四、阻塞性睡眠呼吸暂停综合征

睡眠呼吸疾病较为常见且具有潜在风险，其中以阻塞性睡眠呼吸暂停低通气综合征（obstructive sleep apnea-hypopnea syndrome，OSAHS）最为常见。OSAHS 主要表现为睡眠时打鼾并伴有呼吸暂停和呼吸表浅，夜间反复发生低氧、高碳酸血症和睡眠结构紊乱，常引起白天嗜睡、心脑血管并发症等多器官损害，严重影响患者的生活质量和寿命。OSAHS 的成人患病率国外为 2% ~ 4%，国内为 3% ~ 5%。目前认为 OSAHS 是全身多种疾患的独立危险因素。而目前广大患者和医务工作者对本病的严重性、重要性和普遍性尚缺乏足够的认识。2009 年美国睡眠医学会发表了成人 OSAHS 的评估管理和长期护理的临床指南强调了 OSAHS 患者长期治疗和有效管理的重要性。

OSAHS 的特点为慢性病、多发病，尽管其危害较大，但患者甚至医务人员的认知度低，加之睡眠监测耗时、费力，治疗和随访多需要长期进行。我国现有的医学诊疗模式无法满足需要，同时缺乏医疗设备，例如，上海市青浦区人口百万以上，医院仅有 1 台睡眠监测仪。对于病情严重的患者，及时诊断和尽早治疗尚且困难，更无法做到提前预警，严重并发症甚至夜间猝死等生命意外时有发生。物联网医学的出现为解决这一矛盾提供了新的技术平台。

物联网是新一代信息技术的重要组成部分,其核心是在互联网基础上延伸和扩展的网络;用户端可延伸和扩展到任何物与物之间进行信息互换和通信。物联网医学就是通过RFID、全球定位系统和各种传感设备,按约定的协议进行信息互换和通信,实现对服务对象(主要是患者)的智能化监测、定位和服务的一种科学。通过物联网技术在医学上的应用可以达到远程诊断、治疗及长期管理患者的功能。上海市呼吸病研究所在国际上率先提出手机"云"+"端"物联网医学并建立了物联网医学实验室,已经研发了"云"+"端"物联网睡眠呼吸疾病诊治技术,并迅速应用于临床进行 OSAHS 疾病的早期诊断和管理,达到了物联网医学"易防病、易诊断、易治疗、易与名医交流;易将健康风险降到最低;易将健康质量提升最高;易更好地享受人生和成就"的四易三效目标。患者不需要整夜住院接受睡眠呼吸监测,在家里即可完成检查过程;此外,物联网技术在医学上的应用可减少或避免 OSAHS 患者在家庭长期使用持续气道内正压通气(continuous positive airway pressure,CPAP)过程中遇到的各种困难,增强患者在家庭长期治疗的依从性,易于进行专业指导和宣传教育。

(一) 物联网在睡眠疾病诊断中的应用

1. 必需设备

(1) 睡眠呼吸疾病诊断设备:便携式多导睡眠监测仪或具有信号输入、输出的不同类型的睡眠初筛仪等。

(2) 物联网设备:云服务器、internet 网络(宽带及电话)、计算机中心处理系统。

2. 诊断标准 "阻塞性睡眠呼吸暂停低通气综合征诊治指南(2011 年修订版)"(中华医学会呼吸病学分会睡眠呼吸障碍学组制定)诊断标准:主要根据病史、体征和多导睡眠图监测结果。临床有典型的夜间睡眠时打鼾伴呼吸暂停、日间嗜睡(ESS 评分≥9分)等症状,查体可见上气道任何部位的狭窄及阻塞,AHI≥5 次/小时者可诊断 OSAHS;对于日间嗜睡不明显(ESS 评分<9 分)者,AHI≥10 次/小时或 AHI≥5 次/小时,存在认知功能障碍、高血压、冠心病、脑血管疾病、糖尿病和失眠等 1 项或 1 项以上 OSAHS 合并症也可确立诊断。

(二) 物联网在睡眠呼吸疾病的治疗和管理中的应用

1. 必需设备

(1) 针对病情可选择的各种治疗设备:口腔矫治器、无创正压呼吸机等。

(2) 物联网技术应用所需的各种设备:具有信号输入、输出的不同类型的家用无创正压呼吸机(如固定压力型 CPAP、BiPAP;自动型 CPAP、BiPAP;伺服呼吸机等)。

2. 管理标准 参考"阻塞性睡眠呼吸暂停低通气综合征诊治指南(2011 年修订版)"(中华医学会呼吸病学分会睡眠呼吸障碍学组制定)、欧美国家关于睡眠呼吸疾病的诊治及长期管理指南、"对睡眠呼吸疾病实验室的建立和管理及人员培训的建议"、"阻塞性睡眠呼吸暂停低通气综合征患者持续气道正压通气临床应用专家共识(草案)"和《睡眠呼吸病学》。

3. 人员及设备技术的质量控制体系

(1) 人员培训:主要培训以下知识。①睡眠医学基础知识的培训;②睡眠呼吸疾病及其相关疾病知识和诊治技术的培训；③睡眠呼吸实验室的建设和运转的基本知识；④物联网技术基本知识的培训；⑤针对病情采用的各种治疗方法的治疗机制、优缺点等知识；⑥针对病情采用的各种治疗方法的合理选择、正确应用及使用过程中并发症的防治；⑦在患者的长期管理中医疗知识及物联网技术的应用；⑧医患互动及沟通技巧能力的培养。

（2）人员的准入：相关从业人员需经过必要培训且经权威机构考核合格后准入。

（3）设备操作技能的规范化考核：设备操作技能的规范化考核包括①睡眠呼吸监测设备电极的正确放置、设备的正确操作；②对睡眠呼吸监测结果能正确判断脑电、眼动及肌电等信号的正常及异常的信号特征，能正确进行睡眠分期；③能正确区分不同呼吸事件并进行正确的判断和修改。

（4）无创正压呼吸机的规范化操作：无创正压呼吸机的正确操作并依据不同病情进行呼吸机工作模式、治疗参数的选择和调整。

（5）物联网睡眠呼吸医学中心的准入及质量控制要求：物联网睡眠呼吸医学中心的准入及质量控制基本要求为：①相关的从业人员（拥有多名经过专业培训的专职工作人员）；②拥有相关睡眠呼吸诊治设备；③物联网睡眠呼吸医学中心的认证和准入；④建立规范的患者资料信息库及标准的随访管理流程；⑤信息的安全及管理。

4. 治疗随访

（1）病情总体随访：确诊为 OSAHS 的患者如未接受积极的治疗（如 CPAP、口腔矫治器、外科手术等），应注意病情变化，特别是其家属应注意患者夜间鼾声的变化及患者白天嗜睡的情况，鼾声时断时续或白天嗜睡加重均提示患者病情可能恶化或进展，应及时就诊复查多导睡眠图，必要时采取积极的治疗，已应用上述治疗的患者参考以下的条目进行随访观察。

（2）口腔矫治器及外科手术：治疗后 3 个月、6 个月应进行多导睡眠图复查以了解其疗效，对于不能耐受或效果不佳的患者应尽快改用疗效更肯定的治疗方法，如 CPAP 等。

（3）家用无创正压呼吸机：经睡眠呼吸医学中心进行压力调定后，患者携机回家进行长期家庭治疗，对家庭治疗的早期应密切随访，了解患者应用的依从性及不良反应，协助其解决使用中出现的各种问题，必要时应进行无创正压呼吸机压力的再次调定，以保证患者长期治疗的有效性和依从性。其后应坚持定期的长期随访。

5. 健康教育

健康教育可以采取多种生动活泼、易被患者理解和接受的形式，对 OSAHS 患者进行疾病相关知识的教育，特别是如何识别疾病，了解 OSAHS 的主要表现及其对全身各个脏器的影响，各种治疗方法及最佳治疗方法的选择。

（三）"云" + "端" 物联网睡眠呼吸医学实验室服务模式

采用"云" + "端"物联网医学技术，由医学中心和社区医院互动诊治睡眠呼吸疾病，特别是早期诊治。①医学中心，负责云计算、核对报告和提供管理意见；②基层医院应用便携式监测仪器测定结果后，监测数据经过传感器和物联网传到医学中心分析，形成诊疗意见，再指导社区医院医师管理患者；③医患互动，形成睡眠呼吸疾病医学中心–社区医院–患者三位一体的互动交流模式，加强对患者的实时随访和长期管理。

（四）展　望

国内外的一些初步工作已表明，为建设和发展物联网医学所需医疗设备和培训费用并不高，但这一崭新的物联网医学技术在睡眠领域的应用所带来的社会效益和经济效益将远远超过投入。物联网技术刚刚出现，要想更好地服务患者，还有待于广大医师的严谨科学实践，不断积累经验和及时改进，才能使其能更好地为睡眠呼吸疾病患者服务。

五、糖　尿　病

（一）行为方式干预

糖尿病系一组由于人体内胰岛素分泌缺陷及（或）其生物学作用障碍引起的以高血糖为特征代谢性疾病，是世界流行慢性病的四大杀手之一。糖尿病作为一组最常见的内分泌代谢疾病，分原发性、继发性两类。原发性糖尿病又主要分为两型：1 型糖尿病和 2 型糖尿病。两型的发病特征很不相同，所以治疗方法也不完全相同。近年来其发病率呈年轻化和显著上升趋势。全世界目前约有 10% 的成年人身患此病，血糖控制不佳会引发糖尿病并发症，导致肾、眼、足等部位的衰竭病变。糖尿病患者应定期监测血糖水平，及时控制以防并发症的发生。

1 型糖尿病和 2 型糖尿病的发病特征很不相同，所以治疗方法也不完全相同。1 型糖尿病需要终身应用胰岛素作为替代治疗；2 型糖尿病的治疗目的主要是尽可能纠正以糖代谢异常为基础的多种代谢紊乱，并消除或减轻可导致器官损害的各种危险因素，以防止或延缓多种并发症的发生和加重。糖尿病作为一种终身性疾病，其治疗涉及生活方式的改变、心理障碍的调整、各种药物的合理应用。医务人员中应包括对糖尿病治疗有经验的医生、护士、营养师，对有并发症者还应包括相应的专科医生，由上述人员组成的医疗小组应与患者经常保持联系，定期随访制订合理的治疗计划，并根据病情及时调整。此外，糖尿病的治疗效果还取决于患者对疾病性质的了解和对治疗的配合程度。因此糖尿病教育对于血糖及其他代谢异常的长期良好控制是至关重要的。

糖尿病饮食、生活方式干预，具体内容如下。

1. 饮食干预　饮食干预是糖尿病治疗的重要组成部分，所有糖尿病患者均应采取合理的饮食治疗。控制饮食可使大多数糖尿病患者血糖浓度在数天或几周内降低，并使糖尿病症状改善；长期饮食控制可使患者体重减轻，进而改善胰岛素分泌，增加胰岛素的敏感性，进一步降低血糖浓度，同时可降低大血管病变尤其是冠心病的发生率，延长患者的寿命等。

营养治疗包括对患者营养状态和代谢情况的评价、了解患者的生活方式及促使其改变不良饮食习惯的决心、制订饮食治疗的目标、确定食物的摄入量及饮食指导和疗效评价。为了实现饮食干预的目的，医务人员应与患者进行长期的密切配合。

2. 生活方式干预　除饮食干预外，对糖尿病患者的生活方式干预主要包括运动干预、自我监测和教育干预等。运动治疗是指在医生指导下长期坚持体育锻炼。规律性的运动有益于血糖的控制，可降低心血管病发生的相关危险因素，并有利于体重的控制。对于高危人群，规律性运动可预防2型糖尿病的发生。对于有慢性并发症的患者，运动治疗可能使这些并发症恶化，因此在开始运动治疗前应仔细对患者进行评估，以了解有无糖尿病的各种微血管和大血管并发症。对于没有慢性并发症且血糖控制良好的糖尿病患者，各种程度的运动均可进行，包括休闲运动、竞技运动等。此外，保证运动治疗的安全性是一个重要方面。需知运动可增加低血糖发生的危险性，尤其是采用胰岛素治疗的患者，经历长时间、剧烈的运动后，更易发生低血糖。运动治疗可增加糖尿病足部损伤的危险性。因此，对于糖尿病患者的长期管理，跟踪指导患者的治疗是保证疗效及治疗安全性的重要举措。

对糖尿病患者进行健康教育干预的内容包括基础知识教育、心理教育、运动教育和饮食营养教育等。主要以糖尿病基础知识和饮食防治糖尿病为要点，内容结合实际、简单明了、容易理解，如对超重、肥胖者制订有针对的个体化饮食和运动方案，对嗜烟酒者告诫其戒除烟酒，无法戒除者劝其减少到最低限度，纠正不良生活方式。

在糖尿病的综合管理中，尤其对于接受胰岛素治疗的糖尿病患者，必须定期进行血糖监测。通过日常血糖控制避免血糖值的极高值和极低值，并降低由于血糖控制不佳而引起的相关长期并发症的发生，需要糖尿病患者与医务工作者共同积极参与，培养良好的自我血糖监测的习惯尤为重要。自我血糖监测作为糖尿病自我管理的一部分，可帮助糖尿病患者更好地了解自身疾病状态，并提供一种积极参与糖尿病管理、按需调整行为及药物干预、及时向医务工作者咨询的手段，从而提高患者的治疗依从性。

（二）物联网与糖尿病

美国Cygnus公司生产了一种葡萄糖手表，戴上它实现了无疼痛、无血、连续的血糖测试，它利用传感器技术完成检测电流中对应的血糖浓度。基于物联网技术下的智能血糖监控系统即利用无创血糖检测手表、纳米生物医学传感器技术等新兴医疗设备，可结合患者血糖指标和健康状况制订个体化治疗方案，对糖尿病患者的饮食和生活方式进行干预。

结合数据感应、传输、智能处理、查询的基本流程，基于物联网的智能血糖监控系统的系统流程描述如图8-2。

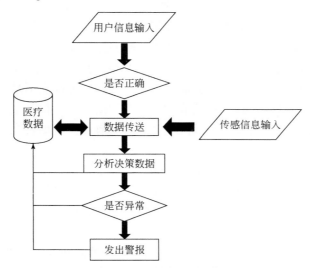

图8-2　智能血糖监控系统流程图

（1）患者通过无线便携血糖仪随时检测血糖。

（2）血糖检测结果自动发送到患者携带移动设备（如手机），血糖检测结果通过蓝牙传输到患者移动终端。

（3）患者手机利用各种通信网络向医院网络传送检测数据关键技术涉及不同网络信息传递的协议和转换，患者数据的安全和隐私、数据传送速度与数据准确性等要求。

（4）医院将获取的患者数据保存到服务器（本地机器或云计算中心）数据库中。

（5）根据患者存储的血糖数据和以往病史，通过数据挖掘以图表和文字显示结果，医生通过智能专家系统给出下一步治疗方案和护理建议。一般分为两种情况：正常状况下给患者下一步治疗建议；异常情况下会自动启动急救措施，及时通知患者和家属，发出急救信号通知医院提前做出救援准备方案，避免延误患者治疗。

（6）患者可通过网络和手机随时查询治疗方案和血糖统计图表，准确及时掌握个人病情，结合医生建议妥善安排"医食起居"。

物联网平台通过网络为患者提供远程监控服务是一种创新性的健康管理方式，例如，开展医学教育，设立糖尿病宣传栏目，提供糖尿病防治讲座视频、资料，使病患和其家属可以更方便地获取糖尿病知识，对病症采取积极态度；医务人员也可以通过监控情况为患者制订个性化的治疗方案，如饮食控制和加强运动，使患者改善生活方式，也可以对患者进行更客观、全面的血糖监控、给药情况分析，按具体情况修改治疗方案，将其并发症的危害减小到最低程度。

六、戒　　烟

国内外许多研究已经证实，吸烟可以导致肺癌、冠心病、呼吸系统疾病等，通过各种手段来降低吸烟率可以极大程度地避免由吸烟带来的风险。WHO 已经将烟草依赖定义为一种慢性成瘾性疾病，其成瘾性仅次于海洛因，因此，即使吸烟者知晓吸烟的危害，也很难摆脱自身对烟草的依赖而成功戒烟。每日吸烟者在没有帮助的情况下自行戒烟，其复吸率高达 90% ~ 95%；如果接受戒烟帮助，则可以大大提高戒烟的成功率。

我国是世界上吸烟人数最多的国家，控烟工作负担沉重。有报道显示，未借助专业帮助的吸烟者 6 个月戒断率仅为 3% ~ 5%。2010 全球成人烟草调查中国报告报道，在过去 12 个月看过病的吸烟者中，40.8% 的人被医生询问过是否吸烟，33.9% 的人得到过医务人员的戒烟建议说明我国医生戒烟服务能力有限，戒烟服务提供不足。近年来随着手机和电脑网络的普及，热线戒烟干预、短信戒烟干预及网络戒烟干预在国际上受到越来越多的关注。由于其成本低，不受时间和地域限制，同时具有保护吸烟者隐私的优点，非常适宜大范围推广。

通常情况下，吸烟群体中，吸烟者对戒烟处于以下四个阶段。

（1）没有戒烟愿望——1996 年中国吸烟流行病学调查资料显示，大约有 72% 的现在吸烟者不打算戒烟，原因之一是吸烟者缺乏吸烟有害健康的知识。可见戒烟健康教育仍需要大力推广和普及。

（2）犹豫不决阶段——约有 40% 的吸烟者，知道吸烟的危害想戒烟，又担心戒烟会带来许多不良的后果，因此处于犹豫不决阶段，这时需要合理、及时的戒烟干预可以帮助吸烟者认清吸烟的利弊并解决吸烟者的困惑，启发其自我意识和自我评价，让吸烟者产生戒烟动机，从而主动戒烟。

（3）准备戒烟阶段——只有20%左右吸烟者决定戒烟，这一阶段需要为吸烟者提供更积极的干预方法，帮助克服戒断症状和更多的支持，为吸烟者提供戒烟方法及如何巩固戒烟的成果。

（4）预防复吸阶段——首先要认识到导致早期复吸的原因；确认造成吸烟的高危状况，制订短期和长期的行为改变计划；制订长期预防复吸计划：探索是否有某种生活方式的改变有助于降低吸烟的高危情况，如减少饮酒、加强锻炼、控制体重、心理调适、减少精神压力等。

手机"云"+"端"物联网医学系统是一种用于戒烟人群管理的新型实用系统，其特征在于：包括用于采集受测客户吸烟及烟草依赖程度信息的信息采集客户端，信息采集客户端将数据传送给基于云计算框架的智能信息分析系统，智能信息分析系统在对数据进行分析后将其传输给医疗服务端，医务人员通过医疗服务端的人机交互系统给出相应处理策略并将该策略传输至移动式客户端。该实用新型系统可用于家庭环境的受测客户吸烟及烟草依赖程度评估，以及远程监测戒烟情况，给予个体化戒烟干预。

七、改善就医、服药依从性

2003年中国卫生部第三次卫生服务调查显示，我国有48.9%的人有病不就医，有29.6%的人应住院而不住院。居民的就医行为是一系列主观和客观因素交叉影响的结果。目前，居民就医行为存在以下几个误区：对疾病认识存在否认态度，尤以无症状的患者态度更明显；对疾病抱以侥幸心理；不良的生活方式；悲观态度。针对此现象，国内多家研究机构建议从以下几个方面改善居民的就医行为：完善医疗保险制度；改善社区医疗服务；提高医疗服务质量；提高健康教育质量；规范医疗信息市场。

患者服药不遵循医嘱也成了当今医学研究的新课题。当患者不遵从医嘱确定的治疗方案时，就可以认为这一患者具有不依从性。医生诊断正确、制订出合理的治疗方案，患者依从的执行医嘱是治疗成功的关键。患者不遵从医嘱往往影响治疗效果，有的甚至增加抗药性或产生不良的药物反应。患者服药的不依从性表现为忘记服药或不按时服药；认为病情已好转自动停药；不按规定剂量服药（自行减少或增大剂量）；害怕出现不良反应不敢服药；服药有困难而不服药；药物味道、口感不佳不愿意服药；认为疗效不好而不服药；由于药价较贵舍不得服药；一时找不到进口药，国产药又不愿服用等。加强用药知识的学习，定期检查，亲友、医护人员和药师的监督等是改变不依从行为，提高服药依从性的重要手段。

物联网医学模式既减少了大医院人满为患，又为社区医师解决了一些慢性病诊治和管理的依从性差的高技术难题，可以高效监测疾病，动态协助疾病和患者管理，GPS定位和报警装置可协助抢救患者生命并减少住院次数。通过移动终端的疾病监测和健康教育等具体措施，为改善就医和服药依从性带来了突破性进展。

第三节 健康人群正常生理值的确定

医学参考值是指包括大多数正常人的人体形态、功能和代谢产物等各种生理及生化指标常数，也称正常值。由于个人差异，生物医学数据并非常数而是在一定范围内波动，故采用医学参考值范围（medical reference range）作为判定正常和异常的参考标准。

一、人群正常生理值的意义

体温、脉搏、呼吸、血压是生命标志，其出现证实了生命，其消失证实了死亡，每个参数单独或联合背离正常值的多少与生命受到的威胁大小相关，从古代起，已有应用皮肤温度、脉搏、呼吸作为预测生命的体征，之后血压也被发现具有相似的价值。这些体征在医学发展史上扮演了重要的角色。在19世纪，出现了专门的诠释脉搏发热、呼吸方式的文章。随着现代诊断方式的出现，很显然这些体征并不足以确立某些特异的诊断。但一方面，它们可以敏感地预测疾病的出现并且有助于病理生理假说的发展及鉴别诊断，其与疾病的严重性及预后联系紧密。

（一）心血管：心率、血压、心功能

1. 心率 指心跳的频率即每分钟心跳的次数，也称为窦性心律，安静心率的次数反映了心力储备能力的大小。正常成人的范围为 60~100 次/分，平均为 75 次/分，女性较男性稍快，老人偏慢，3 岁以下小儿常在 100 次/分以上，婴儿常在 130 次/分以上，休息和睡觉时心率慢一些，活动和情绪激动时心率增快，体温每上升 1℃，心率增快 10 次/分。心率是评价心功能（cardiac performance）是否正常的重要指标之一，心率的改变不仅影响机体的代谢变化而且对心排血量的影响起到了主要作用。心律异常时查体可怀疑诊断，临床实践中依靠心电图才可确诊，然而，查体时将心律异常大体分组是可行的，包括大体心律、节律异常时紊乱还是重复性的异常。

（1）心率减慢心率低于 55 次/分，心律规整，提示窦性心动过缓、二度房室传导阻滞、三度房室传导阻滞伴房室交界区性或室性逸搏心律。

（2）心率大于 120 次/分，心律规整包括窦性心动过速、心房扑动伴 2:1 房室传导阻滞、阵发性室上性心动过速及室性心动过速。在心房扑动时，心率呈阶梯形下降。阵发性室上性心动过速心率不降，但可能会转为正常心律及心率。窦性心律可逐渐减慢，室性心动过速心率不变。

（3）心律规整心率在 60~120 次/分包括窦性心律、加速型房室交界区性心律、房性心动过速伴阻滞、心室自主节律、心房扑动。

（4）心律失常心房扑动伴不规律的房室传导阻滞、心房颤动、多源性房性心动过速、频发但不持续的房性或室性逸搏都应该考虑。这些心律异常的心率可波动在 50~200 次/分，然而心房扑动伴不规律的房室传导阻滞很少超过 150 次/分，多源性房性心动过速的心率通常在 100~150 次/分。

（5）心率不规整，重复性异常此种类型提示房性或室性期前收缩，间隙规律或莫氏 1

型房室传导阻滞产生成组的搏动。

心率测量：测量心率时，心电图只需测量一个 RR 或 PP 间期的秒数，然后被 60 除即可求出。例如，RR 间距为 0.8 秒，则心率为 60/0.8＝75 次/分，还可以采用查表法或使用专门的心率尺直接读出相应的心率数。心律明显不齐时，一般采取数个心动周期的平均值进行测算。

2. 血压 是指血液对于单位面积血管壁的侧压力，即压强。在循环系统各段血管中血压高低不等，动脉血压较静脉血压高，一般所称血压是指动脉血压，通常以上肢肱动脉测得的血压为代表。动脉血压主要由心室收缩和周围动脉的阻力所形成，与大动脉壁的弹性、循环血流量和血液的黏稠度有关。动脉血压在心室收缩的时候最高称为收缩期血压；在心室舒张时最低，称为舒张期血压，收缩期血压和舒张期血压之间的差值称为脉压，血压一般随年龄增高而增高。在日常活动中，血压可以有微小的波动。

按照国际标准计量单位规定，血压压强的单位为帕（Pa），即牛顿/米^2（N/m^2）。帕的单位较小，故血压数值通常用千帕（kPa）表示。由于长期以来人们用水银检压计来测量血压，因此习惯上用水银高度即毫米汞柱（mmHg）来表示血压数值。1mmHg 等于 0.133kPa。

（1）动脉血压测量方法主要包括：直接检测法和间接检测法。

1）直接测量法：将特制的导管经皮穿刺由周围动脉送至主动脉，导管末端接监护测压系统，自动显示血压数值。本法虽然较精确，且不受外周动脉收缩的影响，但是需要专用设备，费时，费用高，且有一定创伤。适用于危重疑难病例。

2）间接测量法：当施加于组织外的压力足以阻滞动脉时，便假定其与动脉内压相等。袖带至少 10cm 宽，下肢袖带应宽 18cm，压迫覆盖组织的压力通常忽略不计，但上臂较细者所测血压可比实际血压高 10～15mmHg。方法为：患者取座位或平卧位，在测量前休息 10 分钟，将袖带敷于上臂，距肘窝至少 3cm，将手臂置于桌面，肘窝与心脏几乎处于同一水平，触诊肱动脉搏动位置，通常在肱二头肌肌腱中间，给袖带充气，动脉脉搏消失后压力再升高约 30mmHg，轻轻放气，使压力逐渐下降，不要超过 2mmHg/s，此时听诊器轻置于肱动脉上，注意第一次声响出现时的血压为收缩压，当声音变得低沉及消失时的血压值为舒张压。

临床上主要检测以下部位的血压。①腕部血压：在短而粗的上臂经常很难得到精确的血压，此时应当测量手腕血压。袖带绕与前臂，听诊器体件置于桡动脉上。②股动脉血压：当测量股动脉血压时，患者躺在桌面或床面上，将较宽的袖带缚于大腿，使其下缘在腘窝上方数厘米，使袖带充气并听诊腘动脉，在圆锥形的大腿上通常很难使袖带压缩。③踝部血压：此较股动脉血压更方便，让患者仰卧，将袖带置于踝部上方，将听诊器胸件置于袖带远端、内踝之后，使其在胫后动脉上或置于背伸韧带使其在足背动脉上。在无动脉阻塞的患者此法测得血压与肱动脉血压相等。

双臂血压不等是指正常双臂血压差值<10mmHg，右臂血压通常高于左臂，血压不等可考虑的因素有锁骨下动脉阻塞、胸廓出口综合征及主动脉夹层。

（2）动态血压监测：近年来在血压监测方面除了重危患者的床旁监测外尚有动态血压监测（ambulatory blood pressure monitoring，ABPM）是高血压诊治中的一项进展。通常采用两种方法，即以袖带麦克风感知柯氏音法或振荡法，按设定间期 24 小时记录血压。

通常设白昼时间为 6am ~ 10pm，每 15 分钟测血压一次。晚间 10pm ~ 次晨 6am，每 30 分钟记录一次，迄今尚无公认的正常值或动态高血压诊断标准。兹将目前多数推荐的正常上线参考标准介绍如下：24 小时平均血压<130/80mmHg；白昼平均<135/85mmHg；夜间平均<125/75mmHg。白昼血压有两个高峰，上午 8 ~ 10am，下午 4 ~ 6pm，夜间血压较白昼下降>10% 称为构型，为正常昼夜节律。凡在一次或多次随诊中血压波动很大，疑有单纯性诊所高血压者，有提示低血压发作症状者和降压治疗效果差的患者，均应考虑动态血压监测作为偶测血压的补充手段。

1）正常动脉血压：正常血压的界限很难精确确定，正常血压和高血压的定义也在不断发展（表 8-13）。心血管疾病的危险性在血压高于 115/75mmHg 后开始增加，其后血压每增加 20/10mmHg 危险性加倍。统计学数据显示平均动脉压随年龄增长而增加，正常成年人的血压存在昼夜节律变化，早晨最高，之后逐渐下降，在 3am 左右达最低值。美国高血压预防检测评估及治疗委员会第七次报告定义了血压的范围。

表 8-13　美国高血压预防检测评估及治疗委员会第七次报告（JNC-7BP）分类

分类	收缩压（mmHg）	舒张压（mmHg）
正常血压	<120	<80
正常高值	120 ~ 139	80 ~ 89
高血压		
1 期	140 ~ 159	90 ~ 99
2 期	>159	>100

2）血压升高：①大多数不明原因的高血压称为"原发性高血压"，原发病变怀疑在肾。舒张压增高是由于外周血管阻力增加，可由于血管收缩或内膜增厚。收缩压增加可由于每搏量（stroke volume，SV）增加或主动脉顺应性降低，以及舒张压增加时（此时脉压不变或增大）。单纯收缩期高血压可有收缩压增高而舒张压不变。收缩压和舒张压同时升高更为常见。单纯舒张压升高可使脉压变小。②单纯性收缩期高血压：由于每搏量增加或主动脉分支硬度增加。③血压严重升高可导致最终的器官功能障碍，同时伴有缺血造成的正反馈环，其可进一步使血压恶化。患者表现为头痛、神志恍惚、呼吸苦难、癫痫发作、心绞痛或快速进展性肾功能不全；舒张压>120mmHg，收缩压>200mmHg。须快速降压以防止对脑、心、眼及肾的不可逆损害。④阵发性高血压：嗜铬细胞瘤为肾上腺或交感神经干的一种良性肿瘤，分泌肾上腺素或去甲肾上腺素。

3）血压降低：①低血压，由于血容量丢失、血管紧张度下降或心排血量（cardiac output，CO）下降所致。收缩压和舒张压均下降至患者的正常值以下。注意先前持续高血压的患者血压值在正常范围也可以为低血压。灌注不足的体征（皮肤发凉、尿量下降、精神敏感度下降）和代偿性心血管反应提示低血压为病理性。②直立性低血压患者低血容量、心交感神经兴奋、血管容积受限或静脉回心受限。患者卧位血压正常，但当直立位时 3 分钟内收缩压下降 20mmHg 或舒张压下降 10mmHg 或心率增快>15 次/分。此为血管内容量丢失的早期体征。③餐后某些低血压患者，特别是应用血管活性药物的老年人，餐后血压可降低 20mmHg 或更多。使跌倒、晕厥、眩晕及疲劳的风险增加。

3. 心功能　是一个常用临床术语，由于对心脏功能的认识和表达不一致，对心脏功能的评定有不同的标准，如纽约心脏病学会（NYHA）按照患者能胜任的体力活动情况而将心脏功能分为四级，但这一分级方法主要取决于患者的主观感觉，缺乏客观的评定依据。除了 NYHA 标准外，还有运动耐量分级法、最大耗氧量分级法等分级法。心脏是由心肌组成的空腔器官，内具瓣膜结构，它具有起搏、兴奋、传导、收缩和射血、舒张和充血、调节、内分泌七种功能。主要有以下五项评价心功能的指标。

（1）心排血量：指每分钟由一侧心室输出的血量（L/min），它等于每搏量乘以心率。心排血量随着机体活动和代谢情况而变化，在肌肉运动、情绪激动、怀孕等情况下心排血量增高。$CO = SV * HR$，成人安静状态下，心排血量参考范围 5~6L/min。由于身材高大和矮小的人，新陈代谢总量不相同，如果用搏出量绝对值作指标比较心功能是不全面的，人体安静时心排血量与体表面积成正比，为了比较，定义了心指数（cardiac index，CI）。

（2）心指数：在空腹和安静状态下，每平方米体表面积每分钟输出量［L/(min·m^2)］，$CI = CO/BSA$（BSA is body surface area，$BSA = W^{0.425} * H^{0.725} 0.007184$）文献显示，一般年龄在 10 岁左右，静息心指数最大可达 4L/(min·m^2)，以后随年龄增长逐渐下降，到 80 岁，静息心指数接近 2L/(min·m^2)。

（3）每搏量：指一次心搏由一侧心室射出的血量（m）。

（4）每搏指数（stroke index，SI）：每平方米体表面积的每搏量［ml/(beat·m^2)］；参考范围 35~65ml/(beat·m^2)。

（5）体血管阻力（systemic vascular resistance，SVR）：反映后负荷的大小，指血液在血管中流动的阻力，与血液黏滞度及血管舒缩性能等因素有关［dyn/(sec·cm^5)］。其数值大小既受血管本身结构和功能的影响，也与年龄和心脏功能状态有关。本项目以往工作发现对无任何临床症状的健康人群 SVR 异常发生率与年龄、心排血量密切相关，与心率、血压关系不大，值得深入研究。参考范围为 742~1378dyn/(sec·cm^5)。

（二）呼吸系统：肺功能、血氧饱和度、呼出气一氧化氮

1. 肺功能　肺有多种功能，如呼吸功能、内分泌功能、代谢功能等，但临床所指的肺功能一般是指肺的通气和换气功能测定。

肺通气功能的评价一般包括三个方面：肺容量、肺通气量和呼吸动力学。

（1）肺容量：指肺处于不同状态下的容积，其不断地做着周期性变化，是描述肺静态功能的指标，利用肺量计或气体流速仪可以简便地测出肺容积，随访个体的肺容量变化，有助于了解某些肺部疾病的进展情况。

1）潮气量（tidal volume，TV）是指在平静呼吸时，1 次吸入或呼出的气量。它代表人体在平静自然状态下所需要的气量。潮气量受机体代谢率、运动量、情绪等因素的影响。正常成人潮气量平均约为 500 ml，占肺活量的 1/8~1/7。由于肺通气功能的潜力巨大，自然平静状态下的潮气量基本保持稳定，并不随胸廓运动、气道通畅及肺组织的弹性回缩力等因素的改变而变化，因此在报道肺通气功能变化的资料中，一般均不以潮气量作为评价指标。

2）补吸气量（inspiratory reserve volume，IRV）是指在平静吸气末，再用力吸气所增加的最大气量。正常成人为 1.5~2.0L。补吸气量与潮气量之和称为深吸气量（inspiratory capacity，IC），与呼吸肌力量、胸廓弹性和气道通畅等情况有关，是决定肺通气潜力的一个重要因素，它代表吸气的储备能力。

3）补呼气量（inspiratory reserve volume，IRV）是指平静呼气末尽力呼气所增加的气量。正常成人为 0.9~1.2L，一般表示呼气的储备能力。体位、个体状态等因素对补呼气量有明显影响。补呼气动作的完成与呼吸肌力量、胸廓和肺组织的顺应性和气道的通畅度有关。

4）肺活量是指 1 次深吸气后，能呼出的最大气量。包括潮气量、补吸气量及补呼气量三部分。正常成人的参考值男性为 3.5 L，女性为 2.5 L。肺活量是静态肺通气功能的重要指标，受性别、年龄、体表面积、胸廓结构和呼吸肌力量等因素的影响。

5）残气量（residual volume，RV）是指尽力呼气后肺内残余的气量。功能残气量（functional residual volume，FRV）是指平静呼气末在肺内残留的气量。后者是前者和补呼气量之和。成人残气量的正常值男性为 1.53 L，女性为 1.02L；功能残气量：男性为 2.33 L，女性为 1.58L。在临床应用中常以残气量占肺总量的百分比为指标用以反映肺气肿的程度，这个指标在老龄化的情况下比较敏感，青年人为 20%~25%；老年人到 60 岁以后可增大到 40%。

6）肺总量（total lung capacity，TLC）即肺能容纳的最大气量。它是潮气量、补吸气量、补呼气量及残气量之和。正常成人男性约为 5.0 L，女性约为 3.5 L。它是判断肺是否存在限制性损害及其严重程度的指标。肺气肿或阻塞性通气障碍，肺泡内气体滞留，肺泡扩张，使肺总量增加；肺组织广泛性病变，肺不张、肺间质纤维化、胸腔积液、气胸等，肺总量减少。

（2）肺通气量：反映动态肺通气功能特征，一般包括每分钟静息通气量（minute ventilation，MV）、最大随意通气量（maximum voluntary ventilation，MVV）和肺泡通气量（alveolar ventilation，AV）。

1）每分钟静息通气量指在静息状态下每分钟吸入或呼出的总气量，是潮气量与呼吸频率的乘积，通常状态下受神经体液的严密控制。正常成人的静息呼吸频率以 12~18 次/分计算，则每分钟静息通气量为 6~8 L。

2）最大随意通气量指单位时间内做最深最快呼吸时，呼出或吸入的气量。它是反映肺在连续动态的状况下，所能达到的最大通气能力和通气的储备能力的重要指标。健康成人一般可达 70~120L/min，在临床上是评价肺通气功能的一项可靠的指标，它取决于胸廓和肺组织的顺应性、呼吸肌的力量及呼吸道通畅程度。

3）肺泡通气量是指能与血液进行气体交换的有效通气量。肺泡通气量=（潮气量-无效腔）×呼吸频率。解剖无效腔受年龄和体表面积的影响，男性约为 128 ml，女性约为 120 ml。适当的深慢呼吸可使气体交换效能提高。

（3）呼吸的动力学：是指肺通气功能中有关气体流态方面的指标，包括用力呼气量（forced expiratory volume，FEV）、用力呼气流速（forced expiratory flow，FEF）、气流阻力（airway resistance，AR）、闭合气量（closing volume，CV）与闭合容量（closing capacity，CC）等。

1）用力呼气量是指一次尽力吸气后，用最快速度呼出的最大气量。记录用力呼气量的同时，可计算最初 3 秒呼出的气量（$FEV_{1.0}$、$FEV_{2.0}$、$FEV_{3.0}$），在应用中是以第 1、2、

3 秒呼出的气量占用力呼气量的百分比表示（$FEV_{1.0}/FEV\%$、$FEV_{2.0}/FEV\%$、$FEV_{3.0}/FEV\%$），其正常值分别为 83%、96%、99%，其中尤其以 $FEV_{1.0}/FEV\%$ 对阻塞性肺疾病的评价最有意义和常用。FEV 减少说明气道的阻塞。在可逆性呼吸道阻塞如支气管哮喘，应用支气管扩张剂后能使 $FEV_{1.0}/FEV\%$ 得到改善。用力呼气量主要反映大气道的气流阻力情况，对小气道阻力的改变并不敏感。临床多用于区别通气障碍的种类。

2）用力呼气流速是将用力呼气量的曲线人为地平均分为四段，计算每段的斜率，得到各段肺活量时的呼气流速（L/s）。常用的有最大呼气中期流速，即在 25%～75% 肺活量时的平均呼气流速（$V_{25\sim75}$），50% 肺活量时的最大呼气流速（V_{50}）和 25% 肺活量时的最大呼气流速（V_{25}）。$V_{25\sim75}$、V_{25}、V_{50} 等数值能敏感地反映小气道的通气阻力，成为近年来研究慢性阻塞性肺疾病所致小气道功能改变的重点。

3）气道阻力是指从鼻至肺泡整个呼吸道的总阻力，即肺通气的非弹性阻力。约占肺通气阻力的 1/3，常以（口腔压–肺泡压）/气体流量 [Pa/（L·s）或 cmH_2O/（L·s）] 表示。健康成人的正常值为 98.1～294.3 Pa/（L·s）[1～3cmH_2O/（L·s）]。

4）闭合气量与闭合容量指深吸气后再缓慢匀速呼气中，肺下部小气道与残气量之和。常以闭合气量占肺活量的百分比（CV/VC%）和闭合容量占肺活量的百分比（CC/TLC%）表示。它们是评价小气道功能状态的重要指标。CV/VC% 和 CC/TLC% 都随年龄增高而升高，CV/VC% 正常值 30 岁时为 13%，40 岁时为 16%，50 岁时为 20%。

2. 肺换气　是指肺泡气与肺毛细血管血液之间的气体交换。有效的气体交换首先要求肺的通气和血液能够充分地分布到每个肺泡，才能发挥肺泡的换气作用，其过程主要指氧气从肺泡进入血液及 CO_2 由血液进入肺泡，包括三个连续不断的步骤：气相扩散、膜相扩散和血相扩散。

（1）气相扩散：气流到达肺泡管后，处于相对静止状态，正常人肺泡直径平均为 200μm，从肺泡管到肺泡周围的扩散距离为 500μm，气体扩散可在很短的时间内（<10ms）达到平衡，在某些病理状态下，如肺气肿时，肺泡壁被破坏，气相扩散时间可延迟至 300ms 以上，将显著地影响气体交换。

（2）膜相扩散：扩散膜或称为呼吸膜，包括肺泡表面活性物质、肺泡上皮、基膜和毛细血管内皮，平均厚度不足 1μm，易于气体分子扩散。通常受到气体溶解度的影响。

（3）血相扩散：氧与血红蛋白的结合速率受肺内血流量的影响。肺换气的效能通常以肺的弥散量（diffusing capacity of lung, DL）为指标。DL 是指气体以 1 Pa 分压差每秒通过呼吸膜的微升数，惯用单位为 ml/（mmHg·min）。

根据 Graham 定律，气体的弥散主要与以下因素有关。

（1）气体的分压差：分压差是气体弥散的动力，其弥散量与该气体的分压差成正比。在肺内氧由血液向肺泡弥散。健康成人氧分压差比 CO_2 分压差约大 10 倍。

（2）氧气和 CO_2 在血浆中的溶解度：DL 与弥散分子在弥散膜间质液中的溶解度成正比，与其相对分子质量的平方根成反比。标准状态下，在血浆中的溶解度氧气为 21.4ml/L，CO_2 为 515.0ml/L，氧气和 CO_2 的相对分子质量分别为 32 和 44，结果 CO_2 的弥散能力大约为氧气的 20 倍，因此临床上常见的是缺氧，很少发生 CO_2 的弥散障碍。

（3）呼吸膜的厚度与面积：肺的弥散量与呼吸膜的厚度成反比，与它的有效扩散面积成正比。正常人呼吸膜的厚度不超过 1μm，为脂质结构。氧气和 CO_2 均能溶于脂质，因此正常时以单纯扩散方式通过呼吸膜弥散不会受阻。

（4）肺泡气的更新率：由于无效腔的存在，吸入气中只有部分新鲜空气进入肺泡与残气进行混合，然后再进行肺换气，即进行交换的肺泡气要不断更新。正常人肺泡气的更新率约为 14.3%。各种肺部疾病导致解剖无效腔和肺泡无效腔均增加，致使肺泡气体更新率下降，氧分压降低，这会直接影响肺泡气中氧气的弥散。

（5）肺通气与肺血流的协调配合：通常用肺泡通气量与肺血流量的比值表示。健康成人安静时每分钟的肺泡通气量和肺血流量分别为 4 L 和 5 L，所以其比值的正常值为 0.8，无论人体处于安静状态或活动状态，当两者比值为 0.8 时，肺换气处于最佳状态，气体交换的效率最高。通气功能障碍的表现见表 8-14。

表 8-14　通气功能障碍表现

	限制性通气障碍	阻塞性通气障碍
肺活量（VC）	减低	减低或正常
残气容积（RV）	减低	增加
肺总量（TLC）	减低	增加或正常
RV/TLC	正常或稍增加	显著增加
FEV/FVC	正常或增加	降低

3. 肺功能判断　判断肺功能指标是否正常一般选择实测值占预计值的百分比。残气量、功能残气量、肺总量在 ±20% 以内为正常，FEV1.0% 无明确的标准，一般认为 ≥80% 预计值为正常。目前较多指标逐渐用健康人群低限（lower limit of normal，LLN）判断。LLN 是健康人群中，肺功能指标正常值范围的最低临界值，是判断肺功能指标异常的最可靠方法。

（1）动脉血氧饱和度（oxygen saturation in arterial blood，SaO_2）指动脉血中氧含量与氧容量的比值。血红蛋白氧饱和度是指血红蛋白氧含量与血红蛋白氧容量之比。由于动脉血溶解氧非常低，所以两者一般有相同的含义。正常值为 95%～98%。当血氧分压为 150mmHg 时，SaO_2 为 100%，亦称氧饱和。氧饱和时的氧含量等于氧容量。

SaO_2 与血氧分压的关系图形呈"S"形，称为氧离解曲线（dissociation curve），简称氧离曲线，可分为平坦段和陡直段两部分。氧分压超过 60mmHg 后，氧分压变化所引起 SO_2 的变化较小；但氧分压<60mmHg 时，两者呈线性关系，氧分压稍降低，SO_2 即明显下降。氧离曲线的这种特点有利于血液从肺泡摄取氧和在组织释放氧。肺泡气氧分压正处于氧离曲线的平坦段。因此肺泡气氧分压变化，引起血氧分压下降时，SaO_2 可无明显变化。组织细胞的氧分压处于氧离曲线的陡直段，有利于氧合血红蛋白的离解并向组织供氧。$PaCO_2$ 降低、pH 增高、2，3-二磷酸甘油酸（2，3-DPG）减少和体温降低引起氧离曲线左移；反之则右移。

P_{50} 是血氧饱度为 50% 时的氧分压，它可反映血红蛋白对氧的亲和力，是反映氧离曲线的位置的客观指标。正常人 pH 为 7.40，$PaCO_2$ 为 40mmHg，37°C 体温下的 P_{50} 为 26.6mmHg。

经皮无创脉搏——氧饱和度法（noninvasive pulse oximetry，NPO），是一种无创性、

连续性监测动脉氧饱和度的方法，已常规用于危重患者呼吸功能的监测。目前将 NPO 测得的血氧饱和度简写为 SpO_2，以与直接抽动脉血测得的血氧饱和度 SaO_2 区分。

（2） SpO_2 临床意义

1）监测 SpO_2 能及时发现危重患者低氧血症及其程度，给予合理氧疗，通过调节吸氧浓度及给氧方式，既可有效改善低氧血症，也可避免或减少氧中毒的发生率。

2）监测 SpO_2 能帮助确定危重患者施行机械通气的时机，在机械通气时，与其他监测手段结合，对选择通气调整通气参数，并为撤机和拔除气管导管提供参考。

3）肺功能测定时连续监测 SpO_2 有助于病情的判断，在慢性阻塞性肺疾病、充血性心力衰竭及重症哮喘中，监测 SpO_2 指导对给氧方法及机械通气的运用有重要参考价值。

4）氧合功能的监测结合其他监测可对不同类型的睡眠呼吸暂停（sleep apnea，SA）综合征进行诊断分析，并为机械通气（CPAP）治疗、手术治疗或其他各种治疗方法的疗效提供依据。

5）术前 SpO_2 结合肺通气功能检查，可评价老年人、慢性呼吸系统疾病和神经肌肉疾病患者、肥胖等特殊人群是否耐受麻醉和手术。

6）监测 SpO_2 可随时了解缺氧情况。插管成功后，监测 SpO_2 有助于了解导管位置是否正确。全麻过程中出现 SpO_2 下降，需要考虑以下原因：气管导管滑出、气管导管扭曲、导管回路漏气或吸入 N_2O 浓度过高等。SpO_2 下降 87% ~ 95%，面罩吸氧时使 SpO_2 恢复正常；坐位手术时连续监测 SpO_2，可预报气体栓塞的发生。

7）术后患者在转运途中，低氧血症（$SpO_2 < 90\%$）的发生率为 24% ~ 61% 。因此术后患者转运应予以吸氧术后，早期监测 SpO_2 用于判断患者是否需要吸氧和何时能转出监护室。

8）新生儿相对处于低氧状态，血氧分压在氧解离曲线的陡直段。SpO_2 可评价新生儿气道处理和呼吸复苏的效果。新生儿娩出后屏气、喉痉挛时，SpO_2 下降，面罩吸氧或气管插管给予正压通气可使 SpO_2 迅速上升。新生儿呼吸窘迫综合征治疗时，为避免高氧血症产生的晶体后纤维增生症，可利用 SpO_2 的高限报警调节吸氧浓度。

（3）FeNO 的形成、检测、参考值及影响因素

1）FeNO 的形成：FeNO 产生于呼吸道上皮细胞，主要来源于气道而不是肺泡。正常成人上呼吸道和鼻窦内的 FeNO 水平高于下呼吸道 10 倍。呼吸道中 NO 主要在下呼吸道由一氧化氮合成酶（NOS）合成，NOS 呈激素敏感，哮喘患者因气道炎症的存在导致 FeNO 值升高，在使用激素后 FeNO 水平会下降；与生理及病理过程中都有关系，与气道炎症、肺功能等指标相关联。

2）正常成人及哮喘患者 FeNO 参考值：目前 FeNO 在欧洲国家使用得多一些，而在我国只有少数几家医院能开展 FeNO 的检测。有研究结果显示，初次就诊 FeNO 值<5 μg/L，见于吸烟者；5 ~ 25μg/L 提示中性粒细胞性哮喘、焦虑、过度通气、声带功能不全、鼻窦炎、胃食管反流、心源性疾病等；25 ~ 50μg/L 哮喘但程度轻；当>50μg/L 如有病史或 $FEV_{1.0} < 80\%$ 预计值可明确诊断哮喘，也可见于嗜酸粒细胞性支气管炎，Churg-Strauss 综合征（CSS），也提示口服类固醇或吸入治疗有效。

FeNO 作为气道炎症的标志物，和气道黏膜活检、支气管肺泡灌洗液、诱导痰细胞学分类等相关研究中发现它和哮喘嗜酸性炎症相关，和其他炎症细胞及类型并无显著相关。

3）FeNO 的影响因素：在正常受试者中，FeNO 水平与年龄、肺功能无关，但是儿童的 FeNO 水平随年龄而增加，妇女的 FeNO 水平较低。FeNO 水平受呼吸方式、气道阻塞程度、含有硝酸盐食物和饮料、传染病、药物治疗（如类固醇）、吸烟和锻炼的影响。遗传变异可以影响 FeNO 水平，NOS 多态现象与哮喘症状和 IgE 水平均有关系。并且 FeNO 水平存在相对较大的个体间差异。

（4）FeNO 临床意义

1）FeNO 在哮喘症状出现、肺功能指标异常之前就已开始升高，且和气道炎症的严重程度呈高度正相关，敏感度与支气管镜下黏膜活检或激发试验相当，对激素治疗反应灵敏、快速。

2）慢性阻塞性肺疾病体内氧化与抗氧化失衡是造成慢性阻塞性肺疾病慢性损伤的重要原因之一。NO 可作为慢性阻塞性肺疾病患者气道内重要的炎性标志物，其意义如下：①对激素治疗起反应的慢性阻塞性肺疾病患者 FeNO 升高，测定 FeNO 可预测这些患者对长期激素治疗的反应情况；②稳定期慢性阻塞性肺疾病和慢性支气管炎患者 FeNO 明显低于吸烟或不吸烟哮喘患者，与正常人无区别；③非稳定期慢性阻塞性肺疾病患者 FeNO 明显高于吸烟的稳定期慢性阻塞性肺疾病或以前吸烟的慢性阻塞性肺疾病患者，但慢性阻塞性肺疾病合并肺源性心脏病时 FeNO 下降。

3）临床上通常将咳嗽时间在 8 周以上，且以咳嗽为唯一表现，胸部 X 线检查无明显异常者称为慢性咳嗽。明确慢性咳嗽的病因，是治疗成功的关键。在我国，据临床统计，慢性咳嗽的前四个病因依次是：①嗜酸粒细胞性支气管炎；②上气道咳嗽综合征；③咳嗽变异型哮喘；④胃食管反流性咳嗽。其中①、③患者 FeNO 的含量可升高，而②、④患者的 FeNO 含量可正常或偏低。

4）急性呼吸窘迫综合征（acute respiratory distress syndrome，ARDS）由内毒素所致的 ARDS 动物模型，FeNO 的含量降低，可能是氧化应激及超氧化物消耗所致。FeNO 水平降低，同时伴有肺动脉压力和肺泡血管的氧分压增高和肺的顺应性降低，提示 FeNO 水平可作为成人心肺分流术后肺损伤的标志物。

5）支气管扩张 FeNO 升高程度与病变范围密切相关。哮喘患者由于常应用激素，其 FeNO 水平不升高，提示支气管扩张患者 FeNO 水平可反映其下呼吸道的活动性炎症。

6）弥漫性泛细支气管炎（diffuse panbronchiolitis，DPB）反复的肺部感染最终导致 DPB 患者黏膜纤毛的功能障碍，FeNO 水平降低。测定 FeNO 可作为一种无创方法来诊断 DPB。

二、疾病模型的早期预警

生命模型不可能是一个数学公式，也不可能是普适性的数值表达。通过对实际条件和个性特征进行抽象描述和模拟。疾病是一种相对宏观的功能态，表现为一个生命过程段；该过程段受各种条件限制，表现自身的功能特征：构成初始状态的要素不确定、过程不可逆、过程不可重复、过程有涨落、分叉点随机、外部有边界限制、边界条件不确定、终末状态随机发散、结果不确定等。

预警是指在缺乏确定的因果关系和缺乏充分的剂量−反应关系证据的情况下，促进调整预防行为或环境威胁发生之前即采取措施的一种方法。通过收集、整理、分析目标疾病的相关信息资料，评估事件发展趋势与危害程度，在事件发生之前或早期发出警报，使相关责任部门及事件影响目标人群及时做出反应，预防或减少目标疾病的危害。

（一）预警方式

疾病早期预警根据疾病的不同特点社会危害程度、疾病控制预警系统可分为直接预警、定性预警、定量预警及长期预警。依照疾病预警范围实施不同级别的预警发布，并以此作为依据，采取相应的控制措施。

（1）直接预警：无论何时何地，凡发生甲类传染病、乙类传染病中 SARS、人禽流感、肺炭疽和脊髓灰质炎患者，病原携带者或疑似患者 1 例，均应直接进行预警报告。

（2）定性预警：采用综合预测法、控制图法等多种统计方法，借助计算机完成对疾病的发展趋势和强度的定性估计，明确流行是上升还是下降，是流行还是散发。目前应用较为普遍的是控制图法。

（3）定量预警：采用直线预测模型、指数曲线预测模型、多元逐步回归分析、简易时间序列、季节周期回归模型等对疾病进行定量预警。

（4）长期预警：采用专家咨询法对疾病的长期流行趋势进行预警。

（二）预警模型

目前应用在疾病监测的预警模型按资料类型可分为时间预警模型、空间预警模型及时空预警模型。

（1）时间预警模型：包括基于控制图的预警模型、时间序列模型、线性回归模型、基于隐马尔可夫链模型等。此类统计模型的特点在于，根据过去一段时间监测变量值的大小，利用上述统计模型预测未来该变量值的大小，根据预测值的大小，按时间资料的分布特点确定备选预警阈值，并结合实际情况，调整预警阈值的大小。当实际水平超过阈值，则发出警讯。

（2）空间预警模型：是指利用病例的空间地理信息，如行政区域名称、家庭住址、工作单位等发现病例的地理聚集程度，及早识别传染病的异常情况。目前广泛使用的一种空间预警模型有广义线性混合模型（generalized linear mixed model，GLMM）、小区域回归分析检验法（small area regression and testing，SMART）、空间扫描统计（space scan statistic）等模型。

（3）时间-空间预警模型：是指通过综合利用病例的发病时间、持续时间长短及发病的地理信息分析疾病的聚集性、目前使用较为普遍的有 WSARE（what's strange about recent events）、pANDA（population-wide detection and assessment）、时空扫描统计（space-time scan statistic）。

三、地区性及时间性的差异

医学地理学是一门新兴的边缘科学，介于医学、地理学和环境科学之间。在国外已有学者豪（Howe）的《世界人类疾病地理学》（英国，1977）和《世界人类癌症地理学》

（1986），浦尔（Pyle）的《应用医学地理学》和《医学地理学的新方向》（美国，1979），麦克格拉逊（McGla-shan）的《医学地理学：技术和病例研究》（英国）等作品问世，美国加利福尼亚大学旧金山分校与伯克利分校地理系已联合开设"医学地理课"（1970），加拿大约克大学在医学、生物学和地理学系均设有医学地理课程。

我国的医学地理学思想已经孕育了数千年，早在数千年前人们就发现了某些疾病和气候变化有关，如伤寒、中暑、风湿等。在《素问异法方宜论》中也载述过生活在不同地方的人有着不同的生活、饮食习惯。在不同的地理地貌条件、水质河流状况、大气气候等条件的影响下产生了居民不同的生活饮食习惯和身体面貌特征。

目前国内所采用的血压、心率、心功能、肺功能等参考值比较单一，没有结合我国区域气候差异很大的总体情况，没有针对不同年龄段、不同性别，也没有根据各地的地区差异制定有区别的血压参考值标准。因此，通过研究中国正常人生理参考值与区域地理因素的关系，将会揭示出中国正常人生理参考值的地理分布规律。

（一）基因学背景差异

关于如何定义正常/健康人群，其核心标准即为无高危因素、无症状的正常人群。但是，近几十年来，我国社会和经济的粗放型快速发展导致生存环境持续恶化，环境污染持续加重，且吸烟量持续上升和年轻化，导致真正无高危因素、无症状的人群所占比例明显减少，特别是中老年人。

人体正常生理值范围如肺功能等各项参数的正常值受到个体自身因素如身高、体重、年龄等，以及外部因素如地区、环境、气候、社会经济条件等的影响，加之我国幅员辽阔，不同地区的正常值会有一定的差异。

肺功能的影响因素有以下几种。

（1）性别对肺功能的影响：一般同等身高男性的肺活量、肺总量等均大于女性。女性肺容量下降较男性出现早。有研究表明性别是影响肺功能的独立因素。肺容量主要受到胸肺扩张程度和呼吸肌力的影响，高流速指标［如最大呼气流量（peak expiratory flow，PEF）、V_{75} 等］主要受到呼气肌力的影响，低流速指标（如 V_{50} 等）主要取决于气道通畅程度。去除年龄和相关疾病的影响，各指标主要受到呼气肌力大小的影响。男性相较于女性腹式呼吸更为显著，膈肌和腹肌的收缩力较大，所以男性的各项容量指标及流速指标均高于女性。

（2）年龄对肺功能的影响：肺功能与年龄的关系比较复杂。在幼年和青少年期，随着年龄的升高，肺容积增大，气道内径增大，呼吸肌力量增强，流速指标也逐渐增大；到一定年龄达高峰并稳定一段时间；其后随着年龄的增大，肺组织弹性减退，肺容量下降，流速指标也下降，残气量逐渐增大。研究发现，男性的肺功能转折点位于 19～23 岁，女性位于 17～21 岁，较男性提早出现。肺功能预计值公式男性以 20 岁作为分割点，女性以 18 岁作为分割点。

（3）身高对肺功能的影响：身高是影响肺容量的最主要因素之一。在性别、年龄相同的情况下，身高较高时，肺容积较大；反之则较小，两者之间有一定程度的正相关。肺容积大者，相应流速指标也高。国内外也有研究认为多项肺功能指标与身高的平方或身高的对数值呈正相关。

（4）体重对肺功能的影响：体重因素对肺功能有无影响，素有争议。体重指数的计算就与身高有关。所以在正常营养状态下，一旦考虑进身高因素，体重的影响就非常有限。很多肺功能正常预计值公式的研究也都未将体重作为影响肺功能的因素之一。但不可否认的是，肌肉发达可提高多项肺功能的数值；相反，过度肥胖将使肺功能数值下降。

（5）种族：有研究发现，长期居住在美国的人群中，白色人种的 FEV_1 和 FVC 的均值高于棕色人种，而黑色人种最低。在相同身高组，三者的 FEV_1 和 FVC 均值相似，但女性青少年组中，黑色人种明显低于白色和棕色人种。而白色人种的 FEV_1/FVC 略小于棕色及黑色人种。

（二）生活方式差异

随着我国社会经济的发展，人民生活条件的不断改善，生活方式的改变及环境、气候等的变化，有必要对人体正常生理值范围进行重新测定。如我国在 20 世纪 80 年代末对全国六大地区开展了肺功能正常值测定，而这套指标一直沿用到现在，既往的肺功能正常预计值公式及肺功能诊断标准在当前条件下是否依然适用，需要重新考虑。

除了性别、年龄、身高、体重对肺功能有重要影响以外，还有很多其他因素与肺功能有关。比较公认的有种族、体育锻炼、昼夜变化、体位、社会经济条件、生存环境等。经常参加体育锻炼的人呼吸肌的力量增强，肺活量增大，流速增大，残气量占肺总量的比例变小。这也是本项研究将有过系统体育锻炼的人群排除在外的原因。肺活量的生理节奏有一定的规律性，但变化的幅度有限。一般早晨肺活量增加，中午最高，夜间最低。体位也对肺容量有影响。站位和坐位为常规的测定体位，坐位与站位的变化不大。半卧位或平卧位时，由于测试者不能充分用力呼吸，加上腹腔脏器的重力作用使横膈上移，使肺容量下降。除此之外，社会经济条件、生存环境等也对肺功能有影响。

四、利用物联网医学干预

物联网可以理解成延伸、扩展的互联网，是近几年来兴起的一个跨学科综合性领域。一般国际上普遍的定义是指按照通用的协议，通过 RFID、感应器、全球定位系统、扫描器等传感器设备，把任何物品与互联网连接起来进行信息交换和通信，以实现物品的智能化识别、定位、跟踪、监控和管理的一种巨大的综合性网络。在现实生活中的具体应用就是把传感器与电信网、供电网、交通网络、油气管网、城市公共建筑、农田水利系统等各种现实中的网络系统相结合，再使之与互联网整合在一起，实现人类的虚拟社会与物理实物的融合。

在中国，物联网不仅是指物与物、物与人、人与人相连的网络，还有那些和我们生活形影不离的终端设施，如家庭式医疗设备、移动终端（手机等）、智能电器（智能式电饭锅等）、家庭视频监控、商品的射频标签等通过各种有线或无线的通信网络实现互联互通的设备。

远程监护技术是近年来相对热门研究领域，美国军队的科研部门研究了一种战时的人体状态监护仪（PSM），这种小型设备由士兵随身佩戴，通过实时监测人体的体温、心率变化、呼吸强度等，判断佩戴者受伤程度及地理位置。在战争中该设备采用突发通信的信号发射方式来误导敌方，使用最新传感器技术来测量心率、血压、呼吸等重要的生理数据。

在家庭护理方面，国外的发展比较完善。Marlene 等研究通过测量家庭环境中的高危孕妇的血压和体温并进行胎儿监测，产后每周访视 1 次患者，并帮助照料婴儿、料理家务、提供建议和信息，且医疗费用不到医院的一半。在 20 世纪 90 年代，国外进行了脑疾病患者的家庭护理研究实践，医护人员发现，通过将常用的护理内容规范化，尤其是规范药品管理手段、心理健康干预与运动治疗上，家庭比医院具有更少的治疗费用、更好的治疗效果，患者情绪明显改善，优势明显。这些实践内容为将来重要疾病的远程家庭监护做了很好的探索与研究。

在国内，目前已有部分城市开始为老年人设立应急呼叫系统。例如，2010 年 6 月北京市西城区为老人安装"一按灵"呼叫系统，急救中心网络只要接到用户急救报警，通过系统第一时间找到用户的家庭信息，然后启动急救程序，赶往现场进行救助。2009 年 9 月北京的一家公司推出了"扁鹊飞救"系统，它整合了小型化的健康监测终端设备、专用智能健康手机、网络服务平台、呼叫中心等集宣教、监测、警告、定位、求救为一体的远程监测、求救服务系统，患者通过无痛、无创的测量方式，将个人心电、血压、脉搏等测量数据采集后显示在定制的专用医疗软件的手机上，然后使用 GPRS 电话网络或信息形式将这些数据自动发送到医院的健康档案中心和手机终端上，使医院与亲属能第一时间了解患者健康状况。

针对我国地理情况复杂、民族众多、人民生活水平不断提高，多项生理参考值范围已经不适用，在物联网技术迅猛发展的今天，可应用该技术结合我国地理分布规律、区域气候差异情况，对不同年龄段、不同性别人群进行持续性远程监测各项生理指标，制订出有区别的各项生理参考值范围。

（余金明）

参 考 文 献

白春学，陈宝元，韩芳，等 . 2013. 物联网在睡眠呼吸疾病诊治中的应用专家共识 . 中华哮喘杂志（电子版），7（2）：76-79.

党爱民，陈炳伟 . 2013. 老年高血压的管理 . 中国卒中杂志，8（8）：644-647.

何权瀛，陈宝元 . 2009. 睡眠呼吸病学 . 北京：人民卫生出版社 .

李萍，宋长爱 . 2010. 中国居民就医行为研究进展 . 护理研究，24（6）：1507-1509.

李玉青，刘秀荣，曹远 . 2012. 简短戒烟干预在北京市各级综合医院门诊应用的效果 . 中国健康教育，28（11）：923-926.

刘吉，于丽霞，姜三平，等 . 2009. 智能血糖自我监测仪 . 中北大学学报（自然科学版），30（5）：478.

钱军程，陈育德，徐玲，等 . 2011. 中国老年人口主要慢性病患病率变化与突发增长的分析 . 中国卫生信息管理杂志，08（3）：70-74.

史玉珍，马丽 . 2012. 物联网下的智能血糖监控系统的研究 . 计算机测量与控制，20（2）：374-376.

唐奕 . 2006. 护理人员在实施戒烟干预中的作用 . 当代护士，10：4-6.

王立立，王燕玲，姜垣 . 2011. 手机戒烟干预和网络戒烟干预的国际进展研究 . 中国慢性病预防与控制，9（4）：424-426.

卫生部统计信息中心 . 2004. 中国卫生服务调查研究第三次国家卫生服务调查分析报告 . 北京：中国协和医科大学出版社，11-14.

卫生部统计信息中心 . 2008. 中国卫生服务调查研究：第四次家庭健康询问调查分析报告 . 中国协和医科大学出版社，1-507.

许曼音 . 2010. 糖尿病学 . 上海：上海科学技术出版社 .

杨达伟，张静，白春学 . 2012. 物联网医学的研究现状和展望 . 国际呼吸杂志，32：1438-1440.

张新平，郑明节，袁帅 . 2006. 患者用药依从性及其影响因素分析 . 中国药房，17（10）：791-793.

中国高血压防治指南修订委员会 . 2012. 中国高血压防治指南（2010 年修订版）. 中国实用乡村医生杂志，19（10）.

中华人民共和国卫生部 . 2012. 老年人跌倒干预技术指南 . 中国实用乡村医生杂志，19（8）.

中华医学会呼吸病学分会睡眠呼吸疾病学组 . 2002. 阻塞性睡眠呼吸暂停低通气综合征诊治指南草案 . 中华结核和呼吸杂志，25：195-198.

中华医学会呼吸病学分会睡眠呼吸障碍学组 . 2012. 对睡眠呼吸疾病实验室的建立和管理及人员培训的建议 . 中华结核和呼吸杂志，35：19-23.

中华医学会呼吸病学分会睡眠呼吸障碍学组 . 2012. 阻塞性睡眠呼吸暂停低通气综合征患者持续气道正压通气临床应用专家共识草案 . 中华结核和呼吸杂志，35：13-18.

中华医学会呼吸病学分会睡眠呼吸障碍学组 . 2012. 阻塞性睡眠呼吸暂停低通气综合征诊治指南 2011 年修订版 . 中华结核和呼吸杂志，35：9-12.

朱大龙 . 2014. 规范自我血糖监测 优化糖尿病管理 . 糖尿病天地：临床，34（1）：37.

（美）Durstine JL，等著 . 2008. 波洛克心血管康复医学教科书 . 刘江生译 . 北京：北京大学医学出版社 .

Boehning N，Blau A，Kujumdshieva B，et al. 2009. Preliminary results from a telemedicine referral network for early diagnosis of sleep apnoea in sleep laboratories. J Telemed Telecare，15：203-207.

Cao Z，Zhu R，Que RY. 2012. A wireless portable system with micro sensors for monitoring respiratory diseases. IEEE Trans Biomed Eng，59（11）：3110-3116.

Dellacà R，Montserrat JM，Govoni L，et al. 2011. Telemetric CPAP titration at home in patients with sleep apnea-hypopnea syndrome. Sleep Medicine，121：153-157.

Epstein LJ，Kristo D，Strollo PJ Jr，et al. 2009. Clinical guideline for the evaluation management and long-term care of obstructive sleep apnea in adults. J Clin Sleep Medicine，5：263-276.

Fang X，Wang X，Bai C. 2011. COPD in China：the burden and importance of proper management. Chest，139（4）：920-929.

Fox N，Hirsch-Allen AJ，Goodfellow E，et al. 2012. The impact of a telemedicine monitoring system on positive airway pressure adherence in patients with obstructive sleep apnea：a randomized controlled trial. Sleep，35（4）：477-481.

Fraysse JL，Delavillemarque N，Gasparutto B，et al. 2012. Home telemonitoring of CPAP：a feasibility study. Rev Mal Respir，29（1）：60-63.

Kwiatkowska M，Ayas N. 2010. Can telemedicine improve CPAP adherence？. Thorax，65（12）：1035-1036.

Kwiatkowska M，Idzikowski A，Matthews L. 2009. Telehealth-based framework for supporting the treatment of obstructive sleep apnea. Stud Health Technol Inform，143：478-483.

Lao X，Zhang J，Bai C. 2013. The implication of telehealthcare in COPD management of China. Respir. Med，7（5）：459-463.

Leseux L，Rossin N，Sedkaoui K，et al. 2012. Education of patients with sleep apnea syndrome：Feasibility of aphonecoaching procedure. Phone-coaching and SAS. Rev Mal Respir，29（1）：40-46.

Meurice JC. 2012. Improving compliance to CPAP in sleep apnea syndrome：from coaching to telemedicine. Rev

Mal Respir, 29 (1): 7-10.

Sparrow D, Aloia M, Demolles DA, et al. 2010. A telemedicine intervention to improve adherence to continuous positive airway pressure: a randomized controlled trial. Thorax, 65 (12): 1061-1066.

Taylor Y, Eliasson A, Andrada T, et al. 2006. The role of telemedicine in CPAP compliance for patients with obstructive sleep apnea syndrome. Sleep Breath, 10 (3): 132-138.

Zhang J, Song YL, Bai CX. 2013. MIOTIC study: a prospective, multicenter, randomized study to evaluate the long-term efficacy of mobile phone-based Internet of Things in the management of patients with stable COPD. International Journal of Copd, 8: 433-438.

Zhong N, Wang C, Yao W, et al. 2007. Prevalence of chronic obstructive pulmonary disease in China: a large, population-based survey. Am J Respir Crit Care Med, 176 (8): 753-760.

第九章 现代化医院管理

第一节 医疗信息化

一、即插即用型医疗诊断设备

随着医疗市场的进一步扩大，那些用于诊断的医疗设备日益更新并变得更精简，甚至更便宜。放射科，这个曾被誉为医疗界里的"暗室"，现在正变得越来越向"明室"发展，其中有些医疗设备已直接进入患者手中。

临床超声波的未来将是使用即插即用设备捕获高质量的病变图像（图 9-1）。事实上，由于依赖于超声软件的增强革新，超声技术已经变得比过去更智能（例如，东芝的优质超声系统 Aplio MX，它是一种便携式超声，其工作性能等同于放射学检查）。在使用这样的工具下，超声波扫描可以用来作为识别癌症或其他疾病的初步诊断工具。由于超声是无创的检查方法，即不需要通过外科手术获得癌组织（活检）或使用放射性造影剂通过计算机断层扫描（computed tomography，CT）及磁共振成像（magnetic resonance imaging，MRI）进行诊断（造影剂存在一定过敏风险），这将大大减少患者疼痛和癌症患者的治疗费用。

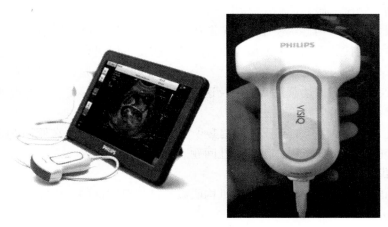

图 9-1 即插即用设备

即插即用型医疗设备可使临床医生从任何设备（平板电脑、手机和个人电脑）无缝上传患者的相关数据，例如，医疗影像文件或图片、视频和音频文件等，并可以在任何设备（平板电脑、手机、台式机和笔记本电脑）查看患者电子病历的资料。这样的创新也会减少诊断错误和加快医院内外各部门之间的沟通过程。数字化医疗使得这些最新的医学创新有助于提高诊疗效率、准确性和工作流，从而从根本上改善数以百万计患者的医疗服务。

二、互联网和移动医疗

物联网技术在医疗信息化中一个应用方向就是移动医疗，它是以无线局域网技术和RFID技术为底层，通过采用智能型手持数据终端，为移动中的一线医护人员提供随身数据应用。移动医疗最终要达到的目的也应该是让诊疗更加方便，医疗可及性更强，患者接受诊疗的闭环更加完整。对于患者来说，如果同一地区附近有多家医院可供选择就诊的话，那么这个措施就可以引导患者前往等待时间较短的医院，分流该区域中前往拥挤医院急诊的人群。也有些医院会推出官方手机APP，在APP上显示急诊的等待时间，做到让患者心中有数，减少患者就医时因等待产生的不满情绪。

第二节　医疗质量管理

一、PDSA循环

提高患者的医疗护理和治疗后的预后是在医疗过程中的两大重要目标。目前，虽然许多医疗机构都深知自己需要改变目前的机构组织以提高医疗服务综合表现和医疗质量。然而，事实是并非所有的变化都能促进最终的改进。因此，在医疗机构中，任何改变在实施之前的测试就显得尤为重要。在美国医院质量改进中，最为广泛利用的工具之一是PDSA循环，即计划、测试、研究评估、运用。

之所以很多医疗机构喜欢使用PDSA循环是因为此方法可以利用小样本的测试评估来做进一步决策，包括从不同PDSA循环中决定哪种改变可以引导至想要的改进结果？通过改变究竟会带来多少可观及可预测的变化？究竟预想中的改变是否会最终在实际环境中成功？究竟改变会带来多少运营上的影响及这些影响是否可以被接受？究竟改变是否会遭遇到员工抵触情绪及其对应解决方法等。

在正式进入PDSA循环前有三大问题必须要回答，这三大问题在使用PDSA中起到对整体改善工作的方向指导作用，是纲领性问题。

问题1. 我们想要努力完成什么？

这个问题的回答过程可以帮助医疗机构明确自己想要改进的具体方向、内容、目标和期望结果。

问题2. 我们如何知道变化是一种改进？

实际的改进只能证明通过测量评估得以证明。医疗机构需要考虑的是在一个改进措施进行实际运用时究竟可以带来多少不同。此外，医疗机构需要在评估改进时针对收集哪些数据进行评估达成一致。

问题3. 我们可以进行哪些改变来促进最终结果的改善？

在回答这个之前，我们需要认清一个事实：只有在变化进行实施了以后才会发生改善，但不是所有变化都能导致改善。PDSA 中辨认哪种改变来促进最终改善的方法是，在实际运用前对其进行测试，以便利于决策。

图 9-2 展示了 PDSA 中具体操作所需要包含的内容。包含了计划、测试、研究评估、运用循环。这个循环包括了在真实环境中对于改变内容的测试、评估和运用。PDSA 循环通过计划、尝试、观察结果和实施循环所获来进行快速测试变化的一个有效工具。这是一种用于行动导向学习的一种科学方法。许多美国质量改进实践者坚信，使用 PDSA 循环可以快速定位目前改善项目位于什么阶段，并可以快速预判未来质量改善项目发展的趋势。

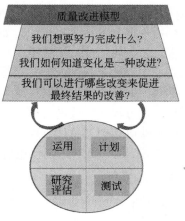

图 9-2　三大纲领性问题及具体操作内容

（一）计划

PDSA 周期在始于计划阶段。当一个质量改进团队在理解当前问题的本质，并了解本质问题的起源、发生过程，以及具有特定的想法想改善这个问题时，也就意味着团队已经做好测试特定想法的准备。计划这一步骤可以在这个阶段帮助团队进一步明确以下内容：①哪个过程需要改进；②要求改进的话，那需要改进多少是必要的；③哪些变化需要实施；④什么时候来实施这些变化；⑤如何评估变化的有效性；⑥改变会带来哪些影响（如人员、过程等）。

需要注意的是，在测试变化前，质量改进团队需要，并与所影响到的人或部门进行沟通。

（二）测试

在测试这个阶段，质量改进团队主要将其预想的改进措施进行测试，并且收集所需的数据为下一步评估做准备。在测试阶段，任何问题和意见都应在测试过程中进行详细记录以便下一步的数据分析和研究。

（三）研究评估

质量改进小组利用在上一步所获取的数据、反馈内容等进行研究评估改变措施是否成功或需要进一步改善。以下内容在研究评估阶段需要考虑以下几点。

（1）通过测试后，过程是否改进，如果改进了，那么改进了多少。

（2）是否达到了改进的最终目标。

（3）使用新方法是否使得操作过程更加复杂。

（4）在测试改变过程中是否有未预期的事件发生。

（5）除了在目前测试所获基础上，在测试过程中有无新的内容需要进一步了解。

在回答以上问题以后，质量改进小组可以明确团队是往下一步实际运用发展，还是返回到计划或者测试的阶段。例如，如果在测试后过程没有得到改善，那么团队应该回顾测试结果来明确原因。如果在计划步骤中没有问题，那么需要仔细研究测试阶段所收集数据的可信程度和数据收集方法。如果测试阶段没有问题的话，那么就需要重新从计划阶段入手进行另一轮的 PDSA 循环。

反之，如果测试过程显示得到了改善，那么质量管理团队需要确定发生的改进是否已经足够。如果团队发现测试改善的程度没有达到计划中的目标，那么需要考虑使用其他方法来调整过程知道改进目标的实现。这其中可以考虑在测试阶段中使用相同的步骤，或不同的步骤以达到其总体目标。对于多数医疗机构来说，通常都需要经历几个小型测试，即多个 PDSA 周期最终达到预想目标的结果，但基本这些测试都可在一个很短的时间内有效地完成。

（四）实际运用

在此阶段中，质量改进团队需要施行两个方面的内容。

（1）决定是否之前的改进措施可以运用到实际工作环境中。

（2）计划下一步的 PDSA 循环。

使用多个 PDSA 循环可以帮助质量改进团队更好地完成改进目标的实现。尽管连续的 PDSA 循环都是重于对于某一环节的改进，但在实际操作过程中也可反映出干预医疗环节所需要改善的其他内容。每个测试循环都是一次学习经验，在测试过程中如果遇到其他需要改进的环节，那么可以根据特定环节开辟新的改进项目。在连续的 PDSA 循环过程中，团队也会获取一些意外的收获，或者是当初在计划阶段没有考虑到的内容而产生的问题。

对于使用连续 PDSA 循环，美国大型医院质量管理团队有以下建议。

（1）对于变化，计划多周期的循环以对其进行测试。

（2）提前几个循环想到所可能涉及的内容。

（3）缩减测试样本。

（4）可在志愿者上先测试。

（5）获取共识，特别需要聚集那些愿意配合进行 PDSA 循环的工作人员、患者和其家属。

（6）需要创新力。

（7）在每个测试中都要收集有用的数据。

（8）在宽泛的条件范围内进行测试。

（9）使用限时的快速测试提高效率。如可以问："在下周二前我们可以完成什么改变的测试？"。

二、医疗质量结果公开

美国医学机构（institute of medicine）强调任何医疗服务都应是安全、高效、以患者为中心、及时、有效且平等的。作为保证患者安全的前提——医疗质量，则是目前美国医疗机构讨论的火热焦点。

2007 年 6 月起联邦政府医疗保险中心（center of medicare&medicaid services，简称 CMS）和联合医院质量同盟（hospital quality alliance）联合率先开始对公众公布全美各大医院 30 天内因急性心肌梗死以心力衰竭的死亡率。后于 2008 年新增 30 天内肺炎死亡率数据。发展至今已构成完整的医院电子化医疗质量上报系统、数据库及网站，向公众公布的医院"医疗质量结果评估"（outcome measures）的各项数据，便于民众对于医院的选择、增加医院的监督，并且促进医院和医院之间为提高医疗质量的良性竞争环境。这些指标包括以下几点。

（1）30 天风险标准化的死亡率：急性心肌梗死、心力衰竭、肺炎。

（2）30 天风险标准化再入院率：急性心肌梗死、心力衰竭、肺炎。

（3）AHRQ 的患者医疗安全指标：外科住院患者中可治疗的严重并发症的死亡数；医源性气胸；术后呼吸衰竭；术后肺动脉栓塞或深静脉血栓；术后伤口裂开；术中意外刺破或撕裂；并发症及指定的患者安全指数。

（4）AHRQ 住院患者医疗质量指标：腹主动脉瘤修复的死亡率；髋部骨折的死亡率；某特定医疗状况下的死亡率（注：AHRQ 全称为 agency for healthcare research and quality，为政府职能部门，专注对于医疗质量的研究）。

除以上联邦政府医疗保险中心对于患者住院过程中医疗质量硬指标的规定和监测外，医院还必须每年向 CMS 上报医院医疗质量报告、住院患者医疗质量报告、门诊患者医疗质量报告、医生质量报告等。对于医疗质量不理想的医院，CMS 会直接削减联邦医疗给予医院的支付，这就迫使有的医院对于质量更加重视。

除联邦政府 CMS 以外，一些非营利组织（如美国医疗机构评鉴联合会）及各大医学协会也均参与到改善美国医疗质量改进及监督的运动中。但从市场的角度看，由于目前联邦政府是美国医疗的最大购买方，因此联邦政府对于医疗质量的监管在整个美国医疗环境中起到了举足轻重的作用。CMS 的监管是从上而下的，而医院相关医疗质量数据的采集、汇报，以及医院医疗质量自我改进则是自下而上的。正因为有这样两个方面的互动，才能最终将联邦政府有限的预算做到患者安全和医疗效率的最大化。

美国联邦政府医疗保险中心这种公开、透明的监管可指导患者选择相同条件下具有更好医疗质量的医疗机构，促使医院和医院之间为提升医疗质量和患者安全的良性竞争。医院本身也能通过这些数据对比其他医院，找出其中差距同时设立近期、远期目标利于比较。

三、患者出院前问卷

国内患者出院前的手续大部分精力都耗费在排队结账领取出院药物上面。虽然出院前主管医生和责任护士会对患者进行出院前宣教，但对于患者来说，出院宣教信息获取的形式是被动的。因此，在一定程度上造成了患者出院后未按医嘱服用药物、未能认识自己疾病而改善生活方式等种种问题。继而影响到患者的后续治疗方案或治疗疗效，造成反复多次就诊，在影响患者情绪的同时也可能造成对于住院治疗效果的怀疑。

在美国医院中，出院前这一特殊环节在整个诊疗环节中的地位不容小觑。很多医院都有独特的出院前患者清单和医生清单，其目的是通过问卷调查方式了解患者是否对于自己疾病和本次住院期间的治疗有了充分理解和认识，同时也让医生对患者的出院方案及后续治疗进行双重核对。这种出院前患者主动信息反馈的形式，可以大大改善患者对于疾病和治疗的认识，同时让医护人员了解到患者出院后可能存在的问题，以便提前告知社工和家人进行解决。

下面是美国医疗服务及质量研究部门所推荐的患者出院前给患者、患者家属的问卷（表9-1）和一线负责出院宣教的医务人员问卷表（表9-2）。

表9-1　给患者/家属的问卷

尊敬的患者：

您即将出院，请在您离开前确保您和（或）您的家人知道以下所有问题的答案：

1. 您是否知道您为何入院？您的诊断是什么？您接收到的治疗是什么？

2. 有没有您仍在等待中的实验室或影像学检查？如果仍有未明确的检查结果，您是否知道应该联系谁来获取结果？

3. 有没有医护人员和您一起回顾过您的用药？您是否知道哪种药物出院后还将继续使用及其剂量，哪些药物出院后将不再使用？

4. 您是否知道复诊的时间和地点？

5. 您是否知道自己疾病复发的警报症状？您是否知道您服用药物若产生不良反应的相关症状？

6. 您出院后若出现紧急情况，您会第一时间联系谁？

表9-2　给医务人员的问卷

请您确保在患者出院前完成以下内容的核对：

1. 出院药物	和患者一同回顾出院用药
	注明本次住院中的更换用药和更换计量
	告知患者药物的不良反应
2. 出院小结	需要包括出院药物（并且注明和入院时的不同用药及剂量）
	列出所有需要复查及随访的异常检查结果和报告
	将出院小结复印给所有患者治疗团队中的医生（包括患者的家庭医生）
3. 和患者/家属的沟通	提供给患者/家属用药方法和随访细节。详细告知疾病复发的报警症状及如果病情恶化该如何做
	确认患者理解医务人员所提供的出院前指导
	尽可能在沟通时能有一名家属在场
4. 和患者的家庭医生沟通	出院后具体随访的诊所地点、名字
	具体和家庭医生的预约时间

第三节　医疗安全管理

"Primum non nocere.（First do no harm）" — Hippocrates

尽管希伯拉底誓词中 "first do no harm" 这句话深入人心，但在极其忙碌超负荷运转的临床工作上可能并非如此。1999 年美国 institute of medicine 发布的《to err is human：building a safer health system》惊醒了整个美国医疗界。该报告中显示，每年至少全美有 44 000 人因各种可以事先预防的医疗差错而死于医院中。自此以后，美国医疗管理开始全面、系统地关注起 "医疗差错" 问题。

一、明白哪些不安全的医疗行为可以引起医疗差错

不安全的医疗行为可以具体分为故意违背和差错。其中差错一项又分为三小类，具体如下。

（1）故意违背（标准化流程、规则等）。

（2）差错分为：①可以观察到的疏忽；②不能观察到的疏忽；③错误。值得注意的是疏忽（可观察到或不能观察到）是没有目的性的，而错误是有目的性的。

1）可以观察到的疏忽这种类型的行为是可以被当场观察到的。例如，某医生在操作呼吸机时不当心按错了一个按钮，这个按错按钮的行为是可以被操作医生本人和其他人察觉到的。

2）不能观察到的疏忽这种类型的行为发生后是不能被察觉到的。常见为发生在依靠记忆所产生的错误中。例如，某夜班护士因为记错给药时间而没有在正确时间给予患者药物，这个行为在当时的场合是不能由护士自己和其他护士察觉到的。

3）错误为一种具有错误目的性的医疗行为，其中包括医疗决策的错误和不正确的诊疗计划。例如，在体格检查中某个医生发现某年轻女性患者的右侧乳房上有个团块。这名医生认为根据患者的年龄和家族史，那块可能不是癌。他告诉患者，她可能有患有纤维囊性乳腺——这是一种常见、非恶性的疾病。然后这名医生当时并没有要求患者进一步检查来明确诊断。但最终，随着时间的推移及病情的发展，发现该肿块是癌症。在这个例子中，医生的计划是明确的，他也是按照自己的判断来告知患者如何做的，但他的整个计划却是错误的。

在实际临床出现的医疗差错中，大部分医疗差错都不是医疗人员故意违背规则或者标准操作流程，而恰恰是由"差错"引起的。因此美国医疗管理相当重视医疗差错的辨认、汇报及应答。

二、发现及汇报医疗差错

虽然理论上当发现出现医疗差错时应立即汇报，但介于部分差错是不易被察觉到或没有带给患者损害，真正汇报的差错事件其实只是发生差错的冰山一角而已。

差错报告系统可以分为三种：利用科技的报告系统（如扫描患者条形码）、自愿报告系统和州政府、联邦政府强制的医疗汇报系统。自愿报告系统已经被绝大多数美国医疗机构所使用，其形式包括纸质及电子形式。根据医疗组织对于差错问题处理透明度的不同，自愿报告系统的报告人可以为匿名或者实名制。通常这些医疗差错报告直接发送到医院的风险管理部门、患者安全或医疗质量监管部门及差错发生部门的部门经理。理想的情况是，医院管理方有一个结构化的方法来应对自愿报告系统识别的错误，包括承认错误报告，感谢个人报告错误，并对如何防止未来出现这样的错误的和个体保持沟通。

以下四个减少医疗差错并有效改善患者安全的行为。

（1）遵守患者安全准则、遵循临床操作规则。

（2）当有任何疑虑和不确定医疗操作行为时鼓励大声说出来。

（3）使用 SBAR 方法清晰地沟通（situation，background，assessment，recommendation）。

（4）照顾好自己以保持良好的工作状态。

第四节　以患者为中心——医患关系管理

一、以患者为中心的医疗服务

在美国，提出"以患者为中心的医疗服务"最早出现在 1950 年。在 20 世纪 70 年代，"以患者为中心的医疗"已经逐渐形成了概念。到 1988 年，picker 机构联合其以患者为中心医疗项目组开始研究"以患者为中心医疗服务"的具体定义。他们定义了"以患者为中心医疗服务"所涉及的八个必要方面，包括就医途径、尊重患者的价值观和偏好、沟通和患者教育、医疗服务的协调、情感及心理上的支持、生理上舒适感的支持、家人和朋友的参与、出院和后续治疗转换的准备。

目前在美国普遍定义上的"以患者为中心医疗服务"是由患者为中心医疗机构所（institute for patient-and family-centered care，IPFCC）提出的，作为美国医疗领域专门研究以患者为中心医疗服务的机构，IPFCC 提出"以患者为中心的医疗服务"本质应是"以患者和患者家庭为中心的医疗服务"，将 picker 机构的八个方面浓缩成四个核心概念。

（1）维护患者尊严和尊重患者，医护人员需要听取患者及家属的观点和并尊重患者及患者家属的选择。患者和家属的知识范围、价值观、信仰和文化背景都应在提供医疗服务时候被考虑到。

（2）信息共享整个治疗过程中，医护人员应与患者本人和患者家属共享完整、无偏倚的信息。并使用患者及患者家属能够理解的语言（非专业术语）。确保患者和家属接收到及时、完整和准确的信息，以便有效地参与医疗决策。

（3）参与鼓励并支持患者和患者家属参与到整个治疗过程中，并在他们所选择的范围中参与医疗决策。

（4）合作患者家庭，医护人员和医院领导共同在以下几个方面进行合作进行共同改善：①医院政策和项目的发展、实施、评估；②医疗机构内部的设计；③医护人员以患者为中心的培训；④整个医疗服务的传递。

二、患者评估调查

随着 20 世纪 90 年代"以患者为中心的医疗"的理念在美国医疗系统普遍树立后，美国医疗系统于 1995 年开始致力于研发全国标准化的患者对接受医疗服务后的感受调查，以便进行全国范围内医院的比较，为医院提供数据，以便医院决策者继续保持或改进以患者为中心的医疗服务。2002 年年初，由 CMS、联合联邦卫生和人类服务部下的 AHRQ 一同研发并测试了美国的消费者调查（全称为 hospital consumer assessment of healthcare providers and systems，HCAHPS）。因为医院的消费者是患者，故此调查又可称为美国医院的患者评估调查。

需要注意的是 HCAHPS 旨在评估患者的住院就医经历，而并非患者就医满意度。以下表格明确对比了 HCAHPS 的患者调查评估和患者满意度调查的具体区别（表9-3）。

表9-3　患者调查评估和患者满意度调查的具体区别

项目	患者满意度调查	HCAHPS 调查
调查方法	基于满意度的	基于频率的
调查周期	根据每个患者不同而不同	根据季度为周期
评分制	4 分制或 5 分制	5 分制
评分表达	平均分	使用"高、中、低"对所有问卷结果进行分层
住院患者访问规划	根据每个患者和医院运行不同而不同	首次患者接触必须在出院后 42 天内完成
问卷内容	每个医院可有不同版本的访问问卷	全国统一的访问问卷
完成问卷对象	可以由患者本人、患者伴侣和家庭成员完成	仅限患者本人回答，并且可回答的人群按照联邦医疗保险中心已明确定义（详细见下文描述）

HCAHPS 调查是在成人住院患者中随机抽取患者样本开展的，开展时间为出院后 48 小时至 6 周。

可以参加调查的患者条件为：①患者必须满 18 周岁；②患者从短期类普通医院出院；③出院诊断为非精神科诊断；④至少在医院住院 1 晚以上。不能接受此调查的患者为：①从警方拘留所入院的患者；②出院后至国外家庭住址的患者（即从外国来就医后回原来国家的患者）；③出院后至临终关怀机构的患者；④其他因国家规定除外的患者。

患者评估调查不仅仅局限于使用联邦医疗保险的患者。医院使用第三方经过认证批准的调查供应商进行调查数据的回收。为了适合医院不同患者的需求，HCAHPS 可以通过以下四种不同的调查方式实现：传统邮寄，电话，传统邮寄后电话跟进或者交互式语音识别。医院必须在每个月中都进行患者评估的调查，对于那些使用预先支付系统的医院必须在四个季度内达到至少 300 份的调查样本。

HCAHPS 调查样本提供英语、西班牙语、中文、俄罗斯语和越南语共五个语言版本。在问卷中，患者对于 HCAHPS 的十个评价指标进行评估（六个总结性评估指标、两个涉及个人的独立评估指标和两个医院整体性评估指标），并最终这些指标分数经汇总公开于医院的比较网站上（www.hospitalcompare.hhs.gov）。六个总结性评估指标均由两至三个调查问题构成，这些问题旨在让消费者快速回顾从医院接受医疗服务的经历并增加调查统计上的可靠性。六个总结性的评估指标内容涉及：医生与患者的沟通；护士和患者的沟通，医院工作人员对于患者的需求如何进行反馈；医务人员对于患者的疼痛如何管理；医疗人员与患者的用药沟通；以及是否在出院时向患者提供了出院指导和重要信息。两个个人独立项目评估包括患者病房的清洁度和患者病房的安静度。两个整体性项目评估患者对于医院的整体评级及他们是否会推荐医院的家人和朋友。调查的反馈率和所完成调查的数量也在网上公开报道。

此外，为了确保公开的 HCAHPS 评分在不同医院中使用中的准确性和公平性，美国联邦社保中心和 HCAHPS 项目团对于那些不直接影响医院表现的因素但受到患者如何答题的影响因素进行了一定调整，包括根据问卷完成形式（电话、信件、信件后电话跟进、语音交互系统）的调整和患者因素的调整（年龄、受教育程度、健康水平、家中使用语言、急诊室经历、滞后时间）。此外，该 HCAHPS 项目团队进行了一系列的有关 HCAHPS 数据质量监督的活动，包括调查 HCAHPS 问卷调查的是否符合程序步骤，对提交的数据进行统计分析，实地调查 HCAHPS 问卷调查的供应商，以确保整个调查问卷的管理和调查实施是符合协议的。

为了尽量减少调查结果的偏倚，HCAHPS 规定医院只能通知患者出院后可能会收到 HCAHPS 调查问卷，而以下内容均为医院明确禁止的行为。

（1）在患者独立完成问卷前就给患者看 HCAHPS 的样表。

（2）在患者独立完成问卷之前就询问患者任何类似 HCAHPS 问卷相关的问题。

（3）鼓励患者以"特殊"的方式去回答 HCAHPS 问卷。

（4）暗示患者医院的目标是尽量让所有患者在 HCAHPS 调查中回答"10 分""绝对是"或者"总是"。

（5）暗示患者对于积极的反馈可能会得到一些回报。

（6）让患者解释为什么他们没有选择最佳选项评价医院。

（7）对于参加调查问卷的患者提供任何形式的奖励刺激。

有了 HCAHPS 调查以后，每年医院都会被提供当年国家平均的数值以便医院管理者将自己医院最终的数据和全国平均数据进行比较。同时，在网站上也可以找到和自己同地区或者同级别的医院进行对比，这点促进医疗管理者更好地围绕"患者为中心的医疗服务"改进调查中的弱项，以便改善患者的就医经历。

三、特殊医嘱：do not resuscitation

"do not resuscitation"又称 DNR，中文解释为"无需心肺复苏"，是美国医院中一个特殊的医嘱。这份医嘱是由执业医生与患者本人或患者代理人之间就患者一旦发生心搏骤停是否需要进行心肺复苏或高级生命支持时事先讨论并签署的具有法律效应的文件。

早在 20 世纪 60 年代，当麻醉医师首先在成人及儿童心搏骤停患者身上成功开展心肺复苏挽救生命后，心肺复苏术成了心搏骤停后需要开展的标准医疗步骤，并普遍在全世界医疗界得到认同并进行开展。然而，在 1974 年，美国心脏协会认为在许多接受心肺复苏术后存活的患者存在重大其他器官相关疾病的发病率。故推荐医生在书写患者病史资料时写明哪些患者本人或法定代理人认为不需要实行心肺复苏的内容。逐渐这样的文件变成了现在所熟悉的 DNR 医嘱，有些美国的州使用 DNAR 医嘱（do not attempt resuscitation），其本质是一样的内容。由 DNR 文件出现开始，尊重患者及其代理人做出的医疗决定，即充分尊重患者及法律代理人的自主权开始逐步被医疗系统所认知。1991 年美国患者自我决定法案（patient self-determination act）实施之后，所有医院被要求根据此法案尊重成人患者或患者法定代理人对医疗决策的独立自主决定权和其临终前对医疗的意愿。

在某些情况下，患者无法参与到自己治疗的决策中，因此无法表达自己对心肺复苏的意愿。在这时，有两种方法可用于确保最大化患者意图：预先护理计划和使用法律代理人。

预先治疗计划是帮助实现患者的决策力以便指导未来可能发生的一些他们无法参与决定的医疗状况中。整个过程包括以下四个步骤。

（1）用患者相近的价值观和偏好进行思考。

（2）和患者的发言人（亲密的家庭成员或家庭医疗服务提供者）探讨患者的治疗的价值观和偏好。

（3）记录谈话内容和预先指令。

（4）文档存放及在必要时进行周期性的回顾及更新。

并不是所有患者都有设立预先治疗计划的。在这种情况下，和患者关系亲密的家人可称为其代理人来实现患者的意愿。需要注意的是，每个州可能对代理人有着先后等级顺序。以华盛顿州为例，其代理人的先后顺序：具有医疗决策权的法定监护人、个人授权的具有医疗决策权的律师、配偶、患者的成年子女、患者的父母、患者的成年兄弟姐妹。

在医生和患者或其代理人探讨 DNR 时必须包括以下内容：①心肺复苏的益处及后续治疗负担；②患者疼痛及舒适性；③在尝试激进提供生命支持治疗过程中，必须懂得一旦这些支持疗法没有达到医疗目标或患者或其家属的期望，这些支持过程会被撤除。

尽管美国人立生前医嘱是普遍现象，有些人会在遗嘱中会表达自己对未来疾病救治是否希望积极治疗，但有些人不会涉及这一个话题。在患者治疗过程中，医生会根据患者遗嘱中所表达的意愿及患者个人在治疗时所透露的意愿来决定是否下达 DNR 的医嘱。当个体无法表达自我意愿但有指定的法定代理人时，医生可以根据代理人的态度来决定是否下达此医嘱。值得注意的是，在美国即使有生前医嘱也不足以保证患者最终能接受 DNR，必须是医生下达 DNR 医嘱后患者才有真正接受自然死亡的效应。

四、医务人员有效沟通策略

医务人员之间的沟通其实是由患者就医过程中的诊疗交接所产生。可以分以下两类。

（1）因患者移动相关的诊疗交接：即患者在医疗服务过程中从一个治疗场所挪动到另外一个治疗场所。例如，重症患者从急诊室被转至 ICU，从 ICU 又被挪动到 CT 室进行影像学诊断，阶段性治疗完成后出院回家或转至另外的医疗机构。

（2）与医疗服务提供方相关的诊疗交接：即此时患者是相对静止的。例如，护士早中晚班的交替，住院部医生白班与值班的交替。诊疗交接中医务人员可能因为不熟悉对方、打扰、分心、乏力等因素导致产生无效的医务沟通，进而成为最容易产生医疗差错的环节之一。因此，美国各大医院都想出不同的策略鼓励简化和高效化在诊疗交接过程中医务人员之间的沟通。

方法一：面对面的沟通模式

加州大学旧金山医学中心要求医务人员在交接诊疗是全面采用面对面完成交接表格。并且由接手人员向对方重复表达信息，其对话采用闭环模式，即对方需逐条确认接手医务人员所说的信息，直到双方对于患者目前情况及治疗达成一致。同时该医学中心还开发出自己独创的诊疗交接模式。内容包括以下几点。

（1）确认及更新患者管理内容：确认患者姓名，更新诊疗交接后的地点（如转病房）。

（2）患者临床信息的更新：包括简要的病史及先前的诊断、治疗；诊疗交替前患者的重要事件；诊疗交替前患者的用药情况；患者目前的用药信息和问题列表。

（3）诊疗交替后需要完成的任务：用"如果……那么……"的表达方法。

（4）应急计划。

方法二：使用"SBAR"的沟通方式

SBAR 的字母分别代表现状（situation）、背景（background）、评估（assessment）及建议（recommendation）。SBAR 的沟通模式是由美国海军首先发明的。在 20 世纪 90 年代以后被引入到美国医疗行业运用至今。作为一个标准化的沟通方式，SBAR 能够有效提高医务人员之间的沟通，并精准地传达重要信息。下面是一个呼吸治疗师使用 SBAR 与医生沟通的例子（例子来源于 institution for healthcare improvement）。

现状：我打电话来是为了告知某患者，目前出现了呼吸急促的症状。

背景：他是一个有肺癌病史的患者，接受了某治疗，但病情一直在恶化，并且现在急速加剧恶化中。

评估：患者右侧呼吸音明显降低，我认为可能右侧肺出现塌陷。

建议：我认为他可能需要放置胸导管，我需要您现在来查看患者。您何时能到？

方法三：使用结构化的沟通技巧，包括操作前的简述和操作后的回顾

操作前的简述主要是面对整个团队的医务人员，描述患者姓名、诊断、目前情况、需要完成的操作。一个好的简述需要包含四点：简明经典、包含了所有提供医疗服务团队的人、使用名字而非姓氏、要求使用互动的对话。操作后的回顾又称为任务报告，需要回顾大致操作过程、之后的注意事项、哪些步骤可以更加完善等。

方法四：构建医务人员沟通时的心理安全感

沟通的心理安全感在团队中显得尤其重要。只有在个人表达意见、指出错误或更正错误时感觉不拘束、不畏惧才能称为心理安全感。在一个具有心理安全感的环境中每个医疗团队队员都会不惧表达自己想法并且每个医疗团队队员和他们的想法都会被尊重。在一个没有心理安全感的团队中，医务人员会因为畏惧和防守心理而在有问题时不愿主动说出自己的想法，进而可能导致无效的医务沟通。

第五节 急诊管理

一、急诊管理策略

急诊，对于任何国家的医疗系统来说其实都是巨大的挑战。和中国医院类似，美国医院也曾在 70 年代遭遇到急诊拥挤和医疗安全问题的巨大挑战。当时急诊医师极为短缺，在急诊室中患者因无法等待到急诊医生救治而放弃就医或病情直接加重者不计其数。为保证急诊医疗人才的专业性，美国在 1970 年在辛辛那提大学设立了全美第一个急诊住院医师培训项目。之后 5 年间，全美又陆续增加急诊医生住院医师培训项目 32 个。随后也推出了急诊医疗技术员的培训项目，并逐渐演化成目前各州自我进行此项目的开展，开展地

点也分散在社区学院、技术学院、医院、大学、急救学校等。由于美国施行先看病后支付的模式，通常急诊的账单会在就诊后 2~4 周邮寄回患者家中。这当时很多患者没有医疗保险，因此无论大小疾病，一律在生病以后直接去医院急诊就诊，并且治疗之后拒绝支付。这很大程度上增加了急诊的拥挤和医院财政负担。因此医生拒绝收治无保险患者的现象比比皆是。于是，1986 年前，美国国会通过 EMTALA 法案，即 emergency medical treatment and active labor act，它要求医院不论患者的身份，不论患者是否有钱（包含有无保险），都要为患者提供所需的急诊医疗服务。这项法案的实施避免了医院因为患者保险问题而拒绝救治的现象，做到了急诊医疗人人平等。此法案带来的结果是很多医院的急诊因为严重财政亏损而不得不关闭急诊，于此带来的结果是那些存活下来的急诊部门每年就诊人次与日俱增。为了应对与日俱增急诊就诊人次的压力，美国医院不得不想出各种方法来保证医疗质量的同时减少患者等待就诊的时间。

二、ESI 分级诊疗

美国急诊最有特色的一点应该是它独有的根据 ESI 系统的分级诊疗。ESI，全称为 emergency severity index，即急诊严重指数，该指数由美国急诊医生 Dr. Richard Wuerz 和 Dr. David Eitel 在 1998 年始创并在小规模范围内开展试验。这两名医生坚信，急诊分级诊疗的原则是根据依据患者治疗的急缓程度。根据这样的分级可以最大使用急诊医疗资源，并且保证重症患者不至于等待过久而病情恶化。初期的试验结果效果非常惊人，因此这两位急诊科医生联合其他急诊专科医生一起修订了初始版本，并增加了 ESI 系统中的积点评分。1999 年 5 月，ESI 评分系统率先在北卡罗莱纳州立大学附属医院和波士顿布莱汉姆妇女医院的急诊开始全面实施，这预示着 ESI 正式进入大学附属的教学医院。在 2000 年，ESI 评分又新增了儿科患者的评分标准，随后第二版本正式出炉并在其他五个包含非教学医院在内的医院中实行。从 1990 年至 2001 年间，美国医疗质量与人类服务部门全面赞助了对于 ESI 评分标准可行性的研究，该研究在三个州的七个急诊室中展开。2003 年，ESI 第三版本出炉，并其使用手册由美国急诊护士协会出版。目前急诊使用的是 ESI 第四版本，相对于前三版本来说，第四版本在根据之前收集到研究数据的基础上对于评分细则有了更明确和清晰的说明。

各种研究和反馈表面，急诊使用 ESI 评分的意义在于以下几点。

（1）运用该评分系统可以迅速辨识到那些需要立刻关注和处理的急诊患者。

（2）该评分系统在有限的医疗资源内将患者迅速分为五类，最大化使用医疗资源。

（3）使用 ESI 评分可以快速将患者分类后改善拥挤急诊人流。例如，对于 ESI 1 级和 2 级的患者在到达急诊大厅后立刻转入重症室或监护室，而对于 ESI 4 级和 5 级患者就可引导其到快速诊疗区域进行就诊。

（4）该评分系统可以改善医疗决策。

美国的急诊分诊护士都必须学习如何按照 ESI 进行分诊并有规定的培训时间。因为对于分诊护士来说，如何精确地进行分诊是急诊就诊环节中至关重要的。

分诊护士在分诊患者时候需要考虑四个概念性问题，这些问题的答案直接决定着患者的 ESI 评分。为了将这四个概念性的问题具象化，ESI 培训指导手册中建议询问以下四个具体问题。

（1）该患者是否需要立即采取抢救生命的干预措施？如果对于此回答为"是"，那么ESI分诊结束，患者划分为ESI 1级。以下措施属于抢救生命的干预措施。

1）呼吸道：需要插管、开通气道、紧急CPAP、紧急BiPAP。（面罩和鼻导管吸氧均不属于此范围）。

2）电生理治疗：除颤、体外起搏、紧急心脏复律（使用心电监护不属此范畴）。

3）操作：胸腔穿刺减压术、心包穿刺术、紧急开胸术（心电图、超声波检查、实验室检查不属于此范畴）。

4）血流动力学：紧急液体复苏、输血、大出血的止血处理。

5）药物使用：多巴胺、纳洛酮、阿托品、腺苷（阿司匹林、抗生素、肝素、止疼药物不属于此范围）。

ESI 1级患者来急诊室的时候总是处于不稳定的状态，因此如果患者没有接受到及时的医疗干预，可能随时威胁到患者生命。因此，对于ESI 1级患者需要整个医疗团队参与抢救。ESI 1级患者的开始进行医疗干预的时间可直接影响到死亡率和发病率。

（2）是否该患者不应该等待？在ESI分级第一步如果选择"否"，那么就会进入到这一步中。针对该患者是否可以等待，可以考虑患者是否处于高危状态？患者清醒程度？患者有无剧烈疼痛？

如果对于这三个方面问题，有任何一方面是"是"的答案，那么ESI分诊结束，患者划分为ESI 2级。

患者处于高危状态指的是患者病情容易恶化或者患者的症状提示需要严密观察和治疗。在大多数高危患者中，患者并不需要通过严格的体格检查才能确定其为高危患者，因为通过分诊护士和患者的沟通往往就已获知患者为高危状态。例如，患者会说："我从来没有过头痛，但今天早上我搬了重物然后现在我经历着从未有过的头痛"，这样的患者在分诊护士这里会被直接划分为ESI 2级，因为患者的描述症状提示可能存在颅内出血。

剧烈疼痛指的是运用10级疼痛指数评分，患者的疼痛评分在7级及其以上。此外，分诊护士也可根据患者的临床表现来协助评估疼痛剧烈程度。例如，患者体位的改变，疼痛引起的血压改变，面部表情改变。

（3）该患者将会需要多少资源？在ESI分级第二步如果选择"否"那么就会进入到该步骤。

对于使用到多项医疗资源的患者，需要进行下一步判断评分为ESI 3级还是ESI 2级。对于选择使用到医疗资源的患者，ESI评分为4级，ESI分诊结束。对于选择使用0项医疗资源或者使用到不包含在ESI定义医疗资源内的患者，ESI评分为5级，ESI分诊结束。4级和5级患者为可在医院设置的快速诊疗区域完成就诊。

在实际情况中，护士应该判断"该患者将会使用到多少不同类型的医疗资源以便医生最后做出诊疗决定"。诊疗决定是指医生收入患者至观察室、医生收患者入院治疗、医生告诉患者可回家、医生将患者转院进一步治疗。ESI分级的医疗资源如下：实验室检查（血和各种体液）、心电图、X线、CT、MRI、超声波检查、静脉输液水化治疗、药物静脉输液和肌内注射治疗、专科会诊、简单操作（放置导尿管、伤口换药）。在ESI评级系统中不考虑为评分所用的医疗资源包括体格检查、开处方口服药物、破伤风疫苗接种、开续诊之前的处方药物、简单创伤的复查、使用夹板/拐杖等。

（4）该患者生命体征如何？在上一步评级中如果患者需要使用到很多 ESI 分级系统中的医疗资源，那么就需要进一步分诊护士评估患者的生命体征。按照年龄分层，如果患者的生命体征在界限以上，那么考虑患者 ESI 评分为 2 级，说明患者病情正在恶化。那么这些被最终归类在 ESI 2 级的患者应尽早接受医疗干预。如果在界限以内，那么患者 ESI 评分为 3 级，评分结束。

通过以上对于美国 ESI 分级系统的简要阐述，可以发现使用 ESI 可以大大提高急诊的工作效率。但对于分诊护士要求相对较高，在美国的分诊护士必须是有一定年数急诊工作经验，再接受 ESI 分诊培训的医护人员。对于国内大型教学医院的急诊部门，其实在一定程度上可以参考该评分，以便最优化诊疗优先次序。

三、急诊部门的设计

医院急诊部门的设计首先是建立在年急诊访问患者数的基础上设计的。例如，小镇的小医院如果没有达到一定数额的急诊访问人次，那么其急诊部门设计肯定尽量减少分散以便集中人手和减少用地。而中大城市的急诊则不同，为了分散急诊人群，中型的医院其救护车患者入口和步行来的患者入口相隔甚远（图9-3）。区域型认证的心脑血管及创伤急救中心，还会设立供直升机起降的停机坪以便收治其他医院转诊或直接直升机运来的急救重症患者。

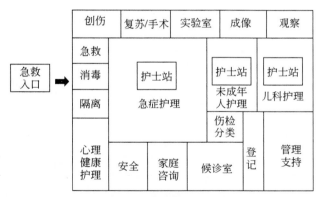

图9-3 急诊部门的设计

EMS 入口（紧急医疗服务入口），即救护车入口。在中大型医院该入口距离步行入口距离甚远以防止来院患者的拥塞。紧急医疗通常运送的都是重症患者，因此在设计上靠近创伤治疗区域、心肺复苏/手术区域、特殊疾病隔离区域（包括精神疾病患者救护车来院的隔离）。除开放性感染性疾病及精神疾病患者仍需要隔离外，重症患者经其他区域治疗后好转者可以转至急诊治疗区域继续治疗观察。步行入口的患者基本都不是威胁生命的状态，因此在步行入口处有急诊分级护士或医生进行分级决定看病优先顺序。步行区域紧连注册区、等待区以让步行来的患者在未接受到诊疗前有休息区域。值得注意的是，很多美国医院的急诊设有家庭休息室，这对于重症需要在急诊观察的患者家属来说是一种人性化的安排。这样能在保证家属不离开医院的情况下，既能第一时间了解到患者的救治情况和疾病发展，也能不影响诊疗秩序，同时更能腾出不必要的家属陪护区域，使得整个急诊室更有次序，便于医务人员穿梭。

四、急诊分级诊疗（遵循 ESI 分级）

对于非救护车来院患者都必经急诊分级诊疗这一环节。分级诊疗的目的是将患者根据他们治疗需要将它们分为不同级别，以便实现急诊患者和急诊设备最高效的运转，同时节省医疗资源。这一环节是在紧邻急诊注册/等待室旁边的区域完成。然而也有些医院没有设定特殊的分级诊疗区域，而是分级诊疗护士在患者等待室，或者患者来院注册的地方进行分级诊疗。在分传统的那种具有分级诊疗区域的医院，需要配备一个标准的检查室和清洁设备（手套、洗手台等）、呼叫设备和电脑设备以便录入患者相关信息和完成相关来院就诊文档的电子化存储。

在分级诊疗后患者根据不同等级送至不同区域治疗。对于需要进行输液、进一步进行实验室或影像学检查来判断病情、需要专科会诊的急诊留观区域。而对于那种轻症疾病和患者情况较好的则转移至轻症急诊区域。每个区域的中心都是护士台，以便护士对患者进行观察和执行医生医嘱进行治疗。值得一提的是，每个医院也有自己急诊室等级水平，如果低级别的急诊机构没有办法处理来院患者的病情，那么将会向高一级的急诊室医院进行转送。图 9-4 是整个急诊就诊的流程，可见在分级诊疗后可以大大缓解来院患者的拥挤。

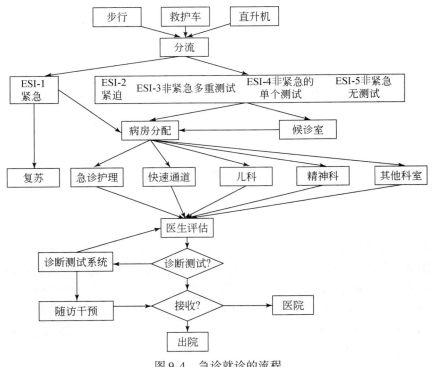

图 9-4　急诊就诊的流程

五、充分利用人力资源

医疗人力资源本来就是一个稀缺行业。因此美国各医院在布置急诊的人力资源上也颇费精力，每年很多大的医疗中心都要花费重金来聘请医生加盟自己医院。急诊医生的高收入相对应的是高付出，因此对于急诊医生的成本医院都愿意砸钱。当然，因为医生成本太高，医院也会想其他办法来增加急诊的人力资源。通常来说，急诊部门有以下人员组成：急诊医疗主任（主要负责对于急诊部门医生的管理、招聘、解雇等，此人本人也应当为执业医生）、急诊医生（为通过医学院常规培训毕业后进入急诊专科再次培训拿到专科执照的医生）、创伤外科医生（这些医生必须通过5年普通外科住院医师培训后再接受1~2年不等创伤外科的专科培训）、受培训中的医生（包括住院医师和实习医生，但两者都必须在主管医生监督下开展医疗救治的）；助理医生（本科毕业后通过2年助理医师学习获取硕士学位）、执业护士（四年本科护理学专业后通过2年获取执业护士学位）；急诊专科护士（尽管没有明文规定，但大部分工作在急诊的注册护士会通过急诊专科认证获取急诊专科执照）、急诊医技（职责有记录生命体征、抽血、做心电图检查、转送患者等）、急诊药师、急诊病区文案（负责联系家属等沟通事宜）、社工（对于那些有特殊情况的患者提供咨询及后续服务，其中包括自杀患者、有心理疾病的患者等，保证这些患者出院后在社区里对接生活）、值班专科医生（负责急诊专科会诊）。

六、利用网络进行急诊等待时间预估

因为美国医院多属于大型医疗集团，因此某些医疗集团就在自己网站主页上直接显示集团下属各大医院门急诊室的等待时间。对于患者来说，如果同一地区有附近有好多医院可供选择就诊的话，那么这个措施就可以引导患者前往等待时间较少的医院，分流该区域中前往拥挤医院急诊的人群。也有些医院会推出官方手机APP，在APP上显示急诊的等待时间，做到让患者心中有数，减少就医时等待产生不满的情绪。

综上可见，美国急诊室里提供医疗服务的不仅是医生和护士，而是根据不同需求有不同的医护人员来提供及时的医疗服务。

第六节　长期护理

对于中国来说，"长期护理"仍是一个较新的概念，但这个概念在大洋彼岸的美国已经相当成熟并成为医疗系统中不可缺少的一个板块了。需要明确的是，尽管可能任何年龄层的人都可能使用到长期护理，但老年人是长期护理的主要服务对象。各种长期护理所提供的服务能够满足这些人群对于医疗和非医疗的长期需求。

随着美国婴儿潮一代人口都逐渐进入65岁或以上和人均寿命的提高，美国老龄化的问题越来越引起整个社会的关注。由于老年人群中慢性病比例较其他人群明显增长，且存在一大部分因疾病导致无法生活自理的老年人，因此长期护理在美国医疗系统中占有相当大的比重。CMS统计在2006年大约有900万名65岁以上的老年人接受了长期护理，并且预估这个数字将在 2020 年增长至 120 万。

美国的长期护理系统主要分布在以下三个环境中：基于机构的长期护理、基于社区的长期护理和基于家中的长期护理。

一、基于机构的长期护理

基于机构的长期护理主要有专业护理院、协助生活机构和个人护理中心。

1. 专业护理院 专业护理院是美国除医院之外能得到最专业护理的护理机构，他们服务的人群主要是那些在自己家中或协助生活机构中无法安全、独立生活的人群（通常这些人群还有单种或多种影响独立生活的慢性病需要医务人员定期观察）。

这类专业护理机构除了提供 24 小时专业医疗护理以外他们还辅助老人洗澡、更衣、禁食等日常生活需要，并提供在机构中的娱乐活动。值得一提的是，以专业护理院中物理治疗和言语治疗对于患有慢性病和（或）生活无法自理的老年人起到非常大的改善作用。针对老年人的物理治疗能改善老年人的行动力、缓解疼痛和提升整体健康。言语治疗主要针对脑血管病变引起吞咽障碍和（或）发音障碍的老年患者进行针对性的治疗。

由于专业护理院是由 CMS 和联邦医疗补助项目资助的护理设施，专业护理院必须通过联邦和州政府，并定期接受检查，其检查评分每年公开在网络上，以供老年患者和其家属在选择专业护理院的时候进行参考。协助生活机构主要针对因病致残的老年人，这些人虽然不能独立生活，但也不需要 24 小时的医疗服务。

2. 协助生活机构 协助生活机构主要的核心文化是在尊重患者的独立性和个人尊严下对其协助生活，其提供的护理服主要包括协助进食、洗澡、穿衣、如厕、吃药、运输、洗衣和家政服务，同时也提供社交和娱乐的场所。

3. 个人护理中心 个人护理中心主要提供 24 小时日常起居的生活服务和个人护理，但不提供医疗服务。所以个人护理中心是不接受那些患有疾病、伤害或因病致残的老年人。

二、基于社区的长期护理

基于社区的长期护理包括成人日间护理和老人中心。成人日间护理服务主要提供各种针对老年人白天的护理支持服务，这可以帮助如阿尔茨海默病的老年患者继续在社区里生活。老人中心类似国内的老年人活动中心，提供社区里的老年人每日交流、活动和娱乐的场所，并满足社区中老年人的不同需求和爱好，提高他们的尊严，支持他们的独立性，鼓励他们参与到社区活动及服务中去。

三、基于家中的长期护理

家中的长期护理可以由家庭成员提供也可以由专业的家庭护理机构提供。家庭护理机构的目的是使尽量使老年人尽可能留在舒适熟悉的家庭环境中，而不是去使用那些昂贵的长期护理机构。专业家庭护理机构提供一些医疗护理服务都是基于客户家中的，这些医疗服务主要由注册护士、执照护士、物理治疗师、言语治疗师、家庭保健助手和执业医师提供。专业的家庭护理服务包括医疗或心理评估、伤口护理、疼痛管理、疾病用药的教学、物理治疗、言语治疗、治疗或职业治疗。生活支援服务包括帮助日常任务，如准备食物、用药提醒、洗衣、轻的家务活、工作、购物、交通出行。

值得提醒的是，尽管长期护理的名字为"长期"，但任何形式的长期护理都有时间的长短。短期内的长期护理可持续从数周至数月，适用于那些刚从重大疾病或伤害中刚刚康复的老年人。美国常见的例子是老年人双侧膝关节置换关节术后就转至专业护理院接受短期的护理和康复锻炼后再回家。长时间的长期护理适用于那些因疾病（如脑梗死）导致严重残障的老年人或患有阿尔茨海默病的老年人。大约有70% 65岁及以上的老年人在他们一生中会使用到一种或一种以上长期护理服务。

那么究竟哪些人需要长期护理呢？美国国家老年协会认为：目前仍很难准确预测哪些人群需要哪种类型及程度的长期护理服务。但以下是增加使用长期护理的重要因素。

（1）年龄年龄越大，使用长期护理的概率越大。
（2）性别女性较男性更易使用到长期护理，主要原因是女性平均寿命高于男性。
（3）婚姻状态单身者或丧偶者更易会使用到长期护理。
（4）生活方式不注重体育锻炼和膳食平衡的人增加使用长期护理的概率。
（5）个人健康和家庭病史在一定程度影响到使用长期护理的概率。

（周璐靖　孙　辉）

参 考 文 献

梁玉涛. 2002. 医学信息教育现状与进展. 医学信息，03.

张士靖，胡兆芹. 2006. 我国医学信息专业教育现状调查分析. 中华医学图书情报杂志，06.

Baker AM, Lafata JE, Ward RE, et al. 2001. "A Web-based diabetes care management support system". Joint Commission Journal of Quality Improvement, 27（4）：179-190.

Hobbs G, Bauer J, Keillor A. 2003. "New Perspectives on the Quality of Care: Reducing Medical Errors Through Cultural Change and Clinical Transformation". *Medscape Money & Medicine*, 4（2）.

Wang LX, Tang H, Xie YM, et al. 2013. Analysis of questionably allergic factors to parenterally administered shenmai—a nested case control study using hospital information system data. Zhongguo Zhong Yao Za Zhi, 38（18）：3019-3023.

Zhi YJ, Zhang H, Xie YM, et al. 2013. Clinical outcomes of parenterally administered shuxuetong-analysis of hospital information system data. Zhongguo Zhong Yao Za Zhi, 38（18）：3116-3120.

Zhuo Z, Zhai W, Cai D, et al. 2014. Research on integrated application of tumor magnetic induction hyperthermia treatment planning system and modern medical information systems. Sheng Wu Yi Xue Gong Cheng Xue Za Zhi, 31（1）：187-191.

第三篇

物联网医学分级诊疗

第十章 物联网医学分级诊疗

我国慢性病占全部疾病的80%以上，且有很高的病死率，加上世界上最庞大的老年人口，给保健和医疗造成严重负担。国家卫计委已经充分认识到这一问题，提出建设分级诊疗制度。然而，由于我国大小医院之间资源和医师经验的差异，致使小医院存在高端设备覆盖率低、技术掌握度低和认可度低的"三低"现状，仍会有大量患者涌到大医院求医问药，引发看病难、入院难的"二难"困境。同时由于大医院患者多，又引发专家诊疗时预防差、保健差、管理差和康复差的"四差"缺陷。为此，解决"三低、二难和四差"的问题有利于推行分级诊疗，也是提升区域和全国医疗保健水平的迫切需求。物联网医学五步法的出现恰逢其时，为解决这些分级诊疗问题提供了科学的技术平台。为此，本章应用物联网五步法将常见病的常规诊疗模式演变成国家标准的操作流程，并增加质量控制。旨在通过物联网医学技术，实现大小医院医师、患者与医疗设备的整合，克服医疗资源和医师经验的差别。患者可在大医院确诊、评估和制订诊疗方案，由社区医师和大医院专家共同管理诊疗，从根本上消除"三低、二难和四差"问题，最后达到"三个连接（感知、传输和智能处理）全时空，融合三众（大小医院医师和患者）在其中，教育防保与诊疗，全新模式惠众生"的效果。

第一节 各级医院的分级诊疗分工

通过物联网医学平台，协调一级医院、二级医院、三级医院在医疗和分级诊疗中的分工，高效精准地完成各个疾病的分级诊疗工作。社区医院主要工作为预防、筛查、患者教育，初步诊断，非急性加重期治疗和康复治疗。为保证医疗质量，与区医院和三级医院进行三级联动的物联网医学管理和双向转诊治疗。如果三级医院有足够人力物力全部承担二级医院工作，或者二级医院有足够的专家，可以精简为二级诊疗。

一、一级医院分工

由于很多疾病首诊大多在一级医院，所以社区医师对常见病和慢性病的诊断和治疗负有重要使命。主要包括预防、患者教育和早期明确诊断常见病和慢性病的病因，开始针对性治疗。为保证精准的常见病和慢性病诊疗工作质量，应将不能明确病因者及时转给二级或三级医院相关专家，以便及早明确诊断，同时启动三级联动的物联网医学管理和双向转诊治疗。

二、二级医院分工

如果二级医院具备相应的诊断技术，即可以独立进行常见病和慢性病的诊疗工作，也可以与一级医院医师一同管理常见病和慢性病患者。二级医院医师的另一个作用为与三级医院专家合作，对难以诊断或治疗效果不佳的患者进行双向转诊，研究诊疗方案、指导检查和按照指南定期随访患者。

三、三级医院分工

三级医院通常有熟悉常见病和慢性病诊疗的呼吸科专家，以及常见病和慢性病鉴别诊断需要的技术。其作用主要为常见病和慢性病的诊断和鉴别诊断，以及通过物联网技术平台指导下级医院医师管理患者。

第二节　分级诊疗的物联网技术平台

物联网医学技术平台是云计算技术在医疗卫生领域的应用，它充分体现了云计算的技术架构，包含 SaaS、PaaS、IaaS 三个服务层次，并延伸出多种服务模式。物联网医学平台框架也可细分为基础设施层、数据接口层、数据层、应用支撑层、业务层、展现层、统一的国家标准和统一的安全体系等（图10-1）。

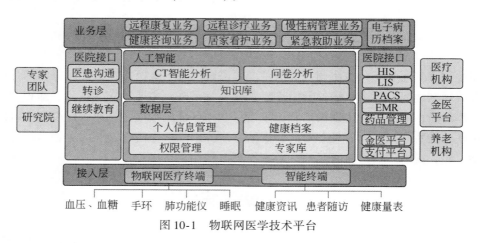

图 10-1　物联网医学技术平台

云计算可作为一种新型的计算模式，把 IT 资源、数据、应用作为服务，通过互联网提供给用户。云计算将网络中的各种资源虚拟成计算机，为用户提供所需的计算资源，即网络成了计算机。用户在使用网络资源时，不需要了解"云"内部的结构和技术，直接使用相关资源。云计算有以下三个维度的理解。

（1）提供物理资源，包括计算、存储、数据和网络等。

（2）可以开发新的应用、新的服务、新的解决方案的平台。

（3）作为一种服务保障，服务可以是软件、数据、安全等。

物联网医学云平台在此基础上划分了四个层次。

一、资　源　层

资源层为物联网医学云平台系统体系的基础层。它包含了物理资源层和资源池层。物理资源层又包含了服务器、存储设备和各种网络设备等，而资源池层则是物联网医学云平台的软件及信息集合。云计算被提出的动机就是要整合所有的软硬件资源，支持资源按需提供，按使用量付费。云计算的主要思想就是资源整合与资源共享，利用云计算将现有的硬件设备集合，有效地增强物联网医学云平台的存储能力、计算能力，满足物联网医学云平台服务能力不断提高的需求。

二、虚　拟　层

虚拟层包括虚拟服务器、虚拟存储器和虚拟网络。物联网医学云平台体现云计算的一个重要特点就是虚拟化，可以说是虚拟化为系统创造了"云"，同时也是云计算区别于传统计算模式的重要特点。虚拟化的目的是虚拟化出一个或多个相互隔离的执行环境，用于运行操作系统及应用，并且确保在虚拟出的环境中操作系统与应用的运行情况与在真实的物理设备上运行的情况基本相同。物联网医学云平台通过虚拟化技术，可以使得系统中的物理设施的资源利用率得到明显提高，可以有效地平衡系统的性能，还使得系统动态部署变得更加灵活、便捷。

三、应用管理层

应用管理层是物联网医学云平台系统中最关键的一层。该层作为物联网医学云平台的后台管理层，动态管理资源和支持系统的相关业务，主要负责系统的容量规划，资源的动态部署、动态调度，监控、安全等。其中，容量规划就是系统总体上规划分布式的数据资源和计算资源，设计相应的分布式数据存储系统，定义资源的单元和生命周期；动态部署是系统提供标准化的资源模板，用户可以根据需求选择应用程序、计算资源、存储资源等模块进行快速部署；动态调度则是动态分配系统的虚拟化资源，保证各种资源都能得到有效利用；监控是实时监测各种资源的工作动态，非正常状态时能够报警并自动调整资源的分配；安全就是保证系统中数据信息的安全，从而保证云计算系统的正常运行。

四、业务表现层

业务表现层是物联网医学云平台的功能体现层。在物联网医学领域中，云计算中不仅要使该层完成基本的数据检索、数据存储等业务，还要提供各项网络服务，包括网上软件服务和网上平台服务等。在平台系统建立之初主要有数据存储系统、数据分析系统、用户管理系统等功能，但随着其不断成熟，逐渐朝着物联网医学康复、物联网医学服务、慢性病管理、居家看护、紧急救助、网络就诊、音视频会诊等多种媒介的特色医疗服务的方向发展。物联网医学云平台业务表现层的拓展,是物联网医学云平台服务功能不断提高优化的基础。

当然,业务表现层还提供了访问物联网医学平台的几个途径,包括以下几种方式。

(一) 公共服务网站

个人用户、社区医护人员、家庭医生可以通过公共服务网站获得各类信息。用户可通过电脑、手机、PAD 登陆公共服务网站进行信息浏览和交互。公共服务网站框图如下(图 10-2)。

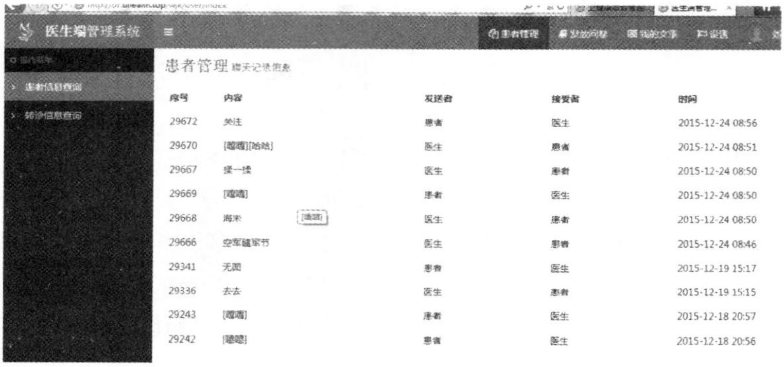

图 10-2　云平台公共服务网站

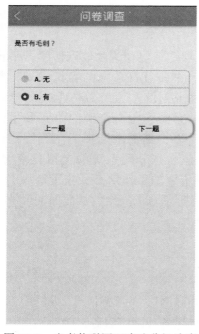

图 10-3　患者物联网五步法分级诊疗
APP 手机端问卷量表

(二) 手机 APP

个人用户可以通过智能手机端,查阅个人病历、上报自测数据、紧急报警等;社区医护人员、家庭医生可以通过智能手机端,追踪个人用户康复情况,了解其健康信息,以及开展远程干预和进行医疗互动等。如图 10-3 所示,手机 APP 可实现各种疾病问卷量表功能;同时,患者可通过物联网五步法分级诊疗APP 手机端上传自测数据(图 10-4)。以往,这是一项艰难、繁复的工作,但是现在已经变得简单、容易,而且易被患者接受。由复旦大学中山医院、上海呼吸病研究所白春学教授团队开发的物联网医学五步法为改善这一工作效率建立了平台(图 10-5)。该技术平台其中包括五个步骤:①询问(1A:Ask);②评估(2A:Assessment);③建议(3A:Advice);④安排(4A:Arrangement);⑤辅助(5A:Assistant)。旨在真正起到“顶层设计,学术引领,科技创新,智能惠众”的作用(图 10-6)。

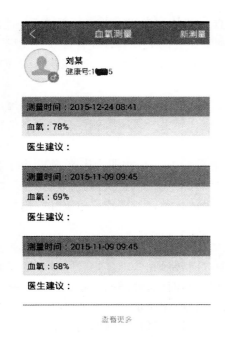

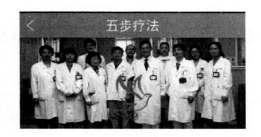

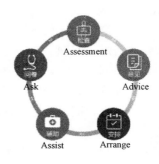

图 10-4　通过手机 APP 患者上传自测数据

图 10-5　白春学教授团队开发物联网医学
五步法分级诊疗技术

1A ·询问：询问病史时，应注意症状和体征的持续时间，以及诱发或加重的因素、体位影响，对诊断具有重要的价值

2A ·评估：包括查体和检查。查体：包括鼻、咽、喉、气管和肺部等，如气管的位置、颈静脉充盈、咽喉鼻腔情况，双肺呼吸音及有无哮鸣音、湿啰音和爆裂音。检查：如影像学检查、肺功能检查和纤支镜检查等

3A ·建议：为达到咳嗽精准诊断目的，应结合上述信息和评估结果，提出诊断、鉴别诊断和进一步评估意见，无条件明确诊断时，转上一级医院就诊，以便高效精准地解决诊断和治疗的问题

4A ·安排：由专家提出治疗意见，同时根据就诊者信息，特征及风险等级，安排个体化教育、治疗、康复和二、三级预防建议，为患者提出治疗和管理方案。在云计算机智能处理后，针对不同患者信息特征及风险等级，给予个体化教育、诊治和次级预防建议

5A ·辅助：通过物联网平台开展医患互动，提问答疑、联系专家、明确诊断，提供治疗方案，协助转诊，对疑难病例协助双向转诊和管理。物联网技术的三大基本流程有利于完成这些工作，其中全面感知、可靠传送和智能处理三大基本流程，有助于辅助诊疗，同时可协助全时空预防、保健、康复和控制医疗质量

图 10-6　物联网医学五步法分级诊疗技术

（1）第一步询问（1A）：询问病史时，应注意疾病症状或体征的持续时间、诱发或加重的危险因素、体位影响等，其对诊断具有重要的价值。在询问时，应该侧重引起疾病的常见原因。

（2）第二步评估（2A）：主要为体检、辅助检查与评估。查体需要包括检查鼻、咽、喉、气管和肺部等，如气管的位置、颈静脉充盈、咽喉鼻腔情况，双肺呼吸音及有无哮鸣音、湿啰音和爆裂音。检查应有针对性选择检查项目，如影像学检查、肺功能检查或纤支镜检查等。

（3）第三步建议（3A）：为达到精准诊疗目的，应结合上述信息和评估结果，提出诊断、鉴别诊断和进一步评估意见。无条件明确诊断时，转上一级医院就诊，以便高效精准地解决诊断和治疗的问题。

（4）第四步安排（4A）：在分级诊疗中，安排为重要的一步，即为患者提出治疗和管理方案。在云计算智能处理后，即应该由专家提出治疗意见，包括根据就诊者信息，特征及风险等级，为患者提出治疗和管理方案，如安排个体化教育、治疗、康复和提出二三级预防建议。

（5）第五步辅助（5A）：通过物联网平台开展医患互动，提问答疑、联系专家、明确诊断，提供治疗方案，协助转诊，对疑难病例协助双向转诊和管理。物联网技术的三大基本流程有利于完成这些工作，其中全面感知、可靠传送和智能处理三大基本流程，有助于辅助诊疗，同时可协助全时空预防、保健、康复和控制医疗质量。

在分级诊疗中应用物联网辅助诊疗可以使很多患者得到及时精准的诊断和治疗，避免漏诊误诊。在这方面物联网医学的辅助功能主要为与患者互动，提问答疑、联系专家、明确诊断，提供治疗方案，协助转诊，对疑难病例协助双向转诊和管理。物联网技术的三大基本流程有利于完成这些工作，其中全面感知、可靠传送和智能处理三大基本流程，有助于分级诊疗，同时可协助全时空预防、保健、康复和控制医疗质量。

此外，物联网医学十大功能用于分级诊疗也有很大的开发潜力，用于在线监测、定位跟踪、警报联动、随访调度等，有利于全程在线监测病情变化和指导治疗；预案计划、远程管理、领导桌面和统计决策功能可拓展物联网管理疾病的海量信息深度挖掘功能；应用预先设定的执行指南的全程管理有利于及时诊疗急性加重；安全隐私和在线升级功能是物联网医学技术的保障，可保证物联网系统能够正常运行，圆满完成分级诊疗所需的工作。

与传统医学相比，应用物联网医学技术分级诊疗管理患者具有如下优点。

（1）模式转变：有利于干预疾病引起的潜在健康危机，将目前的被动治疗模式转变为主动健康管理。

（2）放大名医效应：利于名医管理更多分级诊疗的患者，使远离名医的患者也能及时得到其精准诊疗。

（3）缩小四大差别：应用物联网医学技术进行分级诊疗，可缩小三级医院医生医学知识的时间和空间差别，同时也缩小三个级别医院之间的资源及医师经验的差别，加快提高基层医师的水平，使患者可就近享受专业医疗健康服务。

（4）个体化诊疗：可针对不同人群提供个体化的诊断和治疗方案，全面满足大众对不同层次的医疗服务，接近精准医学的要求。

（三）智能终端

用于居民健康数据采集的智能终端包含智能监护终端、智能康复评估终端、人机交互终端设备。如图 10-3 及图 10-4 所示患者 APP 智能终端，可采集患者数据，并上传给医生端，以便进行实时病情分析及监管。

（1）智能监护终端包括家用生理六参数监护仪、睡眠监护仪、扩展性通用采集终端等。

（2）多功能智能康复系统包括家用智能化康复设备、辅助运动器具、虚拟锻炼终端系列设备等。

（3）人机交互终端设备老人手机、电脑、智能手机、老人 PAD、家庭网关、机顶盒等。

此外，安全体系是物联网医学平台顺利建设的前提和基础。从物理安全、系统安全、运行安全和管理安全等方面全面构建安全防范体系，确保系统的可用性、机密性、完整性、可控性。医疗信息的可靠性可以通过工具进行加密，如安全/多用途因特网邮件扩展协议、信息权限管理解决方案等。

为了保证系统的有效运行，同时与区级医疗平等外部平台无缝连接，同时考虑到与后续建设项目有效集成，物联网医学平台参考电子病历、健康档案国家标准，以及相关的国家医疗行业规范进行建设。

第三节 分级诊疗质量控制

为了高效精准地完成分级诊疗工作，同时保证安全，需要通过物联网医学平台精密地协调一级医院、二级医院、三级医院医师在分级诊疗中的分工。由于分级诊疗后大多数患者将首诊于一级医院，社区医师对分级诊断和治疗负有重要使命。三级医院则需要熟悉对疑难疾病诊断和鉴别诊断有经验的呼吸科和相关科室专家，通过医院物联网会诊指导下级医院医师管理患者。二级医院在分级诊疗中的责任是相对灵活的，如果具备相应的专家和诊断技术，即可与一级医院医师一同管理患者。否则，二级医院医师的责任为与三级医院专家合作，对难以诊断的患者进行双向转诊，起到上传下达的作用。

分级诊疗中一项最重要的工作是质量控制。基于物联网的临床质控，在于可以应用物联网三大基础流程的内在优势，同时发挥其十大基本功能，实时、透明和高效地进行物联网医学分级诊疗质量控制。在五步法中患者端的原始数据和云计算机处理后的医学信息，将会以无缝链接、实时在线的形式存储于医学中心海量空间的云端服务器中。通过默认设定的计算机自动化分级诊疗模式，以及疾病风险分层诊断模型的智能管理，可以轻松地实现海量信息的处理及智能归类。同时通过高速信息质量监控及专业流行病学的数据统计模式，可以有效获得即时的质控结果，有效地监测并预警系统中可能存在的潜在风险，并及时反馈给社区医师和专科医师，形成三级联动的纠正方案，最终达到患者和社会的满意效果。物联网分级诊疗质量控制指标主要包括危险因素、必要的检查项目、自我评估测试问卷、评估并发病、评估急性加重、非急性加重分级治疗、急性加重分级治疗、诊断复核率、治疗方案复核率、疗效复核率、双向转诊率、住院平均费用等。

（周 建 白春学）

参 考 文 献

白春学 . 2014. 实用物联网医学 . 北京：人民卫生出版社 .

白春学 . 2014. 改变社区和专科医师服务模式的技术平台–物联网医学的深层次作用 . 国际呼吸杂志，34
（12）：881-882.

白春学 . 2015. 物联网医学分级诊疗手册 . 北京：人民卫生出版社 .

白春学 . 2015. 五步法物联网医学—分级诊疗的技术平台 . 国际呼吸杂志，35（8）：561-562.

第十一章 物联网医学在慢性阻塞性肺疾病分级诊疗中的应用

慢性阻塞性肺疾病是一种以持续性气流受限为特征的可以预防和治疗的疾病。其气流受限多呈进行性发展，与气道和肺组织对烟草或烟雾等有害气体或有害吸入性颗粒的慢性炎症反应增强有关。在非吸烟者中，缺乏 α_1-抗胰蛋白酶及暴露于职业性危险因素是较为常见的原因。症状为逐渐加重的咳嗽和呼吸困难，查体常有呼吸音降低、呼气相延长和哮鸣音，严重者可并发体重下降、气胸、频发右心衰竭，急性或慢性呼吸衰竭。可根据病史、体检、胸部影像学和肺功能检查等综合分析后进行诊断，肺功能检查是慢性阻塞性肺疾病诊断的金标准。治疗可用支气管舒张剂，合并或不合并吸入糖皮质激素，必要时可给予氧疗。应用物联网医学技术管理慢性阻塞性肺疾病及 AECOPD 患者，有助于提高疗效，改善预后。

为了更好地提高慢性阻塞性肺疾病分级诊疗水平，本章应用 GOLD 全球策略作为顶层设计和学术引领基础，以物联网医学五步法为基本框架，撰写了本章"慢性阻塞性肺疾病物联网医学分级诊疗"。

第一节 三级医院的诊疗分工

通过物联网医学平台，协调一级医院、二级医院和三级医院分工，以便达到三级联动，高效精准地完成慢性阻塞性肺疾病分级诊疗工作。如果三级医院有足够人力物力全部承担二级医院的工作，或者二级医院有足够水平的专家，即可以精简为二级诊疗。

一、一级医院分工

由于慢性阻塞性肺疾病首诊大多在一级医院，所以社区医师对慢性阻塞性肺疾病的诊断和治疗负有重要使命。主要包括慢性阻塞性肺疾病预防、筛查、患者教育、初步诊断、稳定期治疗和康复治疗。为保证精准的慢性阻塞性肺疾病诊疗工作质量，应将不能明确病因者及时转给二级或三级医院相关专家，以便及早明确诊断，同时启动三级联动的物联网医学技术平台管理和双向转诊治疗。

二、二级医院分工

二级医院主要协助一级医院确诊和管理 AECOPD 患者，并与一级医院进行双向转诊，与三级医院专家研究鉴别诊断、疑难病例的诊治方案，协助一级医院完成需要的胸部 CT 检查和指导肺功能检查，综合评估分组，指导戒烟和非急性加重期分级治疗。如果二级医院具备相应的诊断技术和相应专家，即可以独立进行慢性阻塞性肺疾病的诊疗工作，也可以与一级医院医师共同管理慢性阻塞性肺疾病患者。

三、三级医院分工

三级医院需要有熟悉慢性阻塞性肺疾病诊疗和鉴别诊断的呼吸科专家，以及慢性阻塞性肺疾病鉴别诊断需要的设备和技术。其作用主要为 AECOPD 患者管理、指导或者参加并发症和呼吸衰竭的诊断和治疗及联网会诊。对于疑难病例，协助二级医院医师研究诊治方案，评估急性加重程度，指导急性加重分级治疗，鉴别诊断及治疗并发症。同时负责质量控制，复核诊断率、治疗方案及双向转诊率。

第二节　物联网医学分级诊疗慢性阻塞性肺疾病五步法

要做好分级诊疗工作，需要各级医院的密切配合，此外，在实践中还需要各级医院医师熟练掌握疾病的诊治流程。这是一项艰难而且繁复的工作，但是现在已经变得简单、容易，而且易被患者接受。由复旦大学中山医院、上海呼吸病研究所白春学教授团队开发的物联网医学五步法为改善这一工作效率建立了平台，其中包括五个步骤：①询问；②评估；③建议；④安排；⑤辅助，故称物联网医学分级诊疗五步法（图 11-1）。旨在分级诊疗工作中真正起到"顶层设计，学术引领，科技创新，智能惠众"的作用。

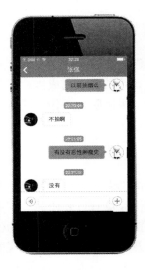

1A ·询问：通过扫描二维码询问，收集慢性阻塞性肺疾病就诊者与诊疗相关的个人信息

2A ·评估：为慢性阻塞性肺疾病就诊者提出与诊疗相关的检查，如肺功能、胸部影像学、标志物或者内镜等，为诊断、鉴别诊断、评估和治疗提供参考意见

3A ·建议：根据检查结果，提出诊断、鉴别诊断和进一步处理意见，无条件明确诊断时，转上一级医院就诊，以便高效精准地解决诊断和治疗的问题

4A ·安排：由专家提出治疗意见，同时根据就诊者信息，特征及风险等级，安排个体化教育、治疗、康复和二、三级预防建议，转回有条件的基层医院管理

5A ·辅助：通过物联网医学技术，在专家与基层医师之间及时交流分级诊疗意见，全面辅助分级诊疗流程和质控，确保安全和疗效，起到"云联知名专家，端享现代医疗"的三级联动作用

图 11-1　物联网医学分级诊疗慢性阻塞性肺疾病五步法

一、第一步：询问（1A）

通过扫描二维码和询问采集慢性阻塞性肺疾病诊疗相关信息。

（1）个人信息：如性别、出生年月、身高、体重等。

（2）危险因素：主要为吸入性致病因素和遗传因素。

1）吸入性致病因素主要为吸烟和吸入呼吸细微粒。尽管只有15%的吸烟者会发展为临床症状显著的慢性阻塞性肺疾病，但是在所有吸入性致病因素中，在绝大部分国家中吸烟都是导致慢性阻塞性肺疾病发病的最主要的危险因素。吸烟史对慢性阻塞性肺疾病发病具有极其重要的作用。被动吸烟、空气污染、室内烹调、取暖所用的生物燃料燃烧产生的烟雾是发展中国家的一个重要致病因素。原有气道高反应性（定义为对吸入甲酰胆碱的敏感性增加）的吸烟者，即使无哮喘表现，也较无气道高反应性者更易发生慢性阻塞性肺疾病。

低体重、儿童期的呼吸道疾病史、职业性粉尘（如矿尘、棉尘）或吸入性化学物质（如镉）暴露都增加患慢性阻塞性肺疾病的危险，但不如吸烟和空气污染重要。

2）遗传因素：最明确的遗传病是α_1-抗胰蛋白酶缺乏症。它是非吸烟者肺气肿的重要原因，并且增加吸烟者对慢性阻塞性肺疾病的易患性。

（3）其他：任何可能影响胚胎和幼儿肺部发育的原因，如低体重儿、呼吸道感染等，也是潜在可导致慢性阻塞性肺疾病的危险因素。在某些患者群中，微粒体环氧化物水解酶、维生素D结合蛋白、白细胞介素1β（IL-1β）、IL-1受体拮抗剂、磷脂酶A_2、基质金属蛋白酶9及ADAM-33等基因的多态性均与第一秒用力呼气量（FEV_1）的快速下降有关。

二、第二步：评估（2A）

第二步主要为体格检查、辅助检查与评估。

（一）体格检查

慢性阻塞性肺疾病的发生和进展通常需数年时间。许多患者有吸烟≥20支/天并且持续超过20年的吸烟史。发病于40~50岁的吸烟者，最初症状往往表现为咳嗽、咳痰。在患者50~60岁时可出现进行性、持续性和活动性呼吸困难，并在呼吸道感染时加重。继续吸烟者或吸烟时间较长者，症状常快速进展。晚期患者出现晨起头痛，提示夜间高碳酸血症或低氧血症。

患者在慢性阻塞性肺疾病病程中可出现AECOPD，通常以症状加重为前驱表现。虽然大多不能确定急性加重的特定原因，但是78%的AECOPD患者有明确的病毒或细菌感染依据，其他诱发因素包括吸烟、空气污染、吸入过敏原、外科手术、应用镇静药物、气胸、胸腔积液、充血性心衰、心律不齐及肺栓塞等。目前认为AECOPD发病因素为多源性，病毒感染、空气污染等因素均可加重气道炎症，进而继发细菌感染。随慢性阻塞性肺疾病进展，急性加重可变得频繁，平均约3次/年。

慢性阻塞性肺疾病的体征包括哮鸣音，呼气相延长，肺过度充气表现为心音和呼吸音减低，胸腔前后径增大呈桶状胸。晚期肺气肿患者由于不活动、低氧、全身炎症介质如肿瘤坏死因子（tumor necrosis factor，TNF-α）释放、代谢率增加而出现体重下降、肌肉萎缩。疾病晚期的体征有缩唇呼吸、使用辅助呼吸肌而出现下胸部肋间隙吸气时矛盾性凹陷（Hoover征）、发绀。肺源性心脏病体征包括颈静脉怒张、第二心音分裂亢进、三尖瓣关闭不全的杂音、周围性水肿。由于肺过度充气，右心室膨隆在慢性阻塞性肺疾病中不常见。通常肺大疱破裂可产生自发性气胸，任何慢性阻塞性肺疾病患者症状突然恶化均要怀疑自发性气胸。

（二）辅助检查

检查项目包括肺功能、胸部影像学（推荐胸部低剂量 CT）和问卷，获取相关信息后输入云计算器进行自动评估。

1. 肺功能　对疑诊为慢性阻塞性肺疾病者，需进行完整的肺功能检查以确定有无气流受限，确定其严重程度和可逆性，并且需与其他疾病相鉴别。肺功能检查也有助于随访病情进展及监测治疗反应。主要诊断指标如下。

（1）FEV_1：即吸气后用力呼气第一秒的用力呼气量。

（2）用力肺活量（FVC）：即用力呼气时能呼出的最大气体量。

（3）流速-容量环：即最大用力呼气和吸气时肺量计同步记录的流速和容量。

FEV_1、FVC 及 FEV_1/FVC 比值的下降是气流受限的标志。流速-容量环示呼气曲线呈凹陷型。约 30 岁起 FEV_1 开始下降，吸烟者每年最多可下降 60ml，而非吸烟者下降较慢，每年为 25～30ml。已出现低 FEV_1 的中年吸烟者，其下降速度更快。当 FEV_1 降至 1L 以下时，患者可在日常活动时出现气急（尽管气急与气体瘀滞的相关性要大于与气流受限）；当 FEV_1 低于 0.8L 时，患者有发生低氧血症、高碳酸血症和肺源性心脏病的危险。可以在诊室中用肺量计方便测定 FEV_1 和 FVC，因其与症状和病死率相关，故可确定疾病的严重程度。正常参考值由患者年龄、性别和身高决定。

只在特殊情况下需要其他肺功能检查，如肺减容手术前。其他检查异常包括肺总量、功能残气量和残气量增加，有助于鉴别慢性阻塞性肺疾病和其他限制性肺疾病。在后者中这些指标均下降；肺活量下降；单次呼吸的一氧化碳弥散功能（DLCO）下降。DLCO 下降为非特异性，在其他累及肺血管床的病变如间质性肺疾病中也可降低，但有助于鉴别肺气肿和哮喘，在后者中 DLCO 正常或升高。

2. 影像学检查

（1）胸部 X 线：即可有特征性表现。肺气肿的改变包括肺过度充气，横膈低平（即侧位片上胸骨与横膈前端形成的夹角增大，从正常的 45°增加到>90°），肺门血管影迅速变细，以及肺大疱（即胸部 X 线上>1cm 的透亮区，围绕有弧形的发丝状影），其他典型表现包括胸骨后气体体积增加及心影狭长。如果肺基底部的肺气肿表现更明显，则提示 α_1-抗胰蛋白酶缺乏症。肺可表现正常或由于肺实质丧失而透亮度增加。慢性支气管炎患者的胸部 X 线可正常，也可见双侧基底部的支气管血管影增多，这是支气管壁增厚的表现。

肺门突出提示中心肺动脉扩张，可能是肺动脉高压的征象。肺源性心脏病的右心室扩大可被肺过度充气所掩盖，或表现为心影侵占胸骨后区，或与既往胸部 X 线相比心影横径增大。常行胸部 X 线检查以了解是否有肺炎或气胸。少数情况下，长期接受全身糖皮质激素治疗者出现的肺部浸润影提示存在真菌性肺炎的可能性。

（2）CT 扫描：不但可以明确胸部 X 线检查不能分辨的表现，而且可明确是否伴有合并症或并发症，如肺炎、肺尘埃沉着病（尘肺）或肺癌。可通过 CT 目测评分或肺密度分析，评估肺气肿的程度和分布。慢性阻塞性肺疾病患者进行 CT 扫描检查的适应证，包括为评估肺减容术提供依据，以及排除其他胸部 X 线不能明确的并发症或合并症，肺癌也是排除目标之一。

（3）心电图：常用于排除心脏疾病引起的气急，典型表现是各导联 QRS 低电压、肺过度充气引起的心脏电轴右偏、P 波电压增高或晚期肺气肿患者的右心房增大引起 P 波向量右偏。右心室肥大的表现为 V_1 导联的 R 或 R' 波与 S 波等高或高于 S 波；V_6 导联的 R 波低于 S 波；和（或）电轴右偏>110°而无右束支传导阻滞。慢性阻塞性肺疾病可伴有多源性房性心动过速，表现为多形性 P 波和多变的 PR 间期。

（4）超声心动图：尽管因气体淤滞在慢性阻塞性肺疾病患者中行该检查有技术难度，但有时可用于评估右心室功能和肺动脉高压。怀疑合并左心室或瓣膜病变也是该检查最常见的指征。

（5）血常规：全血细胞计数对慢性阻塞性肺疾病的诊断价值很小，但是，如果患者伴慢性缺氧的话，这项检查可表现为红细胞增多（血细胞比容>48%）。如果患者患有贫血（非慢性阻塞性肺疾病引发），患者会表现为异常严重的呼吸困难。

（6）血气分析：所有需住院治疗的急性加重期患者需行动脉血气分析，以明确低氧及高碳酸血症的程度。高碳酸血症可与低氧血症并存。呼吸性酸中毒情况下合并血氧分压<50mmHg 或 $PaCO_2$>50mmHg，表示急性呼吸衰竭。然而有些慢性阻塞性肺疾病患者即使达到血氧分压和 $PaCO_2$ 的上述水平，仍然不表现为急性呼吸衰竭。

（7）痰培养：黄色或绿色痰是痰中有中性粒细胞的可靠证据，提示细菌定植或感染。对于住院患者，经常进行细菌培养，但是门诊患者常常不需要。对采集于门诊患者的样本分析得知，革兰染色常见中性粒细胞和多种病原体混杂存在，这些病原体常为革兰阳性双球菌（肺炎链球菌）和（或）革兰阴性杆菌（流感嗜血杆菌）。其他口咽部常见菌群如卡他莫拉菌（布兰汉），偶可引起急性加重。在住院患者中，细菌培养可发现耐药革兰阴性菌（如铜绿假单胞菌属），偶尔也可发现葡萄球菌。

（8）其他辅助检查：<50 岁出现慢性阻塞性肺疾病症状者，或任何年龄患慢性阻塞性肺疾病的非吸烟者都需测定 α_1-抗胰蛋白酶水平，以发现 α_1-抗胰蛋白酶缺乏症。α_1-抗胰蛋白酶缺乏症的其他提示包括成年前慢性阻塞性肺疾病或婴儿期肝疾病的家族史、下叶分布的肺气肿、慢性阻塞性肺疾病伴抗中性粒细胞胞质抗体（ANCA）阳性血管炎。α_1-抗胰蛋白酶水平低时需行 α_1-抗胰蛋白酶表型分析以证实。

（三）评估

慢性阻塞性肺疾病评估的目标是明确疾病的严重程度，疾病对患者健康状况的影响，以及急性加重、住院治疗和死亡等事件的发生风险，同时指导治疗。应分别对疾病的以下方面进行评估：症状、肺功能检查、急性加重风险和合并症。

1. 症状评估　可通过问卷进行慢性阻塞性肺疾病评估，主要包括生活质量测评，有助于病请评估及疗效观察。

（1）问卷：可通过 APP 完成改良版英国医学研究委员会呼吸困难评分问卷（mMRC，表 11-1）和慢性阻塞性肺疾病评估测试问卷（CAT，表 11-2）症状评分，需注意的是mMRC 问卷只能够用于呼吸困难的评估。只需触摸相应数字，将由云计算器完成问卷，发挥信息挖掘的功能。需要另外提供的数据有以下两种。

1）肺功能：$FEV_1/FVC\%$ 预计值，$FEV_1\%$ 预计值。

2）上一年急性加重次数或上一年因急性加重住院次数。即可根据最新 GOLD 策略，完成慢性阻塞性肺疾病的分组（图11-2）。

表11-1　mMRC 呼吸困难评分问卷

呼吸困难评价等级	呼吸困难严重程度	呼吸困难严重程度简略描述
0 级	只有在剧烈活动时感到呼吸困难	费力才喘
1 级	在平地快步行走或步行爬小坡时出现气短	走快会喘
2 级	由于气短，平地行走时比同龄人慢或者需要停下来休息	平路会喘
3 级	在平地行走100米左右或数分钟后需要停下来喘气	百米会喘
4 级	因严重呼吸困难以至于不能离开家，或在穿衣服、脱衣服时出现呼吸困难	稍动就喘

（2）慢性阻塞性肺疾病评估测试：包括八个常见临床问题，以评估慢性阻塞性肺疾病患者的健康损害。评分范围 0～40 分，慢性阻塞性肺疾病评估测试与圣乔治呼吸问卷（SGRQ）相关性很好，其可靠性和反应性均较满意。请参见网站（http：//www.catestonline.org）。

表11-2　慢性阻塞性肺疾病评估测试问卷

症状	评分	症状
我从不咳嗽	0 1 2 3 4 5	我总是在咳嗽
我一点痰也没有	0 1 2 3 4 5	我有很多很多痰
我没有任何胸闷的感觉	0 1 2 3 4 5	我有很严重的胸闷感觉
当我爬坡或上1层楼梯时，没有气喘的感觉	0 1 2 3 4 5	当我爬坡或上1层楼梯时，感觉严重喘不过气来
我在家里能够做任何事情	0 1 2 3 4 5	我在家做任何事情都很受影响
尽管我有肺部疾病，但对外出很有信心	0 1 2 3 4 5	由于我有肺部疾病，对离开家一点信心都没有
我的睡眠非常好	0 1 2 3 4 5	由于我有肺部疾病，睡眠相当差
我精力旺盛	0 1 2 3 4 5	我一点精力都没有

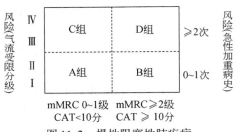

图11-2　慢性阻塞性肺疾病综合评估示意图

注：mMRC. 改良版英国医学研究委员会呼吸困难评分问卷；CAT. 慢性阻塞性肺疾病评估测试问卷

（3）肺功能评估：气流受限程度仍采用肺功能严重度分级，即占预计值80%、50%、30%为分级标准。慢性阻塞性肺疾病患者的气流受限的肺功能分级分为4级（Grades），即GOLD Ⅰ表示轻度，GOLD Ⅱ表示中度，GOLD Ⅲ表示重度，GOLD Ⅳ表示非常严重。表11-3为慢性阻塞性肺疾病患者气流受限严重程度分级。

表 11-3　慢性阻塞性肺疾病患者气流受限严重程度分级

肺功能分级	气流受限程度	特征
Ⅰ 级	轻度	FEV_1 占预计值≥80%
Ⅱ 级	中度	50% ≤FEV_1 占预计值<80%
Ⅲ 级	重度	30% ≤FEV_1 占预计值<50%
Ⅳ 级	极重度	FEV_1 占预计值<30%

注：为吸入支气管舒张剂后的 FEV_1 值。

2. 急性加重风险评估　慢性阻塞性肺疾病急性加重的定义为呼吸症状加重，变化超过正常的每日变异率，需要调整药物治疗的急性加重。频繁急性加重的最佳预测指标为每年 2 次或更多的既往急性加重病史。急性加重风险会随着气流受限严重程度的升高而增加。需要入院治疗的慢性阻塞性肺疾病急性加重患者预后不良，死亡风险增加。

3. 合并症评估　慢性阻塞性肺疾病常与其他疾病并存，被称为合并症，会对慢性阻塞性肺疾病的预后产生重大影响。总体来说，合并症的存在不应改变慢性阻塞性肺疾病的治疗，而合并症治疗也不应受到慢性阻塞性肺疾病的影响。

（1）心血管疾病（包括缺血性心脏病、心力衰竭、心房颤动和高血压）：是慢性阻塞性肺疾病的主要合并症，也是慢性阻塞性肺疾病最常见和最重要的合并症。心脏选择性 β 受体阻滞剂不应在慢性阻塞性肺疾病患者中禁用。

（2）骨质疏松症、焦虑/抑郁和认知功能障碍：也是慢性阻塞性肺疾病的常见合并症。但是这些合并症往往不能被及时诊断。存在上述合并症会导致患者生活质量下降，往往提示预后较差。

（3）肺癌：在慢性阻塞性肺疾病患者中很常见。研究已证实，肺癌是轻度慢性阻塞性肺疾病患者最常见的死亡原因。

（4）重症感染：特别是呼吸系统感染，在慢性阻塞性肺疾病患者中很常见。

（5）代谢综合征和糖尿病：合并糖尿病会对患者的预后产生影响。胃食管反流病（gastroesophageal reflux disease，GERD）是一种全身性合并症，会对肺部病变产生影响。

这些合并症会影响慢性阻塞性肺疾病的死亡率及入院率，应对患者常规行相关检查，并选择合适的治疗方案。

三、第三步：建议（3A）

综合上述信息和评估结果，提出诊断、鉴别诊断意见，以及进一步评估病情和合并症。

（一）诊断

病史、体检、胸部影像学可提示慢性阻塞性肺疾病的诊断，肺功能检查可协助明确诊断。出现呼吸困难、慢性咳嗽或咳痰，并有慢性阻塞性肺疾病危险因素暴露史的患者均应考虑诊断为慢性阻塞性肺疾病（表 11-4）。

表 11-4　诊断慢性阻塞性肺疾病的主要线索

年龄在 40 岁以上人群，如存在以下情况，应考虑慢性阻塞性肺疾病，并进一步进行肺功能检查。以下线索并不是诊断慢性阻塞性肺疾病所必需的，但如果符合越多，慢性阻塞性肺疾病的可能性越大。确诊则需有肺功能检查结果	
呼吸困难	• 进行性加重（逐渐恶化） • 通常在活动时加重 • 持续存在（每日均有发生） • 患者常描述为：呼吸费力、胸闷、气不够用、喘息
慢性咳嗽	• 可为间歇性或无咳痰
慢性咳痰	• 可为任何类型慢性咳痰
接触危险因素（尤其是）	• 吸烟 • 职业粉尘和化学物质 • 家中烹调时产生的油烟或燃料产生的烟尘

　　肺功能检查是确诊慢性阻塞性肺疾病的必备条件，应用支气管舒张剂后，$FEV_1/FVC<0.70$ 表明患者存在持续性气流阻塞，即可考虑诊断慢性阻塞性肺疾病。所有的医务工作者在对慢性阻塞性肺疾病患者进行诊治的时候，必须参考肺功能结果。

（二）鉴别诊断

　　鉴别诊断包括哮喘、心力衰竭、支气管扩张。慢性阻塞性肺疾病和哮喘有时易混淆，详细了解病史和检查等特点有助于哮喘和慢性阻塞性肺疾病的鉴别诊断（表 11-5）。

表 11-5　慢性阻塞性肺疾病和哮喘的鉴别因素

特点	哮喘	慢性阻塞性肺疾病
发病年龄	早年发病（通常在儿童期）	中年发病
特异反应性	常有	不多见
病史	哮喘家族史	长期吸烟史或其他烟雾接触史
体质	多样，肥胖多见	肺气肿患者的 BMI 常较低
胸部听诊	加重期有哮鸣音	呼吸音减低，尤以加重期明显
咳嗽	干咳，与吸入冷空气、运动相关，夜间好发	清晨多发，有痰
弥散功能	正常或增加	正常或降低
呼吸困难	发作性	持续性或可预测性
夜间症状	常有	常无
脓痰	不常见	多见
对糖皮质激素治疗反应	通常反应良好	单用效果较差

　　哮喘为慢性阻塞性肺疾病的主要鉴别诊断。现有的影像学和生理学检查手段并不能将部分慢性哮喘与慢性阻塞性肺疾病鉴别开来。此类患者的管理与哮喘类似。其他的鉴别诊断常容易与慢性阻塞性肺疾病相区分（表 11-6）。

表 11-6 慢性阻塞性肺疾病与其他疾病的鉴别诊断要点

疾病	鉴别诊断要点
慢性阻塞性肺疾病	中年发病，症状缓慢进展，长期吸烟史或其他烟雾接触史
哮喘	早年发病（通常在儿童期），每日症状变化快，夜间和清晨症状明显，也可有过敏史、鼻炎和（或）湿疹，有哮喘家族史
充血性心力衰竭	胸部 X 线片示心脏扩大、肺水肿，肺功能检查提示有限制性通气障碍而非气流受限
支气管扩张症	大量脓痰，常伴有细菌感染、粗湿啰音、杵状指，胸部 X 线片或 CT 示支气管扩张、管壁增厚
肺结核	所有年龄均可发病，胸部 X 线片示肺浸润性病灶或结节状阴影，微生物检查可确诊，流行地区高发
闭塞性细支气管炎	发病年龄较轻，不吸烟，可能有类风湿关节炎病史或烟雾接触史，呼气相 CT 显示低密度影
弥漫性泛细支气管炎	主要发生在亚洲人群中，大多数为男性非吸烟者，几乎所有患者均有慢性鼻窦炎，胸部 X 线片和高分辨率 CT 示弥漫性小叶中央结节影和过度充气征

（三）进一步评估

1. 稳定期慢性阻塞性肺疾病评估 根据患者的症状、急性加重风险和肺功能异常的严重程度，可综合评估稳定期慢性阻塞性肺疾病并分组（表 11-7）。

表 11-7 慢性阻塞性肺疾病的综合评估

组别	特征		肺功能分级（级）	急性加重（次/年）	呼吸困难分级（级）	CAT 评分（分）
	风险	症状				
A 组	低	少	GOLD 1-2	<2	<2	<10
B 组	低	多	GOLD 1-2	<2	≥2	≥10
C 组	高	少	GOLD 3-4	≥2	<2	<10
D 组	高	多	GOLD 3-4	≥2	≥2	≥10

总之，慢性阻塞性肺疾病患者的评估可以概括如下。

（1）A 组患者—低风险，症状少：典型的患者其肺功能分级为 GOLD 1 或 GOLD 2（气流受限属于轻或中等程度）和（或）每年有 0～1 次急性加重及 mMRC 分级 0～1 或者 CAT 分值 < 10。

（2）B 组患者—低风险，症状较重：典型的患者其肺功能分级为 GOLD 1 或 GOLD 2（气流受限属于轻或中等程度）和（或）每年有 0～1 次急性加重及 mMRC 分级 ≥2 或者 CAT 分值 ≥ 10。

（3）C 组患者—高风险，症状少：典型的患者其肺功能分级为 GOLD 3 或 GOLD 4（气流受限属于严重或非常严重）和（或）每年有 ≥2 次急性加重及 mMRC 分级 0～1 或者 CAT 分值 < 10。

（4）D 组患者—高风险，症状较重：典型的患者其肺功能分级为 GOLD 3 或 GOLD 4（气流受限属于严重或非常严重）和（或）每年有 ≥2 次急性加重及 mMRC 分级 ≥2 或者 CAT 分值 ≥ 10。

2. AECOPD 评估　其应与患者加重前的病程、症状、体征、肺功能测定、动脉血气分析及其他实验室检查指标进行比较，判断 AECOPD 的严重程度（表11-8）。应特别注意本次病情加重的时间、咳嗽、气促的变化和频度，痰量和痰液颜色，有无出现水肿及其持续时间，目前治疗方案等。

与既往结果对比，实验室检查可提供极为重要的信息，其急性改变较其绝对值更为重要。是否出现辅肌呼吸肌参与呼吸运动、胸腹矛盾呼吸、发绀、下肢水肿、右心衰竭和血流动力学不稳定等亦有助于判定其严重程度。重度急性加重患者通常伴发呼吸功增加，以及脉氧仪测定氧饱和度低、大汗、心动过速、焦虑及发绀等症状。但是，伴有 CO_2 潴留的急性加重期患者可能出现淡漠及嗜睡，这和单纯缺氧的表现有所不同。所有需住院治疗的急性加重期患者需行动脉血气分析，以明确低氧血症及高碳酸血症的程度。高碳酸血症可与低氧血症并存。神志变化是病情恶化和危重的最重要指标，一旦出现需立即送医院诊治。

表 11-8　AECOPD 的评估

病史	体征
• FEV_1严重下降	• 辅助呼吸肌参与呼吸运动
• 病情加重或新症状出现的时间	• 胸腹矛盾运动
• 既往加重次数（急性加重，住院）	• 进行性加重或新出现的中心性发绀
• 合并症	• 外周水肿
• 目前稳定期的治疗方案	• 血流动力学不稳定
• 既往应用机械通气的资料	• 右心衰竭征象
	• 反应迟钝

3. 综合评估　综合评估目的为深入评估和发现患者急性加重的风险与合并症，及时给予适当治疗。评估急性加重的风险：参考急性加重病史和肺功能检查。去年2次或以上的急性加重；或者因急性加重住院1次以上；或 $FEV_1 < 50\%$ 预计值表明为高风险。发现合并症和并发病，包括骨质疏松、焦虑、抑郁、肺癌、感染、心血管疾病、代谢综合征和糖尿病等。最常见的合并症是心血管疾病、抑郁和骨质疏松，可发生在轻、中、重度和严重气流受限的患者，并影响患者的住院和死亡。

四、第四步：安排（4A）

针对不同患者信息特征及风险等级，给予个体化教育、治疗、康复和次级预防安排。在云计算器得到信息后，可自动根据 GOLD 策略智能处理后提出治疗意见，包括三级联动、报警和提示，确保安全和疗效，起到"云联知名专家，端享现代医疗"的作用。

（一）稳定期治疗

一旦确定慢性阻塞性肺疾病的诊断，即应当基于对患者当前症状和未来风险的个体化评估，并根据以下的目标进行有效治疗。当今慢性阻塞性肺疾病的治疗目标包括两个方面：其一是迅速缓解患者的症状和减轻患者的临床表现，包括提高运动耐量和改善健康状况；其二是降低患者未来健康恶化的风险，例如，反复发作的 AECOPD 及预防疾病进展和降低死亡率。这就需要临床医师注意关注慢性阻塞性肺疾病患者的短期治疗效应和长期治疗效应。临床医师应尽量以最小的治疗不良反应来实现上述目标。但由于慢性阻塞性肺疾病患者经常伴有需要仔细鉴别和治疗的合并症，因此，要达到上述目标所面临的挑战是巨大的。

1. 药物治疗　慢性阻塞性肺疾病稳定期的处理原则根据病情的严重程度不同，选择的治疗方法也有所不同。慢性阻塞性肺疾病分级治疗药物推荐方案见表 11-9。

表 11-9　慢性阻塞性肺疾病稳定期起始治疗药物推荐方案（注1）

组别	首选方案	次选方案	替代方案（注2）
A 组	短效抗胆碱能药物（需要时）或 SABA（需要时）	长效抗胆碱能药物或 LABA 或短效抗胆碱能药物和 SABA	茶碱
B 组	长效抗胆碱能药物或 LABA	长效抗胆碱能药物和 LABA	SABA 和（或）短效抗胆碱能药物 茶碱
C 组	吸入糖皮质激素 + LABA 或长效抗胆碱能药物	长效抗胆碱能药物和 LABA 或长效抗胆碱能药物和 PDE-4 抑制剂或 LABA 和 PDE-4 抑制剂	SABA 和（或）短效抗胆碱能药物 茶碱
D 组	吸入糖皮质激素 + LABA 和（或）长效抗胆碱能药物	吸入糖皮质激素 + LABA 和长效抗胆碱能药物或吸入糖皮质激素 + LABA 和 PDE-4 抑制剂或长效抗胆碱能药物和 LABA 或长效抗胆碱能药物和 PDE-4 抑制剂	羧甲司坦 N-乙酰半胱氨酸 SABA 和（或）短效抗胆碱能药物 茶碱

注1：LABA. 长效 β_2 受体激动剂；SABA. 短效 β_2 受体激动剂；PDE-4. 磷酸二酯酶-4。
注2：此列中的药物可单独应用或者联合第一列和第二列中的其他治疗方案。

药物治疗目的是减轻患者的症状，减少急性加重的频率和严重程度，并改善患者的健康状态和运动耐量。每一个患者的治疗方案都应该个体化，因为患者症状的严重程度并不一定全部与气流受限的程度相关，还可受到其他因素的影响，例如，急性加重的频率和严重程度，出现呼吸衰竭、合并症（如心血管疾病，骨质疏松等），以及患者整体的健康状态。目前治疗慢性阻塞性肺疾病的常用药物种类见表 11-10。无论选择某一类药物中的哪一种，都应根据当地药物供应情况和患者的反应来决定。

表 11-10　慢性阻塞性肺疾病治疗常用药物的类型和经典剂量

药物	吸入（μg）	雾化溶液（mg/ml）	口服	注射剂（mg）	作用时间（h）
β_2 激动剂					
短效 β_2 激动剂					
非诺特罗（Fenoterol）	100 ~ 200（MDI）	1	0.05% 糖浆剂		4 ~ 6
左旋沙丁胺醇（Levalbuterol）	45 ~ 90（MDI）	0.21，0.42			6 ~ 8
沙丁胺醇（Salbutamol）	100，200（MDI & DPI）	5	5mg（片） 0.024% 糖浆剂	0.1，0.5	4 ~ 6

续表

药物	吸入 (μg)	雾化溶液 (mg/ml)	口服	注射剂 (mg)	作用时间 (h)
特布他林 (Terbutaline)	400, 500 (DPI)	2.5	5mg (片)		4~6
长效 β₂ 激动剂					
福莫特罗 (Formoterol)	4.5~12 (MDI & DPI)	0.01±			12+
阿福莫特罗 (Arformoterol)		0.0075			12+
茚达特罗 (Indacaterol)	150~300 (DPI)				24
沙美特罗 (Salmeterol)	25~50 (MDI & DPI)				12+
妥洛特罗 (Tulobuterol)			2 mg (经皮肤)		24
奥达特罗 (Olodaterol)	5 (SMI)				
抗胆碱能药物					
短效抗胆碱能药物					
异丙托溴铵 (Ipratropium bromide)	20, 40 (MDI)	0.25~0.5			6~8
氧托溴铵 (Oxitropium bromide)	100 (MDI)	1.5			7~9
长效抗胆碱能药物					
阿地溴铵 (Aclidinium bromide)	322 (DPI)				12
格隆溴铵 (Glycopyrronium bromide)	44 (DPI)				24
噻托溴铵 (Tiotropium bromide)	18 (DPI), 5 (SMI)				24+
芜地溴铵 (Umeclidinium bromide)	62.5 (DPI)				24
短效 β₂ 激动剂和抗胆碱能药物联合制剂					
Fenoterol/Ipratropium	200/80 (MDI)	1.25/0.5			6~8
复方异丙托溴铵气雾剂(Salbutamol/ Ipratropium)	100/20 (SMI)				6~8
长效 β₂ 受体激动剂+长效抗胆碱能药物联合制剂 (同一吸入装置)					
奥达特罗/噻托溴铵 (Olodaterol/ Tiotropium)	5/5 (SMI)				24
福莫特罗/阿地溴铵 (Formoterol/ Aclidinium)	12/340 (DPI)				12
茚达特罗/格隆溴铵 (Indacaterol/ Glycopyrronium)	85/43 (DPI)				24
维兰特罗/芜地溴铵 (Vilanterol/ Umeclidinium)	25/62.5 (DPI)				24

续表

药物	吸入（μg）	雾化溶液（mg/ml）	口服	注射剂（mg）	作用时间（h）
甲基黄嘌呤（Methylxanthines）					
氨茶碱（Aminophylline）			200～600mg（片）	240mg	变化，最高至24h
茶碱〔Theophylline（SR）〕			100～600mg（片）		变化，最高至24h
吸入糖皮质激素					
倍氯米松（Beclomethasone）	50～400（MDI & DPI）	0.2～0.4			
布地奈德（Budesonide）	100，200，400（DPI）	0.20，0.25，0.5			
氟替卡松（Fluticasone）	50～500（MDI & DPI）				
长效 β₂ 激动剂和吸入糖皮质激素联合制剂					
福莫特罗/布地奈德（Formoterol/Budesonide）	4.5/160（DPI）9/320（DPI）				
沙美特罗/氟替卡松（Salmeterol/Fluticasone）	50/100，250，500（DPI）				
福莫特罗/莫米松（Formoterol/Mometasone）	10/200，10/400（DPI）				
维兰特罗/氟替卡松（Vilanterol/Fluticasone）	25/100（DPI）				
全身性糖皮质激素					
泼尼松（Prednisone）			5～60mg（片）		
甲基泼尼松龙（Methylprednisolone）			4，8，16mg（片）		
磷酸二酯酶-4（PDE-4）抑制剂					
罗氟司特（Roflumilast）			500mcg（片）		24

注：MDI. 定量吸入器；DPI. 干粉吸入器；SMI. 软雾吸入器。

（1）支气管舒张剂（慢性阻塞性肺疾病患者症状管理的核心）：①优先推荐吸入制剂。②无论选择 β₂受体激动剂、抗胆碱能药物、茶碱或者联合制剂，都应根据当地药物供应情况和每一个患者的反应，如症状缓解的程度和不良反应等来决定。③支气管舒张剂可以按需使用或者按规律使用以预防或者减轻症状。④长效吸入支气管舒张剂使用方便，而且与短效支气管舒张剂相比，在持续缓解患者症状上更加有效。⑤长效吸入支气管舒张剂可以减少患者急性加重和相关的住院次数，改善其症状和健康状况。⑥与增加某一种支气管舒张剂的剂量相比，联合使用不同的支气管舒张剂可以提高药效和减少相应的不良反应。

（2）吸入糖皮质激素：对于 FEV₁小于60%预计值的慢性阻塞性肺疾病患者而言，规律使用吸入糖皮质激素可以改善症状、提高肺功能和生活质量，并减少急性加重的次数。吸入糖皮质激素治疗与患者发生肺炎的风险增高相关。对于某些患者而言，撤除吸入糖皮质激素会导致急性加重。不推荐单药使用吸入糖皮质激素长期维持治疗。

（3）联合使用吸入糖皮质激素/支气管舒张剂治疗：对于轻度至极重度的慢性阻塞性肺疾病患者而言，联合使用吸入糖皮质激素和长效 β_2 受体激动剂治疗在改善患者肺功能和生活状态，减少急性加重等方面均优于联合制剂中的单一药物成分。联合治疗与患者发生肺炎的风险增高相关。在长效 β_2 受体激动剂联合吸入糖皮质激素的基础上，加用噻托溴铵可以使患者额外获益。

（4）口服糖皮质激素：不推荐长期口服糖皮质激素维持治疗。

（5）磷酸二酯酶 4 抑制剂：对于既往有急性加重史和支气管炎症状且处于 GOLD3 期、GOLD34 期的患者，磷酸二酯酶 4 抑制剂罗福斯特联合口服糖皮质激素可以减少急性加重次数。这一效应同样见于罗氟司特和长效支气管舒张剂联合应用时。尚没有关于罗福斯特与吸入糖皮质激素的比较研究。

（6）甲基黄嘌呤类药物：与长效吸入支气管舒张剂相比较，效果不好并且患者的耐受性更差，因此在患者能够获得并且负担长效吸入支气管舒张剂的情况下，不做推荐。有证据显示对于稳定期慢性阻塞性肺疾病患者，甲基黄嘌呤类药物与安慰剂比较，有轻微的支气管舒张作用和症状获益。与单用沙美特罗比较，联合使用茶碱和沙美特罗可以使 FEV_1 增加更多，并且减轻患者的气促症状。低剂量的茶碱可以减少急性加重次数但是不能够改善使用支气管舒张剂后患者的肺功能。

（7）其他药物治疗。①疫苗：流感疫苗可以减少慢性阻塞性肺疾病患者出现严重疾病和死亡的概率。流感疫苗分死疫苗和活疫苗，推荐使用减毒活疫苗并且每年接种一次。对于年龄大于 65 岁，以及年龄小于 65 岁但是 $FEV_1<40\%$ 预计值的慢性阻塞性肺疾病患者，使用肺炎链球菌多聚糖疫苗可以减少社区获得性肺炎的发生率。②α_1-抗胰蛋白酶增加疗法：对于无 α_1-抗胰蛋白酶缺乏的慢性阻塞性肺疾病患者不推荐。③抗生素：对于患者非感染性急性加重和无细菌感染的情况下不推荐。④黏液溶解剂：有黏痰的患者可以从黏液溶解剂（如羧甲司坦）中获益，但总体而言获益极小。⑤止咳药：不推荐使用。⑥血管舒张剂：稳定期慢性阻塞性肺疾病患者忌用 NO。不推荐使用血管内皮调节剂治疗合并肺动脉高压的慢性阻塞性肺疾病患者。

（8）推荐意见

1）支气管舒张剂：首选 β_2 受体激动剂和抗胆碱能药物中的长效支气管舒张剂，而非其短效制剂；如果单药治疗不能改善症状，可考虑将短效或长效 β_2 受体激动剂与抗胆碱能药物联用；基于治疗的效果和不良反应，首选吸入的支气管舒张剂，而非口服；基于茶碱类药物相对较低的疗效和较高的不良反应证据，不建议选用此类药物治疗，仅在当地无其他的支气管扩张剂可用或患者无法负担其他支气管舒张剂长期治疗的费用时使用。

2）糖皮质激素和磷酸酯酶 4 抑制剂：尚无证据能够支持对慢性阻塞性肺疾病患者采用短期口服糖皮质激素的试验性治疗，来鉴别吸入糖皮质激素或其他药物治疗有效的慢性阻塞性肺疾病患者；对于重度或极重度气流受限或使用长效支气管舒张剂不能很好控制其频繁急性加重发作的慢性阻塞性肺疾病患者，推荐采用长期的吸入糖皮质激素治疗。不推荐长期单用口服糖皮质激素治疗；不推荐慢性阻塞性肺疾病患者长期单用吸入糖皮质激素治疗，因为将其与长效 β$_2$ 受体激动剂联用，疗效更佳；如果患者无适应证，则不应采用包含了吸入糖皮质激素的长期治疗。因为其可以增加患者的肺炎风险。并且，长期使用吸入糖皮质激素，可能还会轻微增加患者的骨折风险；磷酸酯酶 4 抑制剂——罗氟司特，也可用于减少采用长效支气管舒张剂治疗后，病情仍未得到有效控制的，伴有慢性支气管炎、重度或极重度气流受限和急性加重频繁的患者的急性加重。

2. 其他治疗

（1）康复治疗：无论处于疾病哪一期的患者均可以从运动训练中获益，可以改善其运动耐量，减轻呼吸困难症状和疲劳感。甚至在一次康复计划完成后获益还将持续。一次有效的康复计划至少应该持续 6 周以上，持续的时间越长效果越明显。即使康复计划结束了获益也不会停止，如果患者能够在家里继续运动训练，那么将会保持比康复前更好的状态。

（2）氧疗：对于严重的具有静息状态下低氧血症的患者，长期氧疗（每日 >15 小时）可以提高慢性呼吸衰竭患者的生存率。长期氧疗的指征如下：血氧分压小于等于 7.3kPa（55mmHg）或者 SaO$_2$ 小于等于 88%，伴或不伴有在 3 周时间内至少发生两次的高碳酸血症，或者 PaO$_2$ 为 7.3 ~ 8.0kPa（55 ~ 60mmHg），或者 SaO$_2$ 为 88%，合并有肺动脉高压、提示充血性心力衰竭的外周水肿或者红细胞增多症（血细胞比容 >55%）的证据。

（3）机械通气支持：对于特定的患者，尤其是具有白天高碳酸血症的患者，联合使用无创通气个体化长期氧疗也许有用。可以提高生存率，然而却没有改善生活质量。CPAP 具有改善生存率和减少住院风险的明确益处，但有待于进一步验证。

（4）外科治疗：对于上叶为主的肺气肿并且在治疗前运动水平很低的患者，与药物治疗相比，外科肺减容术（lung volume reduction surgery，LVRS）可以使得患者明显获益。尽管手术治疗不在相关的医保名录中，且价格不菲。对于合适、特定、极重度的慢性阻塞性肺疾病患者而言，肺移植术能够改善生活质量和其功能状态。

（5）姑息治疗、终末期护理和临终关怀：慢性阻塞性肺疾病这种疾病的发展规律通常是，患者的症状改善但是健康状态持续下降，急性加重突然发生并且增加了死亡的风险。在住院的急性加重的慢性阻塞性肺疾病患者中，进展的呼吸衰竭、心血管疾病、恶性肿瘤和其他疾病是患者死亡的首要原因。因此，姑息治疗、终末期护理和临终关怀是进展期慢性阻塞性肺疾病患者治疗的重要组成部分。

3. 非药物治疗 慢性阻塞性肺疾病的非药物治疗应当基于对患者当前症状及其急性加重发作风险的个体化评估来进行（表 11-11）。

表 11-11 慢性阻塞性肺疾病的非药物治疗

患者	基本措施	推荐	根据当地指南决定
A 组	戒烟（可以包括药物治疗）	体育活动	流感疫苗 肺炎疫苗
B、C、D 组	戒烟（可以包括药物治疗） 肺康复	体育活动	流感疫苗 肺炎疫苗

（二） 急性加重期治疗

1. 一般治疗

（1）控制性氧疗：是 AECOPD 住院患者的基础治疗。无严重合并症的 AECOPD 患者氧疗后易达到满意的氧合水平（血氧分压>60 mmHg 或 SaO_2 >90%）。但吸入氧浓度不宜过高，需注意可能发生潜在的 CO_2 潴留及呼吸性酸中毒。给氧途径包括鼻导管或 Venturi 面罩，其中 Venturi 面罩更能精确地调节吸入氧浓度。氧疗 30 分钟后应复查动脉血气，以确认氧合满意，且未引起 CO_2 潴留及（或）呼吸性酸中毒。

（2）支气管扩张剂：单一吸入短效 β_2 受体激动剂，或联合吸入短效 β_2 受体激动剂和短效抗胆碱能药物，在 AECOPD 时通常为优先选择的支气管扩张剂。这些药物可以改善临床症状和肺功能，应用雾化吸入疗法吸入短效支气管扩张剂可能更适合于 AECOPD 患者。而长效支气管扩张剂合并/不合并吸入糖皮质激素在急性加重时的治疗效果不确定。茶碱仅适用于短效支气管扩张剂效果不好的患者，不良反应较常见。

1）短效支气管扩张剂雾化溶液：单用短效吸入 β_2 受体激动剂或联用短效抗胆碱能药物是临床上 AECOPD 常用的治疗方法。首选短效 β_2 受体激动剂，通常较适用于 AECOPD 的治疗。若效果不显著，建议加用异丙托溴铵等抗胆碱能药物。临床上应用短效 β_2 受体激动剂及抗胆碱能药物时，以吸入用药为佳。由于慢性阻塞性肺疾病患者在急性加重期往往存在严重呼吸困难、运动失调或感觉迟钝，因此以使用压力喷雾器（CGNs）较合适。如果 CGNs 由空气驱动可能会加重患者低氧血症，如果由氧气驱动需注意避免吸入氧浓度（FiO_2）过高。患者接受机械通气治疗时，可通过特殊接合器进行吸入治疗。由于药物颗粒易沉淀在呼吸机管道内，因此所需药量为正常的 2 ~ 4 倍。临床上常用短效支气管扩张剂雾化溶液包括吸入用硫酸沙丁胺醇溶液（Salbutamol sulfate solution for inhalation）、异丙托溴铵雾化吸入溶液（Ipratropium bromide solution for inhalation）、吸入用复方异丙托溴铵溶液。后者通过合适的雾化器或间歇正压呼吸机给药，适用于成人（包括老年人）和 12 岁以上的青少年。

2）静脉使用甲基黄嘌呤类药物（茶碱或氨茶碱）：为二线用药，适用于对短效支气管扩张剂疗效不佳的患者及某些较为严重的 AECOPD 患者。茶碱类药物扩张支气管的作用不如 β_2 受体激动剂和抗胆碱能药物，但如果在应用 β_2 受体激动剂或抗胆碱能药物治疗 12 ~ 24 小时后病情无改善，则可加用茶碱。因为茶碱除有支气管扩张作用外，还能改善呼吸肌功能，增加心排血量，减少肺循环阻力，兴奋中枢神经系统，并有一定的抗炎作用。茶碱可以解除糖皮质激素的耐药或抵抗。由于茶碱类药物的血浓度个体差异较大，治疗窗较窄，监测血清茶碱浓度对于评估疗效和避免不良反应的发生均有一定意义。临床上开始应用茶碱 24 小时后，就需要监测茶碱的血浓度；并根据茶碱血浓度调整剂量。茶碱过量时会产生严重的心血管、神经毒性，并显著增加死亡率，因此需注意避免茶碱中毒。目前临床上提倡应用低剂量茶碱治疗。

β_2 受体激动剂、抗胆碱能药物及茶碱类药物因作用机制不同，药代动力学特点不同，且分别作用于不同大小的气道，故联合应用可获得更大的支气管舒张作用。

（3）糖皮质激素：AECOPD 住院患者在应用支气管扩张剂的基础上，可加用糖皮质激素口服或静脉治疗以加快患者的恢复，并改善肺功能和低氧血症，还可能减少早期复发，降低治疗失败率，缩短住院时间。目前 AECOPD 的最佳糖皮质激素疗程尚没有明确，现推荐使用泼尼松 40mg/d，疗程 5 天。与静脉给药相比较，口服泼尼松应该作为优先的推荐途径。

临床上也可单独雾化吸入用布地奈德混悬液（Budesonide suspension for inhalation）替代口服激素治疗，雾化时间和输出药量取决于流速、雾化器容积和药液容量。单独应用布地奈德雾化吸入不能快速缓解气流受限，因此雾化吸入布地奈德不宜单独用于治疗 AECOPD，需联合应用短效支气管扩张剂吸入。雾化吸入布地奈德 8mg 治疗 AECOPD 与全身应用泼尼松 40mg 疗效相当。

（4）抗菌药物的应用

1）抗菌药物的应用指征：尽管 AECOPD 的感染病原体可能是病毒或细菌，但是抗菌药物在 AECOPD 中的应用仍然存在争议。现在推荐 AECOPD 患者接受抗菌药物治疗的指征。①在 AECOPD 时以下三种症状同时出现：呼吸困难加重，痰量增加和痰液变浓；②患者仅出现以上三种症状中的两种，但包括痰液变浓这一症状；③严重的急性加重，需要有创或无创机械通气（noninvasive mechanical ventilation，NIV）。三种临床表现出现两种加重，但无痰液变浓，或者只有一种临床表现加重者，一般不建议应用抗菌药物。

2）抗菌药物的类型：临床上应用抗菌药物的类型应根据当地细菌耐药情况选择。对于反复发生急性加重的患者、严重气流受限和（或）需要机械通气的患者，应该常规痰液培养，因为此时可能存在革兰阴性杆菌（如铜绿假单孢菌属或其他耐药菌株）感染，并出现抗菌药物耐药。给住院 AECOPD 患者做病原学检查时，痰培养或气管吸取物（机械通气患者）可很好地替代支气管镜用于评价细菌负荷和潜在的致病微生物。

3）抗菌药物的应用途径和时间：药物治疗的途径（口服或静脉给药），取决于患者的进食能力和抗菌药物的药代动力学，最好予以口服治疗。呼吸困难改善和脓痰减少提示治疗有效。抗菌药物的推荐治疗疗程为 5~10 天，特殊情况可以适当延长抗菌药物的应用时间。

4）初始抗菌治疗的建议：AECOPD 患者通常可分成 2 组。A 组：无铜绿假单胞菌感染危险因素；B 组：有铜绿假单胞菌感染危险因素。以下数点提示铜绿假单胞菌感染危险因素，如出现以下数项中的一项，应考虑铜绿假单胞菌感染可能：①近期住院史；②经常（>4 次/年）或近期（近 3 个月内）抗菌药物应用史；③病情严重（$FEV_1 < 30\%$）；④应用口服糖皮质激素（近 2 周服用泼尼松 >10 mg/d）。

如患者无铜绿假单胞菌危险因素则有数种抗菌药物可供选择。选择主要依据急性加重的严重程度，当地耐药状况，费用和潜在的依从性。推荐使用阿莫西林/克拉维酸，也可选用左氧氟沙星或莫西沙星。对于有铜绿假单胞菌危险因素的患者，如能口服，则可选用环丙沙星或左旋氧氟沙星。需要静脉用药时，可选择环丙沙星或（和）抗铜绿假单胞菌的 β 内酰胺类，同时可加用氨基糖苷类抗菌药物。应根据患者病情严重程度和临床状况是否稳定选择使用口服或静脉用药。住院 3 天以上，如病情稳定可更改用药途径（静脉改为口服）。

5）初始抗菌治疗的疗效：抗菌治疗既要关注患者的短期疗效，如迅速改善患者症状，改善肺功能，缩短康复时间；又要尽量减少慢性阻塞性肺疾病患者未来急性加重的风险，减少 AECOPD 的频度，延长两次发作的间期，将细菌负荷降低到最低水平。长期应用广谱抗菌药物和糖皮质激素易继发深部真菌感染，应密切观察真菌感染的临床征象并采用防治真菌感染措施。

10% ~20% 的 AECOPD 患者可能会对初始经验治疗反应不佳。治疗失败的原因可能与以下因素有关：①导致治疗失败最常见原因是初始经验治疗未能覆盖引起感染病原微生物，如铜绿假单孢菌、金黄色葡萄球菌［包括耐甲氧西林金黄色葡萄球菌（MRSA）］、不动杆菌和其他非发酵菌。②长期使用糖皮质激素的患者可能发生真菌感染。③引起感染的细菌可能为高度耐药的肺炎链球菌。④进行有创机械通气治疗的患者并发院内感染。

对于这部分初始经验治疗失败的患者，还应分析导致治疗失败的其他原因。常见的原因有不适当的药物治疗及其他非感染因素如肺栓塞、心力衰竭等。通常应采取处理措施包括①寻找治疗无效的非感染因素；②重新评价可能的病原体；③更换抗菌药物，使之能覆盖铜绿假单孢菌，耐药肺炎链球菌和非发酵菌，或根据微生物学检测结果对新的抗菌药物治疗方案进行调整。

（5）经验性抗病毒治疗的问题：目前不推荐应用抗病毒药物治疗 AECOPD：尽管病毒感染在 AECOPD 的发病过程中起了重要作用，尤其是鼻病毒属。临床上已经尝试过应用多种抗病毒制剂治疗鼻病毒属感染。抗病毒制剂包括针对靶向细胞敏感性、病毒附着、受体阻断、病毒外膜、病毒 RNA 复制和病毒蛋白合成等各种类型的抗病毒药物。但是，临床研究发现除了神经氨酸酶抑制剂（扎那米韦，Zanamivir）和金刚烷胺能够有效治疗流感之外，其他所有抗病毒药物均未证实有临床治疗效应，而且常常出现明显的不良反应和缺乏耐受性。目前没有任何抗病毒药物批准用于治疗鼻病毒属感染，尤其是鼻病毒属感染诱发的 AECOPD。

对疑有流感的 AECOPD 患者进行经验性抗病毒治疗时，需注意发病时间：2011 年欧洲呼吸学会颁布的“成人下呼吸道感染的诊治指南（概述）”特别指出：现在不推荐对于怀疑流感感染的 AECOPD 患者进行经验性抗病毒治疗。抗病毒治疗仅适用于出现流感症状（发热、肌肉酸痛、全身乏力和呼吸道感染）时间小于 2 天、并且正处于流感爆发时期的高危患者。

（6）呼吸兴奋剂：目前 AECOPD 患者发生呼吸衰竭时不推荐使用呼吸兴奋剂。只有在无条件使用或不建议使用无创通气时，可使用呼吸兴奋剂。

（7）其他治疗措施：在出入量和血电解质监测下适当补充液体和电解质；注意维持液体和电解质平衡；注意营养治疗，对不能进食者需经胃肠补充要素饮食或予静脉高营养；注意痰液引流，积极排痰治疗（如刺激咳嗽、叩击胸部、体位引流等方法）；识别并治疗伴随疾病（冠心病、糖尿病、高血压等合并症）及并发症（休克、弥散性血管内凝血和上消化道出血等）。

2. 机械通气　AECOPD 患者并发呼吸衰竭时机械通气的临床应用目的：①纠正严重的低氧血症，增加血氧分压，使 $SaO_2 > 90\%$，改善重要脏器的氧供应；②治疗急性呼吸性酸中毒，纠正危及生命的急性高碳酸血症，但不必要急于恢复 $PaCO_2$ 至正常范围；③缓解呼吸窘迫，当原发疾病缓解和改善时，逆转患者的呼吸困难症状；④纠正呼吸肌群的疲劳；⑤降低全身或心肌的氧耗量：当 AECOPD 患者因呼吸困难，呼吸肌群或其他肌群的剧烈活动、损害全身氧释放并使心脏的负荷增加时，此时应用机械通气可降低全身和心肌的氧耗量。

（1）NIV 的适应证和相对禁忌证：AECOPD 患者发生急性呼吸衰竭或慢性呼吸衰竭急性加重时，NIV 的适应证和相对禁忌证见表 11-12。AECOPD 时无创通气治疗可改善呼吸性酸中毒，提高 pH，降低 $PaCO_2$、呼吸频率，减轻气促，降低气管插管率、住院天数及死亡率。

表 11-12　AECOPD 患者 NIV 的适应证和相对禁忌证

NIV 的适应证：至少符合以下一个条件

呼吸性酸中毒 ［动脉血 pH≤7.35 和（或）$PaCO_2 > 45$ mmHg］

严重呼吸困难合并临床症状，提示呼吸肌疲劳

呼吸功增加；例如，应用辅助呼吸肌呼吸，出现胸腹矛盾运动或者肋间隙肌群收缩

NIV 的相对禁忌证

呼吸停止或呼吸明显抑制

心血管系统不稳定（低血压、心律失常、心肌梗死）

精神状态改变，不能合作

易误吸者

分泌物黏稠或量大

近期面部或胃食管手术

颅面部外伤

固定的鼻咽部异常

烧伤

1）无创呼吸机与患者的连接：连接的舒适性、密封性和稳定性对疗效和患者的耐受性影响很大，面罩的合理选择是决定 NIV 成败的关键。因此，除应准备好不同大小的鼻罩和口鼻面罩供患者试用，还应注意固定带适宜的松紧度，尽量减少漏气及避免面部皮肤破溃。

2）通气模式的选择与参数调节：常用 NIV 通气模式包括 CPAP、压力/容量控制通气（PCV/VCV）、比例辅助通气（PAV）、压力支持通气+呼气末正压（PSV+PEEP，通常所称双水平正压通气即主要为此种通气模式），其中以双水平正压通气模式最为常用。参数调节采取适应性调节方式：呼气相压力（EPAP）从 2～4cmH_2O 开始，逐渐上调压力水平，以尽量保证患者每一次吸气动作都能触发呼吸机送气；吸气相压力（IPAP）从 4～8cmH_2O 开始，待患者耐受后再逐渐上调，直至达到满意的通气水平，或患者可能耐受的最高通气支持水平。

3）NIV 治疗 AECOPD 时的监测（表 11-13）。

表 11-13　NIV 治疗 AECOPD 时的监测内容

一般生命体征	一般状态、神志改变等
呼吸系统	呼吸困难的程度、呼吸频率、胸腹活动度、辅助呼吸肌活动、呼吸音、人机协调性等
循环系统	心率、心律和血压等
通气参数	潮气量、压力、频率、吸气时间、漏气量等
血气和血氧饱和度	SpO_2、pH、$PaCO_2$、血氧分压等

续表

一般生命体征	一般状态、神志改变等
痰液引流	必须严密观察患者排痰能力。依据病情及痰量，定时去除面罩，进行痰液引流，鼓励咳痰
不良反应	胃肠胀气、误吸、面罩压迫、口鼻咽干燥、鼻面部皮肤压伤、排痰障碍、不耐受、恐惧（幽闭症）、气压伤等

（2）有创通气（invasive mechanical ventilation）指征：对于 AECOPD 患者，早期 NIV 的干预明显减少了有创通气的使用，但对于有 NIV 禁忌或使用 NIV 失败的严重呼吸衰竭患者，一旦出现严重的呼吸形式、意识、血流动力学等改变，应及早将插管改用有创通气。AECOPD 并发呼吸衰竭时有创通气指征见表 11-14。

表 11-14　AECOPD 患者有创通气指征

不能耐受 NIV 或 NIV 治疗失败（或不适合 NIV）

呼吸或心脏停搏

呼吸停止伴有意识丧失

精神状态受损，严重的精神障碍需要镇静剂控制

严重误吸

长期不能排出呼吸道的分泌物

心率< 50 次/分伴有意识丧失

严重的血流动力学不稳定，对液体疗法和血管活性药物无反应

严重的室性心律失常

威胁生命的低氧血症，不能耐受 NIV

1）通气模式的选择：常用的通气模式包括辅助控制通气（A/C）、同步间歇指令通气（SIMV）和压力支持通气（PSV），也可试用一些新型通气模式，如比例辅助通气等。其中 SIMV + PSV 和 PSV 已有较多的实践经验，目前临床最为常用。比例辅助通气尚处于探索阶段，显示了一定的应用前景（表 11-15）。

表 11-15　AECOPD 并发呼吸衰竭时的有创通气治疗

1. 与患者的连接	气管插管或气管切开
2. 通气方式	辅助控制通气（A/C）；同步间歇指令通气（SIMV）；压力支持通气（PSV）
3. 最初治疗目标	气体交换得到改善，呼吸肌群得到休息
4. 呼吸参数	潮气量（V_T）：7 ~ 9 ml/kg，通气频率（RR）：10 ~ 15 次/分，吸呼比（I：E）：1：2/1：3，吸气流速（>60 L/min），吸氧浓度能使 SaO_2 >90%
5. 主要缺点	最小的外源性呼吸末正压，吸气末平台压（P_{plat}）< 30 cm H_2O
	如有必要可采用允许性高碳酸血症的策略
	气管插管和气管切开的并发症
	肺泡过度充气的危险、气压伤
	妨碍患者摄取足够的营养、妨碍患者活动

2）通气参数的调节：动态肺过度充气（dynamic pulmonary hyperinflation，DPH）和内源性 PEEP（PEEPi）的存在是导致 AECOPD 合并呼吸衰竭的最重要的呼吸力学改变，为缓解其不利影响，可采取限制潮气量和呼吸频率、增加吸气流速等措施以促进呼气，同时给予合适水平的外源性 PEEP（PEEPe），降低吸气触发功耗，改善人机的协调性。

潮气量或气道压力（Paw）：目标潮气量达到 7 ~ 9ml/kg 即可，或使平台压不超过 30cmH_2O 和（或）气道峰压不超过 35 ~ 40cmH_2O，以避免 DPH 的进一步加重和气压伤的发生；同时要配合一定的通气频率以保证基本的分钟通气量，使 PaCO_2 值逐渐恢复到缓解期水平，以避免 PaCO_2 下降过快而导致碱中毒的发生。

通气频率（f）：需与潮气量配合以保证基本的分钟通气量，同时注意过高频率可能导致 DPH 加重，一般 10 ~ 15 次/分即可。

吸气流速（flow）：通常选择较高的吸气流速（>60L/min），但有选用更高的吸气流速（100 L/min）以改善氧合，增加通气−灌注匹配。吸呼比（I∶E）为 1∶2 或 1∶3，以延长呼气时间，同时满足 AECOPD 患者较强的通气需求，降低呼吸功耗，并改善气体交换。临床中常用的流速波形主要是递减波、方波和正弦波。

PEEPe：加用适当水平的 PEEPe 可以降低 AECOPD 患者的气道与肺泡之间的压差，从而减少患者的吸气负荷，降低呼吸功耗，改善人机协调性。控制通气时 PEEPe 一般不超过 PEEPi 的 80%，否则会加重 DPH。如果无法测定 PEEPi，可设置 4 ~ 6cmH_2O PEEPe。

吸氧浓度：AECOPD 通常只需要低水平的氧浓度就可以维持基本的氧合。若需要更高水平的氧浓度来维持患者基本的氧合，提示存在某些合并症和（或）并发症，如肺炎、肺不张、肺栓塞、气胸和心功能不全等。

3）有创通气治疗 AECOPD 时的监测：临床上利用有创呼吸机所提供的各项参数，可以动态测定/观察患者气流动力学的参数变化。

气道压力：应严密监测气道峰压（<35 ~ 40 cmH_2O）和平台压（<30 cmH_2O），以避免发生气压伤。AECOPD 患者在机械通气时若出现气道峰压增加，提示气道阻力的增加和（或）DPH 加重，但若同时出现平台压的同步增高，则 DPH 加重是致气道压力增加的主要原因。

PEEPi：PEEPi 的形成主要与气道阻力的增加、肺部弹性回缩力的下降、呼气时间缩短和分钟通气量增加等有关。可根据临床症状、体征及呼吸循环监测情况来判断 PEEPi 存在：①呼吸机检测示呼气末有持续的气流；②患者出现吸气负荷增大的征象（如"三凹征"等）及由此产生的人机的不协调；③难以用循环系统疾病解释的低血压；④容量控制通气时峰压和平台压的升高。如需准确测量 PEEPi，可采用呼气末气道阻断法（expiration hold）和食管气囊测压法。

气道阻力：与气道压相比，影响气道阻力的因素较少，能更准确地用于判断患者对治疗的反应，如用于对支气管扩张剂疗效的判断。

气体交换的监测：应用血气分析、呼出气 CO_2 监测等，指导通气参数调节。尤其注意 pH 和 PaCO_2 水平的监测，避免 PaCO_2 下降过快而导致严重碱中毒的发生。

有创通气过程中，应评估 AECOPD 的药物治疗反应及有创通气呼吸支持的效果，评估患者自主呼吸能力和排痰状况。同时尽可能保持患者自主呼吸存在，缩短机械控制通气时间，从而避免因呼吸肌群损伤导致的呼吸机依赖，减少困难撤机。

　　AECOPD 并发肺部感染得以控制，脓性痰液转为白色且痰量明显下降、肺部啰音减少、临床情况表明呼吸衰竭获得初步纠正后，如果吸氧浓度小于 40%，血气接近正常，pH 大于 7.35，$PaCO_2$ 低于 50 mmHg，通常可以考虑拔管，切换成无创通气呼吸支持。有创与无创序贯性机械通气策略有助于减少呼吸机相关性肺炎的发生与早日撤机。

　　3. AECOPD 并发症的处理　病情严重的 AECOPD 患者常常有多种并发症，加强对并发症的早期诊断和治疗可以改善这些患者的预后。

　　（1）AECOPD 并发心力衰竭和心律失常：AECOPD 并发右心衰竭时，有效地控制呼吸道感染，应用支气管扩张剂，改善缺氧和高碳酸血症，再配合适当应用利尿剂，即可控制右心衰竭，通常无需使用强心剂。但对某些 AECOPD 患者，在呼吸道感染基本控制后，单用利尿剂不能满意地控制心力衰竭时或患者合并左心室功能不全时，可考虑应用强心剂治疗。

　　1）利尿剂的应用：适于顽固性右心衰竭、明显水肿及合并急性左心衰的 AECOPD 患者。一般选用缓慢或中速利尿剂，通过应用利尿剂来减少血容量及减轻肺水肿，从而改善肺泡通气及动脉血氧张力。在应用利尿剂时，不应过快及过猛，以避免血液浓缩，痰黏稠而不易咳出。长期应用利尿剂还可产生低钾血症，促进肾对碳酸氢盐的再吸收，从而产生代谢性碱中毒，抑制呼吸中枢和加重呼吸衰竭。

　　2）强心剂的应用：AECOPD 并发右心衰竭并不是应用强心剂的指征，因为强心剂对这些患者缺乏疗效，原因有：①肺血管收缩导致肺血管阻力增加；②右心室前负荷降低，导致心排血量下降；③应用强心剂还会增加心律失常的危险；④应用强心剂不能提高右心室射血分数和改善运动耐量。因此对 AECOPD 并发右心衰竭的患者不主张常规应用强心剂。AECOPD 患者并发左心室功能障碍时可适当应用，但须十分小心。这是因为慢性阻塞性肺疾病患者长期处于缺氧状态，对洋地黄的耐受性低，治疗量与中毒量相当接近，容易发生毒性反应，引起心律失常。使用强心剂时剂量宜小。

　　（2）AECOPD 并发心律失常：AECOPD 患者发生急性呼吸衰竭时常出现心律失常，心律失常既可由疾病本身及其引起的代谢异常，如感染、缺氧、高碳酸血症、电解质紊乱所引起，也可为医源性，如洋地黄过量、拟交感神经药和茶碱的使用、右心导管术等。与原发性心脏病不同，AECOPD 患者的心律失常如果不会立即对生命构成威胁，那么主要治疗方法是识别和治疗引起心律失常的代谢原因——低氧血症、低钾血症、低镁血症、呼吸性酸中毒或碱中毒，以及治疗原发病。只要纠正上述诱因，心律失常即可消失。当诱因不能去除或在纠正上述诱因之后仍有心律失常时，可考虑应用抗心律失常药物。一般避免使用 β 受体阻滞剂，因其能损害肺通气功能，但可应用选择性 $β_1$ 受体阻滞剂治疗，如美托洛尔（Metoprolol）或比索洛尔（Bisoprolol）在特定情况下使用是安全的。

　　（3）AECOPD 并发肺栓塞：慢性阻塞性肺疾病是肺栓塞的一项重要危险因素，在住院治疗的 AECOPD 患者中尤为突出。在简易肺栓塞严重程度指数评估中，慢性阻塞性肺疾病作为一项重要的预测指标。由此可见，AECOPD 患者易发生肺栓塞，AECOPD 患者并发肺栓塞的发病率高达 24.7%。未经治疗的肺栓塞患者，死亡率几乎为 30%。AECOPD 并发肺栓塞的诊断和治疗是临床工作中的难题，其诊断往往被延误，而且并发存在的肺栓塞常常为致死性的。如果高度怀疑 AECOPD 并发肺栓塞，临床上需同时处理 AECOPD 和肺栓塞。

AECOPD 并发肺栓塞的原因：①低氧血症导致继发性红细胞增多使血液黏稠度增加、血小板功能异常；② AECOPD 患者并发肺源性心脏病时常伴有右心室壁栓子形成；③AECOPD 患者的心肺储备功能差，体力活动受限，长期卧床，深静脉血栓发病率增加；AECOPD 患者并发肺栓塞的诊断困难，因为肺栓塞的症状和体征均是非特异性的，呼吸困难和低氧血症又常可由 AECOPD 所引起。低血压和（或）高流量吸氧后血氧分压不能升至 60 mmHg 以上常提示肺栓塞可能。

AECOPD 并发肺栓塞的诊断：①螺旋 CT 和肺血管造影是目前诊断慢性阻塞性肺疾病并发肺栓塞的主要手段；②血浆 D 二聚体阴性有助于排除低危患者的急性肺动脉栓塞，故 D 二聚体不升高，是除外肺栓塞的有用指标之一；③核素通气－血流灌注扫描对 AECOPD 并发肺栓塞的诊断价值有限；④如果发现深静脉血栓形成，则无需再行肺血管造影，因为深静脉血栓形成是抗凝治疗的指征。

AECOPD 并发肺栓塞的预防：对卧床、红细胞增多症或脱水的 AECOPD 患者，无论是否有血栓栓塞性疾病史，均需考虑使用肝素或低分子肝素抗凝治疗。

AECOPD 并发肺栓塞的治疗：参见肺血栓栓塞症诊断与治疗指南和急性肺血栓栓塞症诊断治疗中国专家共识。

4. AECOPD 姑息治疗和临终关怀　慢性阻塞性肺疾病的疾病特点就是患者健康状况不断恶化、症状不断增加，随疾病急性加重的频繁发生而不断加重慢性阻塞性肺疾病病情，死亡风险日益增加。AECOPD 患者急性加重住院后主要死亡原因包括进行性呼吸困难、心血管疾病和恶性肿瘤等，死亡率高达 23% ~ 80%，所以姑息治疗、临终关怀和家庭养护治疗是慢性阻塞性肺疾病晚期患者治疗中一个重要组成部分。

目前姑息治疗已经广泛应用于晚期肿瘤患者，2013 年 GOLD 颁布的慢性阻塞性肺疾病全球策略首次提出将姑息治疗应用于晚期重症慢性阻塞性肺疾病患者。人一生中超过 25% 的医疗费用花费在最后一年当中，对于重度慢性阻塞性肺疾病患者，呼吸内科医师应该同患者及其家属多交流沟通，应该告知可能发生的各种危急情况及相应的治疗措施和经济负担。医患之间临终关怀的交流和预先设计的治疗计划，可以使患者有足够的时间做出接受何种治疗的明智选择，在确保了解患者的意愿下帮助患者和家属做出符合患者价值观的选择，从而提高患者医疗质量。同时可以使患者接受符合其治疗目标和价值观的基础上，降低医疗费用。姑息治疗是在传统疾病治疗模式基础上的延伸，其目的是尽可能地防止和缓解患者痛苦，保证患者获得最佳生活质量，主要内容是提高患者生活质量、优化功能、帮助患者选择终末期治疗方式、向患者提供情绪和精神支持。姑息治疗可以提高晚期患者生活质量、减少症状甚至可以延长部分患者生存期。

家庭养护治疗主要集中在患者之家、专门的安宁养护医院或者护理之家等机构，对疾病终末期患者提供服务。对支气管扩张剂治疗无效、且在休息时即有呼吸困难、住院和急诊就诊次数增加的进行性加重的晚期 AECOPD 患者，应该对其提供家庭养护治疗。

五、第五步：辅助（5A）

物联网医学辅助功能主要包括提问答疑、帮助挂号、直面名家、协助转诊、全时空照顾和协助双向转诊。物联网技术的三大基本流程和十大功能特别有利于完成这些工作，其中全面感知→可靠传送→智能处理三大基本流程，与其十大基本功能也可应用到医学上（表11-16），进行全时空预防、保健、诊疗、康复和协助控制医疗质量。

表 11-16　基于物联网的物联网医学十大功能

功能	物联网医学
在线监测	最适合在线监测慢性阻塞性肺疾病的病情变化和指导治疗
定位追溯	可用于定位慢性阻塞性肺疾病患者，进行随访和预防急性加重
报警联动	可提供监测慢性阻塞性肺疾病，尤其是 AECOPD 病情变化的报警，以及提供三级联动的反应功能，指导治疗
指挥调度	利于慢性阻塞性肺疾病和 AECOPD 会诊调度和双向转诊
预案管理	可预先设定慢性阻塞性肺疾病管理规章，进行全天候管理和及时处置
安全隐私	也利于提供慢性阻塞性肺疾病用户或患者相应的安全保障机制
远程维保	更适用于慢性阻塞性肺疾病医疗的联网服务
在线升级	能保证物联网系统本身正常运行，也是远程医疗自动服务的手段之一
领导桌面	利于医学领军人才根据收集的海量信息，深度挖掘或者拓展慢性阻塞性肺疾病分级诊疗功能
统计决策	有利于领军人才根据慢性阻塞性肺疾病联网信息的数据挖掘和统计分析，提出解决问题的战略战术和提供医疗决策支持

其中在线监测、定位跟踪、警报联动、急救调度功能有利于全时空在线监测慢性阻塞性肺疾病或 AECOPD 病情变化和指导治疗；预案管理、远程维保、领导桌面和统计决策功能可协助慢性阻塞性肺疾病管理和双向转诊，应用预先设定的规范全天候管理和及时处置，改善生命质量和延长生存时间；安全隐私和在线升级功能是物联网医学技术的保障，可保证物联网系统能够正常运行，更适用于医疗的联网服务。

（一）管理

戒烟对慢性阻塞性肺疾病的自然病程影响巨大。医务人员应督促吸烟患者戒烟。由内科医师和其他的医务工作者对患者进行教育督促能够显著提高患者主动戒烟率。即使短时间的戒烟咨询（3 分钟）也能使戒烟率达到 5% ~ 10%。

（1）尼古丁替代疗法：尼古丁口香糖、吸入剂、鼻喷雾剂、透皮贴、舌下含片或锭剂，以及采用伐尼克兰、安非他酮或去甲替林的药物治疗能够有效提高长期戒烟率。

（2）避免吸入烟雾：鼓励制定全面的烟草控制政策和开展相应的项目，旨在向公众传达清晰、一致和重复宣传不吸烟的信息。与政府官员合作通过法案来建设无烟学校，无烟公共场所和无烟的工作环境，鼓励患者不在家中吸烟。

（3）职业暴露：强调初级预防的重要性，通过消除或减少工作环境中多种有害物质的暴露能够实现初级预防。次级预防同样重要，可以通过检测和早期发现来得以实现。

（4）室内和室外空气污染：采取措施降低或避免，在通风不良的地方，因烹饪和取暖而燃烧生物燃料所造成的室内空气污染。建议患者留意当地发布的空气质量结果，依据自身疾病的严重程度来避免剧烈的室外运动或在污染严重时期待在室内。

（5）肺康复管理：肺康复治疗作为药物治疗的辅助手段可改善机体功能。许多医院和卫生保健机构提供正规的多学科康复治疗，包括运动、教育和行为干预。治疗应个体化；对患者及家属进行慢性阻塞性肺疾病和药物治疗的宣教，鼓励患者尽可能生活自理。康复治疗的收益是改善自理能力、生活质量和运动能力。虽然肺康复治疗一般不能改善肺功能或延长寿命，但是精心设计的综合康复计划并给出切合实际的期望改善值，则能使重度慢性阻塞性肺疾病患者适应自身生理限制。病情严重者需至少3个月的康复治疗才能受益，且需维持治疗。

运动方案应当是适于在家里、医院或在福利机构进行的。因呼吸衰竭长期住院或久不活动导致的废用性肌肉萎缩，可通过逐渐增加锻炼而改善。特殊的呼吸机锻炼不如全身供氧情况改善有效。

典型的锻炼方案始于在活动平板上缓慢步行或在测力计上无负荷踏车数分钟。持续时间和锻炼负荷在4~6周内逐渐增加，直到患者能持续锻炼20~30分钟，不因气急而停止。极重度慢性阻塞性肺疾病患者通常能达到以1~2m/min的速度步行30分钟。需每周维持进行3~4次锻炼，以保持适应性。在锻炼时监测SaO_2，必要时给氧。日常活动如洗澡、穿衣和打扫卫生有助于锻炼上肢耐力。通常从这些体育锻炼中获益的方面还包括少量增加下肢力量、耐力及最大氧耗。

（6）氧疗管理：PaO_2长期<55mmHg的患者，长期氧疗可延长其生命。持续24小时使用较夜间12小时使用更有效。氧疗使红细胞比容趋于正常；可能通过促进睡眠而适度改善神经心理因素；改善肺血流动力学异常。氧疗也能增加许多患者的运动耐力。

在运动和休息期间应当监测血氧饱和度。同样，对清醒状态下未达长期氧疗标准（表11-17）但临床评估提示肺动脉高压而白天无低氧血症的晚期慢性阻塞性肺疾病患者，需进行睡眠监测。如果睡眠监测提示发作性氧饱和度≤88%，可给予夜间氧疗。该治疗可防止肺动脉高压进展，但其对生存率的影响尚不知晓。

表11-17 慢性阻塞性肺疾病长期氧疗的适应证

最佳药物治疗至少30天[†]，血氧分压≤55 mmHg或SaO_2≤88%[*]

有肺源性心脏病或红细胞增多症（血细胞比容>55%），血氧分压=55~59mmHg或SaO_2≤89%[*]

可考虑用于血氧分压≥60 mmHg或SaO_2≥90%[*]，但在呼吸空气情况下，活动或睡眠时血氧分压≤55 mmHg或SaO_2≤88%

[*] 静息状态呼吸空气时测得动脉氧气水平。

[†] 刚从急性呼吸疾病中恢复的患者以及达到氧疗标准的患者应给氧，60~90天后呼吸空气复查。

经鼻导管给氧，流速足以使血氧分压>60mmHg（SaO_2>90%）即可，通常为静息时≤3L/min。可通过电动式氧压缩机、液氧系统或压缩气瓶供氧。氧压缩机移动不便，但价格最低廉，对大部分时间在家的患者推荐使用。这些患者需要小型氧气筒以备停电，并可便携使用。

液氧系统推荐用于长时间外出的患者，便携式液氧罐较压缩气瓶更易于携带、容量更大。大型压缩气瓶是最贵的供氧方式，只在无其他选择时使用。所有患者必须知道在吸氧时吸烟的危险性。

不同的装置都能通过储备系统或仅在吸气时允许氧气流出而保存患者需要的氧气量。它们和持续气流系统一样能有效地纠正低氧血症。

有些患者在飞机旅行时需补充氧气，因为商用飞机舱内的压力较海平面低［往往相当于 1830 ~ 2400 米（6000 ~ 8000ft）］。处于海平面时血氧分压>68mmHg 的血 CO_2 正常的慢性阻塞性肺疾病患者一般在飞行时血氧分压>55mmHg，不需要吸氧。对于海平面时血氧分压≤68mmHg、高碳酸血症、明显贫血（红细胞比容<30%）或合并心脏、脑血管疾病的慢性阻塞性肺疾病患者，在长途飞行时必须吸氧，且须在订票时告知航空公司。航空公司可供应氧气，但多数需在起飞前至少 24 小时预约，还需医生的证明书及给氧处方。患者应自备鼻导管，因为有些航空公司只提供面罩。不允许患者自行携带或使用液态氧，但许多航空公司现在允许使用便携式电池供电的氧压缩机，该氧气压缩机在到达目的地后仍可提供合适的氧源。

（7）营养管理：慢性阻塞性肺疾病患者有体重下降和营养不良的危险，因其静息呼吸能耗增加 15% ~ 25%；日常活动能耗较高；由呼吸困难而致热量摄取相对减少；炎症因子如 TNF-α 的分解代谢效应。全身肌肉力量及用氧效率受影响。营养状态较差的患者预后也不佳，因此推荐患者摄入平衡膳食，保证充足的热量摄入并结合锻炼，以防止和逆转营养不良及肌肉萎缩。但是应避免体重过度增加，肥胖患者应尽量达到较正常的体重指数。研究显示单纯营养补充不能改善肺功能和运动能力。补充同化激素（如甲地孕酮、氧甲氢龙）、生长激素及 TNF 拮抗剂对逆转营养不良、改善功能状态及预后并无作用。

（二）AECOPD 的预防

AECOPD 通常是可以预防的。戒烟、流感疫苗接种和肺炎球菌疫苗接种、掌握药物吸入技术等现有治疗的相关知识，长效支气管扩张剂治疗联合或不联合吸入糖皮质激素，应用磷酸二酯酶-4 抑制剂，均可减少 AECOPD 的发生和住院次数。国际权威文献尤其最强力推荐慢性阻塞性肺疾病稳定期患者吸入糖皮质激素/支气管扩张剂治疗，适用于 AECOPD 的预防。N-乙酰半胱氨酸可能具有抗氧化作用，故推测这类药物对反复急性加重的慢性阻塞性肺疾病患者有一定治疗作用。有证据表明在没有应用吸入糖皮质激素的慢性阻塞性肺疾病患者中，应用化痰剂羧甲司坦、N-乙酰半胱氨酸或许可减少急性加重次数。应用免疫调节剂治疗慢性阻塞性肺疾病可降低严重程度及急性加重频率。AECOPD 患者出院后尽早进行肺康复，能显著改善出院 3 个月时的运动能力和健康状态（表 11-18）。必须指出，上述预防 AECOPD 的方法不一定完全有效，尚需要探索和研发更为有效的预防 AECOPD 的新药物和新方法。

表 11-18　减少 AECOPD 发生频率和住院次数的预防措施

药物预防	非药物预防
疫苗：流感疫苗和肺炎球菌疫苗接种	戒烟
吸入糖皮质激素+长效 β$_2$ 受体激动剂复合制剂：氟替卡松+沙美特罗；布地奈德+福莫特罗	控制污染
吸入长效支气管扩张剂：①长效 β$_2$ 受体激动剂：茚达特罗；沙美特罗；福莫特罗；奥达特罗	家庭氧疗
②长效抗胆碱能制剂：噻托溴铵；芜地溴铵；格隆溴铵；阿地溴铵	无创通气支持
吸入长效支气管扩张剂复合制剂（LABA/LAMA）：噻托溴铵+奥达特罗，芜地溴铵+维兰特罗，	肺康复
阿地溴铵+福莫特罗，格隆溴铵+茚达特罗	肺减容术
三联治疗（triple therapy）：吸入糖皮质激素+长效 β$_2$ 受体激动剂+长效抗胆碱能制剂	
磷酸二酯酶-4 抑制剂：罗氟司特	
茶碱	
黏液溶解剂：氨溴索、厄多司坦、羧甲司坦	
抗氧化剂药物：N-乙酰半胱氨酸	
免疫调节剂	

虽然文献报道，大环内酯类抗生素治疗能够预防 AECOPD，改善患者的生活质量和临床症状。但 2013 年 GOLD 颁布的慢性阻塞性肺疾病全球策略明确指出"持续预防性应用抗生素对慢阻肺急性加重无效。近期应用阿奇霉素每日一次治疗，表明有减少急性加重的效果。然而，考虑效应和不良反应的关系，现在不能推荐这种治疗"。

AECOPD 目前已经引起国际呼吸病学术界的广泛关注，新型的诊断和治疗研究层出不穷。现在正在探索应用先进的非细菌培养技术，即分子生物学方法可以检测细菌的基因，揭示 AECOPD 微生物感染的多样性、疾病的严重程度，并且指导治疗药物的应用。依据 AECOPD 的临床表型和生物标志物，预测和指导 AECOPD 的治疗是当今临床上的一个热点研究课题，也就是"表型-特异性 AECOPD 处理"（phenotype-specific management of COPD exacerbations）。临床上可以将 AECOPD 分成"嗜酸细胞"型表型和"细菌"型表型，按照不同的表型，可以进行 AECOPD 的糖皮质激素的定向目标治疗（targeted corticosteroid therapy for COPD）和抗生素的目标定向治疗（targeted antibiotic therapy for COPD）。这些探索均提示 AECOPD 的治疗需要个体化处理。最后需要提及，当前欧洲呼吸学会和美国胸科学会（ATS）正在准备颁布"慢性阻塞性肺疾病急性加重指南"，未来 AECOPD 新指南的出台，将为呼吸内科临床提供更为详尽的 AECOPD 诊断和治疗指导性策略。

（三）质量控制

质量控制：物联网医学的应用和实施效果，与设备、社区、专科医师和患者的理解有关，每个环节均应该保持通畅和准确，才能取得最佳效果。除了共性的培训外，在临床应用中，还应特别针对慢性阻塞性肺疾病自身的特征注意质控的要点，主要需要质控的指标为五步法中：吸烟史；肺功能；胸部 CT；CAT；mMRC；分组；评估并发病；评估急性加重；戒烟；非急性加重分级治疗；急性加重分级治疗。此外，还应兼顾分级诊疗质控的指标为：①诊断复核率；②治疗方案复核率；③疗效复核率；④双向转诊率。

当然，为实施这些质控指标和督导三级医院医师达到质控要求，需要制订平台操作规程和工作细则，根据最新指南及循证医学证据不断更新，并在实践中逐步改善。如专家、社区医师和技术人员的职责，突发事件应急处理流程，患者知情同意与信息安全规则，故障处理流程等（详见第四章）。

第三节　预后与注意事项

一、预　　后

气道阻塞的严重程度预示慢性阻塞性肺疾病患者的生存率。$FEV_1 \geqslant 50\%$ 预计值的慢性阻塞性肺疾病患者病死率略高于普通人群。如 FEV_1 为 $0.75 \sim 1.25L$，患者的 5 年生存率为 40% ~ 60%；如 $FEV_1 < 0.75L$，则为 30% ~ 40%。

对死亡风险的更精确预测指标有体重指数（B）、气流阻塞程度（O，即为 FEV_1）、气急［D，依照修订的医学研究委员会（mMRC）呼吸困难评分问卷进行］，以及运动能力（E，应用 6 分钟步行试验进行评估），这就是所谓的 BODE 指数。心脏疾病、贫血、静息时心动过速、高碳酸血症、低氧血症会降低生存率，而对支气管舒张剂有明显反应可改善生存率。急性加重需住院的慢性阻塞性肺疾病患者死亡的危险因素为高龄、$PaCO_2$ 高和维持性口服糖皮质激素。

具有急性死亡高危因素的患者常常有如下特征，如进行性的不可解释的体重下降，或严重的身体功能降低（如穿衣、洗澡或进食等活动时气急）。慢性阻塞性肺疾病患者戒烟后，其死亡常由并发症引起而不是基础疾病的进展引起。死因通常为急性呼吸衰竭、肺炎、肺癌、心脏病或肺栓塞。

二、应用物联网医学技术注意事项

慢性阻塞性肺疾病患者多为中、老年人，部分为农村人群，在软件设计中应针对这些群体的特点，尽量简化，易用，界面清晰，避免过多内容出现在同一界面，伴语音朗读的方式可帮助患者理解。在患者培训初始阶段，可要求其子女参与，从而更顺畅地实现起步。在无线传感肺功能仪使用前，必须经过医务人员培训，从而使远程采集的数据确切可靠。定性和定量识别急性加重，即要早期识别急性加重，又要识别其程度。如为轻度急性加重，通过物联网医学分级诊疗干预通常能阻断该次急性加重。但如果确系中、重度急性加重，应及时发出医院就诊的建议。部分慢性阻塞性肺疾病患者有家庭氧疗和家庭呼吸机应用时，可在物联网医学远程监护中，按需加入氧饱和度、呼吸频率等参数的采集，并设置相应预警指标和报警装置。

（蔡柏蔷　白春学）

参 考 文 献

白春学 . 2014. 实用物联网医学 . 北京：人民卫生出版社 .

白春学. 2014. 改变社区和专科医师服务模式的技术平台-物联网医学的深层次作用. 国际呼吸杂志，34（12）：881-882.

白春学. 2015. 五步法物联网医学-分级诊疗的技术平台. 国际呼吸杂志，35（8）：561-562.

白春学. 2015. 物联网医学分级诊疗手册. 北京：人民卫生出版社.

慢性阻塞性肺疾病急性加重（AECOPD）诊治专家组. 2012. 慢性阻塞性肺疾病急性加重（AECOPD）诊治中国专家共识（草案）. 国际呼吸杂志，32：1681-1691.

Cai BQ, Cai SX, Chen RC, et al. 2014. Expert consensus on acute exacerbation of chronic obstructive pulmonary disease in the People's Republic of China. International Journal of Copd, (9)：381-395.

Criner GJ, Bourbeau J, Diekemper RL, et al. 2015. Prevention of acute exacerbations of COPD. American College of Chest Physicians and Canadian Thoracic Society Guideline. Chest, 147（4）：894-942.

Gold board of directors and GOLD science committee. 2016. Global strategy for the diagnosis, management, and prevention of COPD（updated 2016）.

GOLD Executive Committee. 2016. Global strategy for the diagnosis, management, and prevention of chronic obstructive pulmonary disease（Revised 2016）. www. goldcopd. com.

Wedzicha JA, Singh R, Mackay AJ. 2014. Acute COPD Exacerbations. Clin Chest Med, 35（1）：157-163.

第十二章　物联网医学在哮喘分级诊疗中的应用

哮喘是一种常见的慢性呼吸系统疾病,以可变的症状如喘息、气短、胸闷、咳嗽为特征,伴有可逆的气流受限。症状和气流受限均随时间而改变。在不同的国家哮喘的患病率从 1% ~18% 不等。目前全球约有 3 亿、我国约有 3000 万哮喘患者。全世界每年大约有25 万人死于哮喘,死因多与长期控制不佳,最后一次发作时未及时获得医疗救援有关。在 2003 年 GINA 公布的数据中,哮喘病死率在 (1.6 ~36.7) /10 万。哮喘病死率的高低,与患者的社会经济状况、医疗保障条件及既往病史等有关。2013 年我国哮喘联盟牵头的全国性流调数据显示,我国哮喘的患病率为 1.2%,一线城市如北京、上海等的患病率呈高速增长,且哮喘的知晓率和控制率均不佳,因此哮喘日益成为我国沉重的社会及经济负担。

为了更好、更快地普及哮喘的诊疗水平,本章应用物联网医学五步法为基本框架,引用 GINA 2015 年《哮喘管理和预防的全球策略》及中华医学会呼吸病学分会哮喘学组于2013 年《中国支气管哮喘防治指南》,撰写了本章 "哮喘物联网医学分级诊疗"。旨在应用指南作为顶层设计和学术引领基础,物联网医学五步法作为科技创新和智能惠众平台,迅速提高我国哮喘诊疗水平。

第一节　三级医院的诊疗分工

通过物联网医学平台,协调一级医院、二级医院、三级医院在哮喘诊疗中的分工,高效精准地完成哮喘分级诊疗工作。如果三级医院有足够人力物力全部承担二级医院工作,或者二级医院有足够的专家,可以精简为二级诊疗。

一、一级医院分工

由于哮喘是常见病,多发病,而轻、中度哮喘占绝大多数,诊治主要根据国际及国内学会制定的指南来执行,经过培训的社区医师完全可以承担大部分哮喘患者的诊治工作。而且在患者的长期随访,病情管控,医患交流,患者健康宣教方面独到的地域优势。社区医师可以将难以明确诊断,合并症多,难治性患者及时转给二级或三级医院相关专家,以便及早明确诊断,同时启动三级联动的物联网医学管理和双向转诊治疗。

二、二级医院分工

如果二级医院具备相应的诊断技术,即可以独立进行哮喘的诊疗工作,也可以与一级医院医师一同管理哮喘患者。二级医院医师的另一个作用为与三级医院专家合作,对难以诊断的患者进行双向转诊，研究诊疗方案、指导检查和按照指南定期随访患者。

三、三级医院分工

三级医院通常有熟悉哮喘诊疗的呼吸科专家，拥有哮喘鉴别诊断所需要的技术。在疾病的鉴别诊断的准确性，对疾病轻重的把握度，以及开展哮喘临床检测新项目，以及在针对患者的个体化治疗方面更具有优势。三级医院医师可通过物联网技术，及时实现对患者的精准治疗，也可通过医院联网会诊指导下级医院医师管理患者。

第二节　物联网医学分级诊疗哮喘五步法

为将哮喘诊治这项繁琐的工作变得在分级诊疗中简单易行，白春学教授开发了物联网医学五步法 APP，为改善这一工作效率建立了平台。其中包括五个步骤（图 12-1）：①询问（1A：Ask）；②评估（2A：Assessment）；③建议（3A：Advice）；④安排（4A：Arrangement）；⑤辅助（5A：Assistant）。旨在真正起到"顶层设计，学术引领，科技创新，智能惠众"的作用。

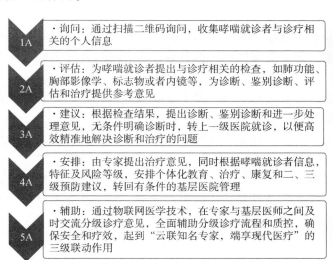
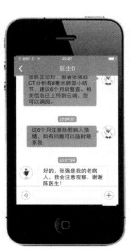

图 12-1　物联网医学分级诊疗哮喘五步法

一、第一步：询问（1A）

询问可包括对病因的询问，对症状的询问和可能存在的合并症的询问。

（一）病因询问

1. 遗传因素　哮喘是一种复杂、具有多基因遗传倾向的疾病。通常，有明确过敏原的患者经常有明显的哮喘家族史或其他过敏性疾病史。表明遗传因素及潜在的过敏体质可能在哮喘发病中起一定作用。流行病学研究表明，和对照组相比，哮喘患者一级亲属的哮喘和遗传性过敏症发病率增加。对双胞胎的研究表明单卵双胞胎比双卵双胞胎更易同时发生哮喘。近年来全基因组关联研究（genome wide association studies，GWAS）的发展给哮喘的易感基因研究带来了重大突破。GWAS 不需要大样本的家系研究，同时又能得到更为有力的统计结果。最近 2 年采用 GWAS 鉴定了多个哮喘易感基因，并且具有很好的重复性。

2. 变应原因素

（1）尘螨是最常见的室内变应原，常见的有四种：屋尘螨、粉尘螨、宇尘螨和多毛螨。90% 以上螨类存在于屋内灰尘中，屋尘螨是持续潮湿的气候中最主要的螨虫。

（2）家养宠物如猫、狗、鸟等也是室内变应原的重要来源，这些变应原存在于它们的皮毛、唾液、尿液与粪便等分泌物中。

（3）蟑螂也是常见的室内变应原，常见的与哮喘相关的有蟑螂美洲大蠊、德国小蠊、东方小蠊和黑胸大蠊。

（4）真菌是存在于室内空气中的变应原之一，特别在阴暗潮湿及通风不良的地方，此外真菌也容易生长在制冷、加热、湿化系统中，室内湿化器促进了真菌生长及增加空气传播的危险性。

3. 非变应原因素

（1）吸烟：被动吸烟也是诱发哮喘的重要因素，特别是母亲吸烟是另一个潜在的环境因素。在母亲吸烟的儿童中，早发哮喘的危险性升高，这可能与儿童免疫反应性增强有关。

（2）感染：呼吸道病毒感染导致气道炎症，并引发哮喘急性加重，但在缺乏其他因素作用的前提下，它单独引起哮喘尚存在争议。

（3）大气污染：空气污染（SO_2、NO_x）及职业中接触的氨气等可致支气管收缩、一过性气道反应性增高并能增强对变应原的反应。日常生活中诱发哮喘的常见空气污染有煤气、油烟、杀虫喷雾剂及蚊香等。

（4）运动：运动诱发支气管哮喘发作是较为常见的问题。跑步、爬山等运动尤其容易促使轻度哮喘或稳定期哮喘发作。

（二）症状询问

哮喘最初的诊断基于典型的呼吸系统症状如气喘、气短、胸闷或咳嗽和可变的气流受限。这些症状是重要的，因为呼吸系统症状可能由急性或者慢性疾病而不是哮喘引起（表 12-1）。如果可能，当患者第一次发病时，哮喘诊断的依据应该被记录下来，由于哮喘的这些特征可能自发地或者经药物治疗改善，一旦患者开始控制性治疗，常常很难去确诊哮喘。

表 12-1　哮喘的相关症状

以下症状增加了患哮喘的可能	以下症状减少患哮喘的可能
多于一种症状（喘息、气短、咳嗽、胸闷）	单纯性咳嗽而没有呼吸相关症状
症状常在夜间或者早上加重	慢性咳痰

续表

以下症状增加了患哮喘的可能	以下症状减少患哮喘的可能
症状随时间和发病强度改变	气短与晕厥、轻度的头晕眼花或者外周疼痛
常由病毒感染、锻炼、接触过敏原、天气改变、大笑或者刺激物（汽车尾气、吸烟和强烈的气味）引起	胸痛 锻炼引起的喘鸣

（三）合并症询问

哮喘患者常合并症，尤其是重症和难以控制的哮喘患者。由于这些合并症可能导致症状加重、影响生活质量、导致药物相互作用，因此应积极治疗合并症。

（1）肥胖：在肥胖的患者中，哮喘更难控制。这可能是由于不同形式的气道炎症，如阻塞性睡眠通气障碍、胃食管反流病、机械因素，以及其他未知因素。此外，由于肥胖导致的缺乏运动及肺活量的下降也可导致呼吸困难。可通过测量体质指数（BMI）来判断，如 BMI<18.5：过轻；18.5～25：正常；25～28：过重；>28：肥胖。

（2）胃食管反流病：在哮喘患者中，胃食管反流病比一般人更常见，这可能与哮喘导致咳嗽部分相关。此外一些哮喘治疗药物，如 β_2 受体激动剂、茶碱可导致胃食管括约肌松弛。

（3）焦虑和抑郁：在哮喘患者中很普遍。精神合并症与哮喘控制差、药物依从性差、生活质量差相关。焦虑和抑郁也和哮喘恶化和急诊相关。惊恐发作可被误诊为哮喘。

（4）食物过敏：是哮喘症状的诱发因素（<2%哮喘患者）。有确定食物过敏患者（过敏反应），同时有哮喘、食物过敏为症状加重及致死反应的诱发因素。食物诱发过敏常发生致死性哮喘。美国报道了63例过敏导致的死亡，发现这些患者几乎均有哮喘病史。坚果是常见的原因。

（5）鼻炎、鼻窦炎、鼻息肉：大多数哮喘患者，过敏或非过敏的，合并有鼻炎，10%～40%的过敏性鼻炎患者合并有哮喘。依赖季节和暴露因素，过敏性鼻炎可能是季节性的（如豚草、花粉）、常年的（螨）、间断的（动物的毛发）。鼻窦炎是<12周的急性症状，慢性症状是12周内几乎每日都有且没有解决方法。慢性鼻窦炎是鼻窦的慢性炎症，包括慢性鼻窦炎不合并鼻息肉与慢性鼻窦炎合并鼻息肉。慢性鼻窦炎的异质性在流行病学有很大差异，可以1%～10%无鼻息肉，4%合并鼻息肉。慢性鼻窦炎与重症哮喘相关，尤其是合并鼻息肉的患者。

二、第二步：评估（2A）

评估主要为体检、辅助检查与病情严重度评估。

（一）体格检查

对于哮喘的患者应该进行常规体格检查。最常见的可闻及呼气末哮鸣音，但是也可能缺失或者仅在用力呼气时听到。喘息在严重哮喘发作期也可能缺失，但是这个时候，其他呼吸衰竭的体征经常会呈现。气喘在上呼吸道功能紊乱也可闻及。检查鼻子时，可能呈现过敏性鼻炎和鼻息肉病的迹象。

（二）辅助检查

1. 肺功能 哮喘是以可逆的呼气气流受限为特征，呼气性肺功能随时间改变，并且比健康人有更大程度的变化。对于哮喘，相同患者的肺功能在完全正常和严重的阻塞之间变化。控制不佳的哮喘比控制良好的哮喘在肺功能变化程度更大。

减少的 FEV_1 可能见于其他的肺部疾病（或者较差的肺活量测定技术），但是减少的 FEV_1/FVC 表示气流受限。从流行病学研究，FEV_1/FVC 比率正常情况下是大于 0.75 ~ 0.8，任何小于以上数值的均提示气流受限。

在临床中，一旦阻塞通气障碍被确诊，可变的气流受限通常用 FEV_1 或者 PEF 来评价。可变性总体来说指的是 FEV_1 迅速地提高（或者 PEF），即在吸入速效的支气管扩张剂如 200 ~ 400mg 的沙丁胺醇后明显改善。

2. 支气管激发试验 在某些患者，气流受限可能在最初的评价中缺如。可利用支气管激发试验来评价气道高反应性。大多数是吸入醋甲胆碱，偶有使用组胺、锻炼、甘露醇等。其对哮喘的诊断中度敏感，特异性较低。例如，吸入醋甲胆碱后气道呈高反应性的疾病除哮喘外，还有过敏性鼻炎、囊性纤维化、支气管肺的发育异常和慢性阻塞性肺疾病等。这意味着，没有接受 ICS 治疗而结果阴性的患者能有助于排除诊断，但是阳性结果往往不意味着患有哮喘，必须考虑患者的症状和其他临床特征。

3. 呼气峰流速（PEF）及其变异率测定 PEF 可反映气道通气功能的变化。哮喘发作时 PEF 下降。此外，由于哮喘有通气功能时间节律变化的特点，常见夜间或凌晨发作或加重，使其通气功能下降。若 24 小时内 PEF 或昼夜 PEF 波动率≥20%，也符合气道可逆性改变的特点。PEF 可采用微型峰流速仪测定，操作方便，适合于患者自我病情监测。

4. 过敏性实验 过敏的存在增加了有呼吸道症状的患者患变应性哮喘的可能性。过敏状态可检测皮肤点刺试验或者血浆特异性免疫球蛋白 E 水平。特异性免疫球蛋白 E 的检测不如皮肤点刺试验可信度高并且比皮肤点刺试验价格昂贵，但是特异性免疫球蛋白 E 适合于不配合点刺试验患者，有广泛皮肤病或者既往有严重的过敏史的患者。皮肤点刺试验或者特异性免疫球蛋白 E 阳性并不意味着过敏原是引起症状的原因，过敏原的暴露及其与症状的联系必须由病史来确认。

5. FeNO FeNO 水平在嗜酸粒细胞性哮喘增高。它在吸烟患者和在支气管狭窄时是减少的，在病毒性呼吸系统感染的患者（主要是是非吸烟者），在没有特异性的呼吸系统症状时，FeNO 可增高或减少，FeNO>50μg/L 预示对 ICS 治疗有反应。

6. 诱导痰检查 可通过高渗盐水/等渗盐水雾化的方法使平时无痰的患者诱导出痰液，细胞沉淀可行涂片、细胞分类技术，还可进行流式细胞学检查，上清液可行细胞因子、炎症介质等可溶性介质检测，还可以行蛋白质谱分析。

7. 其他检测

（1）动脉血气分析：哮喘发作时由于气道阻塞且通气分布不均，通气/血流比值失衡，可致肺泡–动脉血氧分压差（A-aDO_2）增大；严重发作时可有缺氧，血氧分压降低。由于过度通气可使 $PaCO_2$ 下降，pH 上升，表现呼吸性碱中毒。若重症哮喘，病情进一步发展，气道阻塞严重，可有缺氧及 CO_2 滞留，$PaCO_2$ 上升，表现呼吸性酸中毒。若缺氧明显，可合并代谢性酸中毒。

（2）胸部 X 线检查：早期在哮喘发作时可见两肺透亮度增加，呈过度通气状态；在缓解期多无明显异常。如并发呼吸道感染，可见肺纹理增加及炎性浸润阴影。同时要注意肺不张、气胸或纵隔气肿等并发症的存在。

三、第三步：建议（3A）

为达到精准诊断目的，应结合上述信息和评估结果，提出诊断、鉴别诊断和进一步评估意见。

（一）哮喘的诊断

（1）反复发作喘息、气急、胸闷或咳嗽，多与接触变应原，冷空气，物理、化学性刺激及病毒性上呼吸道感染、运动等有关。

（2）发作时在双肺可闻及散在或弥漫性，以呼气相为主的哮鸣音，呼气相延长。

（3）上述症状和体征可经治疗缓解或自行缓解。

（4）除外其他疾病所引起的喘息、气急、胸闷和咳嗽。

（5）临床表现不典型者（如无明显喘息或体征），应至少具备以下 1 项试验阳性：①支气管激发试验或运动激发试验阳性；②支气管舒张试验阳性；③昼夜 PEF 日内或 2 周变异率≥20 %。

符合（1）~（4）条或（4）、（5）条者，可诊断为支气管哮喘（表 12-2）。

表 12-2　2015GINA 成人哮喘诊断要点

1. 可变的呼吸系统症状的病史	
喘息、气短、胸闷和咳嗽 症状描述可能随习俗和年龄改变，例如，儿童可能被描述成严重的呼吸困难	不仅仅一种呼吸系统相关症状（在成人，单纯咳嗽很少由于哮喘引起） 症状出现随时间和强度可变 症状经常在夜间和早晨时更重 症状常由锻炼、大笑、过敏原、冷空气引起 症状在病毒感染后加重
2. 确定可变的呼气气流受限	
可变的过度的肺功能改变（至少一种以上的检查）和气流受限	改变的越大或者改变的次数越多，越能增加诊断的可能 在诊断过程中，至少一次 FEV_1 是低的，确定 FEV_1/FVC 减少（成人正常是>0.75~0.8，儿童>0.9）
支气管舒张试验阳性（支气管扩张药物在检查之前停用，SABA≥4 小时，LABA≥15 小时）	成人：吸入沙丁胺醇 200~400mg，10~15 分钟后 FEV_1 增加>12% 并且绝对值增加>200ml（若 FEV_1>15% 且绝对值增加>400ml 诊断的可能性更大） 儿童：FEV_1 增加>12% 预计值
PEF 过度的可变性：2 次/日，超过 2 周	成人：平均白天 PEF 变异率>10% 儿童：平均白天 PEF 变异率>13%

2. 确定可变的呼气气流受限	
肺功能明显好转在抗感染治疗 4 周后	成人：在 4 周治疗后 FEV_1 增加>12% 并且绝对值>200ml（或者 PEF 变异率>20%），除外呼吸系统感染
运动激发实验阳性	成人：FEV_1 下降>10% 且>200 ml 儿童：FEV_1 下降>12%预计值，或者 PEF>15%
支气管激发试验阳性（仅限于成人）	在标准剂量的乙酰胆碱和组胺治疗后，FEV_1 下降≥20%，或者在过度通气、高渗盐水和甘露醇使用后 FEV_1 下降≥15%
过度肺功能可变在随访期间（不可靠）	成人：在随访期间 FEV_1 变异率>12% 且绝对值>200ml，除外呼吸道感染
	儿童：在随访期间，FEV_1 变异率>12% FEV_1 或者>15% PEF（可能包括呼吸道感染）

（二）鉴别诊断

（1）慢性阻塞性肺疾病：患者通常在急性加重时可以出现喘鸣音，此时做支气管舒张试验也可能为阳性。但它是一种固定的不可逆性气流受限性疾病。通常为 40 岁以上发病，吸烟、生物燃料、粉尘接触为危险因素，一般不是由过敏引起。但有时慢性阻塞性肺疾病和哮喘的鉴别非常困难，有些患者既有哮喘的表现，也兼具慢性阻塞性肺疾病的特征，在 2015 年 GINA 和 GOLD 联合发布的指南上，甚至提出了哮喘、慢性阻塞性肺疾病重叠综合征（ACOS）的概念。

（2）支气管扩张：在伴发感染，支气管壁增厚水肿、管腔缩小的情况下，也能闻及哮鸣音。但通常该哮鸣音不是弥漫性的，而是局限性的。当感染控制后，哮鸣音消失。支气管扩张的病因一部分是感染；一部分是先天遗传因素如纤毛不动综合征、肺囊性纤维化等，通常 CT 上可清晰地看到扩张成囊状、柱状、卷曲状的支气管，可以与哮喘鉴别。

（3）以左心功能不全引起的喘息：又称为心源性哮喘。通过询问既往病史如高血压、二尖瓣狭窄、冠心病等有一定提示。发作以夜间为多，喘息伴有不能平卧，咳粉红色泡沫痰等。通过心力衰竭标志物、心脏 B 超、胸部 X 线等可以辅助鉴别。

（4）药物相关性咳嗽：有一型哮喘单纯以咳嗽为表现，成为咳嗽变异性哮喘，需要采用抗过敏和吸入激素来治疗，病情迁延。ACEI 类药物在一些患者也会引起反复、难以控制的咳嗽。此时需要详细询问病史，并指导患者停用可疑药物，如果停药后咳嗽明显减轻或治愈，既能判断为药物相关性咳嗽。

（5）慢性上呼吸道咳嗽综合征：常见于慢性鼻窦炎，其分泌物常在患者平卧时通过后鼻道进入气管，可引起类似哮喘的咳嗽和喘鸣症状，同时也是部分哮喘患者反复发作及治疗不佳的重要因素。

（6）变态反应性支气管肺曲菌病（allergic broncho pulmonary aspergillosis，ABPA）：大多数合并哮喘表现，但该类患者 CT 有斑片浸润，中心性支气管黏液栓征象如牙膏征、指套征。患者伴有 IgE 升高，霉菌抗原检测阳性。

（7）肺栓塞：可表现为胸闷、憋气、呼吸困难，有时易与哮喘混淆。但肺栓塞患者一般肺部听不到哮鸣音，平喘药治疗无效，血气分析可伴有低氧血症。进一步的确诊需借助核素肺通气/灌注扫描、肺动脉造影、肺部螺旋 CT 及 MRI 检查等。

（8）高通气综合征：通常可由焦虑和某种应激反应所引起。表现为呼吸困难、气短、胸闷、憋气等症状。这组综合征不同于哮喘，它不由器质性疾病所引起。因此，各项功能检查一般都正常，无变应原诱发因素，肺部听诊无哮鸣音，支气管激发试验（醋甲胆碱或组胺吸入）阴性，过度通气激发试验有助于本病诊断。

（三）病情评估

病情评估包括如下几种情况，第一种是慢性持续性哮喘的轻重评估，一般指初治患者；第二种是使用了控制性药物的哮喘患者的病情评估；第三种是急性发作性哮喘的病情评估。

（1）初治患者病情评估：这种评估方法适用于初治患者，医师通过询问哮喘症状的频率，对日常活动的影响，以及肺功能等综合评价（表 12-3）。

表 12-3　病情严重程度的分级

分级	临床特点
间歇状态（第 1 级）	症状<每周 1 次 短暂出现 夜间哮喘症状≤每月 2 次 FEV_1 占预计值≥80% 或 PEF≥80% 个人最佳值，PEF 或 FEV_1 变异率<20%
轻度持续（第 2 级）	症状≥每周 1 次，但<每日 1 次 可能影响活动和睡眠 夜间哮喘症状>每月 2 次，但<每周 1 次 FEV_1 占预计值≥80% 或 PEF≥80% 个人最佳值，PEF 或 FEV_1 变异率 20%~30%
中度持续（第 3 级）	每日有症状 影响活动和睡眠 夜间哮喘症状≥每周 1 次 FEV_1 占预计值 60%~79% 或 PEF 60%~79% 个人最佳值，PEF 或 FEV_1 变异率>30%
重度持续（第 4 级）	每日有症状 频繁出现 经常出现夜间哮喘症状 体力活动受限 FEV_1 占预计值<60% 或 PEF< 60% 个人最佳值，PEF 或 FEV_1 变异率>30%

（2）使用了控制性药物的患者评估：一般是根据使用药物种类的多少，以及使用了哪一级别的药物，通常使用控制性药物越多，药物的等级越高，说明病情的严重度越高（表 12-4）。

表 12-4　GINA2015 哮喘控制水平分级

哮喘症状控制	哮喘症状控制水平		
在过去 4 周内，患者是否：	控制良好	部分控制	未控制
白天出现哮喘症状多于两次/周？	均未出现	出现 1~2 项	出现 3~4 项

续表

哮喘症状控制	哮喘症状控制水平
任何一次晚上因哮喘而醒来?	
需要使用缓解药物超过两次/周?	
任何一次因哮喘而活动受限?	

（3）哮喘急性发作的病情评估：根据哮喘急性发作的严重程度，包括症状、体征、肺功能、氧饱和度、血气等来综合判断（表12-5）。

表 12-5　哮喘急性发作时病情严重程度的分级

临床特点	轻度	中度	重度	危重
气短	步行、上楼时	稍事活动	休息时	
体位	可平卧	喜坐位	端坐呼吸	
讲话方式	连续成句	单词	单字	不能讲话
精神状态	可有焦虑，尚安静	时有焦虑或烦躁	常有焦虑、烦躁	嗜睡或意识模糊
出汗	无	有	大汗淋漓	
呼吸频率	轻度增加	增加	常>30 次/分	
辅助呼吸肌活动及三凹征	常无	可有	常有	胸腹矛盾运动
哮鸣音	散在，呼吸末期	响亮、弥漫	响亮、弥漫	减弱，乃至无
脉率（次/分）	<100	100~120	>120	脉率变慢或不规则
奇脉	无，<10mmHg	可有，10~25mmHg	常有，>25 mmHg（成人）	无，提示呼吸肌疲劳
最初支气管扩张剂治疗后 PEF 占预计值或个人最佳值	>80%	60%~80%	<60% 或<100 L/min 或作用持续时间<2 小时	
血氧分压(吸空气，mmHg)	正常	≥60	<60	<60
$PaCO_2$（mmHg）	<45	≤45	>45	>45
SaO_2（吸空气,%）	>95	91~95	≤90	≤90
pH		降低		

四、第四步：安排（4A）

云计算机智能处理后，应针对不同患者信息特征及风险等级，给予个体化教育、诊治和次级预防建议。

1. 哮喘治疗药物的分类　与其他用于慢性病药物相比，大部分治疗哮喘的药物有较好的治疗率。长期哮喘治疗的药理选择分为以下三个主要类别。

（1）控制药物：主要用于常规维持治疗。这些药物可以减轻气道炎症、控制症状、降低如病情加重和肺功能下降等未来风险。

（2）缓解药物：这些药物可对突发症状（包括哮喘加重或发作）的所有患者进行紧急救援。对于短期预防运动诱发的支气管收缩也推荐使用。

（3）重症哮喘其他疗法：当患者尽管使用最优化大剂量控制药物（通常是大剂量 ICS 和 LABA），但症状持续或病情加重，此时要考虑这种方法。

2. 初始控制治疗　为了达到最佳治疗效果，哮喘一经确诊，要尽快启动定期控制治疗，尽早使用低剂量 ICS 的哮喘患者，相对于症状已存在 2~4 年再使用的患者，肺功能有很大提升。对于职业性哮喘患者，尽早解除过敏原接触和尽早治疗可以增加康复概率。

一旦开始哮喘治疗（表 12-6），治疗方案要根据评估结果、治疗方案和患者反应性来回顾地确定。控制药物要按照阶梯式方法对剂量增加或减少进行调整，以达到良好的症状控制，减少急性发作的未来风险、气流限制和药物不良反应。如果哮喘可以良好控制并维持 2~3 个月，即可降级治疗；反之，使用 2~3 个月的控制治疗后假如患者症状持续存在和（或）加重，要考虑升级治疗。

表 12-6　成年哮喘早期控制治疗方案选择建议

表现症状	初始控制优选方案
有哮喘症状，或每月需要不超过两次 SABA；或过去一个月因哮喘憋醒；和没有发作的危险因素，包含过去一年没有发作	不需要控制治疗*
哮喘症状不频繁，但患者有一个或多个引发发作的危险因素；例如，在过去一年因发作需要 OCS，或曾经因哮喘有过重症监护	低剂量 ICS
有哮喘症状，或每月两次到每周两次需要 SABA，或患者一个月一次或多次因哮喘憋醒	低剂量 ICS
有哮喘症状或一周超过两次需要 SABA	低剂量 ICS LTRA 或茶碱等其他疗效稍差选择
多数日子有难受的哮喘症状或一周一次或多次因哮喘憋醒，特别是如果存在危险因素	中/高剂量 ICS，或低剂量 ICS/LABA † #
哮喘发病初期就伴有严重的无法控制的哮喘症状，或急性发作	短期服用皮质类固醇并且开始定期控制治疗；可选择：高剂量 ICS，或中剂量 ICS/LABA#

初始控制治疗开始之前

如果可能，记录哮喘诊断证据

记录患者症状控制水平和危险因素，包括肺功能

考虑影响治疗方案选择的因素

确认患者能够正确使用吸入器

制定随访会见日程表

初始控制治疗开始之后

2~3 个月后，或根据临床紧急程度，更早时间，回顾患者治疗反

应情况

针对持续治疗方案和其他关键管理事宜的建议

如果控制效果良好，且维持 3 个月时间，考虑降级治疗

注：ICS. 吸入糖皮质激素；LABA. 长效 β_2 受体激动剂；LTRA. 白三烯受体拮抗剂；OCS. 口服糖皮质激素；SABA. 短效 β_2 受体激动剂。

此表基于现有研究并达成共识，包括费用已考虑在内。

*这些建议反映出的证据，主要针对哮喘气道慢性炎症（即使症状发生频率不高），低剂量 ICS 在减少哮喘患者病情严重恶化方面的已知优势，也反映了使用 ICS 和单独使用 SABA 在这些群体中的效果对比，还缺乏大量的研究。

†对于 6~11 岁患者，优先选用中剂量 ICS。

#不推荐用于 6~11 岁儿童患者的初始治疗方法。

在临床实践中，药物、设备和剂量的选择应根据症状控制的评估、风险因素、患者的意愿和现实问题（成本、使用该设备的能力，以及坚持度）。在实践中采取五步阶梯法药物治疗策略。

（1）第 1 步询问（1A）：按需使用吸入器

1）首选方案：按需吸入 SABA。SABA 对于快速缓解哮喘症状是高效的。但是，关于单独应用 SABA 治疗哮喘的安全性证据并不足，所以应对偶然持续时间短（每次几个小时）（如小于每月两次）的白天症状，同时没有夜间醒来且肺功能正常的患者可供选择。更频繁的症状，或存在任何恶化的危险因素，如 FEV$_1$<80% 预计值，或在过去 12 个月恶化，表明正规控制治疗是必要的。

2）其他选项：应考虑常规小剂量的 ICS，加上按需所给的 SABA。

（2）第 2 步评估（2A）：低剂量控制药物加按需缓解药物

1）首选方案：经常低剂量 ICS 加按需 SABA。低剂量使用 ICS 治疗，能够减少哮喘症状，提高肺功能，改善生活质量，并减少急性加重和哮喘相关的住院或死亡的风险。

2）其他选项：白三烯受体拮抗剂（LTRA）比 ICS 效果要差。对于一些不能或不愿使用 ICS 的患者，以及一些无法耐受 ICS 不良反应的患者，或伴发过敏性鼻炎的患者，它们可能用于最初的控制治疗。

对于以前没有使用控制治疗的成人或青少年患者，联合低剂量 ICS／LABA 作为初始维持控制治疗与单纯低剂量 ICS 相比，能够改善症状，改善肺功能。然而，与单独应用 ICS 相比，这是较昂贵的，并且不能进一步长期减少恶化的风险。

患者的纯粹季节性过敏性哮喘，如与桦树花粉有关，无间歇期间的哮喘症状，症状开始时即应立即开始 ICS，并且维持至相关的花粉季节结束后 4 周。

（3）第 3 步建议（3A）：一个或两个控制性药物加上缓解药物

1）首选方案（成人/青少年）：联合低剂量 ICS／LABA 维持治疗加按需 SABA 或联合低剂量 ICS／福莫特罗（布地奈德或倍氯米松）作为维持和缓解治疗。

2）其他选项：对于成人和青少年的另一种选择是增加的 ICS 到中等剂量，但这不如添加 LABA 有效。其他疗效稍差的选项是低剂量 ICS 加 LTRA 或低剂量缓释茶碱。

（4）第 4 步安排（4A）：两个或多个控制药物加上缓解药物

1）首选方案（成人/青少年）：联合低剂量 ICS／福莫特罗作为维持和缓解治疗，或联合中剂量 ICS／LABA 加上按需 SABA。

2）其他选项：噻托溴铵由软雾吸入器可以辅助治疗成人患者一段时间的病情加重；它不包括<18 岁的儿童。

联合大剂量 ICS／LABA 可以考虑用于成人和青少年，但增加 ICS 剂量一般提供很小的附加益处，且有增加不良反应的风险。高剂量仅在推荐作为实验性应用 3～6 个月中等剂量 ICS 加 LABA 和（或）第三控制器不能良好的哮喘控制（如 LTRA 或缓释茶碱）。

对于中等或高剂量布地奈德，每日 4 次的给药剂量可增加疗效，但长期坚持可能是一个问题。对于其他 ICS，每日两次给药是合适的。

（5）第 5 步辅助（5A）：更高级层次的其他治疗

优先选项：考虑专家调查研究和考虑其他治疗。尽管患者技术吸入正确和依从性良好，经过了第 4 步治疗和其他可选择的治疗，患者症状仍反复发作或恶化，应转诊哮喘专家诊治。可考虑的治疗有以下几种。

1) 噻托溴铵：对经过了第4步治疗后病情仍加重的患者，噻托溴铵软雾吸入器能够改善肺功能并减少严重恶化的时间。

2) 抗免疫球蛋白 E（抗 IgE）处理（奥马珠单抗）：建议用于中度或重度过敏性哮喘，这些患者在经过了第4步治疗后仍难以控制。

3) 根据痰液分析的治疗：尽管应用了高剂量 ICS 或 ICS/LABA，症状仍持续和（或）病情加重的患者，治疗可基于诱导痰中嗜酸粒细胞增多（>3%）。重度哮喘患者采取这种策略可减少不良事件，或减少 ICS 的吸入剂量。

4) 支气管热成形术：可考虑一些重症哮喘成人患者。

5) 联用低剂量口服糖皮质激素（相当于≤7.5毫克/日的泼尼松）：对于一些严重成人哮喘患者可能有效；患者在使用该药前应被告知潜在的不良反应。对那些预期要使用口服糖皮质激素≥3个月的患者，应提供有关生活方式的辅导和预防骨质疏松症的辅导。

3. 哮喘急性发作的处理　严重的哮喘发作是威胁生命的医疗急救事件，为迅速改善哮喘症状，下列措施应同时进行（图 12-2）。

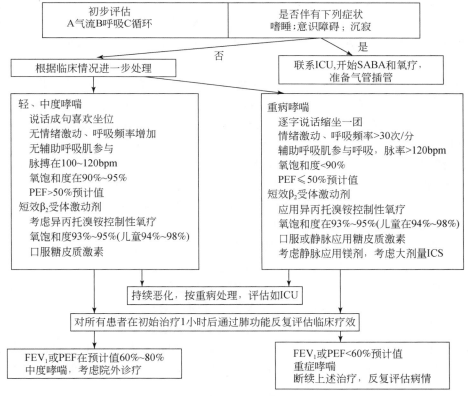

图 12-2　哮喘急性发作的处理

ICS. 吸入糖皮质激素；ICU. 重症监护室；IV. 静脉用药；O$_2$. 氧疗；

PEF. 呼气峰值流速；FEV$_1$. 第一秒用力呼气量

（1）吸氧：应采用鼻导管或面罩吸氧，实现动脉血氧饱和度在 93%～95%，控制性低流量吸氧较纯氧氧疗更能有效改善血氧饱和度在 93%～95%，在没有血氧饱和仪下不应限制氧疗流量。一旦病情稳定，可以考虑停止氧疗，并用血氧饱和仪指导氧疗应用。

（2）吸入 SABA：急性哮喘发作患者可以反复应用 SABA 吸入治疗。最为实用的吸入装置是定量雾化器和和储雾罐。目前尚无证据证实常规静脉应用 SABA 对重症哮喘是有效的。

（3）肾上腺素（过敏患者）：肌内注射肾上腺素除了速发型过敏反应和血管性水肿导致的哮喘外，不常规推荐用于哮喘急性发作的治疗。

（4）全身糖皮质激素应用：全身应用糖皮质激素可加速急性哮喘改善的速度，可以预防哮喘的复发，全身应用糖皮质激素应该在哮喘急性加重 1 小时内应用。应用方式：口服糖皮质激素与静脉应用疗效相当。因其作用迅速、无创、廉价，推荐口服应用糖皮质激素。当呼吸困难伴有吞咽困难或呕吐，推荐静脉糖皮质激素。

（5）吸入糖皮质激素：在哮喘急性发作的第 1 小时内高剂量的吸入糖皮质激素可以降低尚未使用全身糖皮质激素患者住院的风险。总体而言，吸入糖皮质激素治疗具有良好的耐受性。对出院的哮喘患者，推荐常规吸入糖皮质激素。长期维持 ICS 吸入治疗可显著降低致命性哮喘及住院治疗的风险。

（6）异丙托溴铵：异丙托溴铵是一种副交感神经拮抗剂，成人中重度哮喘患者联合 SABA 及异丙托溴铵较单独应用 SABA 治疗可以减少患者住院率，患者的 PEF 及 FEV_1 也有明显改善。

（7）氨茶碱和茶碱：相比 SABA 高效及安全相比，氨茶碱及茶碱类药物较差的疗效及安全因素考虑，在哮喘急性发作期不应该常规应用。尤其是已经应用茶碱缓释片的患者中，静脉应用茶碱患者可以导致严重，甚至致命的不良反应。在成人重症哮喘急性发作患者中，相比单独应用 SABA 治疗，加用茶碱并不能改变患者预后。

（8）镁剂：静脉应用硫酸镁不作为哮喘治疗的常规治疗，但对于 FEV_1 <25% ~30% 预计值，初始治疗失败，持续低氧血症的患者，20 分钟内输注 2g 硫酸镁可以减少一部分患者入院率。大规模、随机、对照研究证实静脉或雾化镁剂常规治疗与安慰剂治疗相比无获益，反而会增加重症哮喘发生。总体而言，镁剂治疗哮喘的疗效尚不明确。

（9）LTRA：有限的数据支持口服或静脉应用 LTRA 对急性哮喘是有效的，少数研究还证实肺功能的改善，但此类药物的临床疗效还需要更多的研究。

（10）ICS/LABA 吸入治疗：一项研究表明高剂量的布地奈德/福莫特罗制剂吸入治疗，与激素联合 SABA 吸入在治疗有效性及安全性而言无差异。另一项研究证实，将沙丁胺醇联合口服糖皮质激素治疗哮喘急性发作有效，但尚缺乏大规模的验证实验。

（11）抗菌药物（不推荐）：除非有充足的肺部感染的证据（发热、黄脓痰，肺炎的影像学证据），抗生素在重症哮喘中是无效的。在应用抗生素之前包括激素在内的进一步诊疗应该实施。

（12）镇静剂：因为抗焦虑药和催眠药物的呼吸抑制的不良反应，镇静剂严禁用于哮喘急性发作。这些药物应用和避免哮喘死亡之间的关系已被证实。

（13）无创机械通气：无创机械通气在哮喘治疗中地位较低，有五项涉及 206 位哮喘急性发作时应用无创机械通气的研究，其中两项研究发现两者在需要气管插管方面无差异，一项研究证实无创机械通气组气管插管率较低。如果应用无创机械通气，应严格监视患者情况。不应该对情绪激动的哮喘患者应用无创机械通气。

五、第五步：辅助（5A）

应用物联网辅助诊疗。物联网医学辅助功能主要包括提问答疑、帮助挂号、直面名家、诊断分期，提供治疗方案，协助转诊、全时空照护和协助双向转诊。物联网技术的三大基本流程和十大功能特别有利于完成这些工作，其中全面感知→可靠传送→智能处理三大基本流程，与其十大基本功能也可应用到医学上（表12-7），进行全时空预防、保健、诊疗、康复和协助控制医疗质量。

表 12-7　基于物联网的物联网医学十大功能

功能	在分级诊疗上应用
在线监测	监测哮喘患者病情变化，用药规范程度
定位追溯	可用于定位哮喘患者，尤其是急性发作希望得到及时治疗的患者
报警联动	对需要及时获得医疗咨询的患者，启动报警功能，中心可安排及时回复，给予恰当的医疗照护
指挥调度	利于指导哮喘患者分级诊疗和会诊
预案管理	可预先设定哮喘患者分级诊疗管理规范，进行分级管理和及时处置报警
安全隐私	利于为患者分级诊疗提供相应的安全保障机制
远程维保	适用于患者分级诊疗的联网服务
在线升级	能保证哮喘患者分级诊疗系统的正常运行，也是物联网医学自动服务的手段之一
领导桌面	利于二、三级医院专家或管理者根据收集的海量信息，深度挖掘或者拓展诊疗功能，指导如何更好地分级诊治
统计决策	利于三级医院专家或管理者根据哮喘患者分级诊疗的数据进行统计分析，总结经验和发现问题，提出解决问题的方法

其中在线监测、定位跟踪、警报联动、随访调度功能有利于全程在线监测哮喘变化和指导治疗；预案管理、远程维保、领导桌面和统计决策功能可拓展哮喘海量信息深度挖掘功能，应用预先设定的规章全程管理和及时处置哮喘，及时诊疗；安全隐私和在线升级功能是物联网医学技术的保障，可保证物联网系统能够正常运行。

第三节　注意事项和质量控制

一、三 级 联 动

中国哮喘治疗为接轨国际，造福百姓，在充分运用现有的哮喘治疗手段外，还要在物联网的辅助下，实现对疾病的全程跟踪、紧急预警、灵活提醒、专业指导的目的。在做好顶层设计的前提下，应用五步法 APP 将目前的守株待兔式诊疗模式改为端口前移、从社区抓起的重心下沉的诊疗策略。应用专家，基层医师和患者三级联动的物联网医学平台，由专家与二级医院和一级医院医师密切配合，及早发现哮喘者，及早治疗，加强管理，以便获得一劳永逸的效果。

二、运用物联网技术对医患双方的帮助

（一）对哮喘患者的帮助

（1）通过物联网进行哮喘知识的宣教。

（2）哮喘患者自身的疾病管理：如避免过敏原，避免哮喘加重的诱因；治疗合并症如肥胖、胃食管反流、焦虑抑郁等；书面哮喘执行计划，自我监测如便携式峰流速仪、便携式 FeNO 等；定期到医生处复查。

（二）对医生的帮助

医生对哮喘患者的随访管理：医生的定期随访、定期咨询应包括如下内容。

（1）询问患者是否有任何的疑问及关注，并及时给予解答。

（2）评估哮喘控制状态。

（3）评估治疗水平；包括吸入装置的使用是否正确，药物依从性等。

三、质 量 控 制

物联网医学的应用和实施效果，与设备、社区、专科医师和患者的理解有关，三级（基层医师，专家和患者）联动每个环节均应该保持通畅和配合默契，才能取得最佳效果。除了共性的培训外，在临床应用中还应针对哮喘的特征，特别注意质控的要点。五步法中主要需要质控的指标为：①明确诊断；②治疗过程中监测；③回顾性评估病情是否控制。此外，还应兼顾分级诊疗质控的指标为：①诊断复核率；②治疗方案复核率；③疗效复核率；④双向转诊率。

当然，为实施这些质控指标和督导三级医院医师达到质控要求，需要制订平台操作规程和工作细则，根据最新指南及循证医学证据不断更新，并在实践中逐步改善。如专家、社区医师和技术人员的职责，患者知情同意与信息安全规则，故障处理流程等。

（陈智鸿　白春学）

参 考 文 献

白春学 . 2015. 五步法物联网医学——分级诊疗的技术平台 . 国际呼吸杂志 . 国际呼吸杂志，35（08）：561，562.

支气管哮喘防治指南 . 2013. 中华结核和呼吸杂志，36（5）：331–336.

Antus B, Barta I, Kullmann T, et al. 2010. Assessment of exhaled breath condensate pH in exacerbations of asthma and chronic obstructive pulmonary disease：A longitudinal study. Am J Respir Crit Care Med, 182（12）：1492-1497.

Global strategy for asthma management and prevention (update 2015): Global Initiative for Asthma (GINA). Available from http://www. ginasthma. org.

Henneberger PK, Redlich CA, Callahan DB, et al. 2011. An official american thoracic society statement: work-exacerbated asthma. Am J Respir Crit Care Med, 184 (3): 368-378.

McGrath KW, Icitovic N, Boushey HA, et al. 2012. A large subgroup of mild-to-moderate asthma is persistently noneosinophilic. Am J Respir Crit Care Med, 185 (6): 612-619.

Murphy DM, O'Byrne PM. 2010. Recent advances in the pathophysiology of asthma. Chest, 137 (6): 1417-1426.

Tegethoff M, Greene N, Olsen J, et al. 2012. Inhaled glucocorticoids during pregnancy and offspring pediatric diseases: a national cohort study. Am J Respir Crit Care Med, 185 (5): 557-563. Verrills NM, Irwin JA, He XY, et al. 2011. Identification of novel diagnostic biomarkers for asthma and chronic obstructive pulmonary disease. Am J Respir Crit Care Med, 183 (12): 1633-1643.

第十三章 物联网医学在睡眠呼吸暂停综合征
分级诊疗中的应用

第一节 前 言

(一) 睡眠呼吸障碍与阻塞性睡眠呼吸暂停低通气综合征

睡眠呼吸障碍 (sleep-disordered breathing, SDB) 一词最早于 1936 年出现于医学文献中, 但是早在公元前 4 世纪就有描述。通常认为, SDB 包括如下几种类型: OSAHS; 肥胖低通气综合征; 中枢性睡眠呼吸暂停; 上气道阻力综合征和潮式呼吸。

OSAHS 是 SDB 中最常见的类型。据国内外流行病学调查显示, 西方国家中年男性患病率约为 9%, 中年女性患病率约为 4%; 我国的成人患病率为 3%~5%。OSAHS 是以睡眠期间因反复上气道完全或不完全阻塞而出现呼吸暂停或低通气, 导致低氧血症、高碳酸血症和睡眠结构紊乱为特征的疾病, 易引起白天嗜睡症状, 并导致心脑血管并发症、代谢综合征甚至多器官损害, 严重影响患者的生活质量和寿命; 一项 Meta 分析显示, OSAHS 患者发生交通意外是正常者的 2.52 倍。2009 年美国睡眠医学会发表了 "成人 OSAHS 的评估、管理和长期护理的临床指南", 中华医学会呼吸病学分会睡眠呼吸障碍学组制定了 "阻塞性睡眠呼吸暂停低通气综合征诊治指南 (2011 年修订版)", 均强调了 OSAHS 患者早期诊断、长期规范治疗与管理的重要性。

(二) 我国 OSAHS 的诊治现状

我国自 20 世纪 80 年代开始 OSAHS 的临床工作, 逐步建立睡眠呼吸实验室并开展多个省市的流行病学调查, 目前具有诊治条件的医疗机构已有近 1000 余家, 但 OSAHS 的诊治现状并不尽如人意。与西方国家相比, 公众对该疾病的认知度较低; 医疗资源的分布不均使部分地区的医疗从业人员对 OSAHS 的诊治与管理缺乏经验, 大部分初级卫生保健机构与欠发达地区尚不具备相关诊疗设备; 具有诊治能力的医疗机构亦面临患者预约检查和门诊随访的大需求、长周期等难题; 另外, 对于病情严重者难以及时发现或提前预警, 如恶性心律失常甚至猝死等意外的发生。可见, 现有的传统医疗模式难以满足 OSAHS 巨大的诊疗与管理需求。

(三) 物联网医学带来发展新动向

物联网是一个出现于 20 世纪 90 年代的新兴信息技术领域, 被视作信息产业的又一次重大变革与机遇。它借助 RFID 技术、传感器网络技术、无线数据通信等智能技术, 实现对物体进行实时、智能化的识别、定位、追踪、监控与管理, 打破了虚拟网络和实际物理设施之间的隔阂，并可触发相应事件。2009 年温家宝视察无锡时提出了"感知中国"的概念；2010 年《政府工作报告》更是明确提出了"加快物联网的研发应用"，使得物联网成为信息产业的新浪潮，而物联网医学也成为医疗领域发展的新动向。

物联网医学立足于信息技术和电子医学基础之上，曾先后被用于胎心监护、生命体征监测、食管 pH 监测，以及医院病房、药房及医疗废品的管理中。它通过感知层实时采集信息，融合网络传递、汇集并处理信息，最后与医疗行业专业应用技术结合，可实现健康诊断、评估、干预、预警及紧急救治等。与传统医学相比，物联网医学具有如下优点。①模式转变：使专业医疗走进家庭，干预潜在的健康危机，由被动治疗转变为主动健康管理；②个体化：针对不同人群提供个性化的诊断和治疗方案；③全方位：通过筛查、评估、预防、干预、随访和教育等多种方式对民众的健康进行全面管理；④多渠道：通过网站、电话、短信、邮件、微博、微信、语音、视频和现场等多种形式实现与医疗专家的实时高效沟通；⑤全周期：即贯穿预防、诊断和治疗全程或终身的健康档案及各项健康管理服务；⑥高科技：利用无线传感设备和现代因特网技术，使患者足不出户即可享受专业医疗健康服务。另外，"云计算"这一具有超大规模、虚拟化、多用户的运算模式与物联网医学的融合更是为物联网的规模化带来契机。在此基础之上，上海市呼吸病研究所和复旦大学附属中山医院曾共同建立首个"云加端物联网医学睡眠实验室"，同时于 2013 年发布《物联网在睡眠呼吸疾病诊治中的应用专家共识》，对物联网医学在 OSAHS 的早期发现、早期干预、主动管理等方面的应用进行了有效的实践与探索。

第二节　睡眠物联网医学平台的建设与要求

睡眠物联网医学平台的基本构架如图 13-1 所示。这一平台的建立，需要完善的用户端医学设备、云计算设备及软件支持。平台将患者、医生、医学专家、社区医疗机构、医学中心之间紧密联系起来，实现一种实时互动交流模式。患者或社区医疗机构用户端的监测数据经传感器和网络实时上传至医学中心，形成报告并反馈诊疗意见，同时借助物联网

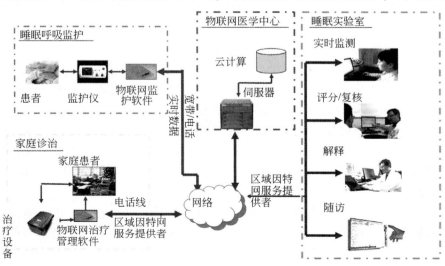

图 13-1　睡眠物联网医学平台的基本构架

医学平台的大规模数据存储功能，进行海量信息深度加工和挖掘，为 OSAHS 患者提供精细、动态、智能的疾病全程管理。

（一）云平台

"云"是可以自我维护和管理的虚拟计算资源，通常为一些大型服务器集群，包括计算服务器、存储服务器、宽带资源等。这里的云端是相对于客户端而言的一个相对概念，指参与云计算的计算机集合。云端是软件和操作系统的中间载体，能解决以往使用软件时，软件安装繁琐、维护难、对硬件资源要求高等影响使用效率的问题，实现真正的、完全的软件绿色化。

通过"云"可以进行云计算框架下的海量信息智能分析，提取人体相关（如睡眠呼吸相关）参数特征、构建受检者数据模型，以及基于物联网的睡眠监测信息进行在线医疗服务等。将具有移动功能的"云"+"端"技术应用于睡眠呼吸疾病实验室，不但可以保留以往的云计算框架的"云"+"端"体系，对海量检测数据进行深度加工和挖掘的优点，而且加上移动功能后可使睡眠中心的医师更加精细、动态和智慧地早期诊断和管理睡眠呼吸疾病，提高医疗资源利用率。

（二）端设备

根据 OSAHS 临床诊治指南，患者需进行多导睡眠监测（polysomnogram，PSG）协助疾病诊断，PSG 监测是诊断 OSAHS 的标准手段，包括脑电图（多采用 C4A1、C3A2、O1A2 和 O2A1 导联）、二导眼电图（EOG）、下颌颏肌电图（EMG）、心电图、口鼻呼吸气流、胸腹呼吸运动、血氧饱和度、体位、鼾声、胫前肌肌电图等。针对不同的诊断需求可进行整夜、夜间分段或午间小睡 PSG 监测。另外，对于基层医疗机构或由于睡眠环境改变、导联过多等不能适应睡眠实验室内 PSG 监测的部分轻症患者，可使用便携式的初筛设备进行筛查及后续治疗的疗效评估和随访，初筛设备通常包括血氧饱和度监测、口鼻气流、鼾声、胸腹运动等。

在明确 OSAHS 的诊断后，根据患者的病情特点与严重程度选择不同治疗方式。目前，无创气道正压通气治疗被认为是成人 OSAHS 的首选治疗方式。

基于此，睡眠物联网医学平台设计了用于 OSAHS 诊断和治疗的端设备（图 13-2），包括以下几点。

（1）无线和有线传输的传感器，监测内容包括口鼻呼吸气流、心电图、脑电图、血氧饱和度、胸腹呼吸运动和其他检测信号。

（2）无线和有线传输监测及治疗信号的便携式睡眠呼吸诊断或初筛设备，以及治疗设备包括口腔矫治器和具有信号输入、输出的不同类型的家用无创呼吸机，如固定压力型 CPAP、双水平气道内正压通气（Bi-level positive airway pressure，BiPAP），自动型 CPAP、BiPAP，伺服呼吸机等。

（3）可移动 IT 设备：具有可下载使用客户端软件的智能手机、平板电脑、笔记本电脑或电视机顶盒等可移动设备之一即可。针对基层医院的配置条件及服务对象的不同，监测设备配置可有低端和高端两套系统，低端设备可供进行初筛，只需配置诸如口鼻呼吸气流、胸腹呼吸运动和血氧饱和度的传感器设备；而高端设备则还需增加完整的 PSG 配置诸如眼动、脑电图、肌电图、体位等信息的设备。

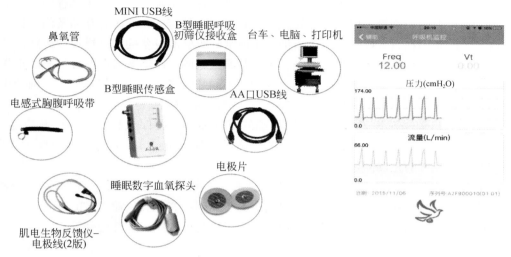

图 13-2 OSAHS 诊疗端设备

（三）软件支持

软件支持包括睡眠物联网医学平台管理软件、医务人员用软件及患者用软件。在软件的设计上需要兼顾筛查、诊断、治疗与随访管理多种要求，同时兼顾易操作性、数据安全及隐私保护。目前，医生端和患者端软件已设计完成。

（1）管理软件用于医学中心、平台技术支持方。可对传感器、用户端进行实时管理、授权准入；数据提取、分析、挖掘；用户培训；故障排查等。

（2）医护人员软件通过建立个人账户，可实时查看就诊患者信息，进行诊疗反馈与随访；根据临床需要设定患者用传感器；接受患者传感器的危急预警；分析患者数据，协助临床或流行病学研究。

（3）患者软件建立个人账户，输入疾病基本信息，可实时接受传感器采集的信息，并上传至云平台；可与社区医师、医学中心进行互动，反馈病情变化、治疗效果，接受健康宣教等。

（四）人员培训

参与睡眠物联网医学平台的人员主要包括医务人员、患者（包括接受疾病筛查的普通及疾病高危人群等）、管理人员等。结合睡眠实验室建立的基本要求，同时考虑物联网医学作为不同于传统医疗模式的新兴疾病诊疗管理模式等特点，相关人员需进行必要培训，使医务人员、管理人员掌握相关技术应用和规则、临床价值与意义，获得准入资格；使患者了解该平台能够解决哪些问题及用户端、传感器的使用方法等，以达到最佳诊治效果。

（1）医务人员培训在理论知识上，需完善：①睡眠医学基础知识的培训；②睡眠呼吸疾病及其相关疾病知识和诊治技术的培训；③睡眠呼吸物联网平台的建设和运转的基本知识；④物联网技术基本知识的培训；⑤针对病情采用的各种治疗方法的治疗机制、优缺点等知识；⑥针对病情采用的各种治疗方法的合理选择、正确应用及使用过程中并发症的防治；⑦在患者的长期管理中，医疗知识及物联网技术的应用；⑧医患互动及沟通技巧能力的培养。同时，在设备操作上需要培训：①睡眠呼吸监测设备的正确操作和传感器的正确放置；②对睡眠呼吸监测结果的正确，包括判断脑电图、眼动及肌电图等信号的正常及异常的信号特征，能正确进行睡眠分期；③判别不同呼吸事件；④无创呼吸机正确操作并依据不同病情进行呼吸机工作模式、治疗参数的选择和调整。

（2）患者培训需对患者培训：①用户端的正确操作，硬件或软件故障的解决途径；②部分可进行睡眠呼吸监测设备和传感器的正确操作和佩戴；③治疗方式如口腔矫治器、家庭用无创呼吸机的正确佩戴等。

（3）管理人员培训除疾病诊治与管理外，对平台管理人员需培训：①物联网医学的理论与技术；②睡眠物联网医学平台的建设和运转流程；③相关从业人员的准入认证，平台质量控制与标准化；④信息的安全与管理；⑤场地管理和应急事件处理等。

第三节　睡眠物联网医学平台在 OSAHS 中的应用

物联网医学通过传感器、云计算、用户端（如智能手机、平板电脑、电视机顶盒等）实现了移动全时空和海量信息存储挖掘功能，以公众与患者、社区医师、专科医师为服务对象，革新现代医疗模式，可充分提高疾病的预防、早期诊断、治疗、长期管理的能力与效率，同时有助于改善疾病预后、提高生活质量、减少医疗费用、优化医疗资源，创造个人与社会的双重效益。物联网医学应用于睡眠呼吸相关疾病包括 OSAHS，可贯穿疾病的筛查、诊断、管理等多个维度。借助"云"+"端"的物联网医学技术，实现医学中心、社区医院和患者之间三级联动的医疗模式，可进行实时诊治、随访和长期管理。

（一）OSAHS 筛查

将物联网医学应用于 OSAHS，极大地拓展了疾病筛查可覆盖的范围，使得筛查工作可更为准确、直接、便利并及时反馈。可广泛适用于能够配合和掌握物联网睡眠医学平台、用户端使用和操作的所有成年人群，尽早发现 OSAHS 相关危险因素，必要时利用建立于物联网医学基础上的检测系统进行初筛或诊断性检测，达到"治未病"的目的。

研究已证实，肥胖、年龄、性别、上气道解剖结构异常、家族史、饮酒或特殊药物长期应用史、吸烟等均是 OSAHS 的主要危险因素；同时，OSAHS 还可继发于甲状腺功能低下、肢端肥大症、心功能不全等疾病。参照国内外睡眠呼吸疾病相关指南，可从以下角度和问题出发，在用户端以问卷形式，收集疾病筛查所需相关信息；或利用目前已被公认的睡眠相关量表进行信息收集与筛查。结合物联网睡眠医学的特点，参与筛查者可随时随地通过回答问题、必要时社区医师进行初步体检即可参与完成筛查，利用网络实时上传数据至云服务器，及时获得下一步专业医学指导与反馈。

（二）OSAHS 早期诊断

通过基于物联网医学的疾病筛查，可初步获得具有高危因素或已有 OSAHS 相关临床症状的易感人群，利用物联网医学平台上的指尖氧饱和度监测或 PSG，进行片段或彻夜的诊断测试，并根据我国 2011 年发布的 OSAHS 诊治指南，明确疾病诊断及评估病情严重程度，同时进行合并症及并发症检查，将个体化数据上传至云服务器，医学中心或专家可即刻对患者的疾病做出完整的评估，有助于疾病的早期诊断和及时干预。

（三） OSAHS 管理

对已确诊 OSAHS 的患者，物联网医学可打破时空限制，对疾病的诊治和随访进行长期、有效的个体化管理。可用于指导社区医师为患者制订规范化个体化治疗方案与随访计划，包括疾病健康宣教、日常行为治疗、口腔矫治器、外科手术或家庭呼吸机治疗，以及并发症和合并症的防治等。长期规律随访，定期评估疗效，患者可随时随地进行症状评估、动态监测夜间血氧饱和度变化、呼吸机参数等，可实时反馈治疗效果、调整治疗方案。危急情况预警，通过设定传感器的报警范围，患者、社区和医学中心可同步发现危急事件如心律失常等并及时启动干预措施。故障排查，用户端或社区可直接与中心进行联系，及时发现、排查并解决传感器、诊疗设备或仪器的软件或硬件问题。另外，借助物联网的海量信息存储挖掘功能，对 OSAHS 患者的群体信息进行数据挖掘分析，可用于流行病学调查和相关临床研究。

（四） 会诊

由于地区之间医疗水平和硬件设施的差异或受于交通限制，使得相当一部分 OSAHS 患者不能得到规范的诊疗。通过睡眠物联网医学平台，实时动态地进行患者疾病信息交互，可及时进行医学中心专家的远程会诊，分析后形成诊疗方案并反馈给社区医师或患者，有助于医疗资源的充分平衡利用。

（五） 分级诊疗

自 20 世纪 90 年代我国实行医保报销制度体系以来，患者就医多首选大型三级医院，造成"大医院人满为患，基层医院门可罗雀"的现象，形成医疗资源配置的不合理和浪费，导致看病难这一问题日益突显。为了解决这一问题，2015 年 9 月 11 日国务院办公厅发布了《关于推进分级诊疗制度建设的指导意见》，提出将以提高基层医疗服务能力为重点，以常见病、多发病、慢性病分级诊疗为突破，引导优质医疗资源下沉，逐步形成基层首诊、双向转诊、急慢分治、上下联动的分级诊疗模式，促进基本医疗卫生服务的公平可及。

分级诊疗具体如何落地尚在不断的实践与探索中，而物联网医学的出现为解决这一问题提供了有效的技术平台，协调基层医疗机构、二级医院与医学中心之间的协作与分工，实现三级联动，将更为有效地促进该制度的实施。

对于不同级别的医疗机构，在 OSAHS 这一疾病领域的主要分工如下。

（1）一级医院：主要为宣传疾病知识、预防及早期发现疾病、应用物联网医学技术进行家庭筛查、无创正压通气呼吸机滴定和康复治疗。为保证医疗质量，与二级医院和三级医院进行三级联动物联网医学管理和双向转诊治疗。

（2）二级医院：主要为协助一级医院确诊和管理 OSAHS 患者，与一级医院进行双向转诊，对于疑难病例与三级医院研究诊治方案。指导睡眠呼吸监护、上气道三维重建、评估并发病、指导如高血压和糖尿病等治疗。

（3）三级医院：主要为指导二级医院和一级医院管理 OSAHS 患者及联网会诊。对于疑难病例，协助区中心医院专家研究诊治方案，治疗呼吸衰竭、高血压和糖尿病等并发症，负责质量控制，复核诊断率、治疗方案及双向转诊率。

第四节　睡眠物联网医学五步法的实际应用

对于目前已开发的具备云平台及端设备、软件知识的睡眠物联网医学平台，我们设计了"五步法"帮助其具体实施与应用，即询问、评估、建议、安排和辅助，期待这一新的诊疗模式能够更好地为 OSAHS 的早期诊断、全面管理、分级诊疗等提供系统帮助（图13-3）。

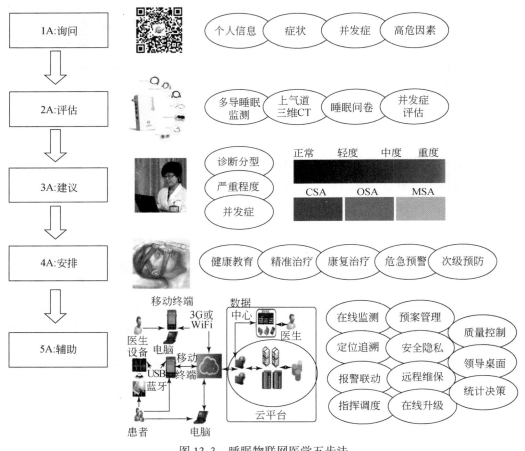

图 13-3　睡眠物联网医学五步法

一、第一步：询问

患者或社区医师可通过扫描二维码或登录网页下载用户端软件（APP），通过 APP 可进行疾病相关信息收集，采用填表或勾选的方式，主要信息包括以下方面。

（1）个人信息包括病历编号、年龄、性别、身高、体重、工作性质、婚姻状态、饮食习惯、运动习惯、吸烟量、饮酒量等。

（2）危险因素包括目前临床已证实的 OSAHS 危险因素，包括以下几点。

1）肥胖：BMI ≥25kg/m^2，或体重超过标准体重的 20% 或以上。

2）年龄：成年后患病率随年龄增加，女性绝经后患病率增加，大于 70 岁后患病率趋于稳定。

3）性别：生育期男性患病率高于女性。

4）OSAHS 家族史。

5）长期吸烟。

6）长期大量饮酒。

7）长期服用镇静催眠类药物或肌肉松弛类药物。

8）上气道解剖结构异常：如鼻腔、扁桃体、软腭、悬雍垂、舌、下颌部等部位体检可及的异常，需要社区医师协助体检完成。

9）合并症：如心力衰竭、心房颤动、难治性高血压、2 型糖尿病、夜间心律失常、脑卒中、肺动脉高压、甲状腺功能低下、肢端肥大症、心功能不全、胃食管反流和神经肌肉等疾病。

（3）家族史包括睡眠相关疾病、OSAHS 相关并发症如心脑血管病变、代谢性疾病或综合征、神经肌肉病变等家族史；以及家族性传染病、肿瘤及其他相关疾病史等。

（4）问卷应用目前用于筛查 OSAHS 高危人群的问卷也可应用于对患者的信息进行初步采集，为后续评估提供一定依据。问卷主要包括 Epworth 嗜睡量表（epworth sleepiness scale，ESS）、Berlin 问卷（berlin questionnaire，BQ）、Pittsburgh 睡眠质量指数（pittsburgh sleep quality index，PSQI）等。ESS 嗜睡量表主要对白天嗜睡症状进行评价；BQ 则涵盖了对打鼾、夜间觉醒、白天嗜睡，以及高血压、体质指数等特征；PSQI 是对近一个月睡眠总体情况的评估，从睡眠质量、入睡时间、睡眠时间、睡眠效率、睡眠障碍、催眠药物和日间功能情况等进行总体评估。既往研究已对这些问卷筛查 OSAHS 的效果进行了探索，结果显示各问卷对 OSAHS 筛查的敏感性、特异性不一，同时由于地区和人群的差异，同一问卷也可能具有不同的应用效果。国内研究表明，以 ESS ≥9 分为白天嗜睡的标准具有高度的可靠性，但与 PSG 作为诊断的金标准相比，一致性不一；BQ 用于筛查 OSAHS 的敏感性约为 71%，特异性约为 72%，与病情严重程度具有正相关，重度患者敏感性较高。

由于既往研究所选取的研究对象、设定的诊断标准存在差异，因此目前还需进一步实践探索应用于睡眠物联网医学平台进行 OSAHS 筛查的问卷设定的效价，包括患者的完成度、敏感性和特异性及经济学效价等指标，以期在现有问卷基础之上建立更为科学、合理、简便的筛查模型。

二、第二步：评估

在获取了患者的疾病相关信息后，物联网医学平台会根据患者的情况提出建议进行的检查项目，如诊断相关的 PSG、上气道三维 CT、肺功能等，为诊断、鉴别诊断、评估和治疗提供参考意见。

（1）睡眠呼吸监测2014年发表的OSAHS临床诊断指南建议，对不能解释的白天嗜睡患者进行睡眠相关检查；对可疑患有OSAHS的患者进行诊断性PSG；对不伴有严重合并症的可疑患者来说，亦可选择便携式PSG作为诊断手段。根据我国2011年制定的OSAHS诊治指南，睡眠物联网医学平台建议具有以下情形者行标准的整夜PSG：①临床上怀疑为OSAHS者；②临床上其他症状体征支持患有OSAHS，如难以解释的白天嗜睡或疲劳；③难以解释的白天低氧血症或红细胞增多症；④疑有肥胖低通气综合征；⑤高血压尤其是难治性高血压；⑥原因不明的心律失常、夜间心绞痛；⑦慢性心功能不全；⑧顽固性难治性糖尿病及胰岛素抵抗；⑨脑卒中、癫痫、老年痴呆及认知功能障碍；⑩性功能障碍；⑪晨起口干或顽固性慢性干咳等。对于轻症患者可选用便携式设备进行初步筛查，以助早期诊断。

标准的PSG包括至少七个参数，包括脑电图、眼电图、颏肌电图、心电图、口鼻呼吸气流、胸腹呼吸运动、血氧饱和度等，同时还应监测患者体位、腿动（胫前肌肌电图或动作传感器）等。为了临床实际的可操作性，选取其中的重点监测参数，完全便携式和改良便携式监测设备使得PSG在基层医疗机构中的应用更为简便。

1）多导睡眠图检查：根据我国2011年修订版指南，利用标准PSG监测进行诊断，可根据患者实际情况进行以下监测。

A. 整夜PSG：是诊断OSAHS的标准手段，需要整夜不少于7小时的睡眠，用于临床怀疑OSAHS者，客观评估患者夜间不良事件，评估治疗效果，或鉴别诊断其他睡眠障碍性疾患等。

B. 夜间分段PSG：前2~4小时进行PSG，之后进行2~4小时的CPAP压力调定。

C. 午后小睡的PSG：可用于白天嗜睡明显者。

2）便携初筛监测：如单纯血氧饱和度监测、口鼻气流+血氧饱和度、口鼻气流+鼾声+血氧饱和度+胸腹运动等。可用于基层医疗机构或由于睡眠环境改变或导联过多而不能配合睡眠实验室检查的轻症患者，亦可用于患者治疗效果随访。

3）基于物联网的睡眠呼吸监测：目前，上海市呼吸病研究所已研发完成基于物联网医学平台的便携初筛设备，可进行口鼻气流、血氧饱和度、胸腹运动、心电图等监测。患者在家中或社区医疗机构进行监测，借助平台通过对三级医院开放端口，将信息传到云计算进行自动分析和质控，由专家核对报告。在自我报告的睡眠监测方面，便携式监测仪可测量心率、脉氧饱和度、体位和鼻部气流，评价呼吸干扰情况，以此提供呼吸暂停——低通气指数/呼吸紊乱指数比值。临床上常将这些便携式监测仪器和计算患者危险度（检测的敏感性和特异性取决于验前概率）的工具联合使用。便携式监测仪无法排除其他的睡眠障碍（如不宁腿综合征），故后续将根据临床情况决定是否需继续使用多导睡眠图协助疾病诊断评估。

（2）影像学与肺功能检查上气道影像学、肺功能等检查端口对三级医院开放，将关键测定指标数据传到云计算器进行自动分析，同时智能处理协助鉴别诊断，并经专家核对报告，以提出其他用以早期诊断或鉴别、评估OSAHS病情相关的检查，最终完整地评估患者的疾病情况。

三、第三步：建议

综合上述信息和评估结果，提出诊断、鉴别诊断和进一步评估意见，并评估病情和并发病。在端设备给出诊断和治疗、随访管理初步意见后，三级医院专家需根据专业知识对患者疾病信息核对诊断和治疗意见，并最终提出个体化或综合治疗意见。

（1）常用术语与标准：睡眠呼吸暂停是指睡眠过程中口鼻呼吸气流消失或明显减弱（较基线幅度下降≥90%）持续时间≥10秒。低通气的定义是睡眠过程中口鼻气流较基线水平降低≥30%并伴SaO_2下降≥4%，持续时间≥10秒，或口鼻气流较基线水平降低≥50%并伴SaO_2下降≥3%，持续时间≥10秒。常用来描述睡眠呼吸异常的简明指标是睡眠呼吸暂停——低通气指数（apnea hypopnea index，AHI），即平均每小时睡眠呼吸暂停和低通气的次数。AHI值可按不同的睡眠期计算。呼吸紊乱指数（respiratory disturbance index，RDI）是与AHI相似的一项指标，是指平均每1小时的呼吸暂停、低通气和呼吸努力相关微觉醒（respiratory effort-related arousal，RERA）事件次数之和，其与SA和AHI不同，可更全面地反映患者夜间睡眠过程中发生的呼吸事件。RERA时值虽未达到呼吸暂停或低通气标准，但出现时间≥10秒的异常呼吸努力并伴有相应RERA，当出现睡眠片段时RERA仍具有临床意义。应用脑电图可以计算觉醒指数（arousal index，AI），即每小时觉醒的次数。AI可与AHI或RDI相关，但大约20%的呼吸暂停和低SaO_2发作不伴有觉醒，或存在其他原因的觉醒。

（2）诊断标准：在质量控制的基础之上，睡眠物联网医学平台通过评估患者基本信息、症状、体征、病史，结合疾病危险因素，可尽早指导患者进行PSG。并根据诊治指南的诊断标准，经由三级医院（专家）确立诊断及评估病情严重程度。

诊断标准包括①临床有典型的夜间睡眠时打鼾伴呼吸暂停、日间嗜睡（ESS评分≥9分）等症状，查体可见上气道任何部位的狭窄及阻塞，AHI≥5次/小时者可诊断OSAHS；②对于日间嗜睡不明显（ESS评分<9分）者，AHI≥10次/小时或AHI≥5次/小时，存在认知功能障碍、高血压、冠心病、脑血管疾病、糖尿病和失眠等1项或1项以上OSAHS合并症也可确立诊断。病情严重程度分级见表13-1，由于临床上存在AHI与SaO_2不平行等差异问题，推荐以AHI为标准对OSAHS病情程度评判，注明低氧血症情况。

对于只具备初筛设备的社区或患者，诊断标准如下。①至少具有2项主要危险因素；尤其是表现为肥胖、颈粗短或有小颌或下颌后缩，咽腔狭窄或有扁桃体Ⅱ°肥大，悬雍垂肥大，或甲状腺功能低下、肢端肥大症或神经系统明显异常；②中重度打鼾、夜间呼吸不规律，或有屏气和憋醒（观察时间应不少于15分钟）；③夜间睡眠节律紊乱，特别是频繁觉醒；④白天嗜睡（ESS评分>9分）；⑤SaO_2监测趋势图可见典型变化、氧减指数（oxygen desaturation index，ODI）>10次/时；⑥引发1个或1个以上重要器官损害。符合以上6条者即可做出初步诊断，有条件的单位可进一步进行PSG。

同时，诊断时还需注重患者合并症、并发症等情况。包括心脑血管疾病、糖尿病、癫痫、精神异常、肺动脉高压及肺源性心脏病、呼吸衰竭、支气管哮喘、遗尿、性功能障碍、肝肾功能异常、继发红细胞增多、肥胖加重、妊娠相关性高血压、重大交通事故等（表13-2）。

表 13-1　成人 OSAHS 病情程度与 AHI 和（或）低氧血症程度判断依据

程度	AHI（次/时）
轻度	5 ~ 15
中度	>15 ~ 30
重度	>30
程度	最低 SaO_2（%）
轻度	85 ~ 90
中度	80 ~ <85
重度	<80

表 13-2　OSAHS 的诊断

明确诊断	是否为 OSAHS
严重程度分级	根据 PSG 中的 AHI 和 SaO_2 结果判断病情程度
危险因素	根据个人信息、病史采集、体检等明确的危险因素
合并症	经临床病史、辅助检查等明确的合并症，如高血压、冠心病、糖尿病、肺动脉高压、脑卒中、心律失常等

四、第四步：安排

根据患者不同信息特征及风险等级，以指南及最新的循证医学证据为基础，给予个体化安排教育、治疗、康复和二、三级预防建议，并通过物联网云平台进行存储和反馈，供医学中心专家进行核对确认，并便于社区医师和患者及时查看、指导治疗与管理。

（1）治疗选择确诊 OSAHS 的患者治疗方式与内容（表 13-3）。其中，对于部分 PSG 指标判断病情程度较轻，但合并高血压、缺血性心脏病、脑卒中及 2 型糖尿病等相关疾病患者，应积极治疗。

表 13-3　OSAHS 的治疗建议

治疗方案	详细建议
疾病宣教	患者健康教育
病因治疗	纠正引起 OSAHS 或使之加重的基础疾病
一般治疗（生活行为干预）	减重、运动、控制饮食；戒烟、戒酒、慎用药物；调整睡眠姿势、睡眠习惯
无创气道正压通气治疗	成人 OSAHS 的首选治疗方法，包括 CPAP、BiPAP 两种模式，根据患者实际情况进行建议和选择
口腔矫治器	适用于单纯鼾症和轻中度 OSAHS 患者，尤其是有下颌后缩者；不能耐受无创呼吸机治疗者

治疗方案	详细建议
外科治疗	具有通过手术可解除的上气道阻塞症状
药物辅助治疗	尚无疗效确切的治疗药物
合并症治疗	针对心脑血管疾病、代谢性疾病等的药物与生活、行为治疗
随访管理	建立随访计划与个体化档案；定期依从性评估；病情及疗效评估；治疗相关不良反应

　　无创呼吸机、口腔矫治器、外科手术是除病因、生活行为治疗外的主要治疗措施。各种治疗方式的适应证和禁忌证见表13-4。疗效体现于以下几点。

　　1）睡眠期鼾声、憋气消退，无间歇性缺氧，SaO_2正常。

　　2）白天嗜睡明显改善或消失，其他伴随症状如忧郁症显著好转或消失。

　　3）相关并发症，如高血压、冠心病、心律失常、糖尿病和脑卒中等得到改善。

表 13-4　OSAHS 主要治疗方式

治疗方式	适应证	禁忌/慎用
无创呼吸机	（1）中、重度 OSAHS（AHI>15 次/小时） （2）轻度 OSAHS（AHI 5～15 次/小时），但伴有明显白天嗜睡、认知障碍、抑郁等，合并或并发心脑血管疾病和糖尿病等 （3）经过其他治疗（如外科手术、口腔矫正器等）后仍存在的 OSAHS （4）OSAHS 合并慢性阻塞性肺疾病者，即"重叠综合征" （5）OSAHS 患者的围手术期治疗	（1）胸部 X 线或 CT 检查发现肺大疱 （2）气胸或纵隔气肿 （3）血压明显降低（血压低于 90/60 mmHg），或休克时 （4）急性心肌梗死患者血流动力学指标不稳定者 （5）脑脊液漏、颅脑外伤或颅内积气 （6）急性中耳炎、鼻炎、鼻窦炎感染未控制时 （7）青光眼
口腔矫治器	（1）单纯鼾症及轻中度的 OSAHS 患者，特别是有下颌后缩者 （2）对于不能耐受 CPAP、不能手术或手术效果不佳者可以试用 （3）作为 CPAP 治疗的补充治疗	重度颞下颌关节炎或功能障碍，严重牙周病，严重牙列缺失者不宜使用
外科手术	（1）上气道口咽部阻塞（包括咽部黏膜组织肥厚、咽腔狭小、腭垂肥大、软腭过低、扁桃体肥大）并且 AHI<20 次/小时者 （2）某些非肥胖而口咽部阻塞明显的重度 OSAHS 患者，可以考虑在应用 CPAP 治疗 1～2 个月，其夜间呼吸暂停及低氧已基本纠正情况下试行手术治疗	肥胖者及 AHI>20 次/小时者均不适用

　　确诊为 OSAHS 的患者如未接受积极的治疗（如 CPAP、口腔矫治器、外科手术等），应注意病情变化，特别是其家属应注意患者夜间鼾声的变化及患者白天嗜睡的情况；鼾声时断时续或白天嗜睡加重均提示患者病情可能恶化或进展，应及时就诊复查多导睡眠图，

必要时采取积极的干预治疗措施。

（2）疗效评估对接受治疗的患者需进行定期疗效评估与随访。口腔矫治器及外科手术治疗者在治疗后 3 个月、6 个月后应进行多导睡眠图复查，以了解其疗效；对于不能耐受或效果不佳的患者应尽快改用疗效更肯定的治疗方法，如 CPAP 等；应用家用无创正压呼吸机治疗者，经睡眠呼吸三级医院压力调定达到理想压力水平。理想的压力水平是指能够消除在各睡眠期及各种体位睡眠时出现的呼吸暂停及打鼾所需的最低压力水平，并保持整夜睡眠 $SaO_2 > 90\%$，并能为患者所接受。对家庭治疗的早期应实时密切随访，了解患者应用的依从性及不良反应，协助其解决使用中出现的各种问题，必要时应进行无创正压呼吸机压力的再次调定，以保证患者长期治疗的有效性和依从性。其后应坚持定期的长期随访。

（3）OSAHS 管理

1）健康宣教：可以采取多种生动活泼、易被患者理解和接受的形式，对 OSAHS 患者进行即时、远程的疾病相关知识的教育，特别是如何识别疾病，了解 OSAHS 的主要表现及其对全身各个脏器的影响，各种治疗方法及最佳治疗方法的选择，增加患者治疗随访的依从性。

2）治疗随访：通过物联网医学平台，建立每个患者个体化的治疗随访方案。选择长期治疗（无创呼吸机、口腔矫治器、体位治疗等）需进行长期、持续、规律的随访，评价患者依从性、治疗不良反应、药物不良反应及症状变化。对手术患者需定期调查危险因素及评估临床症状。

3）危急预警：通过设定用户端传感器报警范围，可进行心律失常（如心脏骤停、室性期前收缩、心动过速、传导阻滞等）、心绞痛或心肌梗死（心电图典型表现、就近社区检测出心肌酶谱异常）、持续严重低氧、异常脑电图（如癫痫发作）等预警，进行实时干预和急救。

4）临床研究：OSAHS 作为一种相对年轻的疾病，目前对与疾病的认知还存在较多空白。通过物联网云平台的大规模数据存储和调用，经授权和知情同意，可对参与平台适用的人群进行临床分析与研究，可用于流行病学调研、诊治方式与发病机制探索等，有助于深入疾病本质、建立循证医学新证据。

5）故障排查：设定故障报告功能，及时发现各用户端、网络及计算中心的软件、硬件故障，收到故障报告后由专门技术人员进行排查和解决。

五、第五步：辅助

通过发挥物联网医学技术的基本功能（表 13-5），可以及时交流分级诊疗意见，协助分级诊疗流程和质控，确保安全和疗效，进行全时空预防、保健、诊疗和康复，以及质量控制，起到"云联知名专家，端享现代医疗"的三级联动作用。

表 13-5　基于物联网的物联网医学十大功能

功能	在分级诊疗上应用
在线监测	最适合在线监测睡眠呼吸异常病情变化和指导分级诊疗
定位追溯	可用于定位睡眠呼吸异常患者，发现问题和指导急救
报警联动	可提供监测睡眠呼吸异常患者生命体征的报警，以及提供三级联动的反应功能，指导分级诊疗
指挥调度	利于指导睡眠呼吸异常患者分级诊疗和会诊
预案管理	可预先设定睡眠呼吸异常患者分级诊疗管理规范，进行全天候分级管理和及时处置重度急性发作
安全隐私	利于为睡眠呼吸异常患者分级诊疗提供相应的安全保障机制
远程维保	适用于睡眠呼吸异常患者分级诊疗的联网服务
在线升级	能保证睡眠呼吸异常患者分级诊疗系统的正常运行，也是物联网医学自动服务的手段之一
领导桌面	利于二、三级医院专家或管理者根据收集的海量信息，深度挖掘或者拓展诊疗功能，指导如何更好地分级诊治睡眠呼吸异常患者
统计决策	利于二、三级医院专家或管理者根据睡眠呼吸异常患者分级诊疗的数据进行统计分析，总结经验和发现问题，提出解决问题的方法

其中在线监测、定位跟踪、警报联动、急救调度功能有利于全时空在线监测睡眠呼吸异常和指导治疗；预案管理、远程维保、领导桌面和统计决策功能可拓展海量信息深度挖掘功能，应用预先设定的规范，指挥三个级别医院全天候分级诊疗和及时处置睡眠呼吸异常，改善生命质量；安全隐私和在线升级功能是物联网医学技术的保障，可保证物联网系统能够正常运行，更适用于医疗的联网服务。

第五节　睡眠物联网医学平台应用的注意事项

睡眠物联网医学平台的运转与用户端、设备、社区、医学中心等各个参与其中的机构、服务者、被服务者均有着密切的联系，根据初步探索经验，我们总结了如下注意事项。

一、保证连接通畅

物联网医学的实施必须确保用户端（手机、电脑或电视机顶盒）、传感器和云平台三者之间相互的高质量、实时通信；必须提高传感器（口鼻呼吸气流、指尖血氧饱和度、胸腹运动、心电图、脑电图、肌电图等）质量，精确可靠，尽可能简单易学，特异专一，即插即用，可自动复原；同时完善用户端硬件、软件设施，增强分布网络，确保数据安全，保证信息的有效接力和传递。

二、提高沟通技巧

医学中心的专家、社区医师和患者群体作为睡眠物联网医学平台使用的主要群体，在进入平台前，需进行培训，专家及医师还需进行资格考核和准入，以了解该平台不同于传统医学模式的特点，如何利用平台进行有效的沟通；建立体验平台，供专家、医师及患者进行试用；提供实时技术支持；建立（如微信等）沟通平台，为及时沟通提供双重保障。

三、加强质量控制

目前，物联网医学尚处于起步阶段，相关操作流程、法律法规尚待完善。睡眠物联网医学平台的质量控制亦有待进一步摸索，根据最新指南及循证医学证据，不断更新，在实践中逐步制定平台操作规程和工作细则，如专家、社区医师、技术人员的职责，突发事件应急处理流程，患者知情同意与信息安全规则，故障处理流程等；建立并完善的统一筛查模型和实施标准；需完善 PSG 标准和治疗与随访的标准流程，包括如何完整、准确地记录信号，病历讨论与会诊制度，报告与诊断的规范化及病案的规范管理等。由医学中心定期对用户端、传感器进行检测，对社区医师、患者群体进行培训，强化标准流程、优化细节，以充分发挥物联网医学平台的特点与优势，终起到"防治前移、重点下沉"和"云联知名专家，端享现代医疗"的效果。

（刘　洁　白春学）

参 考 文 献

白春学 . 2015. 五步法物联网医学——分级诊疗的技术平台 . 国际呼吸杂志，35（08）：561，562.

白春学 . 2014. 实用物联网医学 . 北京：人民卫生出版社 .

白春学 . 2015. 物联网医学分级诊疗手册 . 北京：人民卫生出版社 .

物联网在睡眠呼吸疾病诊治中的应用专家组 . 2013. 物联网在睡眠呼吸疾病诊治中的应用专家共识 . 国际呼吸杂志，33（4）：241-244.

中华医学会呼吸病学分会睡眠呼吸障碍学组 . 2012. 阻塞性睡眠呼吸暂停低通气综合征诊治指南（2011年修订版）. 中华结核和呼吸杂志，35（1）：9-12.

中华医学会呼吸病学分会睡眠呼吸障碍学组 . 2012. 对睡眠呼吸疾病实验室的建立和管理及人员培训的建议 . 中华结核和呼吸杂志，35（1）：19-23.

Epstein LJ，Kristo D，Strollo PJ Jr，et al. 2009. Clinical guideline for the evaluation，management and long-term care of obstructive sleep apnea in adults. J Clin Sleep Med，5（3）：263-276.

Yaggi HK，Strohl KP. 2010. Adult obstructive sleep apnea/hypopnea syndrome：definitions，risk factors，and pathogenesis. Clin Chest Med，31（2）：179-186.

第十四章　物联网医学在咳嗽分级诊疗中的应用

咳嗽是为清除气道内分泌物或异物的一种反射性或自主性与暴发性呼气动作。在美国报道的导致患者就诊的所有症状中排第五位，在国内专科门诊慢性咳嗽患者占了至少1/3。咳嗽病因繁多且涉及面广，特别是胸部影像学检查无明显异常的慢性咳嗽患者，最易被疏忽，长期得不到有效的诊治。有时因诊断不明确而反复进行各种检查，或者应用大量抗生素或镇咳药物，严重降低了患者的生活质量，并给患者带来严重的经济负担。

由于我国大小医院之间资源和医师经验的差异，致使小医院存在"三低"（高端设备覆盖率低、技术掌握度低和认可度低）现状，会有大量咳嗽患者涌到大医院求医问药，引发看病难、入院难的"二难"困境。同时由于大医院患者多，又引发专家诊疗时预防差、保健差、管理差和康复差的"四差"缺陷。"三低、二难和四差"的问题也广泛存在于咳嗽患者的诊疗过程中，也使开展分级诊疗和提升区域医疗保健水平面临着艰巨挑战。而物联网医学技术则有利于在做好顶层设计的前提下，应用五步法 APP 将目前的守株待兔式诊疗模式改为重心下沉的以社区为主的诊疗实践。应用专家、基层医师和患者三级联动的物联网医学平台，由三级和（或）二级医院专家与一级医院医师密切配合，可以更优质、高效和方便地诊疗咳嗽患者。

为了更好、更快地普及咳嗽诊疗水平，本章以物联网医学五步法为基本框架，引用中华医学会呼吸病学分会 2014 年启动的《咳嗽的诊断和治疗指南》的修订版本，并相应参考国际指南和《实用物联网医学》，撰写了本章"咳嗽物联网医学分级诊疗"。旨在应用指南作为顶层设计和学术引领基础，将物联网医学五步法作为科技创新和智能惠众平台，迅速提高我国咳嗽分级诊疗水平。

第一节　三级医院的诊疗分工

通过物联网医学平台，协调一、二、三级医院在咳嗽诊疗中的分工，高效精准地完成咳嗽分级诊疗工作。如果三级医院有足够人力物力全部承担二级医院工作，或者二级医院有足够的专家，可以精简为二级诊疗。

一、一级医院分工

由于咳嗽首诊大多在一级医院，所以社区医师对咳嗽的诊断和治疗负有重要使命，主要包括预防、患者教育和早期明确诊断咳嗽病因，开始针对性治疗。为保证精准的咳嗽诊疗工作质量，应将不能明确病因者及时转给二级或三级医院相关专家，以便及早明确诊断，同时启动三级联动的物联网医学管理和双向转诊治疗。

二、二级医院分工

如果二级医院具备相应的诊断技术，即可以独立进行咳嗽的诊疗工作，也可以与一级医院医师一同管理咳嗽患者。二级医院医师的另一个作用为与三级医院专家合作，对难以诊断或治疗效果不佳的患者进行双向转诊，研究诊疗方案、指导检查和按照指南定期随访患者。

三、三级医院分工

三级医院通常有熟悉咳嗽诊疗的呼吸科专家，以及咳嗽鉴别诊断需要的技术。其作用主要为咳嗽的诊断和鉴别诊断，以及通过物联网技术平台指导下级医院医师管理患者。

第二节　物联网医学分级诊疗咳嗽五步法

一、第一步：询问（1A）

询问病史时，应注意咳嗽的持续时间、时相、性质、音色，以及诱发或加重咳嗽的因素、体位影响、痰液量、颜色、气味及性状，对诊断具有重要的价值。

在询问时，应该侧重引起咳嗽的常见原因，其中包括：

（1）上呼吸道感染，如感冒和急性支气管炎。

（2）鼻后滴流综合征（postnasal drip syndrome，PNDS）。

（3）慢性阻塞性肺病（慢阻肺）急性发作。

（4）慢性支气管炎。

（5）病毒或细菌性呼吸道感染缓解后的气道高反应性，即感染后咳嗽。

（6）胃食管反流（gastroesophageal reflux，GERC）。

（7）咳嗽变异性哮喘（cough variant asthma，CVA）。

（8）嗜酸细胞性支气管炎（eosinophilic bronchitis，EB）。

（9）儿童咳嗽的原因与成人咳嗽大致相同，但感染和异物吸入更为常见。

急性咳嗽时间< 3 周，而亚急性咳嗽为 3~8 周，>8 周为慢性。为了更加方便地被基层医师所掌握，开展临床分级诊疗工作，本章特将咳嗽分为急性、亚急性和慢性两种，表14-1 列出了引起急性咳嗽的常见原因和提示性线索。

表 14-1　引起急性咳嗽的常见原因和提示性线索

原因	提示性线索
上呼吸道感染（包括急性支气管炎）	流涕
	鼻黏膜红肿
	喉咙痛
	精神委靡

续表

原因	提示性线索
肺炎（病毒、细菌、误吸、真菌）	发热
	咳痰
	呼吸困难
	胸膜炎性胸痛
	支气管呼吸音或羊鸣音
鼻后滴流综合征（过敏性、病毒性、细菌性）	鼻塞，流涕，喷嚏
	鼻后滴流感
	反复清喉，咽部异物感
	口咽后壁鹅卵石样改变
	鼻黏膜苍白、湿润、水肿
慢性阻塞性肺疾病加重	既往有慢性阻塞性肺疾病病史
	呼吸音弱
	哮鸣
	呼吸困难
	缩唇呼吸
	使用辅助呼吸机
	上臂支撑双腿或检查桌呈三脚架姿势
异物	无上呼吸道感染或全身症状的幼儿急性起病
肺栓塞	胸膜炎性胸痛
	呼吸困难
	心动过速
心力衰竭	呼吸困难
	闻及细湿啰音
	收缩期额外心音
	体位性外周水肿

引起亚急性和慢性咳嗽的常见原因和提示性线索见表 14-2。

表 14-2　引起亚急性和慢性咳嗽的常见原因和提示性线索

原因	提示性线索
慢性支气管炎	既往有慢性阻塞性肺疾病或吸烟史的患者，1 个月几乎每天咳痰或连续 2 年每年有 3 个月咳痰
	频繁清理喉咙
鼻后滴流综合征（鼻后滴流综合征，大多数为过敏性）	咽后壁鹅卵石样改变
	鼻黏膜苍白、湿润、水肿

续表

原因	提示性线索
胃食管反流	胸部烧灼感或腹痛，在进食、活动或体位改变时加重
	反酸
	声音嘶哑
	慢性咳嗽
咳嗽变异性哮喘（cough variant asthma，CVA）	多种诱因（如变应原、冷空气、运动）引起的咳嗽
	夜间咳嗽常见
呼吸道感染缓解后气道高反应性	急性呼吸道感染后持续数周或数月的干咳
血管紧张素转化酶抑制剂（ACEI）	ACEI 治疗数天或数月后出现的持续性干咳
百日咳	反复在呼气相出现超过 5 次的连续快速的用力咳嗽，紧接着快而深的吸气相或者咳嗽后的呕吐
误吸	进食或饮水后出现有痰的咳嗽声
肺癌	不典型症状（如体重下降、发热、咯血、盗汗）
	淋巴结肿大
结核或真菌感染	不典型症状（如体重下降、发热、咯血、盗汗）
	接触史
	免疫受损

　　以往，这是一项艰难的繁复的工作，但是现在已经变得简单，容易，而且易被患者接受。由复旦大学中山医院，上海呼吸病研究所白春学教授团队开发的物联网医学五步法为改善工作效率建立了平台。其中包括五个步骤：①询问（1A：ask）；②评估（2A：assessment）；③建议（3A：advice）；④安排（4A：arrangement）；⑤辅助（5A：assistant）。

　　旨在真正起到"顶层设计，学术引领，科技创新，智能惠众"的作用（图 14-1）。

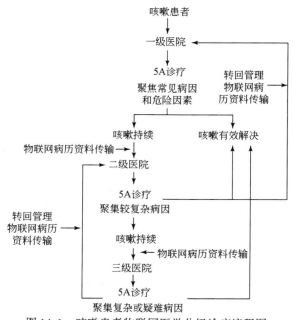

图 14-1　咳嗽患者物联网医学分级诊疗流程图

二、第二步：评估（2A）

第二步主要为体检、辅助检查与评估。

（一）体格检查

需要检查的内容包括鼻、咽、喉、气管和肺部等，如气管的位置、颈静脉充盈、咽喉鼻腔情况，双肺呼吸音及有无哮鸣音、湿啰音和爆裂音。多数慢性咳嗽患者无异常体征。如果查体闻及呼气相哮鸣音，可提示支气管哮喘诊断；肺底闻及 Velcro 啰音，应考虑间质性肺炎；如闻及吸气相哮鸣音，要警惕中心性肺癌或支气管结核，同时也要注意心界是否扩大、有无期前收缩、瓣膜区有无器质性杂音等心脏体征。

（二）相关辅助检查

相关辅助检查主要包括影像学检查，诱导痰细胞学检查，肺功能检查和气道高反应性检查，呼出气一氧化氮（FeNO）测定和食管 24 小时 pH 监测等。为有效发挥物联网医学技术平台的优越性，此处特将咳嗽的检查总结为表 14-3 和表 14-4。

表 14-3　急性咳嗽检查方法

原因	检查方法
上呼吸道感染（包括急性支气管炎）	临床评估
肺炎（病毒、细菌、误吸、真菌少见）	胸片
	病情严重的患者和医院获得性肺炎患者需要进行痰和血培养
鼻后滴流综合征（PNDS）/上气道咳嗽综合征（UACS）（过敏性、病毒性、细菌性）	临床评估
	有时对经验性抗组胺药和减轻充血剂治疗敏感
	如果诊断不明可行鼻窦 CT
慢性阻塞性肺疾病加重	胸片
异物	胸片（吸气相和呼气相）
	支气管镜
肺栓塞	CT 血管造影
	通气/灌注扫描
心力衰竭	胸片
	脑（B 型）利钠肽水平

表 14-4　亚急性和慢性咳嗽检查方法

原因	检查方法
慢性支气管炎	胸片
	肺功能
鼻后滴流综合征（PNDS）/上气道咳嗽综合征（UACS）	临床评估
	有时对经验性抗组胺药和减充血剂治疗敏感
	变应原测试

续表

原因	检查方法
胃食管反流	临床评估
	对经验性 H_2 受体阻断剂或质子泵抑制剂治疗有效
	诊断不明确时可使用 24 小时食管 pH 探头
咳嗽变异性哮喘（CVA）	肺功能
	醋甲胆碱激发试验
	对经验性支气管舒张剂治疗有效
呼吸道感染缓解后气道高反应性	胸片
血管紧张素转化酶抑制剂（ACEI）	停止使用 ACEI 后症状消失
百日咳	鼻咽部标本培养
误吸	胸片
	必要时改良钡餐咽部造影
	支气管镜
肺癌	胸片
	阳性进一步行胸部 CT 和支气管镜检查
结核或真菌感染	胸片
	皮试；如果阳性，痰培养和抗酸杆菌和真菌染色
	必要时胸部 CT 或支气管肺泡灌洗

为了达到精准诊断的目的，选择检查方法时可参考下面建议。

（1）影像学检查：X 线胸片可作为慢性咳嗽的常规检查。如果 X 线胸片未发现明显病变，则按慢性咳嗽诊断程序进行检查。如果 X 线胸片发现可疑病变，可考虑进行胸部 CT 检查。CT 检查有助于发现纵隔前后的肺部病变、肺内小结节、气管壁增厚、气管管壁钙化、气管狭窄和纵隔淋巴结肿大等。CT 也可发现一些胸部 X 线检查不易发现的病变和一些少见的慢性咳嗽病因，如支气管结石、复发性多软骨炎、支气管异物等。高分辨率 CT 有助于达到精准医学的要求，协助诊断早期间质性肺疾病和非典型支气管扩张。怀疑鼻窦炎时，需考虑鼻窦 CT 检查。

（2）肺功能检查：肺功能检查中通气功能、激发试验对慢性咳嗽的病因诊断也具有重要价值，被推荐为常规检测项目。支气管激发试验是诊断 CVA 的关键方法，激发后 FEV1 下降 ≥20% 即达到阳性标准。无条件行肺功能检查的医院，可考虑监测 PEF 昼夜变异率，PEF 昼夜变异率 ≥20% 为阳性，可为鉴别诊断提供帮助。

（3）诱导痰细胞学检查：常采用超声雾化吸入高渗盐水的方法进行痰液的诱导。建议采用高渗盐水单一浓度雾化，但应尽量避免在 48 小时内对同一患者进行多次诱导痰检查。是慢性咳嗽病因诊断和判断有无气道炎症最重要的一种无创检查方法，安全性和耐受性均较好。诱导痰检查中嗜酸粒细胞增高是诊断 EB 的主要根据，亦可用于 CVA 的辅助诊断。诱导痰细胞学检查有助于指导吸入性糖皮质激素应用，也可用于评价激素治疗的效果。

（4）FeNO 测定：是近年开展的一项无创气道炎症检查方法，FeNO 增高提示嗜酸细胞性炎症可能性大和激素敏感性咳嗽，但目前尚未确定统一的诊断临界值，FeNO 值正常不能排除痰嗜酸细胞增高性炎症。

（5）变应原皮试和血清 IgE 检查：有利于评价患者是否存在特应性，协助确定变应原类型；有助于变应性疾病的诊断，如过敏性鼻炎和变应性咳嗽。60%～70% CVA 和 30% 的 EB 患者存在特应性。

（6）24 小时食管 pH-多通道阻抗监测：这是目前判断胃食管反流的最常用和最有效的方法。通过动态监测食管 pH 变化，可获得 24 小时食管 pH<4 的次数、最长反流时间、食管 pH<4 占监测时间百分比等 6 项参数，最后以 Demeester 积分表示反流程度。结合食管内阻抗可以诊断非酸性反流或弱酸反流。检查时实时记录反流相关症状，以获得反流与咳嗽症状的相关概率，确定反流与咳嗽的关系。非酸性反流需采用食管腔内阻抗监测。

（7）支气管镜检查：对于常规检查未能明确病因或针对常见病因治疗无效的不明原因的慢性咳嗽患者，纤维支气管镜检查有助于明确诊断或排除气管和支气管腔内的病变，如一些少见咳嗽病因：支气管肺癌、异物、结核和复发性多软骨炎等。

（8）其他检查：外周血检查嗜酸粒细胞增高提示变应性疾病，但多数 CVA 和 EB 患者的外周血嗜酸粒细胞均在正常范围。外周血嗜酸粒细胞显著增高（>20%）提示寄生虫感染、嗜酸细胞性肺炎。

（三）咳嗽评估

咳嗽评估主要包括咳嗽症状积分、视觉模拟评分、生活质量测评、咳嗽频率监测、咳嗽敏感性检测等，有助于病情评估及疗效观察。

1. 咳嗽症状积分　可采用咳嗽症状积分表进行相对量化的症状评分，用于咳嗽程度和疗效的评定。咳嗽症状积分表分为日间积分和夜间积分两部分，但不同级别之间较难区分。

2. 视觉模拟评分（visual analogue scale，VAS）　评分系统具有两个特点：由患者根据自己的感受在直线上划记相应刻度以表示咳嗽的程度（也有报道采用 0 到 100mm 标记）。与症状等级评分相比，VAS 的评分等级划分更细，有助于治疗前后的纵向比较。

3. 咳嗽生活质量测评　针对咳嗽的专用量表主要为慢性咳嗽影响问卷（CCIQ），其中包括了咳嗽专用生活质量问卷（CQLQ）和莱切斯特咳嗽问卷（LCQ），均表现出良好的信度、效度及反应度，并逐渐在系统评价咳嗽程度及疗效中发挥重要的作用，推荐采用中文版 LCQ 对咳嗽相关生活质量进行评估。

4. 咳嗽频率监测　咳嗽症状积分、VAS 评分和咳嗽生活质量测评仍为主观评价工具。而通过对患者一定时间内发生咳嗽的频率、强度及其特征的记录与分析，则是客观评估咳嗽病情及疗效的理想方法。

5. 咳嗽敏感性检查　方法为令受试者通过雾化吸入一定量的刺激性气溶胶颗粒，刺激相应的咳嗽感受器而诱发咳嗽，并以激发咳嗽≥5 次的吸入物浓度（C5）作为咳嗽敏感性的指标。临床上常用辣椒素吸入进行咳嗽激发试验，国内正常人辣椒素激发试验 C5 参考值<125mol/L，女性咳嗽敏感性较高。但目前尚不是临床常规检测，仅用于药物的疗效判断和咳嗽机制的研究。咳嗽敏感性增高是慢性咳嗽的重要特征，慢性咳嗽常见病因中 UACS、CVA、EB 和胃食管反流性咳嗽（GERC）均可表现出咳嗽敏感性增高，以 GERC

更为显著。咳嗽激发试验的安全性、耐受性和可重复性均好，有助于识别咳嗽高敏患者，可作为定量评估慢性咳嗽的客观指标，但不能取代主观指标来评估咳嗽频率和严重程度。

三、第三步：建议（3A）

为达到咳嗽精准诊断的目的，应结合上述信息和评估结果，提出诊断、鉴别诊断和进一步评估意见。

（一）急性咳嗽的病因诊断

如上所述，急性咳嗽的病因相对简单，主要包括上呼吸道感染（包括感冒）、急性支气管炎，肺炎（病毒、细菌、误吸，真菌少见），鼻后滴流（过敏性、病毒性、细菌性），慢性阻塞性肺疾病加重，异物，肺栓塞和心力衰竭。急性咳嗽伴随呼吸困难、胸痛、咯血或生命体征异常提示严重疾病，如急性左心功能不全、肺炎、气胸、肺栓塞、异物吸入，参照表14-3多能明确诊断，故这里仅介绍较常见的上呼吸道感染，急性支气管炎。

1. 上呼吸道感染　急性上呼吸道感染（简称上感），为外鼻孔至环状软骨下缘（包括鼻腔、咽或喉部）急性炎症的总称。通常诊断不难，其中主要病原体是病毒，少数是细菌。发病不分年龄、性别、职业和地区，免疫功能低下者易感。患者通常病情较轻、病程短、可自愈，预后良好。但由于发病率高，不仅可影响工作和生活，有时还可伴有严重并发症，并有一定的传染性，应积极防治。如果临床不能解释为上感，特别是有群发倾向时，应该警惕流感和新发呼吸传染病，进行相关的病原菌分离鉴定。

2. 急性气管-支气管炎　是由于生物性或非生物性因素引起的气管-支气管黏膜的急性炎症。最常见的病因是病毒感染，也常见鼻病毒和流感病毒，少部分为细菌。冷空气、粉尘及刺激性气体也可引起此病。大部分患者临床表现为自限性。婴幼儿和年老体弱者有可能发展为迁延性支气管炎。起病初期常有上呼吸道感染症状。随后咳嗽可渐加剧，伴或不伴咳痰，伴细菌感染者常咳黄脓痰。急性气管-支气管炎常呈自限性，全身症状可在数天内消失，但咳嗽、咳痰一般持续2~3周。X线检查无明显异常或仅有肺纹理增加。查体双肺呼吸音粗，有时可闻及湿性或干性啰音。

诊断主要依据临床表现，通常不需要病毒培养、血清学检测或痰液检查。急性咳嗽常在3周以内，伴或不伴咳痰，根据临床症状和（或）影像学检查排除感冒、肺炎、哮喘、慢性阻塞性肺疾病急性加重后，应考虑急性支气管炎诊断。考虑急性支气管炎诊断的患者，如心率≤100次/分、呼吸≤24次/分、体温≤38℃且胸部体征正常，则肺炎可能性低。如果治疗效果不好，或者需要进一步与肺结核或其他感染鉴别时，建议给予高分辨CT（HRCT）等相关的检查。

（二）亚急性和慢性咳嗽的病因诊断

亚急性和慢性咳嗽的原因包括感染后咳嗽、慢性支气管炎（吸烟患者）、UACS（PNDS）、胃食管反流、CVA、血管紧张素转化酶抑制剂（ACEI）诱发的咳嗽、百日咳、误吸、恶性肿瘤、结核或真菌感染。常见原因为病毒感染后咳嗽，慢性咳嗽的常见病因为CVA、UACS、EB和胃食管反流性咳嗽（GERC）。

1. 病毒感染后咳嗽　当呼吸道感染的急性期症状消失后，咳嗽仍然迁延不愈者，多表现刺激性干咳或咳少量白色黏液痰。临床表现通常持续 3~8 周，X 线胸片检查无异常，称之为感染后咳嗽，其中以病毒感冒引起的咳嗽最为常见，又称为"感冒后咳嗽"。如果治疗效果不好，逾期不愈，建议给予 HRCT 和肺功能检查，甚至病原菌分离鉴定，以除外其他疾病引起的咳嗽。

2. UACS（PNDS）　由于鼻部疾病引起分泌物倒流至鼻腔和（或）咽喉等部位后，直接或间接刺激咳嗽感受器，引起以咳嗽为主要表现的综合征被称为鼻后滴流综合征（PNDS）。由于目前无法明确上呼吸道相关的咳嗽是否由鼻后滴漏直接刺激或是炎症直接刺激上呼吸道咳嗽感受器所致，2006 年美国咳嗽诊治指南建议用 UACS 替代 PNDS。有关鼻后滴流综合征的概念，以及应用更广泛的上气道疾病表述来替代 PNDS，以及其与咳嗽的关系仍然存在异议。

UACS 是引起慢性咳嗽最常见的病因之一，其基础疾病以鼻炎和鼻窦炎为主，病因需在针对性治疗或经验治疗有效后才能确认。除了鼻部疾病外，UACS 可能还与咽喉部的疾病有关，如慢性咽喉炎、慢性扁桃体炎等。咽喉部疾病引起的慢性咳嗽与喉咳嗽高敏感性有关。

临床表现：

（1）症状：主要为咳嗽和咳痰，还可表现为鼻塞、鼻腔分泌物增加、频繁清嗓、咽后黏液附着、鼻后滴流感。变应性鼻炎可表现为鼻痒、喷嚏、水样涕和眼痒等。鼻-鼻窦炎可表现为鼻塞和脓涕，这是诊断慢性鼻窦炎的主要依据，其他次要症状为面部疼痛/肿胀感，嗅觉异常。

（2）体征：变应性鼻炎的鼻黏膜主要表现为苍白或水肿，鼻道及鼻腔底可见清涕或黏涕。非变应性鼻炎鼻黏膜多表现为黏膜肥厚或充血样改变，部分患者口咽部黏膜可呈鹅卵石样改变或咽后壁附有黏脓性分泌物。

（3）辅助检查：慢性鼻窦炎影像学表现为鼻窦黏膜增厚、鼻窦内出现液平面等。咳嗽具有季节性或提示与接触特异性的变应原（如花粉、尘螨）有关时，变应原检查有助于诊断。

UACS/PNDS 诊断：可涉及鼻、鼻窦、咽、喉等多种基础疾病，其症状和体征差异较大，多无特异性，难以仅仅依据病史和体格检查做出明确诊断。必须针对基础疾病治疗有效缓解咳嗽后方能明确诊断，并应注意有无合并下气道疾病、GERC 等复合病因。临床上建议参考以下诊断标准①以白天为主的发作性或持续性咳嗽，入睡后较少咳嗽。②鼻后滴流和（或）咽后壁黏液附着感和咽部异物感。③伴鼻炎、鼻窦炎、鼻息肉或慢性咽喉炎等病史。④检查可发现咽后壁有黏液附着、鹅卵石样观。⑤针对性治疗后咳嗽缓解。

通常临床诊断不难，如果治疗效果不好，建议给予上气道 CT，甚至胸部 CT 和肺功能检查，以除外其他疾病。

3. CVA　为一特殊类型的哮喘，咳嗽可是其唯一或主要的临床表现，不伴明显喘息和气促等症状或体征，但可有气道高反应性。国内研究显示 CVA 是慢性咳嗽最常见的病因，约占慢性咳嗽的1/3。有些哮喘患者肺功能已有明显下降，但咳嗽仍为唯一症状或主要症状，也有部分典型哮喘患者在喘息症状缓解后，咳嗽成为其主要症状。临床表现主要为刺激性干咳，通常咳嗽比较剧烈，夜间咳嗽为其主要特征。感冒、冷空气、灰尘、油烟等容易诱发或加重咳嗽，但其他慢性咳嗽常见病因同样存在这些诱发因素。

CVA 诊断：诊断的原则是有慢性咳嗽病史，支气管激发试验阳性，抗哮喘治疗有效。支气管舒张剂能有效缓解咳嗽是 CVA 的一个重要临床特征，但由于部分（约 30%）哮喘患者对单纯支气管舒张剂治疗反应不佳，故不建议将支气管舒张剂治疗有效作为 CVA 的一条诊断标准。诱导痰嗜酸细胞增高和 FeNO 增高有助于 CVA 的诊断。

诊断标准：①伴有明显刺激性，夜间为主的慢性咳嗽。②支气管激发试验阳性，或呼气峰流速日间变异率>20%，或支气管舒张试验阳性。③抗哮喘治疗有效。如果治疗效果不好，建议给予 HRCT 或其他相关检查，以除外其他疾病。

4. GERC 是慢性咳嗽的常见原因，原因为胃酸和其他胃内容物反流入食管，导致以咳嗽为突出表现的临床综合征，属于胃食管反流病的一种特殊类型。发病机制涉及微量误吸、食管-支气管反射、食管运动功能失调、自主神经功能失调与气道神经源性炎症等。目前认为食管-支气管反射引起的气道神经源性炎症起着主要作用。除胃酸反流以外，少数患者还与胆汁反流有关。

临床表现：40%～68% 的 GERC 患者可伴典型反流症状，临床表现为烧心（胸骨后烧灼样感）、反酸、嗳气等。弱酸或弱碱等异常非酸反流也与部分 GERC 的发生有关。部分胃食管反流引起的咳嗽伴有典型的反流症状，但也有不少患者以咳嗽为唯一的临床表现。咳嗽大多发生在日间和直立位及体位变换时，干咳或咳少量白色黏痰。进食酸性、油腻食物容易诱发或加重咳嗽。

GERC 诊断标准：①以白天咳嗽为主的慢性咳嗽。②24 小时食管 pH-多通道阻抗监测 Demeester 积分≥12.70，和（或）SAP≥80%。症状指数≥45% 可用于 GERC 的诊断。但需要注意，少部分合并或以非酸反流（如胆汁反流）为主的患者，其食管 pH 监测结果未必异常。食管 pH 监测联合腔内阻抗能识别包括非酸反流在内的所有 GERC，是较灵敏可靠的 GERC 诊断手段。③抗反流治疗后咳嗽明显减轻或消失。

对于没有食管 pH 监测的医疗单位或经济条件有限的慢性咳嗽患者。具有以下指征者可考虑进行诊断性治疗：①有明显的进食相关的咳嗽，如餐后咳嗽、进食咳嗽等。②伴有典型的烧心、反酸等反流症状或胃食管反流病问卷（GerdQ）≥8 分。③排除 CVA、UACS、EB 等疾病，或按这些疾病治疗效果不佳。治疗时间不少于 8 周。抗反流治疗后咳嗽消失或显著缓解，可考虑临床诊断 GERC。PPI 试验，服用标准剂量质子泵抑制剂如奥美拉唑 20～40 mg，一日 2 次，4 周，相比于 24 小时食管 pH 监测等检查更经济方便。

存在异常反流客观证据的慢性咳嗽患者，经标准抗反流药物治疗无效者，应考虑难治性 GERC，亦可能是其他原因引起的慢性咳嗽，或复合病因引起的慢性咳嗽。

5. EB 是慢性咳嗽的常见病因，占慢性咳嗽病因的 13%～22%。有研究表明，EB 以气道嗜酸粒细胞浸润为特征，诱导痰嗜酸粒细胞增高，但气道炎症范围较局限，平滑肌肥大细胞浸润密度低于哮喘患者，其炎症的严重程度、氧化应激水平均不同程度地低于 CVA 患者。

临床表现：症状主要为慢性刺激性咳嗽，常是唯一的症状。多为白天咳嗽，少数伴有夜间咳嗽，可为干咳或咳少许白色黏痰。患者可无喘息和呼吸困难等症状，对油烟、灰尘、异味或冷空气比较敏感，常为咳嗽的诱发因素。肺通气功能及呼气峰流速变异率可为正常，可无气道高反应性的证据，但大约 1/3 的患者合并变应性鼻炎。

EB 诊断：由于部分表现类似 CVA，缺乏特征性临床表现，体格检查无异常发现，诊断主要依靠诱导痰细胞学检查。FeNO 检测诊断 EB 的敏感性较低，增高提示 EB 或 CVA。以往有接触面粉、异氰酸、氯氨等引起 EB 的报道，因此 EB 诊断时要考虑职业因素。具体诊断标准如下①表现为刺激性干咳或伴少量黏痰的慢性咳嗽；②X 线胸片正常；③肺功能中通气功能正常，气道高反应性阴性，呼气峰流速日间变异率正常；④痰细胞学检查嗜酸粒细胞比例≥2.5%；⑤排除其他嗜酸粒细胞增多性疾病。如果诊断较难或者需要进一步与其他疾病鉴别者，建议给予 HRCT 或其他相关检查。

6. 变应性咳嗽 临床上将某些慢性咳嗽患者，具有一些特应征的因素，如诱导痰嗜酸粒细胞不高，无气道高反应性，糖皮质激素及抗组胺药物治疗有效定义为变应性咳嗽。国内研究显示变应性咳嗽是慢性咳嗽的常见原因。其发病机制尚不清楚，日本报道了真菌（担子菌）定植引起的慢性咳嗽，抗真菌治疗有效。

临床表现：多为白天或夜间均可发作的阵发性刺激性干咳、咳嗽，油烟、灰尘、冷空气、讲话等容易诱发，常伴有咽喉发痒。通气功能正常，气道高反应性阴性，诱导痰细胞学检查嗜酸粒细胞比例不高。

变应性咳嗽诊断标准①慢性咳嗽，多为刺激性干咳。②肺通气功能正常，气道高反应性阴性。③诱导痰嗜酸细胞不增高。④具有下列指征之一：有过敏性疾病史或过敏物质接触史；变应原皮试阳性；血清总 IgE 增高或特异性 IgE 阳性。⑤糖皮质激素或抗组胺药物治疗有效。

如果诊断较难或者需要进一步与肺结核，肺癌和间质性肺疾病鉴别时，建议给予 HRCT，肺功能检查，或相关的 T-SPOT 等检查。

7. ACEI 和其他药物诱发的咳嗽 5%～25% 的高血压患者服用 ACEI 类降压药物可产生副反应——咳嗽，在慢性咳嗽患者中的比例为 1.7%～12%。ACEI 引起咳嗽的独立危险因素包括吸烟史、曾有 ACEI 引起的咳嗽病史、东亚人（华人），但与年龄、性别、ACEI 剂量无关。停用 ACEI 后咳嗽缓解即可确诊。通常临床诊断不难，如果需要进一步与其他疾病鉴别时，建议给予 HRCT 检查以除外器质性疾病。

8. 支气管肺癌 支气管肺癌（简称肺癌）可伴有咳嗽，且常为中心型肺癌的早期症状和常见症状，发生率为 25%～86%。早期肺癌的普通 X 线检查常无异常发现，故容易漏诊、甚至误诊。对有长期吸烟史出现咳嗽的患者，特别是刺激性干咳、痰中带血、胸痛、消瘦等症状，或原有咳嗽性质发生改变的患者，应高度怀疑肺癌的可能。如果需要进一步与真菌、肺结核和间质性肺疾病鉴别者，建议给予 PET/CT，或相关的 T-SPOT 检查，必要时行支气管镜检查，以期达到精准诊断的目的，包括病理和分子病理诊断，后者为精准医学靶向治疗提供依据。

9. 支气管扩张症 主要病变位于亚段支气管，是由于慢性炎症引起气道壁破坏，导致非可逆性支气管扩张和管腔变形。典型临床表现为长期咳嗽、咳大量脓痰甚至咯血。X 线胸片改变（如卷发样）对诊断有提示作用，怀疑支气管扩张症时，最简便易行的诊断方法为胸部 HRCT。典型病史者诊断并不困难，无典型病史的轻度支气管扩张症则容易误诊。合并慢性鼻窦炎者应该考虑与原发纤毛不动综合征鉴别。

10. 气管-支气管结核 国内的慢性咳嗽病因还应该考虑气管-支气管结核，多数可合并肺结核，也有不少患者仅表现为单纯性支气管结核。这些患者的主要症状为慢性咳嗽，可伴有低热、盗汗、消瘦等结核中毒症状。有些患者咳嗽是唯一的临床表现，查体有时可闻及局限性吸气相干啰音。X线胸片无明显异常改变，临床上容易误诊及漏诊。如果需要进一步与肺癌和间质性肺疾病鉴别者，建议给予 PET/CT 检查，或相关纤维支气管镜检查。

11. 心理性咳嗽　是因为患者有严重心理问题或有意清喉引起，又有文献称之为习惯性咳嗽，或心因性咳嗽。多种心理因素可导致咳嗽，如感觉、信念、情绪、学习及习惯方式等。其中儿童相对常见，也可见于成人。典型表现为日间咳嗽，常伴随焦虑症状，专注于某一事物及夜间休息时咳嗽即可消失。

由于目前缺乏特异性诊断标准，心理性咳嗽的诊断为排他性诊断，只有其他可能的诊断排除后才能考虑此诊断，需考虑 HRCT，肺功能检查，或相关的真菌和 T-SPOT 检查等。

四、第四步：安排（4A）

咳嗽分级诊疗中，安排为重要的一步，即为患者提出治疗和管理方案。在云计算智能处理后，即应该针对不同患者信息特征及风险等级，给予个体化教育、诊治和次级预防建议。

（一）急性咳嗽

1. 上呼吸道感染咳嗽　治疗主要以对症为主。

（1）抗生素应用无法缩短感冒病程或减轻症状，且伴随明显不良反应。因此，感冒患者不推荐常规使用抗生素。

（2）减充血剂：成人患者单剂应用减充血剂即能短时间缓解鼻塞症状，不良反应发生率低且程度较轻。盐酸伪麻黄碱用量 30～60 mg/次，每天 3 次。减充血剂与第一代抗组胺药物联合应用能明显缓解咳嗽症状。

（3）抗组胺药：单用第一代抗组胺药治疗无明显临床获益，不推荐单独使用。第一代抗组胺药，如马来酸氯苯那敏（2～4mg/次，每天 3 次）等联合减充血剂能够改善成人及青少年的感冒相关的打喷嚏、鼻塞等多种症状，但应注意不良反应，儿童处方需谨慎。

（4）解热镇痛类药：主要针对普通感冒患者的发热、咽痛和全身酸痛等症状。以咳嗽等呼吸道症状为主要表现而无发热、头痛、肌痛症状的普通感冒患者，不建议使用非甾体消炎药治疗。

（5）镇咳药物：对于咳嗽剧烈且上述处理无效者，可考虑使用中枢性或外周性镇咳药。对于普通感冒所致的咳嗽患者，通常推荐第一代抗组胺药物、减充血剂联合镇咳药物的复方制剂治疗伴有咳嗽的普通感冒。

（6）鼻喷异丙托溴铵：能够改善成人及青少年感冒患者的流涕和喷嚏症状，但需要警惕鼻干、鼻充血和鼻出血等不良反应。也可考虑有高质量的临床研究数据证明治疗感冒有效的中医中药。

2. 急性气管-支气管炎　治疗原则以对症治疗为主。剧烈干咳者可适当应用镇咳剂，咳嗽有痰不易咳出者，可考虑使用祛痰剂或黏痰溶解剂，有利于一定程度地缓解咳嗽症状。缓释愈创甘油醚可缓解急性呼吸道感染的症状。国外研究表明疑诊为急性支气管炎的患者，不必常规给予抗生素治疗，因其治疗效果不明确。国内研究显示，使用抗生素治疗对部分患者可能获益，有待高质量的随机双盲对照临床验证进一步证实。对于咳黄脓痰的急性支气管炎患者，可考虑给予抗生素治疗。急性支气管炎患者，若决定不给予抗生素治疗，应向患者解释清楚依据。如有细菌感染，如咳脓性痰或外周血白细胞增高者，可依据感染的病原体及药物敏感试验选择抗菌药物。在未得到病原菌阳性结果之前，可选用 β-内酰胺类、喹喏酮类等口服抗生素。虽然不必常规使用 β_2 受体激动剂，但是伴咳喘的成人急性支气管炎，使用 β_2 激动剂可能受益。

（二）亚急性和慢性咳嗽

在处理亚急性和慢性咳嗽时，首先要明确咳嗽是否继发于先前的呼吸道感染，并可进行经验性治疗。治疗无效时，再考虑其他病因并参考本章五步法物联网咳嗽分级诊疗诊断程序进行处理。国内有研究结果表明，变应性咳嗽亦是慢性咳嗽的常见原因，这些病因占慢性咳嗽病因的 70%~95%。由于多数慢性咳嗽病因与感染无关，无需使用抗生素治疗。对部分咳嗽症状明显的患者可短期应用镇咳药、抗组胺药加减充血剂等。复方甲氧那明治疗感染后咳嗽有效，中药如苏黄对感染后咳嗽治疗有效。

迁延性感染性咳嗽，常由肺炎支原体、肺炎衣原体引起。亦可由流感嗜血杆菌、肺炎链球菌引起，多见于婴幼儿及年老体弱者。对肺炎支原体、肺炎衣原体引起的迁延性感染性咳嗽使用大环内酯类抗生素治疗有效，对革兰阳性球菌引起的迁延性感染性咳嗽可使用阿莫西林或者 2 代以上头孢菌素类药物。

对青少年和成人咳嗽患者中百日咳血清阳性率较高时，诊断时应考虑其感染的可能性。然而根据百日咳的典型症状，如阵发性咳嗽、咳嗽后呕吐及吸气相喘息症状来诊断其感染的价值有限。抗百日咳毒素抗体 IgG（anti-PT-IgG）、PCR、细菌培养在百日咳诊断中具有一定价值。

不推荐使用皮质类固醇、β_2 肾上腺素受体激动剂、百日咳特异性免疫球蛋白和抗组胺药物治疗百日咳。抗生素治疗百日咳患者的效果也不确切，也不推荐临床使用。

1. 病毒感染后咳嗽 治疗主要为病因和对症。

2. UACS/PNDS 依据导致该疾患的基础疾病而制订治疗方案。

（1）基本治疗

1）非变应性鼻炎及普通感冒：治疗首选第一代抗组胺药和减充血剂，大多数患者在初始治疗后数天至两周内即可产生疗效。

2）变应性鼻炎：首选鼻腔吸入糖皮质激素和口服第二代抗组胺药治疗。丙酸倍氯米松 [50 μg/（次·鼻孔）] 或等同剂量的其他吸入糖皮质激素（如布地奈德、莫米松等，每天 1~2 次）。白三烯受体拮抗剂治疗过敏性鼻炎有效。症状较重、常规药物治疗效果不佳的变应性鼻炎，特异性变应原免疫治疗亦可能有效，但起效时间较长。

3）慢性鼻窦炎：引起慢性鼻窦炎的细菌以金黄色葡萄球菌或表皮葡萄球菌、肺炎球菌为主，但多数情况下为定植菌，可能与急性发作有关，另外培养菌群可有细菌生物膜形成。由于细菌性鼻窦炎多为混合性感染，所以抗感染是重要治疗措施。抗菌谱应覆盖革兰阳性菌、阴性菌和厌氧菌。急性感染不少于 2 周，慢性感染建议酌情延长使用时间，常用药物为阿莫西林/克拉维酸、头孢类或喹诺酮类。

联合鼻吸入糖皮质激素，疗程3个月以上。鼻用激素治疗伴有鼻息肉的慢性鼻窦炎可避免不必要的手术。对于合并鼻息肉的慢性鼻窦炎患者，口服激素序贯局部鼻吸入激素（400~800μg/d，疗程26个月）的治疗效果优于单用鼻吸入激素治疗。长期低剂量大环内酯类抗生素对慢性鼻窦炎的治疗作用有限。目前尚无结论明确药物治疗还是手术治疗的疗效更佳。对内科治疗效果不佳者，建议其咨询专科医师，必要时可经鼻内镜手术治疗。

（2）对症治疗

1）局部减充血剂可减轻鼻黏膜充血水肿，有利分泌物的引流，对缓解鼻炎鼻塞的症状快速有效，但不宜长期应用。同时需要警惕其导致药物性鼻炎的不良反应，鼻喷剂疗程一般少于1周。建议联合使用口服第一代抗组胺药加减充血剂，疗程2~3周。

2）黏液溶解剂（羧甲司坦/厄多司坦）治疗慢性鼻窦炎可能获益。

3）生理盐水鼻腔冲洗作为慢性鼻窦炎及慢性鼻炎的辅助治疗有效，安全性佳，但其有效性仍缺乏有力的证据。避免或减少接触变应原有助于减轻变应性鼻炎的症状。

3. CVA

（1）治疗：CVA治疗原则与支气管哮喘类似。

1）联合ICS和支气管舒张剂治疗比单用ICS或支气管舒张剂治疗可以更快和有效地缓解咳嗽症状。推荐使用吸入糖皮质激素和支气管舒张剂（β_2受体激动剂）的复方制剂，如布地奈德/福莫特罗、氟替卡松/沙美特罗，可短期口服小剂量糖皮质激素治疗（10~20mg/d，3~5天）。

2）少数气道炎症严重或激素抵抗的患者可能需要较大剂量的激素治疗。

3）由于白三烯与CVA的咳嗽发生机制密切相关，应用白三烯受体拮抗剂治疗CVA，能够减轻患者咳嗽的程度、提高患者咳嗽相关生活质量并减缓气道炎症。少数对ICS治疗无效的患者，使用白三烯受体拮抗剂治疗有效。

4）通常治疗时间为8周以上，部分患者需要长期治疗。

（2）预后：大部分患者对治疗反应较好，部分向典型哮喘方面发展的CVA患者病程长。气道反应性高、诱导痰嗜酸粒细胞高是发展为哮喘的危险因素。长期吸入激素可能有助于预防CVA向典型哮喘方面发展。

4. GERC

（1）治疗

1）调整生活方式：为主要治疗方法。体重超重者应减肥，避免过饱和睡前进食，避免进食酸性、油腻食物，避免饮用咖啡、酸性饮料及吸烟，避免剧烈运动。

2）制酸药：包括质子泵抑制剂在内的抗酸药物可作为GERC的标准治疗方法。常选用质子泵抑制剂（如奥美拉唑、兰索拉唑、雷贝拉唑及埃索美拉唑等）或H_2受体拮抗剂（雷尼替丁或其他类似药物），其中质子泵抑制剂效果较好。加大PPI治疗剂量是临床常用的难治性GERC的治疗手段。使用某种PPI治疗无效时，换用其他的PPI可能有效。在常规剂量PPI基础上，加用H_2受体拮抗剂能改善部分难治性胃食管反流或夜间酸反流的症状。

3）促胃动力药：单用制酸剂效果不佳者，可考虑加用促胃动力药物。大部分GERC

患者有食管运动功能障碍，建议联合促胃动力药，如多潘立酮、莫沙必利等。

（2）注意事项：对上述治疗效果欠佳时，应考虑治疗的剂量及疗程是否足够，或是否存在复合病因。难治性 GERC 可使用巴氯芬治疗，但该药可引起一定程度的嗜睡、困倦等不良反应。在必要时，应该咨询相关专科医师共同研究治疗方案，对于少数内科治疗失败的严重反流患者，采用抗反流手术治疗（主要为经腹腔镜胃底黏膜折叠术）可能有效，因术后并发症及复发等问题，对手术指征应严格把握。

5. EB

（1）治疗：对糖皮质激素治疗反应良好，治疗后咳嗽会很快消失或明显减轻。通常给予吸入糖皮质激素治疗，布地奈德（每次 200～400 μg）或等效剂量的其他糖皮质激素，每天 2 次，建议治疗时间应持续 8 周以上。初始治疗可联合应用泼尼松口服每天 10～20mg，持续 3～5 天。

（2）预后：国外报道少数 EB 患者可发展为慢性气流阻塞性疾病（哮喘或慢性阻塞性肺疾病）。中国对 EB 患者的长期随访研究显示肺功能保持稳定，表明 EB 不是慢性气道阻塞性疾病的前期，而是一独立的疾病。

6. 变应性咳嗽　吸入糖皮质激素治疗 4 周以上对大多数患者有效，效果差者可短期（3～5 天）口服糖皮质激素。对抗组胺药物治疗有一定效果。

7. ACEI 和其他药物诱发的咳嗽　通常在停药 4 周后咳嗽即消失或明显减轻。对于既往曾出现过或现在有可能出现 ACEI 相关咳嗽的患者，可用血管紧张素 II 受体拮抗剂替代 ACEI 类药物。

8. 肺癌　诱发咳嗽的治疗关键，在于对原发灶的治疗。放疗、化疗、射频消融术及手术切除肺部肿瘤能够缓解肺癌患者的咳嗽症状。肺癌手术后咳嗽是临床上常见问题，机制不清。甲磺司特能够缓解肺癌术后的咳嗽。

9. 支气管扩张症　不推荐稳定期支气管扩张症患者常规吸入激素，但对于存在慢性气流阻塞或气道高反应性的稳定期纤维化支气管扩张症患者，联合吸入 ICS+LABA 或 LAMA 可改善慢性咳嗽症状。对于重度支气管扩张患者，静脉抗生素治疗可能有助于减轻咳嗽症状和急性加重，建议仅在患者情况差和需要住院治疗时，或所感染的病原菌对口服抗生素治疗无反应，或口服抗生素治疗失败时应用。大环内酯类药物有助于改善稳定期支气管扩张症患者症状、减少急性加重风险，但要注意长期应用的细菌耐药性及药物不良反应等问题。不推荐常规应用吸入性气道黏液溶解剂。他汀类药物、甘露醇吸入也可能有助于支气管扩张症治疗，但不推荐常规临床应用。

10. 气管-支气管结核　抗结核治疗。

11. 心理性咳嗽　对于心因性咳嗽患者，可给予暗示疗法、心理疏导等心理治疗措施。也可以短期应用止咳药物辅助治疗。对年龄大的患者可辅以心理干预治疗，适当应用抗焦虑药物。对于儿童患者，应注意与抽动秽语综合征相鉴别。

五、第五步：辅助（5A）

在咳嗽诊治上应用物联网辅助诊疗可以使很多患者得到及时地精准诊断和治疗，避免漏诊误诊。在这方面物联网医学的辅助功能主要为：与患者互动，提问答疑、联系专家、明确诊断，提供治疗方案，协助转诊，对疑难病例协助双向转诊和管理。物联网技术的三大基本流程有利于完成这些工作，其中全面感知，可靠传送和智能处理三大基本流程，有助于咳嗽诊疗，同时可协助全时空预防、保健、康复和控制医疗质量。

此外，物联网医学十大功能用于咳嗽的诊疗也有很大的开发潜力，用于在线监测、定位跟踪、警报联动、随访调度等，有利于全程在线监测咳嗽变化和指导治疗；预案计划、远程管理、领导桌面和统计决策功能可拓展物联网管理咳嗽的海量信息深度挖掘功能；应用预先设定的执行指南的全程管理有利于及时诊疗咳嗽；安全隐私和在线升级功能是物联网医学技术的保障，可保证物联网系统能够正常运行，圆满完成。

与传统医学相比，应用物联网医学技术管理咳嗽有如下优点：

1. 模式转变 有利于干预咳嗽引起的潜在健康危机，将目前的被动治疗模式转变为主动健康管理。

2. 放大名义效应 利于诊疗咳嗽的名医管理更多患者，使远离名医的患者也能及时得到其精准诊疗。

3. 缩小四大差别 利用物联网医学技术诊疗咳嗽，可缩小三级医院医生医学知识的时间和空间差别、同时也缩小三个级别医院之间的资源及医师经验的差别，加快提高基层医师的水平，使患者可就近享受专业医疗健康服务。

4. 个体化诊疗 可针对不同人群提供个体化的诊断和治疗方案，全面满足大众对不同层次的医疗服务，接近精准医学的要求。

第三节　注意事项和质量控制

一、各级医院的分级诊疗责任

为了高效精准地完成咳嗽分级诊疗工作，需要通过物联网医学平台精密地协调一、二、三级医院在咳嗽诊疗中的分工。由于分级诊疗后大多数患者将首诊于一级医院，社区医师对咳嗽的诊断和治疗负有重要使命。三级医院则需要熟悉咳嗽鉴别诊断的呼吸科和相关科室（如消化科和变态反应科）专家，以及咳嗽诊疗需要的技术和设备，同时通过医院物联网会诊指导下级医院医师管理患者。二级医院在分级诊疗中的责任是相对灵活的，如果具备相应的专家和诊断技术，即可与一级医院医师一同管理咳嗽患者。否则，二级医院医师的责任为与三级医院专家合作，对难以诊断的患者的双向转诊，起到上传下达的作用。

二、各级医院需要的设备和掌握的相应技术

各级医院需要根据分级诊疗责任，具备相应的设备并掌握相应的诊疗技术（表14-5）。

表 14-5　各级医院根据分级诊疗责任需要具备的设备和掌握的技术

需要的技术设备		对各级医院的要求		
技术	设备	一级医院	二级医院	三级医院
影像学检查	胸片	应具备	应具备	应具备
	CT		应具备	应具备
	PET			应具备
特殊检查	诱导痰细胞学检查	可选择	可选择	应具备
	FeNO 水平检查	可选择	应具备	应具备
	变应原皮试和血清 IgE 检查	可选择	应具备	应具备
	24 小时食管 pH–多通道阻抗监测		可选择	应具备
	支气管镜检查		可选择	应具备
	咳嗽敏感性检查			应具备

三、各项技术检查结果的意义

1. 影像学检查　X 线胸片可作为慢性咳嗽的常规检查，如发现明显病变，根据病变特征选择相关检查；如无明显病变，则按慢性咳嗽诊断程序进行检查（见慢性咳嗽诊断程序）。X 线胸片有可疑病变时，可进一步进行 CT 检查。胸部 CT 检查有助于发现纵隔前后肺部病变、肺内小结节、气管壁增厚、气管管壁钙化、气管狭窄、纵隔肿大淋巴结等，对于一些胸部 X 线检查不易发现的病变，一些少见的慢性咳嗽病因，如支气管结石、复发性多软骨炎、支气管异物等具有重要诊断价值。高分辨率 CT 有助于诊断早期间质性肺疾病和非典型支气管扩张。怀疑鼻窦炎时，首选鼻窦 CT 检查。对于近期已行影像学检查的患者，应避免反复的检查。

2. 肺功能检查　包括通气功能、激发试验，对慢性咳嗽的病因诊断具有重要价值，推荐作为常规检测项目。无条件行肺功能检查的医院也可监测 PEF 昼夜变异率。支气管激发试验是诊断 CVA 的关键方法，激发后 FEV_1 下降≥20% 为阳性标准。PEF 昼夜变异率≥20% 为阳性。

3. 诱导痰细胞学检查　是慢性咳嗽病因诊断和气道炎症最重要的一种无创检查方法，安全性和耐受性较好，可用于评估慢性咳嗽患者的气道炎症和提示激素治疗的疗效。诱导痰检查嗜酸粒细胞增高是诊断 EB 的主要指标，亦可用于 CVA 的辅助诊断。诱导痰检测有助于指导吸入性糖皮质激素应用，使慢性咳嗽患者获益。建议采用高渗盐水单一浓度雾化，但应尽量避免在 48 小时内对同一患者多次行诱导痰检查。常采用超声雾化吸入高渗盐水的方法进行痰液的诱导。

4. FeNO 水平检查　是近年来开展的一项无创气道炎症检查，FeNO 增高提示嗜酸细胞性炎症可能性大和激素敏感性咳嗽，但目前尚未有统一的诊断临界值，FeNO 值正常不能排除痰嗜酸粒细胞增高。

5. 变应原皮试和血清 IgE 检查　检测患者是否存在特应征，和确定变应原类型。有助于诊断变应性疾病，如过敏性鼻炎和变应性咳嗽。60% ~70% CVA 和 30% 的 EB 患者存在特应征。

6. 24 小时食管 pH-多通道阻抗监测　这是目前判断胃食管反流的最常用和最有效的方法。通过动态监测食管 pH 的变化，获得 24 小时食管 pH<4 的次数、最长反流时间、食管 pH<4 占监测时间百分比等 6 项参数，最后以 Demeester 积分表示反流程度。结合食管腔内阻抗可以诊断非酸性反流或弱酸反流。检查时实时记录反流相关症状，以获得反流与咳嗽症状的相关概率（symptom association probability，SAP），确定反流与咳嗽的关系。非酸性反流需采用食管腔内阻抗监测。

7. 支气管镜检查　不作为慢性咳嗽的常规检查，但对于常规检查未明确病因或针对常见病因治疗无效的不明原因慢性咳嗽患者，支气管镜检查可用于诊断或排除气管腔内的病变（一些少见的咳嗽病因）如支气管肺癌、异物、结核、复发性多软骨炎等。

8. 咳嗽敏感性检查　目前尚不是临床常规检测，可用于研究药物的疗效判断和咳嗽机制的研究。通过雾化方式使受试者吸入一定量的刺激物气溶胶颗粒，刺激相应的咳嗽感受器而诱发咳嗽，并以吸入物浓度作为咳嗽敏感性的指标。常用辣椒素吸入进行咳嗽激发试验。咳嗽敏感性增高是慢性咳嗽的重要特征，特别是感染后咳嗽（postinfectious cough，PIC）、GERC 增高更为明显。

9. 其他检查　外周血检查嗜酸粒细胞增高提示变应性疾病，但多数 CVA 和 EB 患者的外周血嗜酸粒细胞均在正常范围内。外周血嗜酸细胞显著增高（>20%）提示寄生虫感染、嗜酸细胞性肺炎。

四、根据分级诊疗责任执行质量控制

目前移动医疗具有很多发展中的缺点，其中最主要的是质量控制。幸好，由于物联网医学具备的全面感知，可靠传输和智能处理三大基础流程，可以科学地全时空地进行质量控制。利于培训用户，督导医师全面执行指南或共识，将目前个体化手工业作坊式诊疗模式，提高为国家标准的现代化流水作业工程，最终全面提高诊疗质量。培训时应该强调，物联网医学的应用和实施效果，与设备、社区、专科医师和患者的理解有关，三级（基层医师，专家和患者）联动每个环节均应该保持通畅和配合默契，才能取得最佳效果。除了共性的培训外，在临床应用中还应针对咳嗽自身的特征，特别注意质量控制的要点。五步法中主要需要质量控制的指标为：病史中描述哮喘相关症状的比率；病史中描述胃食管反流的比率；病史中描述服用 ACEI 药物的比率；接受肺功能检查的比率；接受 FeNO 检查的比率；胸部影像学检查比率。此外，还应兼顾分级诊疗质控的指标①诊断复核率；②治疗方案复核率；③疗效复核率；④双向转诊率。

五、发挥物联网医疗技术的优势保证医疗安全

为全面满足高质量诊疗的要求，需要专家与基层医院医师密切配合，才能更好地发挥物联网医学技术平台的优势，保证医疗安全。需要制定平台操作规程和工作细则，并根据最新指南及循证医学证据不断更新，应用于物联网医疗中，并在实践中逐步改善。其中包括专家、社区医师和技术人员的职责，危险事件的报警应急处理流程，患者知情同意与信

息安全规则，故障处理流程等。

（赖克方　白春学）

参 考 文 献

白春学 . 2014. 实用物联网医学 . 北京：人民卫生出版社.

白春学 . 2015. 物联网医学分级诊疗手册. 北京：人民卫生出版社.

白春学 . 2006. 慢性咳嗽病因与诊断方法选择 . 诊断学理论与实践，5：98-100.

中华医学会呼吸病学分会哮喘学组 . 2005. 咳嗽的诊断与治疗指南（草案）. 中华结核和呼吸杂志，28：738-744.

中华医学会呼吸病学分会. 2014. 咳嗽的诊断和治疗指南（修订版）.

Irvin RS，Baumann MH，Boulet LP，et al. 2006. Diagnosis and management of cough executive summary. ACCP Evidence-Based Clinincal Practice Guidelines. Chest，129：1s-23s.

第十五章　物联网医学在高血压
分级诊疗中的应用

高血压是以血压升高为主要临床表现，伴或不伴有多种心血管危险因素的综合征。作为最常见的慢性病，高血压也是心脑血管疾病最主要的危险因素和死亡的主要原因之一，它影响重要器官（脑、心、肾等）的结构与功能，致残、致死率高，而且严重消耗社会医疗资源，造成沉重负担。应用三级联动的物联网医学平台管理高血压患者，完成惠众分级诊疗，有利于降低高血压患者的血压水平，减少脑卒中及心脏病事件；也有利于改善患者的生存质量，减轻医疗负担。

第一节　分级诊疗分工

通过物联网医学平台，协调一级医院（或称社区卫生中心）、二级医院和三级医院分工，三级联动、高效精准地完成分级诊疗工作。

一、一级医院工作

一级医院工作主要为宣传疾病相关知识，做好高血压的预防工作，并应用物联网医学技术进行家庭筛查、初步诊断、非高血压急症的治疗、分级随访和康复治疗；同时为保证医疗质量，需要与二级医院和三级医院进行三级联动的物联网医学管理及双向转诊治疗。

二、二级医院工作

二级医院工作主要为协助一级医院确诊及分级管理高血压患者，与一级医院进行双向转诊，对于疑难病例与三级医院专家共同研究诊治方案。

三、三级医院工作

三级医院工作主要为高血压急症的诊治、高血压患者的个体化治疗和联网会诊；对于疑难病例与二级医院共同研究诊治方案，指导相关心脑血管等并发症的处理；负责质量控制、复核诊断率、治疗方案及双向转诊率。

第二节　物联网医学分级诊疗高血压五步法

物联网医学分级诊疗五步法应用于高血压患者示意图（图15-1）。

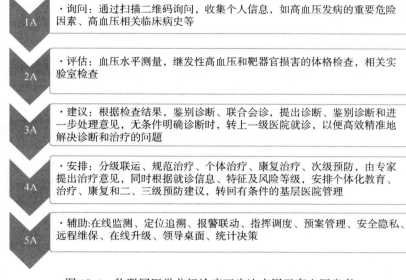

图 15-1 物联网医学分级诊疗五步法应用于高血压患者

一、第一步：询问（1A）

通过扫描二维码询问、采集患者疾病相关信息，可应用问卷和量表等工具，直接传到云计算器进行后续处理，以备进一步诊断、评估。需要收集的信息主要包括高血压发病的重要危险因素及高血压相关临床病史等。

（一）高血压发病的重要危险因素

1. 高钠、低钾膳食 是我国大多数高血压患者发病的主要危险因素之一。我国人群研究表明，若膳食钠盐摄入量平均增加 2g/d，则收缩压和舒张压分别增高 2.0mmHg 及 1.2mmHg。在我国大部分地区，居民钠盐摄入量均明显高于世界卫生组织少于 5g/d 的推荐，钾盐摄入却严重不足。采集相关信息时，应对患者日常饮食中钠盐及钾盐的摄入情况予以关注。

2. 超重和肥胖 体脂含量及 BMI 都与血压水平呈正相关，BMI≥24kg/m² 者发生高血压的风险是 BMI 正常者（19～23.9kg/m²）的 3～4 倍。体脂分布也与高血压发生有关，腹型肥胖会致血压水平升高，腹部脂肪聚集情况可通过腰围衡量。

3. 过量饮酒 也属高血压的危险因素之一。饮酒量增加，人群高血压患病率随之升高；长期少量饮酒可致血压轻度升高，而过量饮酒则使血压明显升高，且血压上升幅度和饮酒量正相关。因此采集患者饮酒史信息时，需重视长期过量饮酒对于高血压发生和血压水平的影响。

4. 精神紧张 由于工作、生活等原因导致精神长期处于高度紧张状态的人群，高血压患病概率会有所增加。

5. 其他危险因素 如高血压家族史、年龄、缺乏体力活动等。除高血压之外，心血管疾病的危险因素还包括吸烟、血脂异常、糖尿病和肥胖等。这些相关危险因素均可通过扫描二维码等方式采集获取。

（二）高血压相关临床病史采集

应全面详细询问患者病史，从而了解患者血压水平和其他心血管疾病危险因素，初步做出高血压病因的鉴别诊断，为之后寻找靶器官损害及相关临床情况提供方向。采集过程中可应用问卷和量表等工具。

1. 家族史 询问患者有无高血压、冠心病、糖尿病、血脂异常、脑卒中或肾脏病家族史。

2. 高血压病程和既往血压水平 患高血压时间，既往血压最高水平，是否曾接受降压治疗及其具体方法、疗效和不良反应。

3. 高血压症状及既往史 目前及既往有无冠心病、心力衰竭、脑血管病、外周血管病、糖尿病、痛风、血脂异常、支气管哮喘、睡眠呼吸暂停综合征、性功能异常和肾脏疾病等的症状及治疗情况。

4. 提示继发性高血压的症状 如肾炎史、贫血、蛋白尿、血尿、肾小球滤过功能减退、肌酐清除率下降等（提示肾实质性高血压）；进展迅速或突然加重的高血压，伴上腹部或背部肋脊角处血管杂音（提示肾血管性高血压）；肌无力、发作性松弛性瘫痪等低血钾表现（提示原发性醛固酮增多症）；阵发性头痛、心悸、多汗等交感神经兴奋症状（提示嗜铬细胞瘤）；向心性肥胖、满月脸、水牛背、皮肤紫纹、毛发增多、血糖增高等表现（提示皮质醇增多症）；上臂血压增高而下肢血压不高或降低，肩胛间区、胸骨旁、腋部血管杂音（提示主动脉缩窄）；使用口服避孕药、麻黄碱类滴鼻药、可卡因、苯丙胺、类固醇、非甾体消炎药、促红细胞生成素等（提示药物引起的高血压）。

5. 提示靶器官损伤的症状 如头痛、短暂性脑缺血发作或感觉及运动缺失（提示脑损伤）；眩晕或视力下降（提示眼损伤）；心悸、胸痛、气短或踝部水肿（提示心脏损伤）；多尿、夜尿或血尿（提示肾损伤）；肢端发冷或间歇性跛行（提示外周血管损伤）。

6. 生活方式、心理社会因素等

二、第二步：评估（2A）

评估内容主要包括：血压水平的测量，继发性高血压和靶器官损害的体格检查，相关实验室检查等项目。评估过程中医生利用物联网传感器，传送测量及检查结果到云计算器，供其做整合、智能处理；并且可从云端提出和获取患者与诊疗相关的检测结果，为进一步诊断、鉴别诊断、评估、治疗和长期管理随访提供参考意见与临床思路。

（一）血压水平的测量

1. 血压测量方法的选择 诊室血压目前仍是高血压临床诊断的标准方法和主要依据；动态血压监测优点在于可诊断白大衣性高血压、隐蔽性高血压，寻找顽固难治性高血压的病因，评估血压升高程度、短时变异和昼夜节律，便于血压水平及时直接传输至云计算器；家庭血压监测有利于监测长期血压变异，也可了解患者生活常态下的血压水平，从而改善治疗依从性。

2. 诊室血压的测量步骤　受试者需坐位安静休息 5 分钟后开始测量；使用定期校准的水银柱血压计，或经过验证的电子血压计，大多数的成年人使用标准规格袖带；测量坐位时的上臂血压时，上臂置于心脏水平；以柯氏音第 I 音和第 V 音（消失音）确定收缩压和舒张压；连续测量两次，每次至少间隔 1～2 分钟，若两次测量结果差别比较大（5mmHg 以上），应再次测量；首诊时测量双上臂血压，以后通常测量较高读数一侧的上臂血压；对疑似有直立性低血压者，应同时测量坐位及直立位血压；在测量血压的同时，应测定脉率。

（二）继发性高血压和靶器官损害的体格检查

仔细的体格检查有助于发现继发性高血压线索和靶器官损害情况。

1. 提示继发性高血压的体征　库欣面容（提示库欣综合征），神经纤维瘤性皮肤斑（提示嗜铬细胞瘤），甲状腺功能亢进性突眼征或下肢水肿（提示甲状腺功能亢进），腹部触诊肾脏增大或肿块（提示多囊肾），听诊有心前区或胸背部杂音、股动脉搏动消失或延迟、下肢血压低于上肢（提示主动脉缩窄或主动脉病）。

2. 提示靶器官损害的体征　颈动脉杂音、运动或感觉缺失（脑），常规眼底镜检查可见视网膜动脉病变（眼底），心尖搏动位置及性质异常、室性奔马律、肺部啰音、重力性水肿（心脏），肢端发冷、皮肤缺血性改变、脉搏减弱消失或不对称（外周血管）。

（三）相关实验室检查

相关实验室检查可分为基本项目、推荐项目和选择项目（表 15-1）。

表 15-1　实验室检查项目分类

基本项目	血液生化（钾、钠、空腹血糖、糖化血红蛋白、总胆固醇、三酰甘油、高密度脂蛋白胆固醇、低密度脂蛋白胆固醇、尿酸、肌酐）；全血细胞计数、血红蛋白和血细胞比容；尿液分析（蛋白、红细胞、尿糖和尿沉渣镜检）；心电图
推荐项目	24 小时动态血压监测、超声心动图、颈动脉超声、心肌酶、餐后 2 小时血糖（当空腹血糖≥6.1mmol/L 时必查）、血同型半胱氨酸、尿白蛋白定量（糖尿病患者必查）、尿蛋白定量（用于尿常规检查蛋白阳性者）、眼底、胸部 X 线检查、脉搏波传导速度（PWV）、踝臂血压指数（ABI）
选择项目	对怀疑为继发性高血压的患者，根据需要可以分别选择以下检查项目：血浆肾素活性和血管紧张素 II 水平、血和尿醛固酮、血和尿皮质醇、血游离甲氧基肾上腺素及甲氧基去甲肾上腺素、血和尿儿茶酚胺、24 小时尿钠尿钾排量、动脉造影、肾和肾上腺超声或 CT 或 MRI、脑部 CT 或 MRI、睡眠呼吸监测、地塞米松抑制试验、肾上腺皮质激素兴奋试验等。对有合并症的高血压患者，进行相应的脑功能、心功能和肾功能检查

三、第三步：建议（3A）

结合上述资料，提出诊断、鉴别诊断及处理意见，并且进一步评估病情和并发症。与此同时，物联网系统可自动提醒医师引用指南或共识意见（如 2010 版中国高血压防治指南），以便高效精准地解决诊断和治疗问题。

（一）高血压的分类与分层

高血压患者的诊断、评估和治疗不应只依据血压水平，而应在按照血压水平分类（表 15-2）的基础上，对患者进行心血管风险水平的评估并分层（表 15-3）。明确规范的分类与分层有助于医师对何时开始降压治疗，采取何种治疗方案，达到何种降压目标及如何控制危险因素等问题做出合适的判断和选择，有助于患者的长期综合管理。

表 15-2　血压水平的分类和定义（mmHg）

分类	收缩压		舒张压
正常血压	<120	和	<80
正常高值血压	120 ~ 139	和（或）	80 ~ 89
高血压	≥140	和（或）	≥90
1 级（轻度）	140 ~ 159	和（或）	90 ~ 99
2 级（中度）	160 ~ 179	和（或）	100 ~ 109
3 级（重度）	≥180	和（或）	≥110
单纯收缩期高血压	≥140	和	<90

注：当收缩压、舒张压分属不同级别时，则以较高分级为准。

表 15-3　高血压患者心血管风险分层

高血压分级	除高血压外其他危险因素		≥3 个其他危险因素或靶器官损害	临床并发症或合并糖尿病
	无	1 ~ 2 个其他危险因素		
1 级（轻度）	低危	中危	高危	很高危
2 级（中度）	中危	中危	高危	很高危
3 级（重度）	高危	很高危	很高危	很高危

（二）影响高血压患者心血管预后的重要因素

高血压患者心血管风险水平的分层需要参考其他影响心血管事件发生和预后的危险因素，主要包括心血管系统的危险因素、靶器官的损害及患者自身所伴临床疾患等三大类别。而 2010 版中国高血压防治指南依据旧版防治指南的实施情况及近年来国内外相关研究进展，对于影响分层的因素做出了部分调整和修改（表 15-4）。

表 15-4　影响高血压患者心血管预后的危险因素

心血管系统危险因素	高血压、年龄、吸烟、糖耐量受损和（或）空腹血糖受损、血脂异常、早发心血管病家族史、腹型肥胖或肥胖及血同型半胱氨酸升高等
靶器官的损害	心电图或超声心动图检出左室肥厚、颈动脉超声 IMT≥0.9mm 或动脉粥样斑块、颈股动脉 PWV≥12m/s、ABI<0.9、GFR 降低或血肌酐轻度升高、尿微量白蛋白 30～300mg/24h 或白蛋白/肌酐≥30mg/g 等
患者自身所伴临床疾患	脑血管病（如脑出血，缺血性脑卒中，短暂性脑缺血发作等）、心脏病史（如心肌梗死史，心绞痛，冠状动脉血运重建史等）、肾脏病史（如糖尿病肾病，肾功能受损等）、外周血管疾病、视网膜病变及糖尿病等

注：IMT. 内膜中层厚度；PWV. 脉搏波传导速度；ABI. 踝臂血压指数；GFR. 肾小球滤过率。

四、第四步：安排（4A）

针对第三步所获取到的高血压患者不同信息特征及风险等级，给予个体化安排健康教育、治疗、康复和次级预防建议；智能处理后给予处理意见，包括三级联动和报警提示，供分级诊疗医师参考。这一步骤有利于确保高血压患者的安全和疗效，起到"云连知名专家，端享现代医疗"的三级联动作用。

（一）治疗目标

治疗目标主要是最大限度地降低心血管并发症的发生与死亡的总体危险，治疗所有可逆性心血管危险因素、亚临床靶器官损害及各种患者自身所伴临床疾患。因此，2010 版中国高血压防治指南根据我国具体国情，将高血压的治疗目标初步设置为标准目标和基本目标，并设定了针对不同人群的具体血压控制目标。

1. 标准目标　在生活方式干预治疗的基础上，使用指南推荐的抗高血压药物，特别是每日给药一次能控制 24 小时血压并使血压达到治疗目标的药物。同时控制其他可逆性危险因素，并有效干预亚临床靶器官损害和临床疾患。

2. 基本目标　在生活方式干预治疗的基础上，使用 FDA 审核批准的任何安全有效的抗高血压药物，包括每日给药 2～3 次的短效或中效药物，使血压达到治疗目标。同时控制其他可逆性危险因素，并有效干预亚临床靶器官损害和临床疾患。

3. 具体降压目标　总体原则为以患者能耐受为前提，逐步降压达标。一般要求普通高血压患者需将血压降至 140/90mmHg 以下；年龄在 65 岁及以上的老年人的收缩压应当控制于 150mmHg 以下，如能耐受还可进一步降低；伴有糖尿病、肾脏疾病或病情稳定的冠心病的高血压患者一般应将血压控制在 130/80mmHg 以下。而处于脑卒中或冠脉综合征急性期的高血压患者，降压处理可参照相关指南执行。

（二）治疗策略

在对患者进行心血管风险水平评估并分层，全面评估患者的总体危险后，将患者归入低危、中危、高危或很高危的不同组别，针对相应组别做出治疗决策。

1. 高危及很高危患者 一旦确诊后，立即开始对高血压及并存危险因素和临床情况的综合治疗。

2. 中危患者 首先对患者进行为期数周的观察，主要内容包含血压的反复测量（尽量选择采用 24 小时动态血压监测或家庭血压检测的方法）和靶器官损害情况的评估，是否使用药物治疗及开始药物治疗的时机需要视观察结果而定。

3. 低危患者 首先对患者进行较长时间（3 个月左右）的观察，主要内容包含血压的反复测量（尽量选择采用 24 小时动态血压监测或家庭血压检测的方法）和靶器官损害情况的评估，是否使用药物治疗及开始药物治疗的时机需要视观察结果而定。

（三）生活方式干预（高血压的非药物治疗）

生活方式干预是适用于各分级的高血压患者（包括正常高值血压人群）的方法，在降低血压和心血管风险等方面疗效确定，所有患者都应采用，其具体目标和措施内容如下：

1. 减少钠盐摄入，增加钾盐摄入 目标为每天钠盐摄入量逐步降到 6g 以下。具体措施包括：①尽量少食用腌卤食品；②使用量具称量食用盐；③使用低钠盐或食用盐的替代品。

2. 控制体重 目标为把 BMI 控制于 $24kg/m^2$ 以下；男性腰围控制在 90cm 以下，女性腰围控制在 85cm 以下。具体措施包括：①减少食物摄入总量；②保证充足活动；③肥胖者可考虑加用减肥药物辅助治疗。

3. 严格戒烟 目标为彻底戒烟，并且避免吸入二手烟。具体可在宣教的基础上采取戒烟咨询与药物相结合的手段。

4. 限制饮酒 目标为将饮酒量控制于白酒 <50ml/d，或葡萄酒 <100ml/d，或啤酒 <300ml/d。具体措施包括：①宣教；②不提倡高血压患者饮酒；③酗酒者需逐渐减量，必要时可借助药物。

5. 保证体育运动量 目标为保证每周 3 ~ 5 次中等强度的运动，每次用时 30 分钟左右。具体措施包括：①运动形式，选择步行、快走、慢跑、游泳等均可；②根据心率控制运动强度，力所能及，循序渐进；③适用于不伴严重心血管病的高血压患者。

6. 减轻心理及精神压力 采取各种措施，预防和缓解心理及精神压力，必要时建议寻求专业心理咨询辅导或治疗。

（四）高血压的药物治疗

目前临床应用的降压药物主要包括利尿剂、β 前受体阻滞剂、钙离子拮抗剂（CCB）、血管紧张素转换酶抑制剂（ACEI）和血管紧张素 II 受体拮抗剂（ARB）等五大类。采用药物治疗，将患者血压降低到达标水平，目的在于延缓高血压疾病进展，预防心脑血管等并发症和高血压急症的发生。而降低血压达标的方式也并非都是越快越佳，尤其对于老年患者、长期患者或已发生靶器官损害或并发症的患者来说，应当适当减缓降压速度。

1. 临床应用降压药物的原则 降压药物的临床应用应遵循以下原则：①由小剂量开始，即初治患者通常从较小的有效治疗剂量开始用药，确有需要增加剂量时，应根据病情需要及疗效情况逐步加量；②优先选用长效制剂，即尽量使用每天一次给药且能有持续

24 小时的降压药物，控制降压谷峰比值，防止心脑血管事件发生，提高患者用药配合度和依从性；③联合用药，即低剂量单药疗效不佳时，可以联合使用两种或以上的降压药物，加强疗效的同时减少药物不良反应；④个体化用药，即因人而异，根据患者具体情况来选择治疗方案。

2. 常用降压药物种类的临床选择　　五大类降压药物均可作为初始和维持用药，临床选用降压药物时主要的依据是患者的危险因素、靶器官损害及患者合并的其他临床疾患，同时也需考虑降压药物除降压之外其他作用的差别及可能的不良反应（表 15-5）。

表 15-5　常用降压药物临床选择参考

降压药物种类	常用药物	适应证	禁忌证		主要不良反应
			绝对禁忌证	相对禁忌证	
利尿剂（噻嗪类）	氢氯噻嗪	心力衰竭，老年高血压，单纯收缩期高血压	痛风	妊娠妇女，高尿酸血症，明显肾功能不全	血钾血钠降低，血尿酸升高
利尿剂（襻利尿剂）	呋塞米 托拉塞米	肾功能不全，心力衰竭			血钾降低
利尿剂（醛固酮拮抗剂）	螺内酯	心力衰竭，心肌梗死后	肾衰竭，高钾血症		血钾增高，男性乳房发育（螺内酯）
β-受体阻滞剂	美托洛尔 比索洛尔 阿替洛尔	心绞痛，心肌梗死后，快速性心律失常，慢性心力衰竭	二度至三度房室传导阻滞，哮喘	COPD，周围血管病，糖脂代谢异常，运动员	支气管痉挛，抑制心功能
CCB（二氢吡啶类）	硝苯地平 氨氯地平 非洛地平	老年高血压，周围血管病，单纯收缩期高血压，稳定型心绞痛，颈动脉或冠状动脉粥样硬化	无	快速型心律失常，心力衰竭	心跳加快，面部潮红，踝部水肿，牙龈增生
CCB（非二氢吡啶类）	维拉帕米 地尔硫䓬	心绞痛，颈动脉粥样硬化，室上性快速心律失常	二度至三度房室传导阻滞，心力衰竭		房室传导阻滞，抑制心功能
ACEI	卡托普利 贝那普利	慢性心力衰竭，心肌梗死后伴心功能不全，心房颤动预防，糖尿病或非糖尿病肾病，代谢综合征，蛋白尿或微量白蛋白尿	双侧肾动脉狭窄，高钾血症，妊娠妇女		干咳，血钾升高，血管神经性水肿

续表

降压药物种类	常用药物	适应证	禁忌证		主要不良反应
			绝对禁忌证	相对禁忌证	
ARB	氯沙坦 缬沙坦 厄贝沙坦 替米沙坦 坎地沙坦 奥美沙坦	左心室肥厚，心力衰竭，心房纤颤预防，糖尿病肾病，冠心病，代谢综合征，微量白蛋白尿或蛋白尿，对ACEI治疗不能耐受	双侧肾动脉狭窄，高钾血症，妊娠妇女		血钾升高
α-受体阻滞剂	多沙唑嗪 哌唑嗪	前列腺增生，高血脂	直立性低血压	心力衰竭	直立性低血压

3. 降压药物的联合应用 针对特定的高危人群（如2级高血压、血压值高于降压目标值20/10mmHg或伴随多种危险因素），多数在初治时即需联用两种小剂量降压药物或复方制剂，再根据血压情况，必要时可选择加大剂量或增加联用药物种类。降压药物的联合应用应遵照联用的药物降压作用机制互补，降压作用叠加，且药物不良反应可互相减轻或抵消的原则。按照2010版中国高血压防治指南的推荐，高血压患者可选择的单药或药物联合降压治疗方案可归纳为下图，供临床医师参考（图15-2）。

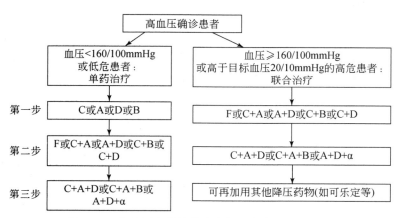

图 15-2 高血压患者单药或药物联合降压治疗方案

A. ACEI 或 ARB 类药物；B. β-受体阻滞剂；C. CCB 类药物；
D. 噻嗪类利尿剂；α. α-受体阻滞剂；F. 低剂量固定复方制剂

4. 相关危险因素的干预 针对同时存在其他危险因素的特定高血压患者，需要对各种危险因素进行干预和治疗，主要常用措施包括调节血脂（他汀类药物）、控制血糖（降糖药物或胰岛素）、抗血小板（阿司匹林或氯吡格雷）及并发心房颤动的抗凝治疗（华法林），强调对于相关危险因素的处理，有助于保护靶器官，有效预防心血管事件的发生。处理相关危险因素时应注意：

（1）调脂治疗时使用他汀类药物的临床获益目前仅见于心血管风险分层中的中危及以上人群，而对于低危患者尚未得出明确结论，且由于过低的血总胆固醇水平与发生脑出血之间的关系仍不确切，因而心血管风险分层中的低危人群选择使用他汀类药物进行一级预防应慎重。

（2）他汀类药物试用期间应定期复查肝功能及肌酸激酶水平，注意监测不良反应。

（3）虽然合并糖尿病的高血压患者有更高的心血管疾病发生风险，对于血糖和糖化血红蛋白（HbA1c）的监测与管控也能降低患者微血管病变的概率，但是对于部分特定患者，可不必过分强调强化的血糖控制，尤其是高龄、病程长、生活不便的患者。此类患者将血糖控制目标设为空腹血糖≤7.0mmol/L 或 HbA1c≤7.0%，餐后 2 小时血糖≤10.0mmol/L 即可。过分严格的血糖控制并不能降低大血管事件发生的风险。

（4）并非所有高血压患者均应使用阿司匹林或氯吡格雷进行抗栓治疗，主要适用人群为：合并有稳定型冠心病、心肌梗死、缺血性脑卒中、周围动脉粥样硬化、糖尿病或其他心血管高风险者，且推荐使用小剂量阿司匹林或氯吡格雷进行一级、二级预防。若出现高血压患者同时合并血栓症急性发作或急性冠脉综合征等情况，在急性期抗栓药物的使用应参考相关指南的推荐剂量和用法。

（5）所有并发心房颤动的高血压患者都应基于血栓栓塞危险评估决定是否需要使用华法林治疗，且接受抗凝治疗的患者需定时随访 INR，用以监测疗效，调整华法林剂量，避免发生出血性疾病等不良反应。

5. 高血压急症及亚急症（旧称高血压危象）的处理

（1）高血压急症的定义：原发或继发性高血压患者，在诱因作用下，血压突然和明显升高（一般超过 180/120mmHg），同时伴有进行性心、脑、肾等重要靶器官功能不全，主要包括高血压脑病、颅内出血、脑梗死、急性心力衰竭、肺水肿、急性冠状动脉综合征、主动脉夹层等；另外，也有部分高血压急症虽不伴有特别高的血压值（如妊娠期患者或部分急性肾小球肾炎患者），但是若血压不及时控制，则会严重影响靶器官功能，甚至危及生命；而并发急性肺水肿、主动脉夹层及心肌梗死时，即使患者的血压值仅中度升高，也应视为高血压急症予以处理。

（2）高血压急症的处理需要注意：①严密监测患者血压、生命体征、尿量和靶器官功能状况，使用短效的静脉降压药物；②初始的降压原则应为逐渐将血压调整至不太高的水平，避免因血压下降速度过快，血压水平过低而导致靶器官灌注不足，进而引起组织缺血；③降压的起始靶目标值的制订需充分考虑年龄、病程长短、血压升高程度与靶器官损害等情况；④一旦血压下降到起始靶目标值，即可使用口服药物降压，同时静脉降压药物用量逐渐减少直至完全停用。

（3）高血压亚急症的定义：指患者血压明显升高，但并未引起靶器官损害的情况，多发生于对降压治疗依从性欠佳或用药剂量不足的患者。

（4）高血压亚急症的处理需要注意：①可不采取紧急降压，而是使用口服降压药物，在 1～2 天内使血压缓慢降到 160/100mmHg 水平；②患者血压水平初步控制稳定后，根据具体情况改善患者服药依从性，调整治疗所用降压药物种类或剂量，以免反复发生高血压亚急症。

6. 高血压患者治疗情况的随访与管理

（1）患者随访内容及频率：高血压患者随访的主要内容包括进行健康宣教、监测血压、评估其他危险因素及合并的其他临床疾病等情况。随访频率视患者血压控制情况和心血管危险度分层而定。若患者血压水平属于正常高值或 1 级高血压，危险分层属于低危，则安排每 1 ~ 3 月随诊一次；新发现的高危及较复杂病例随诊的间隔应相应缩短；高危患者血压未达标者，至少每 2 周随访一次；血压达标且稳定者，每月随访一次。治疗后的患者，若血压达标，其他危险因素得到控制，可以适当减少随访次数。若已治疗 6 个月，且已使用 3 种或以上降压药，但血压仍未达标，应考虑转诊至高血压专科门诊或上级医院。具体随访流程图可归纳为图 15-3。

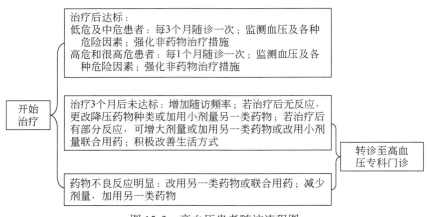

图 15-3　高血压患者随访流程图

（2）患者心血管危险分层的年度评估及管理级别的调整：各级管理医师应每年对患者心血管危险分层进行年度评估。根据血压水平、其他危险因素及合并的其他临床疾病等情况确定患者新的管理级别。具体操作时应注意：因伴发心、脑、肾疾病，糖尿病或其他靶器官损害而被归为高危或很高危组的患者，一般情况下，维持危险分层与管理级别长期不变；其他患者，若血压长期（连续 6 个月）控制较满意，可谨慎降低分层和管理级别；而对管理过程中新发生心、脑、肾疾病，糖尿病或其他靶器官损害的患者，应及时更新评估，同时提升管理级别。

（3）高血压的社区规范化管理：根据患者心血管危险分层，将高血压患者分为一级（低危患者）、二级（中危患者）、三级（高危和很高危患者）管理，并依据管理级别确定随访频率及具体随访检查项目。高血压的社区随访常用的方式主要有电话随访（适用于自我管理教育后的患者）、到医院或诊所随访、定期到居民集中的社区站点随访、入户随访（适用于行动不便的患者）和网络随访（适用于中青年高血压患者）。高血压社区规范化管理的主要考核指标包括管理率（即基层社区卫生服务机构管理的高血压患者人数占辖区高血压患病总人数的比例），管理人群血压控制率（即接受管理的高血压患者中血压达标人数占管理高血压患者人数的比例）及人群高血压的防止情况（高血压的知晓率、服药率和血压控制率）。

五、第五步：物联网医学辅助（5A）

物联网医学是物联网理论在医学中的应用，为远程医学的高级阶段。物联网医学在高血压的分级诊疗中的辅助作用主要体现在各级医师能通过物联网医学技术，及时交流分级诊疗意见，全面辅助分级诊疗流程和质量控制，确保安全和疗效，起到"云连知名专家，端享现代医疗"的三级联动作用。物联网所具备的全面感知→可靠传输→智能处理的三大基本流程和十大功能（表15-6），皆有助于完成物联网医学对高血压患者的分级诊疗辅助功能，即提问答疑，帮助挂号，全时空照护及协助双向转诊等。

表 15-6　基于物联网的物联网医学十大功能在高血压分级诊疗中的应用

功能	在高血压分级诊疗中应用
在线监测	在线监测高血压病情变化，指导分级诊疗
定位追溯	定位高血压患者，便于发现异常，指导急救
报警联动	提供监测高血压患者生命体征报警，提供三级联动的反应功能，指导分级诊疗
指挥调度	指挥高血压患者分级诊疗和远程会诊
预案管理	预设高血压患者管理规范，全天候分级管理，及时处理高血压急症和亚急症
安全隐私	提供分级诊疗的安全保障机制
远程维保	高血压患者分级诊疗的联网服务
在线升级	维持高血压患者分级诊疗系统正常运行，及时更新，是自动服务的手段之一
领导桌面	利于二、三级医院专家根据收集的海量信息，深度挖掘、拓展诊疗功能，指导治疗
统计决策	利于三级医院专家或管理者根据数据进行统计分析，总结经验，发现问题并解决

在物联网的十大功能中，在线监测、定位追溯、报警联动和指挥调度有利于全时空在线监测病情和指导治疗；预案管理、远程维保、领导桌面和统计决策功能有利于拓展海量信息深度挖掘功能，应用预设的规则规范全天候管理高血压患者，及时处理高血压急症和亚急症等紧急情况，改善患者生存质量，延长其寿命；安全隐私和在线升级功能则是物联网技术的保障，保证系统正常运行，适用于医疗联网服务。

物联网医学为社区医师和专业医师之间提供了相互取长补短与放大服务效果的良好技术平台。应用物联网医学技术后，社区医师有机会随时随地接受教育，经常与专科医师进行交流，迅速提高其专业水平，弥补不足的同时也更易得到患者及其家庭的认可。同时，二、三级医院的专科医师也可以与社区医师一同参与预防、保健、康复和管理高血压患者。另一方面，由于广大患者在家即可享受现代医疗的服务效果，目前民众面临的入名院难、看名医难的"二难"问题也可以通过物联网医学技术得到切实解决。

第三节　注意事项和质量控制

一、应用注意事项

（1）设计高血压相关软件时，应事先了解高血压人群文化知识层次和理解能力的特点，尽量使软件简明、易用、界面清晰，避免同一界面内容过多过繁杂，可选择便于患者理解的语音朗读方式。对于理解、交流能力有限的患者，可在培训时要求其家属参加，有利于初始诊治的实施。

（2）在使用无线传感血压计采集、记录患者数据前，务必对相关医务人员进行专业培训，以保证数据获取的确切性和可靠性。

（3）对于高血压急症和亚急症的定性及定量识别，即在早期识别的同时，也要识别患者病情的严重程度，从而决定是依靠物联网远程干预的功能实施阻断，还是及时建议患者前往医院就诊。

（4）对于部分中高危、极高危高血压患者实施监测的设备，必要时需设定预警指标及报警装置，便于及时通过物联网技术平台进行会诊。

二、质 量 控 制

物联网医学的应用与实施效果，与设备、社区医师、专科医师及患者的配合程度密切相关，只有每个环节做到通畅准确，才能获得最佳效果。除共性培训之外，临床应用时，还应针对高血压患者自身特点，特别注意质量控制的要点。此外，还应兼顾分级诊疗质量控制的指标①诊断复核率；②治疗方案复核率；③疗效复核率；④双向转诊率。

当然，以上质量控制治疗指标还需要根据最新指南及循证医学证据不断更新，并需要在实践中逐步制订平台操作规则和细则，如社区医师、专科医师及技术人员分别承担的职责，突发高血压急症及亚急症的应急处理流程，完善患者知情同意与信息安全，故障的处理流程等。同时，建立和完善高血压统一筛查模型、实施标准、监测及随访流程也十分必要。三级医院医师和相关专业技术人员需定期检测、维护软件客户端及无线传感血压计，定期培训社区医师和高血压患者，强调流程的标准化和规则的细化，以充分发挥物联网医学技术平台的特色与优势，以起到"云连知名专家，端享现代医疗"的成效。

（王宁舫　邹云增　白春学）

参 考 文 献

白春学 . 2014. 改变社区和专科医师服务模式的技术平台——物联网医学的深层次作用 . 国际呼吸杂志，34（12）：881，882.

白春学 . 2015. 五步法物联网医学——分级诊疗的技术平台 . 国际呼吸杂志，35（8）：561，562.

白春学 . 2015. 物联网医学分级诊疗手册 . 北京：人民卫生出版社.

中国高血压防治指南修订委员会 . 2010. 中国高血压防治指南 2010. 北京：人民卫生出版社.

James PA，Oparil S，Carter BL，et al. 2014. 2014 evidence-based guideline for the management of high blood pressure in adults：report from the panel members appointed to the Eighth Joint National Committee（JNC 8）. JAMA，311（5）：507-520.

Lee BM，Ouyang J. 2014. Intelligent healthcare service by using collaborations between IoT personal health devices. International Journal of Bio-Science and Bio-Technology，6（1）：155-164.

Mancia G，Fagard R. 2013 Practice guidelines for the management of arterial hypertension of the European Society of Hypertension（ESH）and the European Society of Cardiology（ESC）：ESH/ESC Task Force for the Management of Arterial Hypertension. J Hypertens，31（10）：1925-1938.

第十六章 物联网医学在急性呼吸窘迫综合征分级诊疗中的应用

急性呼吸窘迫综合征（acute respiratory distress syndrome，ARDS）最初指的是成人呼吸窘迫综合征（adult respiratory distress syndrome，ARDS），由于该病与婴儿呼吸窘迫综合征颇为相似，故命名为成人呼吸窘迫综合征以示区别。后来人们认识到婴儿也可发生急性呼吸窘迫综合征，故将其更名为急性呼吸窘迫综合征。在不同时期由于人们对其认识不同，此病的命名曾出现过"休克肺"，"白肺"，"婴儿肺"，"湿肺"等。在1994年召开的欧美共识（American-European Consensus Conference，AECC）会议上对ARDS做了定义。2011年，欧洲急危重症医学学会组织专家制订的柏林定义进一步明确ARDS是一种急性弥漫性炎症性肺损伤，导致肺血管通透性和肺重量增加，而肺含气组织减少。临床主要表现为低氧血症，影像学双肺致密影，伴随混合静脉血氧合不足、生理性无效腔增加及肺顺应性降低。急性期形态学主要特征为弥漫性肺泡损伤（如水肿、炎症、透明膜形成或出血）。这一定义得到很多专家认可，以及美国胸科学会及重症医学学会支持。

ARDS的治疗需要遵循一定的流程。院外发生的ARDS一般经过急诊预处理收治呼吸ICU病房或综合ICU病房。在ARDS发生之前的预警，发生ARDS后的早期及快速诊断，及早进行干预措施对于ARDS的预后有很大的影响。由于一些基层医院没有条件进行ARDS等危重病的诊治和管理，因此及早转诊非常重要，因此充分利用物联网的功能早期预警和分级诊疗在目前不仅对慢性病，对急性病的干预也有实际意义。

第一节 分级诊疗分工

通过物联网医学平台，协调一级医院、二级医院和三级医院分工，三级联动、高效精准地完成分级诊疗工作。

一、一级医院工作

一级医院工作主要为对ARDS患者的预防、筛查，患者教育，初步诊断和康复治疗。为保证医疗质量，与二级医院和三级医院进行三级联动物联网医学管理和双向转诊治疗。很多基层医院的医护人员对ARDS的诊治经验很少，因此除了常规的知识普及和教育外，针对ARDS的诱因及容易导致ARDS的一些原发疾病进行教育，如重症肺炎、休克、胰腺炎、羊水栓塞、吸入烟雾、车祸创伤等，如果出现呼吸窘迫，低氧血症需要警惕ARDS的发生，及早进行转诊治疗。一级医院另外承担的工作是ARDS患者从上级医院出院后的康复，由于康复过程相对较长，一级医院的参与和患者社区的管理非常重要。

二、二级医院工作

二级医院的工作主要为协助一级医院确诊和管理 ARDS 患者，与一级医院进行双向转诊，对于疑难病例与三级医院研究诊治方案、指导和参与轻、中度 ARDS 会诊，小潮气量通气，呼气末正压治疗和液体量控制。部分二级医院有呼吸 ICU 病房的，可以收治 ARDS，并在三级医院的指导下制订诊治方案。早期的或轻度的 ARDS 可以进行无创通气治疗，部分工作可以在二级医院开展，但须密切注意病情的演变。

三、三级医院工作

三级医院工作主要为 ARDS 管理、呼吸衰竭治疗及联网会诊。对于疑难病例，协助社区中心医院专家研究诊治方案，指导和参与重度 ARDS 会诊，负责质量控制，复核诊断率、治疗方案及双向转诊率。建立分级诊疗网络的单位，部分患者可以直接由一级医院转至三级医院就诊以节省时间，提高抢救的效率。

在三级诊疗体系中，不仅是转诊的问题，通过物联网可以有效利用不同级别医院的资源，快速判断网络中各家医院的医护配置，呼吸机数量及工作状态，值班人员情况及床位数量等，可以在较短时间内借助物联网进行患者的分流及有效管理。

第二节　物联网医学分级诊疗急性呼吸窘迫综合征五步法

物联网医学分级诊疗五步法也可应用于急性呼吸窘迫综合征，流程图见 16-1。

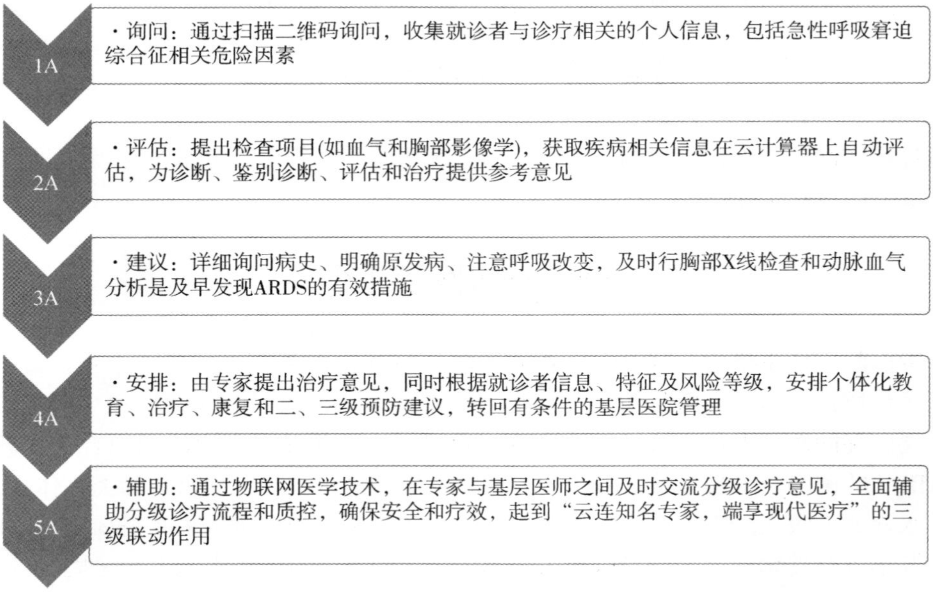

1A ·询问：通过扫描二维码询问，收集就诊者与诊疗相关的个人信息，包括急性呼吸窘迫综合征相关危险因素

2A ·评估：提出检查项目(如血气和胸部影像学)，获取疾病相关信息在云计算器上自动评估，为诊断、鉴别诊断、评估和治疗提供参考意见

3A ·建议：详细询问病史、明确原发病、注意呼吸改变，及时行胸部X线检查和动脉血气分析是及早发现ARDS的有效措施

4A ·安排：由专家提出治疗意见，同时根据就诊者信息、特征及风险等级，安排个体化教育、治疗、康复和二、三级预防建议，转回有条件的基层医院管理

5A ·辅助：通过物联网医学技术，在专家与基层医师之间及时交流分级诊疗意见，全面辅助分级诊疗流程和质控，确保安全和疗效，起到"云连知名专家，端享现代医疗"的三级联动作用

图 16-1　物联网医学分级诊疗五步法应用于急性呼吸窘迫综合征

一、第一步：询问（1A）

通过询问，扫描二维码（图16-2）收集相关的危险因素：ARDS的发生总是与严重的损伤或疾病相关。这些因素可通过直接途径（如误吸）或间接途径（如脓毒血症或肺外损伤）引起ARDS。根据AECC的诊断标准，一些特殊的肺部疾病（如Goodpasture综合征）虽然与ARDS的临床表现相似，但不属于ARDS的范畴。ARDS常见的危险因素包括脓毒血症、肺炎、创伤（包括大量输血、肺挫伤和多处骨折）、误吸和多次输血等。少见的危险因素包括胰腺炎、淹溺、吸入有毒气体、药物过量、蛛网膜下隙出血、放射性损伤、粟粒性结核及窒息等。病情的询问是有重点询问，了解与ARDS发生相关的原发病诊治，以及在院外的诊治情况，包括检查结果，治疗药物和措施，以及诊治效果等。了解诱发或危险因素后需要在后续的诊治过程中对这些危险因素进行处理。由于ARDS的起病往往可以在一周之内，短则数小时至数天，有些危险因素已经无法消除。在实际诊疗过程中，

图16-2　上海市呼吸病研究所二维码

这一步可以做成检查表的形式，把常见的ARDS的诱发或危险因素列在检查表中，供医生在询问病史时作为参考，可以节省部分时间。另外，在流感季节需要询问暴露史，患者接触史，家禽接触史等。

二、第二步：评估（2A）

提出检查项目（如血气和胸部影像学），获取的疾病相关信息在云计算器上自动评估，为诊断、鉴别诊断、评估和治疗提供参考意见。大多数患者均于原发病后2～3天内发生ARDS，极易误诊为原发病的病情加重，而想不到是早期ARDS。评估内容包括原发病的相关症状与体征及以下临床表现：

（一）症状

呼吸次数和类型：呼吸加快有窘迫感是ARDS最早的表现。呼吸次数超过28次/分，或者女性、小儿和年老体弱者的呼吸次数超过25次/分，即应提高警惕性。也常见到患者有呼吸类型改变，严重者伴有吸气时鼻翼煽动，锁骨上窝及胸骨上窝和肋间隙凹陷等呼吸困难体征。

（二）体征

1. 咳嗽和咳血痰　可出现不同程度的咳嗽，在早期不明显；亦可少量咯血，咯血性泡沫痰是ARDS的典型症状之一。

2. 烦躁、神志恍惚或淡漠　可因严重低氧引起烦躁、神志恍惚或淡漠，但由于患者可因伴发肺部感染而引起寒战和发热，易误诊为原发疾病所致。

3. 发绀　因严重缺氧所致，且很难通过吸氧改善，为本病的重要特征之一。

4. 肺部体征 肺部早期体征较少，中晚期可听到干性或湿性啰音、呼吸困难、吸气时肋间及锁骨上窝凹陷。

5. 心率 低氧可致心率加快，常超过 100 次/分。

（三）实验室检查

1. 病因学检查 包括呼吸道分泌物，血培养，导管，胸腔积液，其他体液及分泌物的涂片和培养。怀疑病毒感染，可做咽拭子，鼻咽拭子，以及下呼吸道分泌物的病毒检测。怀疑真菌感染，可做血清 G 试验，GM 试验，隐球菌乳胶凝集试验。怀疑结核，可做T-SPOT 检查。怀疑军团菌，可做尿军团菌抗体检查。必要情况下行经气管插管的支气管镜支气管肺泡灌洗，肺组织活检等。

2. 血气分析 用于判断病情危重程度及治疗反应，尤其关注氧分压和 pH。可用于计算氧合指数。

3. 血常规 判断感染，血红蛋白含量，血小板计数等。

4. 肝功能 判断肝功能，白蛋白含量。

5. 肾功能 判断肾功能状况，尤其是肾小球过滤率。合并肾功能不全或衰竭后，ARDS 会加重，死亡率明显上升。

6. CRP 和 PCT 用于判断炎症反应和感染类型。

7. D-二聚体和出凝血时间 用于判断血管内皮损伤情况。一般 ARDS 时 D-二聚体升高，预示可能存在肺内微小血栓的形成。

8. 电解质 用于判断补液及水电解质平衡的维护。

9. 其他检查

（四）氧合指数

氧合指数（PaO_2/FiO_2），为 ARDS 的诊断的主要分期检查参数之一。对于已经建立人工气道的患者，容易测定，对于未建立人工气道者有一定难度。应用面罩给纯氧测定结果时，也常有一定误差，分析时均应予注意。

（五）X 线胸片表现

ARDS 的胸片表现可分为三期：

1. 早期 通常发病 24 小时内，胸片可无异常，或肺血管纹理呈网状增多，边缘模糊，严重者可见小片状模糊阴影。

2. 中期 常在发病 1~5 天内，胸片主要见肺实变，为两肺散在大小不等、边缘模糊、浓密的斑片状阴影。常融合成大片均匀致密磨玻璃样影，有时可见支气管充气征象，心脏边缘清楚。实变影常呈区域性、重力性分布，以中下肺野和肺外带为主，有别于心源性肺水肿。

3. 晚期 多在发病 5 天以上。胸片见两肺或大部分肺野呈密度增加的磨玻璃样改变，支气管充气征明显，心影边缘不清或消失，呈"白肺（white lung）"样改变。并发肺部感染时，胸片显示斑片状或多发性肺脓肿、可有空洞形成及纵隔气肿和气胸等。

（六）高分辨率胸部 CT

在 ARDS 早期，由于肺毛细血管膜通透性增高，可引起血管内液体甚至有形成分渗出到血管外，呈非重力依赖性影像学变化。高分辨率胸部 CT （high-resolution computer tomography，HRCT）对于检测这一变化具有很高的灵敏性，甚至可发现局限于肺间质的渗出。随着病程进展，当渗出突破肺泡上皮防线进入肺泡后，可引起双肺斑片状阴影。由于重力依赖性作用，渗出液易坠积在下垂的肺区域（仰卧时主要在背部）。为提高鉴别诊断的精确性，还可分别进行仰卧和俯卧位比较性 CT 扫描。无肺毛细血管膜损伤时，两肺斑片状阴影均匀分布，不会出现重力依赖性现象，也无变换体位后的重力依赖性变化。这一特点有助于与肺部感染性疾病相鉴别，但很难与心源性肺水肿区分，因为充血性心力衰竭引起的高静水压性肺水肿可完全模仿 ARDS 的体位性影像学变化。

（七）胸部 B 超

胸部 B 超用于床旁判断肺水肿的程度和胸腔积液的多少。ARDS 的肺水肿容易出现在肺的周边部位，因此 B 超下可以看到特征性的彗星尾的表现，同时 B 超也可以动态监测指导补液。

（八）血流动力学和呼吸力学的监测

PICCO 用于血流动力学监测，包括容量指标和压力指标，包括心排血量，射血分数，胸腔内血容量，肺血管阻力，血管外肺水等，基本取代了以前肺动脉导管用于右心功能的监测。PICCO 可用于循环动力的评估和指导补液。呼吸力学的监测包括气道压力，流速，潮气量等的变化及波形。现在的呼吸机多为智能呼吸机，可监测包括上述参数，以及氧浓度，呼气末二氧化碳，内源性 PEEP，气道阻力，肺顺应性等参数，用于指导呼吸机参数的设置和调节。

（九）肺损伤评分

有几种评分系统可用于 ARDS 的危重程度评分，包括 Murray （表 16-1），急性生理和慢性健康评分（APACHE Ⅱ）改善程度评价（表 16-2），APACHE Ⅱ 评分标准（表 16-3）等。如果由重症肺炎引起，还有 CURB-65 评分（表 16-4，表 16-5），PSI 评分（表 16-6）等，合并脓毒症还有 MODS （表 16-7），格拉斯哥（Glasgow）评分标准（表 16-8），SOFA 评分标准（表 16-9），SIRS 评分标准等。

表 16-1　Murray 肺损伤评分标准

评分	胸部 X 线	氧合指数（mmHg）	呼吸系统顺应性（ml/cmH$_2$O）	PEEP（cmH$_2$O）
0	无肺泡实变	>300	>80	<5
1	1 个区域肺泡实变	225～299	60～79	6～8
2	2 个区域肺泡实变	175～224	40～59	9～11
3	3 个区域肺泡实变	100～174	20～39	12～14
4	4 个区域肺泡实变	<100	<19	>15

注：1988 年 Murray 及同事制定。

表 16-2　APACHE Ⅱ改善程度具体判定标准

分值	死亡率（%）
0~4	4
5~9	8
10~14	15
15~19	25
20~24	40
25~29	55
30~34	75
>34	85

注：≤19 为低风险；≥20 为高风险。

表 16-3　APACHE Ⅱ评分标准

A. 年龄	≤44　0；	45~54　2；	55~64　3；	65~74　5；	≥75　6；
B. 有严重器官系统功能不全或免疫损害	非手术或择期手术后　2；不能手术或急诊手术后　5；无上述情况　0				
C. 15-GCS 评分	睁眼反应；语言反应；肢体运动				

D. 生理指标	分值								
	+4	+3	+2	+1	0	+1	+2	+3	+4
1. 体温（腋下，℃）	≥41	39~40.9		38.5~38.9	36~38.4	34~35.9	32~33.9	30~31.9	29.9
2. 平均血压(mmHg)	≥160	130~159	110~129		70~109		50~69		49
3. 心率（次/分）	≥180	140~179	110~139		70~109		55~69	40~54	39
4. 呼吸频率(次/分)	≥50	35~49		25~34	12~24	10~11	6~9		5
5. PaO_2（mmHg）（FiO_2<50%）	……	……	……	……	>70	61~70	……	55~60	55
A-aDO_2（FiO_2>50%）	≥500	350~499	200~349		<200				
6. 动脉血 pH	≥7.7	7.6~7.69		7.5~7.59	7.33~7.49		7.25~7.32	7.15~7.24	7.15
HCO_3^-（mmol/L）（无血气时用）	…… ≥52	…… 41~51.9	……	…… 32~40.9	…… 23~31.9	……	…… 18~21.9	…… 15~17.9	… 15
7. Na（mmol/L）	≥180	160~179	155~159	150~154	130~149		120~129	111~119	110
8. K（mmol/L）	≥7	6~6.9		5.5~5.9	3.5~5.4	3~3.4	2.5~2.9		2.5
9. 血肌酐（mg/dl）	≥3.5	2~3.4	1.5~1.9		0.6~1.4		<0.6		
10. 血细胞比容（%）	≥60		50~59.9	46~49.9	30~45.9		20~29.9		20
11. WBC［(/mm³ × 1000)/(×10⁹/L)］	≥40		20~39.9	15~19.9	3~14.9		1~2.9		1

注：1. 急性肾衰竭时第 9 项分值加倍。

2. 严重器官功能不全：①心，心功能Ⅳ级；②肺，慢性缺氧，阻塞性或限制性通气障碍，运动耐受差；③肾，慢性透析者；④肝，肝硬化，门静脉高压，有上消化道出血史，肝昏迷，肝衰竭史。

3. 免疫损害，如接受放疗、化疗、长期或大量激素治疗，有白血病、淋巴瘤、艾滋病等。

资料来源：Knaus，1985。

表 16-4　CURB-65 评分

临床指标	分数
意识障碍	1
血尿素氮>7mmol/L（19mg/L）	1
呼吸频率≥30 次/分	1
收缩压<90mmHg，或舒张压≤60mmHg	1
年龄≥65 岁	1

表 16-5　CURB-65 评分的意义

CURB-65 评分	死亡率	建议
0	0.6	院外治疗
1	2.7	
2	6.8	短期住院或院外密切观察
3	14	住院或 ICU 治疗
4～5	27.8	

表 16-6　肺部感染严重指数（PSI）风险评级标准

步骤1：首先进行风险评估，区分 I 级或 II～V 级风险	
如符合下列指标：	
年龄大于 50 岁	是/否
神智改变	是/否
脉搏 ≥125 次/分	是/否
呼吸 >30 次/分	是/否
收缩压 <90 mmHg	是/否
体温 <35℃ 或≥40℃	是/否
有下列病史：	
肿瘤	是/否
充血性心力衰竭	是/否
脑血管疾病	是/否
肾脏疾病	是/否
肝脏疾病	是/否
如果有任何一项符合要求，进行步骤2	
若均不符合要求，定位 PSI 风险 I 级	
步骤2：风险 II～V 级的评判	
一般情况	**分数**
男性	+年龄（yr）
女性	+年龄（yr）－ 10
护理院	+10

合并症	
肿瘤	+30
充血性心力衰竭	+20
脑血管疾病	+10
肾脏疾病	+10
肝脏疾病	+10
体检	
神智改变	+20
脉搏 ≥125/分	+20
呼吸 >30/分	+20
收缩压 <90 mmHg	+15
体温 <35°C or ≥40°C	+10
实验室	
动脉血 pH <7.35	+30
血尿素氮 ≥30 mg/dl（9 mmol/L）	+20
血钠 <130 mmol/L	+20
血糖 ≥250 mg/dl（14 mmol/L）	+10
血细胞比容<30%	+10
动脉血氧分压<60mmHg	+10
胸腔积液	+10
∑<70＝风险 Ⅱ	
∑71-90＝风险 Ⅲ	
∑91-130＝风险 Ⅳ	
∑>130＝风险 Ⅴ	

表 16-7　多器官功能障碍综合征（MODS）评分表

器官系统	0	1	2	3	4
呼吸（氧合指数）	>300	226~300	151~225	76~150	≤75
肾（血肌酐 Cr，μmol/L）	≤100	101~200	201~350	351~500	>500
肝（胆红素 STB，μmol/L）	≤20	21~60	61~120	121~240	≥240
心血管（PAR）*	≤10	10.1~15	15.1~20	20.1~30	>30
血液（血小板 PLT，×10^9/L）	>120	80~120	51~80	21~50	≤20
神志 Glasgow 评分（见表16-8）	15	13~14	10~12	7~9	≤6

资料来源：Marshall JC et al. 1995. Mulitple organ dysfunction score：a reliable descriptor of a complex clinical outcome. *Crit Care Med*，23：1638-1652.

　　* 压力调整后心率（PAR）＝心率×右房压/平均动脉压（测中心静脉压代表右房压）。

表16-8　格拉斯哥（Glasgow）评分标准

项目	睁眼	言语反应	运动反应
评分	1分 不睁眼	1分 无反应	1分 无反应
	2分 疼痛刺激时睁眼	2分 不理解、无意识发音	2分 去脑强直
	3分 呼唤睁眼	3分 不确切、不能交谈	3分 去皮质状态
	4分 自由睁眼	4分 可交谈、言语紊乱	4分 有疼痛躲避反应，但不定向
		5分 对答切题	5分 能逃避疼痛刺激
		6分 听从言语命令运动	

注：轻型，总分13~15分，伤后意识障碍20分钟以内；中型，总分9~12分，伤后意识障碍20分钟~6小时；重型，总分3~8分，伤后昏迷或再次昏迷6小时以上。

SOFA评分改善程度评价见评分标准（表16-9）。评判标准：可以按照器官衰竭的多少进行评判。低风险：0~1器官衰竭，高风险：≥2个器官衰竭。

表16-9　SOFA评分标准

SOFA 分数	0	1	2	3	4
呼吸功能					
PaO_2/FIO_2（mmHg）	>400	<400	<300	<200	<100
SaO_2/FIO_2		221~301	142~220	67~141	<67
凝血指标					
血小板 $10^3/mm^3$	>150	<150	<100	<50	<20
肝脏					
胆红素（mg/dl）	<1.2	1.2~1.9	2.0~5.9	6.0~11.9	>12.0
心血管					
低血压	无低血压	平均动脉压<70mmHg	多巴胺≤5mg或多巴酚丁胺（any）	多巴胺>5mg或肾上腺素≤0.1mg或去甲肾上腺素≤0.1mg	多巴胺>15mg或肾上腺素>0.1mg或去甲肾上腺素>0.1mg
中枢神经系统					
Glasgow 昏迷分数	15	13~14	10~12	6~9	<6
肾脏					
肌酐（mg/dl）[μmol/L]或尿量（ml/d）	<1.2 [<110]	1.2~1.9 [110~170]	2.0~3.4 [171~299]	3.5~4.9 或尿量<500	>5.0 或尿量<200

三、第三步：建议（3A）

详细询问病史、明确原发病、注意呼吸改变，及时行胸部 X 线检查和动脉血气分析是及早发现 ARDS 的有效措施，诊断可参考柏林定义和国内指南或共识。

（一）诊断

参考上述临床表现和下表柏林定义即可诊断 ARDS（表 16-10）。

表 16-10 急性呼吸窘迫综合征的柏林定义

	急性呼吸窘迫综合征
时程	已知临床发病或呼吸症状新发或加重后 1 周内
胸部影像学*	双肺斑片影——不能完全用渗出、小叶/肺塌陷或结节解释
水肿起源	无法用心力衰竭或体液超负荷完全解释的呼吸衰竭。如果不存在危险因素，则需要进行客观评估（如超声心动图）以排除流体静力型水肿
氧合#	
轻度	200mmHg<PaO$_2$/FiO$_2$≤300mmHg 伴 PEEP 或 CPAP≥5 cmH$_2$O**
中度	100mmHg<PaO$_2$/FiO$_2$≤200mmHg 伴 PEEP≥5 cmH$_2$O
重度	PaO$_2$/FiO$_2$≤100mmHg 伴 PEEP≥5 cmH$_2$O

注：CPAP. 持续性气道正压；FiO$_2$. 吸入氧浓度；PaO$_2$. 动脉氧分压；PEEP. 呼气末正压。

*胸片或 CT 扫描。

#如果海拔大于 1000 米，需通过以下方式校正：[PaO$_2$/FiO$_2$（大气压/760）]。

**在轻度急性呼吸窘迫综合征患者，可通过非侵入性方式传送 PEEP。

柏林定义提高了对疾病预测的有效性。根据轻度、中度和重度缺氧来分类，提示缺氧越严重，病死率就越高，幸存者接受机械通气的时间也越长。柏林定义对病死率的预测效度高于 AECC 定义，前者的受试者工作特征曲线（AUROC）为 0.577，而后者为 0.536。

（二）鉴别诊断

鉴别诊断主要为高压性肺水肿。可根据临床表现和实验室检查加以鉴别（表 16-11）。

表 16-11 心源性与非心源性肺水肿鉴别

项目	高压性肺水肿	ARDS
病史	有心脏病史	无心脏病史，但有其他基础疾患病史
体征	有心脏病体征	无心脏异常体征
发热和白细胞升高	较少	相对较多
X 线表现	自肺门向周围蝴蝶状浸润，肺上野血管影增深	肺门不大，两肺周围弥漫性小斑片阴影
水肿液性质	蛋白含量低	蛋白含量高
水肿液胶体渗透压/血浆胶体渗透压	<0.6	>0.7
肺毛细血管楔压	出现充血性心衰时 PCWP* >18 mmHg	≤12 mmHg
肺动脉舒张压-肺毛细血管楔压差	<0.6kPa	>0.6kPa
利尿剂治疗效果	心影迅速缩小	心影无变化，且肺部阴影不能在 1～2 天内消散

*肺毛细管楔压。

四、第四步：安排（4A）

目前可应用的治疗原则主要为去除病因、抗感染、改善氧合和组织氧供，纠正水、电解质紊乱和酸碱失衡及支持治疗，为肺损伤的自然修复争取时间。

（一）去除病因

去除病因主要为治疗 ARDS 涉及的基础疾病。如基础疾病为脓毒血症，应及早经验性抗生素治疗，然后根据治疗反应和药敏试验调整。对于病毒感染，若为流感，应使用抗病毒药物，包括奥司他韦，扎那米韦等。

（二）改善通气和氧合功能

1. 呼气末正压通气　呼吸机相关肺损伤的发病机制经历了气压伤、容量伤、生物伤等概念的提出和演变。目前认为正压通气导致肺泡反复开闭的剪切力和应力变化，肺泡和毛细血管受反复牵拉导致的炎症因子释放和容量敏感细胞膜受体的活化诱发组织细胞进一步释放细胞因子导致生物伤，是在肺损伤基础上对机体的第二次打击。为了减少呼吸机相关肺损伤，主张小潮气量通气和给予呼气末正压（positive end-expiratory pressure，PEEP），称之为保护性肺通气策略。另外，增加呼吸频率，有利于二氧化碳排出。

机械通气肺损伤的发生与小气道和肺泡随着呼吸周期反复发生开放和闭合有关。因此，应用 PEEP 可以防止肺泡发生周期性的开放和陷闭，从而降低机械通气肺损伤发生的风险。具体实施策略为绘制患者压力-容积曲线（P-V curve），使 PEEP 水平高于低拐点约 $2cmH_2O$，该拐点代表使大部分肺泡开放的压力水平。

2. 保护性机械通气　一项具有里程碑意义的 ARDS Network（ARDSnet）临床研究结果表明，使用保护性机械通气策略可以挽救 ARDS 患者的生命。在这项前瞻性、随机、对照试验中，所有的患者都采用容量控制机械通气，并随机分为小潮气量组（6ml/kg）和大潮气量组（12ml/kg）。结果表明，虽然大潮气量组在最初的 4 天内氧合指标改善比小潮气量组明显，但小潮气量组的死亡率低于大潮气量组（41% vs. 31%，相对降低死亡率 22%，$P=0.007$）。

诊断 ARDS 后除部分轻症患者早期可采用无创通气治疗密切观察外，重症患者建议直接气管插管机械通气，采用保护性肺通气策略，适当镇静和镇痛治疗。采用小潮气量（6～8ml/kg）通气，可由 8ml/kg 开始，逐步降至 6ml/kg，PEEP 自 $5cmH_2O$ 开始逐步增加，调节 PEEP 与吸氧浓度，维持氧分压 55～80mmHg 的最低 PEEP 和吸氧浓度，一般氧合指数<200 的患者建议采用高 PEEP；而氧合指数>200 的患者，不建议高 PEEP。PEEP 大小的选择有多种，可根据氧合进行设定，用最小 PEEP 达到 PaO_2 至少 60mmHg。也有人采用压力容积曲线的拐点上方 $1cmH_2O$。PEEP 设置至少 $5cmH_2O$，一般 10～15cmH_2O，部分患者可达 20～25cmH_2O。气道平均压力控制在 $30cmH_2O$ 以下水平。

3. 无创机械通气　虽然目前尚无无创机械通气（non invasive ventilation，NIV）治疗 ARDS 的随机临床试验报道。但是，最近一项多中心的回顾性调查研究显示，约有一半使用 NIV 治疗的 ARDS 患者不需要插管，且这些患者较少发生呼吸机相关性肺炎，死亡率也较低。这些结果提示 NIV 治疗 ARDS 是可行的，但由于该研究不是随机对照临床试验，故该结论并不确切。NIV 可考虑用于损伤程度较轻的急性肺损伤（acute lung injury，ALI）患者。

4. 体位改变机械通气　有研究表明，2/3～3/4 的 ARDS 患者采用俯卧位机械通气比仰卧位机械通气氧合改善更明显，但是这种方法的有效性尚缺乏明确的证据支持，且氧合的改善并不意味着能够改善患者的预后。目前仅推荐需要 FiO_2 为 0.7～0.8 或更高方可维持正常动脉血氧的患者采用俯卧位机械通气。

5. 补液　在保证血压稳定情况下，补液负平衡有利病情恢复。适当补充白蛋白，并用呋塞米可改善肺水肿。

6. 镇静和镇痛　适当镇痛和镇静可以减少机械通气人机对抗，减少氧耗，对患者总体是有益的；但过度使用有很多并发症，包括呼吸道分泌物引流受影响，容易出现院内感染等。常用的镇静和镇痛药物有咪达唑仑、丙泊酚、芬太尼。

7. 静脉血栓　长期卧床、机械通气、激素使用、凝血纤溶紊乱可导致深静脉血栓形成。ARDS 时，存在肺小血管血栓的形成，但预防性抗凝治疗尚未得到公认，一般认为可应用肝素或低分子量肝素预防。

8. 胃肠道溃疡　缺氧、应激和激素的使用增加了胃肠道溃疡发生的概率。建议预防性使用胃黏膜保护剂和抗酸、制酸药物，一旦氧合与灌注情况改善，内环境稳定，应停用。

9. 抗生素使用　遵照 ATS/IDSA 及中华医学会呼吸病学分会等指南用药，基本原则是参考药敏、当地流行病学，先广谱再根据病情换窄谱抗生素降阶梯治疗。根据药物的PK/PD 调节药物浓度，剂量和时间，纠正低蛋白血症（注意肺水肿监测），主张联合用药等。呼吸机相关肺炎常见致病菌是革兰阴性细菌，包括肺炎克雷伯杆菌、大肠杆菌、铜绿假单胞、鲍曼不动杆菌等。

10. 营养　ARDS 患者代谢较快，耗氧量增加，提供适当营养可以改善上述状况。尽量使用半卧位胃肠道营养，减少静脉营养不良反应。营养过剩无益，适当补充低容量可减少并发症产生，并减少 CO_2 产生。

（三）防治肺水肿和肺损伤

1. 防治肺水肿　在 ARDS 治疗中应采取有效措施防治血管内静水压升高，以减少肺水肿和加速肺水肿消散。一个合理的策略是在保持适当系统灌注的前提下保持低水平的血管内容量。如果在恢复血管内容量后不能保持系统灌注，如脓毒血症休克时应该用血管加压药物治疗来恢复最终的器官灌注并保持氧运输正常化。

2. 抗炎和抗氧化治疗　ARDS 肺损伤的本质是炎症，该认识引起了抗炎治疗的兴趣，特别是应用糖皮质激素治疗。然而在发病前或早期使用糖皮质激素，并没有表现出明显效果。最近糖皮质激素被试用于治疗这一疾患后期的纤维化性肺泡炎。低剂量激素可减少脓毒性休克，可能降低 ARDS 的发生率，而大剂量激素治疗可增加感染危险性，除了糖皮质激素外，其他的抗炎药物也被设计用来干扰急性肺损伤的过程，但结果也没发现有明显疗效。

在应用抗炎治疗时应注意恰当对象、恰当时间和恰当剂量，但是由于目前还没有简便易行的方法适时监测肺损伤的炎症因子变化，也就很难科学地判断恰当的时间和剂量，只能够依靠临床经验和密切地监测治疗结果来调整治疗方案。

（四）防治并发症

1. 防治气压伤 预防包括积极治疗基础病、调整呼吸机尽量减少气道压力，同时建立引流通道，排除积气。一旦发现气胸即应立即切开插管闭式引流。肺复张不满意时，可用−10 ~ −20 cmH$_2$O 负压引流。如果连续吸引 24 小时后还有大量气泡溢出，提示存在支气管胸膜瘘。常规方法无效时需进行明视或经胸腔镜手术修补。有条件者也可考虑分侧通气，但技术复杂，护理困难。

2. 预防呼吸机相关肺炎 为预防呼吸机相关肺炎，除了积极治疗原发病、选择合适抗生素外，也应采取积极措施缩短病程和机械通气时间、加强物理治疗和营养支持。应尽可能采用无创通气、缩短有创机械通气治疗时间。肺部物理治疗，包括体位、翻身、拍背、主动或被动性咳嗽、排痰和气道湿化，有利于充分发挥人体呼吸道非特异性防御功能的作用。

3. 防治多器官功能障碍综合征 能引起多器官功能障碍综合征（multiple organ dysfunction syndrome/multiple system organ failure，MODS/MSOF）的病因很多，但缺氧和休克导致的组织器官灌注不良和感染是主要因素。因此应格外重视缺氧、休克和感染的治疗。

五、第五步：物联网医学辅助（5A）

物联网医学可协调相关医疗群体（患者、社区医师、专家和相关企业）全面辅助治疗。物联网医学辅助功能主要包括：①提问答疑；②帮助挂号；③直面名家；④帮助转诊；⑤全时空照护；⑥协助转诊。物联网技术的三大基本流程和十大功能特别有利于完成这些工作，其中全面感知→可靠传送→智能处理三大基本流程，与其十大基本功能也可应用到医学上（表 16-12），进行全时空预防、保健、诊疗、康复和协助控制医疗质量。

表 16-12 基于物联网的物联网医学十大功能

功能	在分级诊疗上应用
在线监测	最适合在线监测急性呼吸衰竭病情变化和指导分级诊疗
定位追溯	可用于定位急性呼吸衰竭患者，发现问题和指导急救
报警联动	可提供监测急性呼吸衰竭患者生命体征的报警，以及提供三级联动的反应功能，指导分级诊疗
指挥调度	利于指导急性呼吸衰竭患者分级诊疗和会诊
预案管理	可预先设定急性呼吸衰竭患者分级诊疗管理规范，进行全天候分级管理和及时处置重度急性发作
安全隐私	利于为急性呼吸衰竭患者分级诊疗提供相应的安全保障机制
远程维保	适用于急性呼吸衰竭患者分级诊疗的联网服务
在线升级	能保证急性呼吸衰竭患者分级诊疗系统的正常运行，也是物联网医学自动服务的手段之一
领导桌面	利于二、三级医院专家或管理者根据收集的海量信息，深度挖掘或者拓展诊疗功能，指导如何更好地分级诊治急性呼吸衰竭患者
统计决策	利于三级医院专家或管理者根据急性呼吸衰竭患者分级诊疗的数据进行统计分析，总结经验和发现问题，提出解决问题的方法

其中的在线监测、定位跟踪、警报联动、急救调度功能有利于全时空在线对 ARDS 进行病情监测和指导治疗；预案管理、远程管理、领导桌面和统计决策功能可拓展海量信息深度挖掘功能，应用预先设定的规范对 ARDS 进行全天候管理和及时处置，提高抢救成功率；安全隐私和在线升级功能是物联网医学技术的保障，可保证物联网系统能够正常运行，更适用于 ARDS 的联网医疗。

物联网医学模式不仅缓解了大医院人满为患的现状，又为基层医院解决了 ARDS 诊治和管理的技术难题，可以高效监测疾病、动态协助疾病和患者管理；此外，GPS 定位和报警装置可协助抢救患者生命并减少住院次数。

第三节　注意事项和质量控制

一、注意事项

（1）ARDS 患者多为卧床患者，在软件设计中应针对这些群体的特点，需要 APP 尽量简化，易用，界面清晰，伴语音朗读的方式帮助患者理解。对于不能交流的患者，可要求其子女参与，从而更顺畅地实现起步。

（2）在使用前，必须经过医务人员培训，从而使远程采集的患者数据确切可靠。

（3）定性和定量识别病情变化，给予及时处理预防发生发展，应及时发出建议医院就诊的建议。

（4）设置相应预警指标和报警装置，及时通过物联网医学技术平台会诊。

二、质量控制

物联网医学的应用和实施效果，与设备、社区、专科医师和患者的理解有关，每个环节均应该保持通畅和准确，才能取得最佳效果。除了共性的培训外，在临床应用中，还应针对 ARDS 自身的特征，特别注意质量控制的要点，主要需要质量控制的指标为：①危险因素史；②呼吸次数；③两肺斑片影；④氧合指数；⑤评估左心衰；⑥6 小时会诊率；⑦分级；⑧小潮气量通气；⑨呼气末正压治疗；⑩液体量控制。此外，还应兼顾分级诊疗质控的指标为：①诊断复核率；②治疗方案复核率；③疗效复核率；④双向转诊率。

当然，为实施这些质控指标和督导三级医院医师达到质量控制要求，需要制订平台操作规程和工作细则，根据最新指南及循证医学证据不断更新，并在实践中逐步改善。例如，专家、社区医师和技术人员的职责、突发事件应急处理流程、患者知情同意与信息安全规则及故障处理流程等。

（宋元林　白春学）

参 考 文 献

白春学 . 2014. 实用物联网医学 . 北京：人民卫生出版社 .

白春学 . 2015. 五步法物联网医学——分级诊疗的技术平台 . 国际呼吸杂志，(8)：561，562.

白春学，蔡柏蔷，宋元林. 2014. 现代呼吸病学. 上海：复旦大学出版社，960-973.

陈灏珠，林果为，王吉耀. 2013. 实用内科学. 第 14 版. 北京：人民卫生出版社，1854-1862.

Bernard GR，Artigas A，Brigham KL，et al. 1994. Report of the American- European Consensus conference on acute respiratory distress syndrome：definitions，mechanisms，relevant outcomes，and clinical trial coordination. Consensus Committee. J Crit Care，9：72-81.

Ranieri VM，Rubenfeld GD，Thompson BT，et al. 2012. Acute respiratory distress syndrome：the berlin definition of ARDS. JAMA，307（23）：2526-2533.

第十七章　物联网医学在肺结节分级诊疗中的应用

原发性支气管肺癌（简称肺癌）是世界上发病率及死亡率最高的恶性肿瘤，每年死亡人数达 140 万，占所有恶性肿瘤死亡人数的 18%。与其他国家相比，中国肺癌发病率和死亡率均较高。2011 年中国新发肺癌患者有 651 053 例，其中包括男性患者 441 364 例和女性患者 209 689 例。与 2005 年的数据相比，肺癌发病率的增长率高达 34.8%。2011 年肺癌发病率为 48.32/10 万人口（63.90/10 万男性人口和 31.93/10 万女性人口）（图 17-1）。

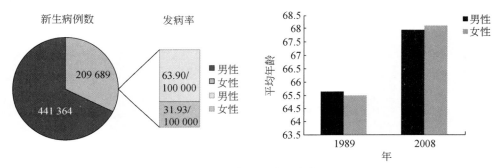

图 17-1　中国肺癌发病率

目前在中国，肺癌已成为恶性肿瘤中最主要的死亡原因。在 2011 年，据估计因肺癌造成的死亡人数为 529 153（男性 364 432 例和女性 164 721 例），肺癌的粗死亡率为 39.27/10 万人口（52.76/10 万男性人口和 25.08/10 万女性人口）。在中国存在许多肺癌的危险因素，包括烟草的使用、环境污染、食物、基因和慢性阻塞性肺疾病（COPD）。

已有研究表明，目前约 75% 的肺癌患者在诊断时已属晚期，5 年生存率仅约为 15.6%。这一现状不但与缺乏筛查，更与缺乏科学的早期诊断方法有关。因此，要提高肺癌患者的长期存活率，需要切实做好顶层设计，需将目前的"守株待兔"式诊疗模式改为"端口前移、重心下沉"的诊疗策略，诊断肺癌从肺结节做起。

肺结节在影像学中表现为孤立性或多发性肺实变影，周围包绕着正常肺组织，而没有腺样病变或肺不张。之前就孤立肺结节的最大直径有过争议。一些早期的规定将 6cm 之内的结节都归为肺部结节，然而目前认为超过 3cm 的病变大多为恶性病变，因此现在定义的肺部孤立结节直径必须小于 3cm。通常不靠近肺门、纵隔或胸膜，亦无与之相关的肺不张或胸腔积液出现。

第一节　三级医院的诊疗分工

通过物联网医学平台，协调一级医院、二级医院和三级医院在肺结节诊疗中的分工，进行专家、基层医师和患者三级联动流程，高效精准地完成肺结节分级诊疗工作。如果三级医院有足够人力物力全部承担二级医院工作，或者二级医院有足够的专家，可以精简为二级诊疗。

一、一级医院分工

在"端口前移，重心下沉"的早期肺癌诊断策略中，一级医院对肺结节的诊断负有重要使命。主要包括预防、筛查、患者教育，这些对发现早期肺癌具有重要意义。为保证肺结节诊疗中的重心下沉工作与医疗质量，应及时与二级医院和三级医院进行三级联动的物联网医学管理和低度恶性肿瘤概率患者的双向转诊治疗。

二、二级医院分工

二级医院通常具备低剂量螺旋（LDCT）设备，可以进行独立的肺癌筛查工作，也可以与一级医院医师一同筛查和管理肺结节患者。另一个作用为与三级医院合作，对中、高度恶性肿瘤概率的患者的双向转诊，对于未确诊的病例与三级医院研究诊疗方案、指导检查和按照共识定期随访肺结节。

三、三级医院分工

三级医院通常有熟悉早期肺癌诊断的专家，包括影像学、呼吸科、胸外科和病理科专家。在诊断早期肺癌的作用中主要为肺结节的诊断和鉴别诊断，以及管理患者，对二级和一级医院联网会诊，使患者达到早诊、早治目的；对于中、高度恶性肿瘤概率的患者和疑难病例，协助二级和一级医院研究诊疗方案，指导和参加肺结节诊断和鉴别诊断，包括单一结节部位、大小、形状、有无分叶和胸膜凹陷征，以及对多发结节同时进行全身检查；对于8mm以上肺结节获取病理组织标本以明确诊断，包括手术和非手术活检，如纤维支气管镜、CT引导穿刺、胸腔镜检查。

第二节　物联网医学分级诊疗肺结节五步法

采用物联网医学五步法，对肺结节患者进行分级诊疗，可以提高诊断效果，降低医疗成本及患者负担（图17-2）。

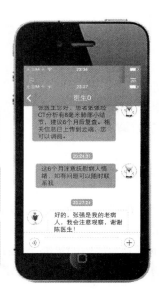

1A • 询问：通过扫描二维码询问，收集就诊者与诊疗相关的个人信息

2A • 评估：为就诊者提出与诊疗相关的检查，如肺功能、胸部影像学、标志物或者内镜等，为诊断、鉴别诊断、评估和治疗提供参考意见

3A • 建议：根据检查结果，提出诊断、鉴别诊断和进一步处理意见，无条件明确诊断时，转上一级医院就诊，以便高效精准地解决诊断和治疗的问题

4A • 安排：由专家提出治疗意见，同时根据就诊者信息，特征及风险等级，安排个体化教育，治疗，康复和二、三级预防建议，转回有条件的基层医院管理

5A • 辅助：通过物联网医学技术，在专家与基层医师之间及时交流分级诊疗意见，全面辅助分级诊疗流程和质控，确保安全和疗效，起到"云连知名专家，端享现代医疗"的三级联动作用

图 17-2 物联网医学分级诊疗肺结节五步法

一、第一步：询问（1A）

虽然肺癌的病因和发病机制尚未完全清楚，但现有的研究资料表明与下列因素有关。

（一）吸烟

严格设计的调查结果表明，吸烟者较不吸烟者发生肺癌的危险性平均高 9 ~10 倍，重度吸烟者至少可达 10 ~25 倍。吸烟量与肺癌之间存在着明显的量–效关系，吸烟量越大，肺癌的发病率和死亡率越高。一支烟的致癌危险性相当于 1 ~4 mrad 的放射线，每天吸 30 支纸烟，相当于 120 mrad 的放射线剂量。被动吸烟或环境吸烟也是肺癌的病因之一，可以使发生肺癌的风险增加 20% ~30% 。

（二）大气污染

美国和英国城市居民的肺癌死亡率均高于乡村，中国重工业城市的肺癌死亡率也高于轻工业城市。其原因是在重工业城市大气中，存在着 3, 4 苯并芘、氧化亚砷、放射性物质、镍、铬化合物、不燃的脂肪族碳氢化合物等致癌物质。污染严重大城市的居民，每日吸入空气中的苯并芘量可超过 20 支纸烟的含量，并增加纸烟的致癌作用。大气中苯并芘含量每增加 $1 ~ 6.2 g/m^3$，肺癌的死亡率可增加 1% ~15% 。

（三）职业因素

与肺癌发病有关的特殊物质有石棉、砷、铬、镍、铍、煤焦油、芥子气、三氯甲醚、氯甲甲醚、烟草的加热产物，以及铀、镭等放射性物质衰变时产生的氡和氡子气，电离辐射和微波辐射等。这些因素可使肺癌发生危险性增加 3 ~30 倍。发生肺癌的时间与接触暴露的程度有关，通常超过 10 年，平均为 16 ~17 年。其中石棉是公认的致癌物质，接触石棉的工人中的肺癌，胸膜和腹膜间皮瘤的发病率平均较高，潜伏期可达 20 年或更久。此外，铀暴露和肺癌发生之间也有很密切的关系，特别是小细胞肺癌，吸烟可明显加重这一危险性。

（四）遗传因素

虽然肺癌没有明显的孟德尔遗传模式，但肺癌患者的一级亲属患肺癌或其他肿瘤的危险性增加 2 ~3 倍，且肿瘤的发生可能与吸烟并不相关。基因流行病学研究也提出了 P450 酶或染色体脆性（致突变物敏感性）基因型与肺癌发生相关。

（五）其他

慢性支气管炎者较其他人肺癌发病率高 1 倍；已愈合的结核灶瘢痕中可发生腺癌。此外，病毒和真菌感染，土壤中硒和锌含量的降低也可能与肺癌发生有关。

由于这些危险因素对早期肺癌诊断具有重要参考意义，在物联网医学分级诊疗五步法中第一步就需要通过扫描二维码（图 17-3）采集这些相关信息：①年龄及性别。②现在或既往吸烟史，包括吸烟指数及戒烟情况。③恶性肿瘤病史及家族史。④肺部疾病史。⑤恶性肿瘤的职业危险因素（如暴露于石棉、氯乙烯、氡等）。⑥发热史及抗生素治疗史。⑦地方性真菌或结核高发地区居住史。⑧机会性感染的危险因素（如 HIV、免疫缺陷等）。高龄、吸烟及恶性肿瘤病史均使诊断恶性疾病的可能性更大。这些危险因素和结节的直径、毛刺征及部位均用于判断恶性疾病的可能性。

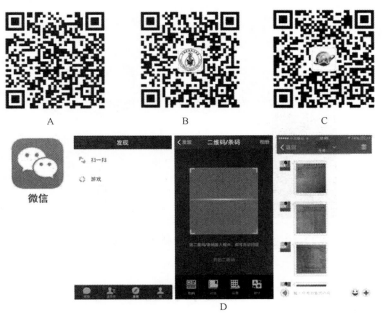

图 17-3　扫描二维码收集信息

A. 中山肺结节门诊二维码；B. 中国肺癌防治联盟二维码；
C. 上海市呼吸病研究所二维码；D. 微信"扫一扫"功能演示

以往，这是一项艰难的繁复的工作，但是现在已经变得简单、容易，而且患者乐于接受。由复旦大学中山医院，上海呼吸病研究所所长白春学教授领导的团队与卫健康公司合作，应用 Research Kit 开源软件架构成功开发了手机 APP 肺结节伴侣。苹果手机用户可以下载这一 Research Kit APP，易于推动早期肺癌诊治工作。患者通过手机端登录肺结节伴侣流程示意图（图 17-4）。其中包括五个步骤：①询问（1A：ask）；②评估（2A：assessment）；③建议（3A：advice）；④安排（4A：arrangement）；⑤辅助（5A：assistant）。目前正在通过中国肺癌防治联盟提出的"百千万"工程进一步推动这一工作，即在全国范围内启动"百"家医院做中国肺癌防治联盟肺结节诊治分中心；在这百个分中心培养"千"名肺结节诊治专家；每年诊治十"万"例以上早期（原位癌和Ⅰa期）肺癌，可使十万患者中90%生存十年以上，为患者和国家节省百亿医疗费用，同时创造更大的社会和经济效益。真正起到"顶层设计，学术引领，科技创新，智能惠众"的作用。

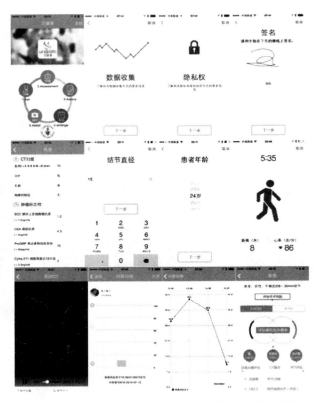

图 17-4 患者通过手机端登录肺结节伴侣流程示意图

二、第二步：评估（2A）

物联网医学分级诊疗五步法中第二步是体检，提出对诊断，鉴别诊断和手术前评估必需的检查项目。虽然临床体检是诊断的重要过程，但是早期肺癌基本没有颈部和锁骨上淋巴结肿大，主要靠胸部影像学，特别是胸部低剂量薄层 CT 体检发现。与真菌和肺结核鉴别诊断需要的检查，肺肿瘤标志物，以及肺功能对鉴别诊断、术前评估有一定参考意义。

（一）影像学表现

影像学技术常应用于孤立性肺结节的良恶性鉴别诊断、评估与管理。随着 CT 与正电子发射断层扫描（PET）技术迅速发展，明显改变了孤立性肺结节的诊断方式。为提高孤立性肺结节的管理效益，我们需要恰当选取所需技术，了解各技术的特征、优势与劣势，以及敏感性与特异性。优先考虑使用的检查技术分别是胸片、CT 与 PET。而且要求一、二级医院对三级医院开放端口，同时与获取疾病相关信息在云计算机上自动评估。患者信息传到云计算机进行自动质量控制、智能处理，协助鉴别诊断和专家核对报告。对不明原因单个肺结节者，建议行特定参数的胸部 CT 检查（肺结节处扫描层厚 1 mm，扫描间距 ≤ 层厚，如有必要可行增强 CT 检查），并进行专业的图像后处理，包括多平面重建（MPR）、曲面重建（CPR）及容积重建（VR），以便更好地描述肺结节特征。

1. 胸部平片　随着 CT 的普及，以及胸部平片的分辨率较低，目前已经不建议应用于肺癌筛查，仅用于基层医院和对有症状患者的诊断。胸部数字化 X 线摄影可运用计算机后期处理方法提高摄片质量，使用计算机算法（如自适应空间滤波）选择性改变特定区域增强形态。胸部平片可发现大部分无症状的孤立性肺结节，结节直径达 0.8 ~ 1cm 即可见于胸片，有时候直径只有 0.5 ~ 0.6cm 的恶性结节也能被发现。虽然结节常见于后前位胸片，水平位往往也能发现，条件许可下应同时拍摄后前位和水平位胸片。但是，由于胸壁皮肤上的结构包括心电导联、乳头阴影、皮肤损伤、胸壁结构、骨损伤及肺血管等均与肺结节相似，所以如果结节只见于胸片中一种投影，需通过 CT 确认其是否位于肺实质，确认后应尽早与以往胸片进行比较。若结节性状稳定，两年内大小无变化，其良性可能性大；若结节未能在两月前的胸片发现，说明其生长迅速，恶性可能性大。罕见情况下，小细胞肺癌结节月内体积可增大一倍。

2. 断层扫描与 CT　由于断层扫描（standard tomography）能确定结节位置与性状，CT 面世前曾被广泛用于孤立性肺结节的评估，可以及时发现早期肺癌和转移性肺癌。目前随着 CT 的普及，断层扫描已经不常应用，而且较少放射科医师接受相应训练。

美国国家癌症研究院进行了大规模的 LDCT 对比胸片筛查肺癌的随机对照研究（national lung screening trial，NLST）。将 53 454 位肺癌高危人群随机分为低剂量 CT 组和胸片组，LDCT 组诊断的肺癌人数为 645 例/万人，而胸片组仅诊断了 572 例/万人。LDCT 组肺癌死亡数为 247 例/万人，而胸片组为 309 例/万人。最终 LDCT 筛查肺癌相对胸片可以降低 20% 的肺癌死亡率（$P = 0.004$）。由于得到了阳性结果，NLST 研究于 2010 年提前终止。这是第一个 LDCT 筛查可以降低肺癌死亡率的随机对照试验，提供了有说服力的证据。为此，CT 已取代胸部平片成为较敏感的孤立性肺结节评估工具，既适用于判定直径少于 3cm 的结节的性质，也可用于较大结节的分期。CT 能标示结节的确切位置并提供三维重建图像，HRCT 则可进一步明确结节边界与周边结构（如血管、胸膜）的关系。与断层扫描相比，CT 钙化灶检测的敏感性高，也用于结节内脂肪组织检测，两者合并出现高度提示良性错构瘤。在多达 40% 的病例中，从前未被检测的同期病灶也被发现。CT 也许能用于肺门与纵隔疾病检测，也可用来评估结节活检与切除的可能。

HRCT 可统计不为肉眼所见的钙化灶数量。较高 X 线密度的结节倾向为良性病变。

HRCT 能用于直径少于 3cm 的结节性质评估，大于 3cm 的结节或临床上具可疑特征的案例，如老年吸烟者或毛刺状边缘，应考虑活检或病灶切除（图 17-5）。采用 CT 检测结节的隐蔽钙化灶使 X 线密度难以统一，需以体模（phantom）模拟患者胸部、结节大小与位置。良性结节的 CT 值常大于 164HU，而参考结节的 CT 值需大于前者，因此设定为约 185HU（图 17-6）。HRCT 测量患者的结节 CT 值并与体模比较。如患者结节 X 线密度大于体模，则其良性的机会更大，通过不同时期的常规 X 线胸片可观察确认。如患者结节 X 线密度小于体模，则其性质待定。对 85 个 CT 值大于 185HU（良性可能大）的结节进行研究，结果表明，8 个（9%）经活检或切除证实为恶性结节。CT 参考体模可确切评估 30% 的孤立性肺结节病例，另外 70% 则无法确定，所以高分辨 CT 扫描并未能在临床广泛开展。

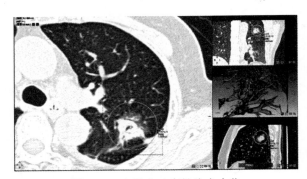

图 17-5　左肺上叶实性为主占位

最长径 30.1mm，见边缘毛刺、分叶、胸膜凹陷征

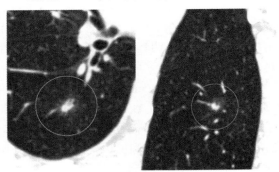

图 17-6　右肺下叶混合型磨玻璃影

密度值-900 至 97HU，平均-453HU，术后病理提示腺癌

CT 动态增强扫描通过静脉内递增的碘造影剂检测增强结节（图 17-7）。恶性结节增强程度高，但错构瘤与结核球等良性结节也同样能出现增强现象。在少量专于 CT 动态增强扫描的临床中心里，结节性质检测的特异性及敏感性较高。另外，多层扫描仪的发展大大影响了孤立性肺结节的评估，单次屏气大面积扫描可清除呼吸伪影，改善了不同间隔与厚度的图像重建，也提高了小至 1~2mm 小结节的检出能力。

3. PET　对判断良、恶性的作用尚无定论。具有较高的敏感性和特异性，但因相对还是一种较新的方法，所以其评估肺部结节的作用仍需不断验证与完善。代谢不活跃肿瘤可导致 PET 扫描结果呈假阴性（图 17-8），而感染、炎症等却可能导致假阳性结果。也有作者提议将其结果作为肺癌分期，或评价疗效及复发和转移的主要参考依据。

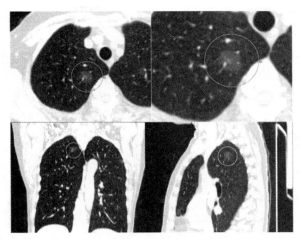

图 17-7　右上肺磨玻璃影薄层增强 CT 示血管 "移动征" 及 "联通征"
术后病理提示微浸润性腺癌（MIA）

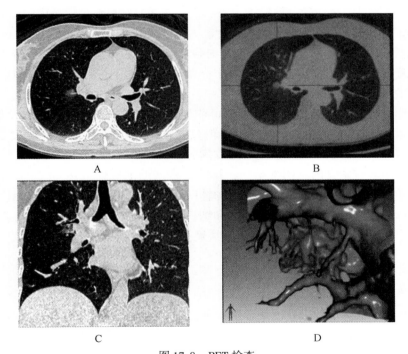

图 17-8　PET 检查

A. HRCT（1.4cm×1.2cm 结节状磨玻璃结节影，内见血管穿过）；
B. PET-CT（无明显糖代谢异常增高）；C. HRCT 冠状位重建（右肺上叶后段）；
D. HRCT 三维重建（容积测定 2.022cm³）；术后病理结果提示：腺癌，术后分期 pT1aN0M0（ⅠA）

（二）肿瘤标志物

目前尚无特异性肺癌标志物应用于临床诊断，但有条件者可酌情进行如下检查。随访过程中持续升高，或者数个升高对于肺结节鉴别诊断具有参考意义。

（1）促胃液素释放肽前体（progastrin-releasing peptide，ProGRP）：可作为小细胞肺癌的诊断和鉴别诊断的首选标志物。

（2）神经特异性烯醇化酶（neuron specific enolase，NSE）：用于小细胞肺癌的诊断和治疗反应监测，在小细胞癌中的阳性率可达40%~100%，敏感性为70%，与病情分期、肿瘤负荷密切相关，可考虑作为小细胞癌的血清标志物。

（3）癌胚抗原（carcino-embryonic antigen，CEA）：目前血清中CEA的检查主要用于判断肺癌预后及对治疗过程的随访，CEA在肺腺癌中阳性率达60%~80%，可反映病情变化。

（4）细胞角蛋白19的片段（cytokeratin 19 fragment，CYFRA21-1）：对肺鳞癌诊断的敏感性、特异性有一定参考意义。

（5）鳞状细胞癌抗原（squamous cell carcinoma antigen，SCC）：对肺鳞癌疗效监测和预后判断有一定价值，对鳞癌诊断和鉴别诊断、观察病情变化也有帮助。

（三）T-SPOT

T-SPOT是针对结核病的一项检查。当一个人接触过结核菌后，体内的TH1型T淋巴细胞就记住了，并分泌一种特异的γ-干扰素，通过酶联免疫斑点技术（ELISPOT）进行检测，可证明体内是否存在这种激活的T细胞。与常用的结核菌素试验（PPD）比较起来，其灵敏度较高，并且能排除因为接种卡介菌导致的假阳性。但是，不能区分结核菌在体内是稳定的还是活动的。

其结果阳性有可能患结核病，更大的可能为既往感染过结核菌，没有发病或者痊愈了。目前全世界有20亿人感染过结核菌，但只有870万人发病。T-SPOT发现的是这20亿接触过结核菌的人，其中包括这870万发病的人群。

对鉴别诊断较有意义的是阴性结果，排除结核病的准确性可达90%。年龄越小，准确性越高，是目前诊断结核病的一个重要的辅助手段，但不能以此诊断结核病。现在诊断肺结核的金标准还是结核菌的涂片镜检，和结核菌的培养加菌型鉴定。但前者阳性率低，不足1/3，后者需要经过2~8周时间才出结果，所以目前的结核病的诊断并不是件很容易的事情。

（四）肺功能

肺功能检查对明确肺癌的危险因素如慢性阻塞性肺疾病和手术评估均具有重要意义。由于切肺手术仍是目前治疗肺癌首选的方法，所以为了提高手术安全性以适应日益扩大的手术要求，术前肺功能检查越来越受到重视。这不但有助于确定手术的适应证和安全性，还涉及疗效和术后患者生活质量的评估。具有物联网肺功能检查条件的一、二级医院，可对三级医院开放端口，患者信息传到云计算机进行自动质量控制，由专家核对报告。

（五）临床表现

临床表现与肿瘤大小、类型、发展阶段、所在部位、有无并发症或转移有密切关系。肺结节患者大多无症状，仅在常规体检、胸部影像学检查时发现。少数肺结节患者可表现或多或少与肺癌有关的症状。

1. 咳嗽　为早期症状，常为无痰或少痰的刺激性干咳，当肿瘤引起支气管狭窄后可加重咳嗽，多为持续性，呈高调金属音性咳嗽或刺激性呛咳。细支气管-肺泡细胞癌可有大量黏液痰。伴有继发感染时，痰量增加，且呈黏液脓性。

2. 痰中带血或咯血　多见于中央型肺癌，肿瘤向管腔内生长者可有间歇或持续性痰中带血。

3. 气短或喘鸣　肿瘤向支气管内生长，引起部分气道阻塞时，可有呼吸困难、气短、喘息，偶尔表现为喘鸣，听诊时可发现局限或单侧哮鸣音。

4. 发热　肿瘤组织坏死可引起发热，多数患者发热是由于肿瘤引起的阻塞性肺炎所致，抗生素治疗效果不佳。

（六）临床评估肺癌概率

尽管临床和影像学特征不能可靠地区分多数结节的良恶性，但在影像学检查或活检之前评估临床恶性肿瘤的概率（表17-1）仍具有重要意义，有助于选择合适的后续检查方法和随访模式。

表 17-1　恶性肿瘤的概率评估

评估标准	恶性肿瘤的概率		
	低（<5%）	中等（5%~65%）	高（>65%）
临床特征[*]	年轻、不吸烟、无恶性肿瘤史、结节直径小、边缘规则，和（或）非上叶	低概率和高概率特征的混合	年长、重度吸烟、有恶性肿瘤史、结节直径大、边缘不规则，和（或）位于上叶
FDG-PET 扫描结果	结合临床考虑低至中度恶性可能和低 FDG-PET 活性	弱或中度的 FDG-PET 扫描活性	SUV 值显著增高结节
非手术活检（经纤维支气管镜活检或 TTNA）	明确良性病变	不能明确	可疑恶性肿瘤
CT 随访[**]	完全或者趋向消散，结节进行性或持续缩小[**]，或≥2 年无增长（实性结节），或≥3~5 年无增长（亚实性结节）	不适用	明确的增长证据

注：FDG. 氟脱氧葡萄糖；TTNA. 经胸壁肺肿物穿刺针吸活检术。

[*]恶性肿瘤的独立危险因素包括：高龄，目前或过去吸烟史，戒烟时间短，发现肺结节 5 年前有胸腔以外的恶性肿瘤史，结节直径大，位于上叶，无钙化，毛刺征和支气管充气征，血清 C 反应蛋白水平高及血清癌胚抗原水平较高。边缘光滑或分叶状，形状不规则和实性密度的组合情况下，阴性预测值为86%。

[**]约20%恶性结节在随访期内的某些时间点体积会缩小。

在目前的梅奥法预测模型中，独立地预测恶性肿瘤的因子主要有 6 种，包括①年龄（OR 值为 1.04/年）；②目前或过去吸烟史（OR 值为 2.2）；③结节发现时至少 5 年前有胸腔外恶性肿瘤史（OR 值为 3.8）；④结节直径（OR 值为 1.14/mm）；⑤毛刺征（OR 值为 2.8）；⑥位于上叶（OR 值为 2.2）。预测模型：

（1）恶性概率=e^x／（1+e^x）；

（2）X=−6.8272+（0.0391×年龄）+（0.7917×吸烟史）+（1.3388×恶性肿瘤史）+（0.1274×直径）+（1.0407×毛刺征）+（0.7838×位置）。

其中 e 是自然对数，"年龄"为患者的年龄（岁），如果患者目前或者以前吸烟，则"吸烟史"=1（否则=0）；如果患者至少 5 年之前有胸腔外恶性肿瘤史，则"恶性肿瘤"=1（否则=0）；"直径"为结节的直径（mm），如果结节边缘有毛刺，则"毛刺征"=1（否则=0）；如果结节位于上叶，则"位置"=1（否则=0）。值得注意的是，对于判断恶性肿瘤的准确性，尽管模型预测结果和临床医生判断结果相近，但两者之间相关性较差，故建议依据目标人群的特点、易用性及验证的程度来选择模型。

三、第三步：建议（3A）

为达到精准诊断目的，应结合上述信息和评估结果，提出诊断、鉴别诊断和进一步评估意见。

（一）CT 信息深度挖掘

物联网技术具有其特有的联网、海量信息深度挖掘和拓展功能，不但适合肺结节筛查、便于信息采集和储存，而且有利于联合云中专家进行多学科会诊和随访跟踪，以及分级诊疗中的质量控制。物联网医学技术可从两方面协助肺结节诊断和鉴别诊断：

1. 采集信息　物联网医学技术可方便地采集和输入鉴别诊断相关信息，甚至可以直接将临床病史和辅助检查资料等发送给二、三级医院的专家，为鉴别诊断提供重要参考意见。

2. 信息深度　挖掘在传统的医疗模式中是一件耗费大量人力物力的工作。但是在物联网医学肺结节鉴别诊断技术中，可用计算机协助诊断和鉴别诊断，节省人力物力，并具有以下优势：①深度挖掘，精细计算密度体积、详细评估周边和浸润、探查肿瘤内部结构、评估血管及其生长状态（图17-9～图17-11）；②自动精确科学随访功能，对同一患者，自动匹配不同时间序列；自动配对相同部位病灶；③自动计算体积倍增时间。

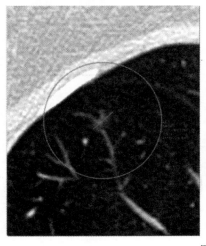

分析步骤

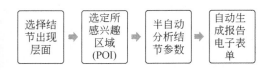

编号/序列号	类型	定位	轴向直径(mm)	标准直径(mm)	密度HU值(最小/最大/平均/偏差)	体积(cm³)
A1/136	GGO	右肺中叶	8.61	5.05	−1022/90.0/−560/191	0.226

图 17-9　精细计算密度体积

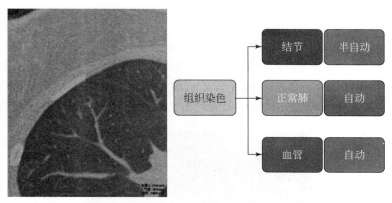

图 17-10　详细评估周边和浸润

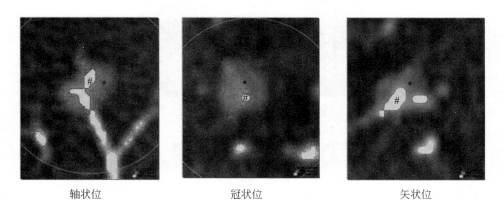

轴状位　　　　　　　　　冠状位　　　　　　　　　矢状位

图 17-11　评估血管及其生长状态
＊结节；#血管

可通过采集如下信息进行诊断及鉴别诊断。

（1）体积倍增时间：通过与前次 CT 相比较可得出其体积倍增时间（VDT）。如果病灶在≥2 年的时间里没有增大，多提示良性病变；如果结节的体积倍增时间为 21～400 天，则为恶性疾病的可能性较大。小结节（<1cm）应在第 3 个月、第 6 个月及随后每年一次连续两年进行随访。

（2）钙化提示良性病变，尤其是中心性钙化（结核瘤、组织胞浆菌病）、同心性钙化（愈合后的组织胞浆菌病），或呈爆玉米花状（错构瘤）。

（3）边缘毛刺状或不规则（圆齿状）更提示为恶性疾病。

（4）直径 <1.5 cm 强烈提示良性病变；直径 > 5.3 cm 强烈提示恶性病变。但除外肺脓肿、韦格纳肉芽肿、棘球蚴等良性疾病。

这些特征有时在胸部平片上比较明显，但仍需常做胸部 CT 扫描。胸部 CT 也能分辨肺部与胸膜的不透光病变。胸部 CT 发现恶性疾病的敏感性为 70%，特异性为 60%。

（二）功能检查

功能检查主要指 PET。该技术能无创鉴别良恶性结节，其原理是肿瘤细胞具有较高的葡萄糖摄取与代谢。在患者体内注射 D-葡萄糖类似物氟-18 放射性同位素（FDG）后，再测量被结节摄取的 FDG。其中，恶性结节 FDG 摄取较多（图 17-12）。对 450 例患者的 13 个研究进行 Meta 分析发现，PET 的敏感性与特异性估算值分别是 94.3% 与 83.3%。

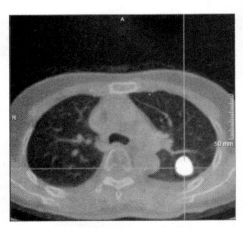

图 17-12　左肺上叶实性占位

SUV 值为 15.6，左侧胸膜多发增厚，
伴糖代谢异常增高，最大 SUV 值为 3.4；纵隔主肺动脉窗、隆嵴下
及左肺门见多发糖代谢异常增高的淋巴结，最大 SUV 值为 8.5

PET 在小于 1cm 的病灶中敏感性下降，因此主要适用于 1cm 及其以上大小的病灶检测。虽然少量初步证据支持 PET 在 8～10mm 的结节中使用，但是更多假阴性结果不支持 PET 在这类病变的临床应用推广。假阴性结果同时见于细支气管肺泡细胞癌、类癌与黏液性腺癌患者；假阳性结果则见于肉芽肿感染（如结核或地方性真菌病）与炎症性疾病（如类风湿关节炎或结节病）。理论上，假阳性结果可见于未被控制的高血糖症。但是对于有经验的医师来说，PET/CT 可以弥补单纯 CT 或 PET 检查的不足，拾遗补缺，进一步提高敏感性和特异性。

（三）确诊检查

肺癌的确诊需要病理学依据，靶向治疗更需要分子病理学依据，均需要活组织标本，所以只要有可行性，应该尽可能及早采取足够的活组织标本，并储以备用。在用物联网医学五步法鉴别诊断发现肺结节具有下面参数变化时，需给予及时处理：①基线直径≤15mm 的结节，与基线相比直径增大 2mm；②基线直径>15mm 的结节，与基线相比直径增大 15% 以上；③原纯磨玻璃影密度增加或其中出现实性成分，或原混杂密度结节中实性成分增多；④新出现的肺部结节；⑤发现气管、支气管壁增厚、管腔狭窄，或管腔内结节。出现上述变化时，可考虑支气管镜检查（含自荧光支气管镜检查，超声支气管镜检查，电磁导航气管镜）或予以胸腔镜微创手术。

对于性质未明的肺部孤立性结节是否需要活检，以及如何活检的问题，目前仍然存在争议。大多数专家认为，在特定的临床情况下建议活检。例如，对于一个手术可能性极高的患者，活检可能帮助确诊并指导下一步治疗。如果活检提示恶性结节，就可以说服对手术持谨慎态度的患者进行开胸手术或胸腔镜手术切除病灶，从而可能获得治愈。另一个活检的指征是对于一个看似良性的肺部结节患者，但急于获得确诊。一般认为，如果病史、体格检查、实验室和影像学分期方法均提示未转移，那么所有性质未明的肺部结节均需活检。也有医生认为，作为最后确诊方法的活检，可以使一些良性结节的患者获得确诊，从而避免了不必要的手术。一旦决定对肺结节进行活检，那么方法的选择又是一个值得讨论的问题。这些方法包括纤维支气管镜，经皮细针穿刺。

1. 支气管镜检查 支气管镜一直被认为是评估孤立性肺结节较有效的一种检查手段。但研究显示支气管镜检查成功率有限，支气管镜活检联合毛刷及灌洗液检查对>2cm 的结节的诊断成功率仅为 36%～38%，确诊良性结节的总成功率仅为 12%～41%。对于较小的结节来说，支气管镜诊断的成功率显然更差。例如，支气管镜诊断直径>2cm 的结节的敏感性大约为 68%（平均 55%），但诊断直径<2cm 的结节时敏感性仅为11% 左右。结节发生的部位也会影响支气管镜检查的敏感性：发生于肺中内 2/3 肺野的结节较易得到诊断，而肺外 1/3 肺野的结节诊出率较低，更适合通过经皮穿刺活检予以确诊。

另一个影响支气管镜对孤立性肺结节检出率的因素是结节与邻近支气管的关系。Tsuboi 等描述了四种肿瘤与支气管之间的关系：Ⅰ型，支气管腔开口于肿瘤内；Ⅱ型，支气管被肿瘤组织包围；Ⅲ型，肿瘤压迫支气管造成管腔狭窄，但支气管黏膜尚完整；Ⅳ型，由于受到其周围或黏膜下层的肿瘤的浸润或增大的淋巴结的压迫，支气管近端出现狭窄。Ⅰ型及Ⅱ型关系在 HRCT 上表现为支气管通往或包含在结节或肿块内，随后可出现支气管征阳性。若 HRCT 出现支气管征，此时进行纤维支气管镜检查的检出率可达60%～90%，但若支气管征阴性，检出率可减少到 14%～30%。虽然孤立性肺结节较少出现气道受累的表现，如咳嗽、咯血、局限性湿啰音等，但一旦出现这些症状，也会大大增加支气管镜的检出率。

大量病例研究表明，支气管镜对一些罕见的孤立性肺结节有一定的评估意义，但较难把握支气管镜检查的最佳时间。对于那些出现支气管征的病例，或者出现大气道或相邻气道向心性压迫的病例，支气管镜检查有一定价值。同样，如果怀疑孤立性肺结节是由于较少见的病原体感染所致，如疑似结核杆菌或霉菌感染时，支气管镜可能是确诊的必须手段。但对于大多数患者来说，支气管镜诊断价值有限。值得注意的是，对于孤立性肺结节>3cm 并伴有临床症状的患者来说，术前用来肿瘤分期的常规支气管镜检查并无明显价值，因为支气管镜检查的结果并不会影响治疗方案的选择。

2. 电磁导航支气管镜 常规支气管镜对<2cm 的肺外周病灶诊断阳性率很低，仅为14%～50%。为了突破这一限制，发展了很多支气管镜辅助方法，电磁导航支气管镜（ENB）即为其中的一种。ENB 的工作原理是对 CT 获得的肺和支气管完整数字图像进行三维重建，创建支气管树结构的三维虚拟结构。检查时由计算机控制定位探头，将探头引导至 CT 确定的病灶部位，最后通过活检针进行活检（图 17-13）。由于计算机定位准确，可以大大提高活检的精确性，提高诊断阳性率。ENB 包括四个部分：与计算机相连的电磁定位板；可以向八个方向转动的可操纵传感探头；连接探头、毛刷、活检针的外接工作

通道；可将 CT 图像重建成为虚拟的仿真三维支气管图像的计算机软件系统。探头在支气管树中的位置可以通过电磁定位板反映在计算机软件中，从而引导探头到达病灶位置。ENB 使支气管镜下甚至透视下不可见的肺部周围病灶及纵隔病灶的活检成为可能，并可指导经支气管镜针吸活检术。

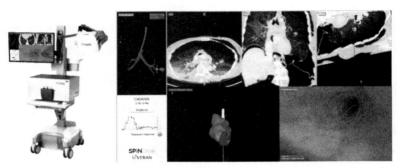

图 17-13　电磁导航支气管镜（ENB）系统

一项前瞻性研究显示，在肺周围病灶平均大小为 22.8mm 的情况下，ENB 的活检成功率为 74%；对于纵隔淋巴结，平均大小在 28.1mm 时，活检的成功率为 100%；在接受检查的全部 54 例患者中，并发症发生率与常规支气管镜检查比较，差异无统计学意义。另一项研究发现，无论病灶大小，ENB 对周围型肺病灶的检查成功率可达 67%，检查时间为 16.3 ~ 45.0 分钟，平均导航误差为 9mm 左右，对右中叶病灶检查的成功率最高（88%）。

ENB 对周围型肺病灶和纵隔淋巴结活检阳性率更高，并且可以避免 X 线透视对人体的伤害。ENB 有较高的操作要求，术者必须熟悉 CT 三维图像的导航方向，并了解呼吸运动对支气管位置的影响，使虚拟图像和实际图像尽可能吻合，能够熟练操作探头在支气管内的运动，一般需要进行数次检查后才能熟练掌握该技术。相信计算机三维技术的发展必然会大大提高 ENB 定位病灶的准确性，从而使该技术日臻成熟。

3. 经皮针吸活检术　经皮针吸活检术可在 X 线透视或 CT 引导下进行，选择何种方式引导通常取决于引导方式的可操作性及操作者的经验。当病灶直径<2cm，位于肺外 1/3 肺野，并伴有神经末梢损害时，此操作对结节的诊出率最高。经皮针吸活检术对恶性肿瘤的确诊可高达 95%，对肉芽肿、错构瘤、梗死灶等病灶的确诊率也可达 68%。使用大孔径穿刺针［如 19G（11 号）穿刺针］，不仅可获得细胞学检查所需的标本，还可获得组织学检查所需的横切面组织标本，因此可大大提高良恶性肿瘤的确诊率。经皮针吸活检术主要的局限性是其可引起气胸并发症，可达 10% ~ 35%。当穿刺路线经过肺实质时，更易发生气胸。在这些穿刺所致的气胸患者中，5% ~ 10% 的患者需要放置胸腔引流管。由于经皮针吸穿刺术具有较高的气胸及其他并发症的发生率，因此具有下列情况的患者不宜予以此操作：肺通气功能障碍（如 FEV_1<1L），穿刺路径上具有肺大疱或大疱性肺气肿，肺切除术后。其他禁忌证有：凝血功能障碍，呼吸困难，重度肺动脉高压。若患者禁忌进行经皮针吸活检术，可考虑予以支气管镜检查。这两种操作方式可互补使用。

4. 胸腔镜检查　电视辅助胸腔镜手术（video-assistant thorascope surgery，VATS）是

利用光纤镜及小型显示器辅助肺活检及肺切除术。VATS 与传统的开胸手术有互补作用，对某些患者有很好的治疗效果，虽然此操作仍需要患者在全麻下进行操作，但并不需要完全切开胸腔或扩张肋骨。有经验的外科医生利用 VATS 即可识别并楔形切除周围淋巴结，且此操作的术后并发症及死亡率较小。Mack 等报告已成功利用 VATS 切除了 242 例结节，且并发症极少，无任何死亡病例。这些病例的平均住院期为 2.4 天。VATS 可用于各种患者的治疗，包括可能需要进行开胸手术的良性肿瘤患者，以及肺储备量不足、不能耐受肺叶切除术患者的结节楔形切除术。不过，仍有相当一部分患者不能接受 VATS，而不得不接受小型开胸手术。

尽管 VATS 或开胸术已经应用于临床，但肺叶切除术仍然是治疗恶性孤立性肺结节的首选治疗方法。楔形切除术或分段切除术切除较小肿瘤的疗效已经明确，但这些局部肺切除术治疗肺癌的疗效还具有一定的争议。国外一肺癌研究团队评估了 276 例 T1N0 期肺癌患者的治疗方案。这些患者被随机分为局部切除术及肺叶切除术两组。局部切除术患者的复发率达到了 75%（$P=0.02$，单侧检验），其中局部复发率增加了两倍以上（$P=0.008$，双侧检验），患者的总死亡率增加了 30%（$P=0.08$，单侧检验），而患者的癌症病死率比肺叶切除术的患者增加了 50%（$P=0.09$，单侧检验），（$P=0.01$，单侧检验等价研究的预定义阈值具有统计学意义）。由于较高的死亡率及局部复发率，肺叶切除术已是周围型非小细胞肺癌 T1N0 期患者主要的外科术式。

对于肺储备功能不足，无法耐受肺叶切除术的患者，可选择肺段切除术和楔形切除术。另外，关于小于 2cm 的恶性病灶是否可以给予肺段切除、放疗或联合疗法仍存在争议，也是当前研究的热点课题。目前，对于肺部单发恶性结节患者，若肺储备功能足以耐受手术，建议采取肺叶切除术；若肺储备功能不能耐受者，建议行肺段切除术。

5. 开胸手术　恶性孤立性肺结节最常见的疾病是 Ⅰ 期支气管癌，其标准治疗方案仍是开胸或胸腔镜进行肺切除术，伴淋巴结清扫术。90% 直径>3cm 的孤立性肺结节为恶性，因此，即使这种大小的结节无明确转移现象，或患者的肺储备功能不全，仍需考虑进行切除手术。对于<3cm 的结节，在经过适当的影像学检查及可能的组织活检，如支气管镜检查或经皮针吸活检术后仍不能确定诊断的，可以进行肺切除术，或者利用 CT 检查进行紧密随访。是否进行手术或 CT 检查随访，需要医生与患者进行良好的沟通，并告知两者的风险及可能的后果后，再同患者做出决定。

四、第四步：安排（4A）

云计算机智能处理后，应针对不同患者信息特征及风险等级，给予个体化教育、诊治和次级预防建议。

（一）评估直径>8mm 实性结节

可根据（图 17-14）流程评估直径为 8～30mm 的实性结节，同时考虑表 17-2 中列出的影响直径≥8～30mm 实性结节评估和处理的因素。

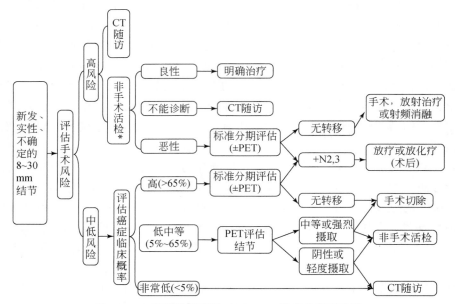

图 17-14 实性结节直径 8 ~ 30 mm 患者的管理流程

＊手术并发症风险高的人群中，我们推荐 CT 扫描随访

（当临床恶性肿瘤的概率是低到中等）或非手术活检（当临床恶性肿瘤的概率是中到高度）

表 17-2 影响直径 ≥8 ~ 30mm 实性结节评估和处理的因素

影响因素	水平	CT 扫描随访	PET 影像	非手术活检	VATS 锲形切除
肺癌的临床概率	非常低（<5%）	++++	−	−	−
	低 ~ 中等	+	+++	++	+
	高（<65%）	−	±	++	++++
手术风险	低	++	++	++	+++
	高	++	+++	++	
活检风险	低		++	+++	+++
	高	++	+++	−	+
高度疑似活动性感染或炎症		−	−	++++	++
价值观和意愿	意愿明确	−	+	+++	++++
	反对手术并发症风险	++++	+++	++	−
随访的依从性差		−		+++	++++

注：VATS. 视频辅助胸腔镜手术；+推荐倾向，+ ~ ++++为最低至最强；±为采不采用均可；−不推荐。

（1）单个不明原因结节直径>8 mm 者，建议临床医师通过定性地使用临床判断和（或）定量地使用验证模型评估恶性肿瘤的预测概率（2C 级）。

（2）单个不明原因结节直径>8 mm，且恶性肿瘤的预测概率为低、中度（5% ~ 65%）者，建议行功能成像，有条件者可考虑 PET/CT，以便更好地描述结节（2C 级）。

（3）单个不明原因结节直径>8 mm，且恶性肿瘤的预测概率为高度（>65%）者，视情况决定是否使用功能成像描述结节（2C 级）。对高度怀疑肿瘤者可考虑直接做 PET/CT，因其可同时进行手术前的预分期。

（4）单个不明原因结节直径>8mm 者，建议临床医师讨论无法取得病理诊断的替代性管理策略的风险和益处，并根据患者对管理的意愿而决定（1C 级）。

（5）单个不明原因结节直径>8mm 者，建议在下列情况下采用定期 CT 扫描随访（2C 级）：

1）当临床恶性肿瘤的概率很低时（<5%）；

2）当临床概率低（<30%～40%），且功能成像检测结果是阴性（PET 显示病变代谢不高，或动态增强 CT 扫描显示增强≤15HU）时；

3）当穿刺活检未确诊，或 PET 显示病灶代谢不高时；

4）当充分告知患者后，患者倾向选择非侵袭性管理方法时。需注意的是：随访直径>8mm 的实性结节应使用低剂量 CT 平扫技术。

（6）对单个不明原因结节直径>8mm 者，进行随访，建议在 3～6 个月、9～12 个月及 18～24 个月进行薄层、低剂量 CT 扫描（2C 级）。需注意的是：

1）定期 CT 扫描结果应与以前所有的扫描结果对比，尤其是最初的 CT 扫描；

2）如果有条件，可行手动和（或）计算机辅助测量面积、体积和（或）密度，以便早期发现病灶的生长。

（7）单个不明原因结节，在定期的影像学随访中有明确倾向的恶性肿瘤增长证据，若无特别禁忌，建议考虑非手术活检和（或）手术切除（1C 级）。需注意的是实性结节缩小，但是未完全消失者，建议随访至不增长的 2 年后，其后转为常规年度检查。

（8）单个不明原因结节直径>8mm 者，建议在伴有下列情况时采取非手术活检（2C 级）：

1）临床预测概率与影像学检查结果不一致；

2）恶性肿瘤的概率为低、中度（10%～60%）；

3）疑诊为可行特定治疗的良性疾病；

4）患者在被充分告知后，仍希望在手术前证明是恶性肿瘤，尤其是当手术的并发症风险高时。需注意的是选择活检的类型应基于：①结节大小、位置和相关气道的关系；②患者发生并发症的风险；③可行的技术及术者的熟练程度。

（9）单个不明原因结节直径>8mm 者，建议在下列情况下行手术诊断（2C 级）：

1）临床恶性肿瘤概率高（>65%）；

2）PET/CT 显示结节强烈高代谢或另一种功能成像检测为明显阳性时；

3）非手术活检为可疑恶性肿瘤；

4）患者在被充分告知后，愿意接受一个明确的诊断方法。

（10）单个不明原因结节直径>8mm 者，选择外科诊断时，建议考虑胸腔镜诊断性亚肺叶切除术（1C 级）。需注意的是对深部和难以准确定位的小结节，可考虑应用先进的定位技术或开胸手术。

（二）评估≤8 mm 实性结节

可根据图 17-15 流程评估≤8mm 实性结节，并注意以下具体事项：

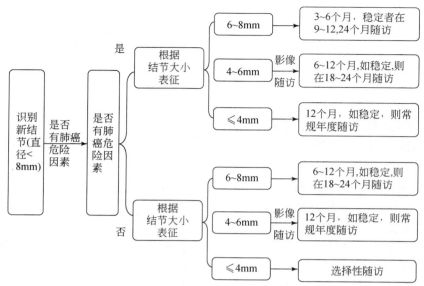

图 17-15　直径<8 mm 实性结节患者的管理流程

（1）单个实性结节直径≤8mm 且无肺癌危险因素者，建议根据结节大小选择 CT 检查的频率与持续时间（2C 级）；

1）结节直径≤4mm 者需要进行随访，但应告知患者这种方法的潜在好处和危害；

2）结节直径 4～6mm 者应在 12 个月重新评估，如无变化，其后转为常规年度检查；

3）结节直径 6～8mm 者应在 6～12 个月之间随访，如未发生变化，则在 18～24 个月之间再次随访，其后转为常规年度检查。需注意的是对于多个小实性结节，随访的频率和持续时间应依照最大的结节进行；CT 检测实性结节≤8mm 时，建议使用低剂量平扫技术。

（2）存在一项或更多肺癌危险因素的直径≤8mm 的单个实性结节者，建议根据结节的大小选择 CT 检查的频率和持续时间（2C 级）：

1）结节直径≤4mm 者应在 12 个月重新评估，如果没有变化则转为常规年度检查；

2）结节直径 4～6mm 者应在 6～12 个月之间随访，如果没有变化，则在 18～24 个月之间再次随访，其后转为常规年度检查；

3）结节直径 6～8mm 者，应在最初的 3～6 个月之间随访，随后在 9～12 个月随访，如果没有变化，在 24 个月内再次随访，其后转为常规年度检查。需注意的是：对于多个小的实性结节，随访的频率和持续时间应依照最大的结节进行；CT 检测实性结节≤8mm 时，建议使用低剂量平扫技术。

（三）评估非实性（纯磨玻璃）结节

（1）非实性（纯磨玻璃）结节直径≤5 mm 者，建议进一步适当评估。

（2）非实性（纯磨玻璃）结节直径>5 mm 者，建议每年行胸部 CT 检查，需注意的是：

1）非实性结节的 CT 随访应对结节处采用薄层平扫技术；

2）非实性结节增大或出现实性成分增加，通常预示向恶性转化，需要进一步评估和（或）考虑切除；

3）如果非实性结节直径>10 mm，患者不愿意接受或无法进行后续非手术活检和（或）手术切除，则建议在其后 3 个月开始早期随访；

4）如果患者同时患有危及生命的合并症，而肺部结节考虑为低度恶性不会很快影响生存，或可能为惰性肺癌而无需即刻治疗者，则可以限定随访时间或减少随访频率。

（四）评估部分实性（>50%磨玻璃）结节

（1）单个部分实性结节直径≤8 mm 者，建议在 3、12 和 24 个月进行 CT 随访，无变化者随后转为常规年度检查。随访中需要注意：

1）部分实性结节的 CT 随访检查应对结节处采用薄层平扫技术；

2）部分实性结节增大或实性成分增多，通常提示为恶性，需要进一步评估和（或）考虑切除；

3）如果非实性结节直径>10 mm，且患者不愿意接受或无法进行后续非手术活检和（或）手术切除，建议在 3 个月后开始早期随访；

4）如果患者同时患有危及生命的合并症，而肺部结节考虑为低度恶性不会很快影响生存，或可能为惰性肺癌而无需即刻治疗者，则可以限定随访时间或减少随访频率。

（2）部分实性结节直径>8 mm 者：建议在 3 个月重复胸部 CT 检查，若结节持续存在，随后建议使用 PET、非手术活检和（或）手术切除进一步评估。需注意的是：

1）PET 不应该被用来描述实性成分≤8 mm 的部分实性病灶；

2）非手术活检可用于确立诊断并结合放置定位线、植入放射性粒子或注射染料等技术帮助后续手术切除的定位；

3）非手术活检后仍不能明确诊断者，不能排除恶性肿瘤的可能性；

4）部分实性结节直径>15mm 者可考虑进一步 PET 评估、非手术活检和（或）手术切除。

（五）评估 1 个或多个额外的结节

结节评估中发现有 1 个占主导地位的结节和（或）多个小结节者，建议单独评估每个结节，除非有组织病理学证实转移，否则不可否定根治性治疗（2C 级）。对具有 1 个以上肺部病灶的肺癌患者进行分类和采取最佳治疗是困难的，建议多学科讨论。

五、第五步：辅助（5A）

当应用物联网辅助诊疗时，物联网医学辅助功能主要包括提问答疑、帮助挂号、直面名家、诊断分期，提供治疗方案，协助转诊、全时空照护和协助双向转诊。物联网技术的三大基本流程和十大功能特别有利于完成这些工作，其中全面感知→可靠传送→智能处理三大基本流程，与其十大基本功能也可应用到医学上（表 17-3），进行全时空预防、保健、诊疗、康复和协助控制医疗质量。

表 17-3　基于物联网的物联网医学十大功能

功能	在分级诊疗上应用
在线监测	最适合在线监测肺结节病情变化和指导分级诊疗
定位追溯	可用于定位肺结节患者，发现问题及时指导治疗
报警联动	可提供监测肺结节恶性肿瘤概率的报警，以及提供三级联动的反应功能，指导分级诊疗
指挥调度	利于指导肺结节患者分级诊疗和会诊
预案管理	可预先设定肺结节患者分级诊疗管理规范，进行分级管理和及时处置高恶性肿瘤概率的报警
安全隐私	利于为肺结节患者分级诊疗提供相应的安全保障机制
远程维保	适用于肺结节患者分级诊疗的联网服务
在线升级	能保证肺结节患者分级诊疗系统的正常运行，也是物联网医学自动服务的手段之一
领导桌面	利于二、三级医院专家或管理者根据收集的海量信息，深度挖掘或者拓展诊疗功能，指导如何更好地分级诊治肺结节患者
统计决策	利于三级医院专家或管理者根据肺结节患者分级诊疗的数据进行统计分析，总结经验和发现问题，提出解决问题的方法

其中的在线监测、定位跟踪、警报联动、随访调度功能有利于全程在线监测肺结节变化和指导治疗；预案管理、远程管理、领导桌面和统计决策功能可拓展肺结节海量信息深度挖掘功能，应用预先设定的规章全程管理和及时处置肺结节，及时诊疗；安全隐私和在线升级功能是物联网医学技术的保障，可保证物联网系统能够正常运行。

与传统医学相比，物联网医学管理肺结节有如下优点：

（1）模式转变：干预潜在的健康危机，由被动治疗转变为主动健康管理。

（2）缩小四大差别：利用无线传感设备和现代因特网技术，可缩小三级医院医生的医学知识的时间和空间差别、同时也缩小三个级别医院之间的资源及医师经验的差别，使患者可就近享受专业医疗健康服务。

（3）多渠道：通过网站、电话、短信、邮件、微博、微信、语音、视频和现场等多种形式实现与专家的实时高效沟通。

（4）个体化：针对不同人群提供个体化的诊断和治疗方案。

第三节　注意事项和质量控制

一、三级联动

为达到接轨国际的诊疗水平，中国肺癌防治联盟提出了提高和推广肺结节诊治水平的"百千万工程"。其目的是做好顶层设计的前提下，应用五步法 APP 将目前的"守株待兔"式诊疗模式改为"端口前移、从社区抓起"的重心下沉的诊疗策略。应用专家，基层医师和患者三级联动的物联网医学平台，由专家与二级医院和一级医院医师密切配合，及早发现肺结节患者，及早治疗，以便获得一劳永逸的效果。

二、及时确诊

（一）大于 8 mm 的实性结节

大于 8 mm 的实性结节应比较患者以往的影像学资料，评估恶性肿瘤的可能性。其中包括精确描述结节的影像学特征、评估各种替代管理方案的相关风险，以及根据患者的意愿进行 CT 随访、非手术活检或对手术诊断进行管理。如果能耐受，建议接受非手术活检或手术诊断检查。

（二）实性直径≤8 mm 结节

实性直径≤8 mm 结节，难以活检和切除风险大，且恶性预测概率较低，短时间内恶变和转移可能性小者，可考虑定期随访。

（三）亚实性结节

亚实性结节部分为癌前病变或恶性肿瘤，需要延长随访时间以监视实性部分的增长或发展。一旦发现直径增大或密度增加，均需要进一步评估其恶性概率。对于无法确诊者，应考虑病理诊断替代方法（如 PET）的潜在益处和危害，协助诊断并判断预后。

三、质量控制

物联网医学的应用和实施效果，与设备、社区、专科医师和患者的理解有关，三级（基层医师，专家和患者）联动每个环节均应该保持通畅和配合默契，才能取得最佳效果。除了共性的培训外，在临床应用中还应针对肺结节自身的特征，特别注意质控的要点。五步法中主要需要质量控制的指标为：病史中描述吸烟史比率；病史中描述个人胸腔外恶性肿瘤史比率；接受肺功能检查比率；接受肿瘤标志物检查比率；CT 检查时描述肺结节部位比率，测量肺结节直径比率，分析肺结节分叶比率，分析肺结节毛刺征比率，分析胸膜凹陷征比率；按照共识应用 CT 随访肺结节频率标准比率；大于 8 mm 肺结节采取病理标本活检比率；对多发肺结节进行全身检查比率。此外，还应兼顾分级诊疗质量控制的指标：①诊断复核率；②治疗方案复核率；③疗效复核率；④双向转诊率。

当然，为实施这些质量控制指标和督导三级医院医师达到质量控制要求，需要制订平台操作规程和工作细则，根据最新指南及循证医学证据不断更新，并在实践中逐步改善。例如，专家、基层医师和技术人员的职责，高恶性肿瘤概率的报警应急处理流程，患者知情同意与信息安全规则，故障处理流程等。

（杨达伟　白春学）

参 考 文 献

白春学.2013. 肺结节"三加二式诊断法". 国际呼吸杂志, 33：401, 402.

白春学.2014. 改变社区和专科医师服务模式的技术平台–物联网医学的深层次作用. 国际呼吸杂志,
34 (12)：881，882.

白春学.2014. 实用物联网医学. 北京：人民卫生出版社.

白春学.2015. 物联网医学分级诊疗手册. 北京：人民卫生出版社.

白春学.2015. 五步法物联网医学——分级诊疗的技术平台. 国际呼吸杂志，35 (08)：561，562.

中华医学会呼吸病学分会肺癌学组，中国肺癌防治联盟.2014. 原发性支气管肺癌早期诊断中国专家共
识（草案）. 中华结核和呼吸杂志，37 (3)：172-176.

中华医学会呼吸病学分会肺癌学组，中国肺癌防治联盟.2015. 肺部结节诊治中国专家共识. 中华结核
和呼吸杂志，38 (04)：249-254.

张国桢，白春学.2015. 胸部低剂量 CT 筛查肺癌的是与非. 中华结核和呼吸杂志，38 (4)：242-245.

Hu J，Qian G，Bai C，et al. 2015. Chinese Consensus on early diagnosis of primary lung cancer（2014
version）. Cancer，121：3157-3164.

Hong Q，Wu G，Qian G，et al. 2015. Prevention and management of lung cancer in China. Cancer，121：3080-
3088.

Yang D，Zhang Y，Hong Q，et al. 2015. Role of a serum-based biomarker panel in the early diagnosisof lung
cancer for a cohort of high-risk patients. Cancer，121：3113-3121.

第四篇

物联网医学潜在应用空间

第十八章　物联网医学在儿科医学中的应用

（一）儿科疾病负担

儿科医疗服务的对象主要是从出生到 18 岁的各年龄阶段的儿童。根据世界卫生组织报告，2012 年全世界总共约有 660 万名 5 岁以下儿童死亡，虽较 1990 年 5 岁以下 1200 多万名的儿童死亡人数下降了一半，但儿科医疗工作者仍旧面临着严峻的考验。在五岁以下儿童死者中，有 70% 以上发生在非洲区域和东南亚区域。贫穷和医疗服务欠缺的撒哈拉以南的非洲儿童在五岁以前死亡的可能性比发达地区的儿童高出 16 倍以上。有效的儿科医疗服务覆盖上述地区可能有助于降低 5 岁以下儿童死亡率。然而由于医疗服务分布不均和规模的差异，加之儿科医生的匮乏使得医疗服务不能有效地涵盖整个儿科人群。在中国情况也不容乐观，《2013 中国卫生和计划生育统计年鉴》显示，2012 年全国儿科医师约 10.4 万，儿科床位约 22.6 万张，全国 89 家儿童医院中，84.2% 在大中城市。而我国 14 岁以下儿童有 2.8 亿余人，以此计算，我国每千名儿童拥有儿科医师仅 0.35 名，拥有床位仅 0.78 张。儿科医生长期超负荷工作，住院"一床难求"等问题日益显现，亟待卫生行政决策部门对现有医疗模式重新进行考量。

（二）儿科特点及现行医疗模式弊端

儿科俗称"哑科"，儿科患者起病急，病情变化快，极易短时间内迅速恶化。儿科不同年龄的疾病谱不同，如新生儿期可有新生儿窒息、肺透明膜病；婴儿期常见呼吸道感染和腹泻；年长儿除了一般疾病外，中毒、外伤等意外损伤亦多见。不同年龄的用药谱和用药剂量都有所不同。儿科的特点要求临床医师具备较高的专业素养和技能，在较短时期内做出准确的临床判断施以治疗。然而目前优质的医院资源大多集中于中心城区的大型医院和专科医院，对于疾病特别是疑难重症的诊治，受地域的限制，从而造成大医院人满为患，社区医院门可罗雀。在儿科医疗实践中涉及患儿、家长和医务人员三方面的互动，而当前的就医模式下，难以使医师耐心地询问，细致地观察，充分地沟通交流，由此也埋下了医患纠纷的隐患。儿科的一些慢性疾病如儿童癫痫需要神经科、儿外科、神经影像科、儿科发育康复科及儿童心理科等多学科团队管理，只有最大程度上合理整合现有医疗资源，才能进一步提升医疗服务质量，这又为儿科医疗从业者提出新的命题。随着现代科技的发展，物联网医学的发展正试图改变这样的现状。

（三）物联网医学应用于儿科的意义

物联网医学是通过射频识别（radio frequency identification，RFID）、全球定位系统和各种传感设备，按约定的协议，进行信息交换和通信，实现对服务对象（主要是患者）的智能化识别、定位、监护和服务的一种科学。物联网医学在儿科的应用的雏形最早可以追溯到 1879 年，当年发表在 *Lancet* 杂志上的文章记录了一位家庭医生利用电话通过咳嗽声判断患儿是否存在喉炎的过程。随着现代信息技术和电子医学的发展，物联网医学主要经历了无线传感技术的发展、因特网技术在临床医学中的运用，以及利用 RFID 实现物联网医学模式等三大主要演变过程。其在儿科医疗中承担的作用包括：①通过物联网打破地域壁垒，实现儿科疾病及时准确的诊治预防和提供优质的专业儿童健康保健。②通过物联网促进儿童健康资讯的传播和教育，并实现健康从业者和儿童及家长的良性互动。③利用物联网开展儿科相关的医学研究。

第一节　物联网医学儿科应用适应证

一、应用于儿科疾病筛查与保健

例如，在儿科口腔疾病领域，利用物联网具有的全面感知、可靠传递、智能处理等优势，建设远程口腔医疗筛查诊治体系，通过健康的监测、辨识与调控，推动口腔医疗模式从以疾病诊疗为主向以预防与保健为主转变，创建新型的健康服务管理模式。以医生使用贴有 RFID 标签的智能荧光粉板拍取患儿的口腔照片为例：智能板放入患儿口中之前，靠近 RFID 阅读装置，标签阅读器读取标签的编码，并与存储在系统中患者医生的姓名、登记号等相关联，并将这些信息写入标签中。智能板放入患者口中，拍完照后插入传输设备中，后者与一电脑相关联。传输设备获取标签的编码和患者的相关数据，并将图像发送到特定的电脑中，可供大规模疾病筛查使用。在口腔疾病保健领域也有厂家推出了智能牙刷，牙刷本身通过蓝牙4.0与智能手机连接，可以实现刷牙时间、位置提醒，也可根据用户刷牙的数据生成分析图表，估算出口腔健康情况。配合开发相应的软件可以督促和引导儿童促进口腔保健。

二、应用于儿科疾病诊断

目前在早产儿视网膜病变诊断中应用较为成熟。早产儿视网膜病变（ROP）是目前世界范围内儿童致盲的主要原因之一，对高危儿的 ROP 筛查工作主要是由小儿眼科医生或视网膜专科医生实施床旁间接检眼镜检查。由于这种传统方法操作相对困难，并对早产儿有一定的生理刺激，需要从事这项工作、经验丰富的医生就地或者赶赴求诊地点实施检查诊断。因而需要消耗大量的时间、人力和物力。由于全世界高危儿的持续增多及患儿地域分布的不平衡，这种方法显然不能满足需要。至 2000 年起随着信息技术的发展和人们获取眼科医疗资源的需求增多，越来越多的精准的数字化视网膜图像设备安全地用于小儿。Maamari 等报道的一种新型的基于移动手机的视网膜照相机（the ocular cellscope）具备小巧、高分辨率、大容量存储和无线传输的优点，其捕获视网膜视野的能力达到 55°，广泛用于视网膜疾病的诊断。

涉及 6 家 NICU 的斯坦福大学 ROP 诊断网络（SUNDROP）在 2005 年到 2010 年为期 5 年的研究中，连续接诊了 511 名患儿。这些试点的结果均显示运用远程技术诊断 ROP 具有较高的敏感性和特异性，并且未出现任何不良事件，能为高危患儿提供相关保健。Rithter 等于 2009 年进行了一项前瞻性的对照研究，比较了床旁检查及远程诊断 ROP 所花的时间。床旁检查每名婴儿所需的时间平均为（4.17±1.34）~（6.63±2.28）分钟；而远程诊断的时间仅为（1.02±0.27）~（1.75±0.80）分钟。结果表明远程诊断比床旁诊断的速度更快。床旁 ROP 诊断除了其本身较为复杂和费时外，还需要花大量其他的时间，如医生来往 NICU 的行程、与患儿家长和医院工作人员交流、等待患儿瞳孔充分散大的时间等。算上这些，每位婴儿床旁诊断所花的总时间为（10.08±2.53）~（14.42±2.64）分钟。而远程诊断则不存在上述问题，可以缩短眼科医生处理 ROP 的时间。

三、应用于儿科疾病监测与治疗

以互联网为基础的物联网医学技术被用于儿童哮喘的管理中。物联网管理哮喘患儿，进行患者教育、自我监测、目标管理、记录哮喘日志等，是改善哮喘控制和提高生活质量的有力工具。通过信息技术能使患儿获得足够的技巧和工具（如肺功能，呼出气一氧化氮）进行哮喘自我管理以达到哮喘的控制。患儿及家长可以及时发现症状的恶化，个体化的调整用药，获得专业指导，制订适宜的治疗方案。Gustafson 等在一项随机对照试验中显示利用远程技术管理的哮喘患儿具有更好的哮喘控制。Deschildre 等在为期一年的一项前瞻性研究中将 50 名重度哮喘患儿分成 2 组。在试验组的患儿配备了名为"AM1"的肺功能仪，能够通过附带的调制解调器将每日测定获得的肺功能数据（包括肺活量、第一秒用力呼气容积、峰流速，流速容量环等）自动传输到医学中心并由医生进行反馈，但与对照组比较并未降低哮喘恶化发生率。所以需要更多的研究并结合多种评判工具来证实物联网技术在儿童哮喘管理中的长时期的有效性。

第二节　物联网医学儿科应用条件

利用物联网医学技术诊治儿科疾病时，不仅需要软硬件设备达到一定的技术要求，还需考虑到设备的使用者有可能是儿童的特点，设备外观尽量童趣化消除患儿害怕心理，操作步骤力求简便，软件界面需友好，感知端可引入动画或小游戏等激励机制协助儿童完成感知端信息采集。儿童所接触的物联网医学设备应做相关安全评估，防止儿童操作不当，误吸等造成的意外伤害。关于设备的具体要求在相关章节已有详细介绍，这里不做赘述。

第三节　实　施　方　案

一、培训相关人员

为了确保物联网医学项目顺利实施，针对端口不同相关人员分门别类进行培训。在培训形式上，要结合物联网医学项目实际，因地制宜、因材施教，实验室培训和现场培训相结合，采取技能演练、鉴定考试等灵活多样形式；在培训方法上要把授课、角色扮演、案例、研讨、现场观摩等方法相互结合。选择最佳的方法和形式，组织开展培训。

1. 医护人员训练　着重培训掌握物联网医学基础知识，项目相关疾病的病因、发病机制、诊断和鉴别诊断及治疗。力求熟悉整个项目运作原理及过程，临床意义。对预期结果进行判断。

2. 患儿及家长训练　培训患儿及家长掌握感知端设备的正确使用。需告知使用方法，简单故障排除方法。建立感知端设备故障应对流程。培训时注重儿童的年龄特点，时间不宜过长，形式多样，可在游戏中教授技巧，多鼓励。

3. 管理人员培训　培训项目人员、各端口人员设备操作维护技能，培养分工协作的团队意识。

二、输入相关信息

1. 个人信息　个人基本信息力求填写完整，真实可靠，通信地址和患儿监护人联系方式勿遗漏。

2. 项目相关医学信息　应详细记录项目相关的医学信息。根据儿科特点，医学信息中最好包括出生史、喂养史、生长发育史、预防接种史、家族史等。

三、数据分析解读

对于感知端采集的数据，可进行纵向和横向的比较，以期为疾病诊断和治疗提供参考。儿科患者存在生长发育的过程，在比较中注意与同地区、同年龄儿童人群做比较。在端设备给出诊疗意见后，需根据指南或循证医学专业知识做出判断，提出下一步的诊治方案。由于儿科患者病情变化快，局限能力差的特点，若系统获取危及值，应有适当的警示和后续处理机制。

第四节　物联网医学在儿科疾病诊治中的典型案例

案例：

mySentry 血糖远程监测系统的可接受性和功效的研究。

（一）研究需要

低血糖和高血糖的反复发作会增加 1 型糖尿病患儿的并发症和病死率。多于 30% 的糖尿病患儿忽视低血糖现象的发生，从而导致糖化血红蛋白水平增高，高血糖同样也会造成中枢神经系统的损伤。早期察觉血糖的不稳定可以给予适当的干预，减少临床症状的发生。理想的血糖监测系统允许当血糖值达到设定警告时发出声响，特别是帮助糖尿病患儿父母及时发现患儿夜间的低血糖。mySentry 血糖远程监测系统包括了一个监视仪和一个接收器。接收器放置在患儿卧室内，接收和转发来自于患儿体内植入的传感器增强型胰岛素泵（包括胰岛素泵和持续血糖监测的功能）的射频信号。放在另一间房间（如父母卧室）

的监视仪接收显示接收器转发射频信号，远距离了解患儿血糖情况，当患儿的血糖波动至警示值时，在另一间房间的父母或监护人就会收到警示提醒，父母或监护人也可以在自己房间内通过设备远距离查看患儿的胰岛素泵和血糖的实时水平和趋势（图18-1）。

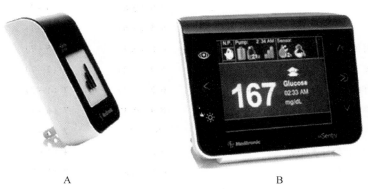

图18-1　mySentry 血糖远程监测系统

A. 接收器；B. 监视仪

这项美国学者进行的调查研究旨在了解远程血糖监测系统在1型糖尿病患儿家庭的适用性和可接受度，对夜间低血糖的干预效果。

（二）研究设计

这是个为期3周的多中心回顾性调查研究。研究对象为35例使用胰岛素泵的1型糖尿病儿童。父母与患儿在同一套房屋内，双方卧室不超过30.48m。研究前包括1周的导入期常规使用胰岛素泵，随后加用mySentry血糖远程监测系统3周进行研究。用满分为七分的利克特量表调查使用这套系统前后患儿家长对患儿夜间血糖控制状况的评估，对使用这套系统适用性和接受度的评估。

（三）结果总结

35名受试者平均年龄（11.9±2.7）岁，平均被诊断年龄（5.4±3.21）岁，父母与患儿卧室平均间隔6.096m。基线调查显示大多数受试者存在夜间低血糖或高血糖，大多数父母担忧未察觉的上述现象，并且不满意夜间患儿血糖水平的监测方式。所有的受试家庭认为mySentry的使用和指导对患儿病情控制有帮助，易于发现和听到警示信息。调查显示该系统可接受度达97.1%，设备适用性98.8%（表18-1）。

表18-1　mySentry 远程血糖监测系统使用家长调查问卷

问题	平均值（标准差）	中位数（范围）	总评分
总的来说，我对 mySentry 系统使用满意	6.1（1.1）	6（3~7）	7
使用后增加我对孩子夜间血糖波动的洞察	6.3（1.1）	7（2~7）	7
使用后使我睡眠更好，不用担心孩子夜间血糖波动	5.1（1.5）	5（1~7）	6
使用后增加我对使用胰岛素泵的信心	5.9（1.1）	6（2~7）	6
在使用期间，我更有信心在夜间照看孩子的糖尿病	6.2（0.8）	6（5~7）	7

续表

问题	平均值（标准差）	中位数（范围）	总评分
我愿意将这个设备推荐给其他家长	6.4（0.9）	7（4~7）	7
警示信息清楚易于理解	6.5（0.8）	7（4~7）	7
仪器容易使用	6.5（0.6）	7（5~7）	7
使用菜单易于运用和理解	6.6（0.7）	7（5~7）	7
使用期间，我对孩子的夜间血糖水平满意	5.9（1.2）	6（2~7）	7
使用期间，我不再担心孩子夜间血糖波动不被察觉	6.2（1.2）	7（1~7）	7
仪器警示声音足够响，而能被睡眠中的我听到	6.9（0.4）	7（6~7）	7
在使用后，我能更好地在夜间照看孩子的糖尿病	6.3（1）	7（3~7）	7
我能根据说明书排除仪器简单故障	3.6（2.2）	4（1~7）	1
我必须联系维修热线排除仪器故障	6.1（1.8）	7（1~7）	7
我宁愿联系维修热线而不是根据说明书自己排除故障	5（1.5）	4（2~7）	4
仪器说明书上的图示易于理解	5.9（1）	6（4~7）	7
总体来讲，仪器说明书易于理解	6.2（1）	6（3~7）	7

（四）主要结论

mySentry 血糖远程监测系统是第一个远程监测胰岛素泵和血糖的设备，被患儿家长所接受。它的使用有助于家长评估糖尿病患儿夜间血糖的波动。

第五节　物联网医学在儿科应用中的注意事项

一、物联网医学设备标准化的问题

物联网医学设备的建设目前缺乏统一的医疗规范和技术标准，各家医院重复开发软件，系统不能兼容，信息传输的通信信道不同、应用软硬件不一致，使得医疗信息不能有效共享，要尽量实现各物联网医疗单位的开放性交互式联网。在儿科需注意设备能够兼容各年龄段儿童的使用，并做儿童使用安全性评估。

二、医患双方的认识程度

物联网医学利用高科技手段为患儿提供服务，在诊断质量、治疗时间、寻医途径等方面有诸多的优点。但人们对这项技术的认识程度不一致，并且我国对物联网医学的宣传局限于医疗单位，忽视了向广大患儿家长宣传和推广其优越性和可靠性，只有与患儿家长充分沟通，普及物联网医学相关知识，才能使这项技术广泛传播。

三、充分整合利用各种传播介质

儿科患者存在沟通交流难的特点，对疾病症状的表述常常不清楚、不完整。而且病情变化快，发展快。物联网医学在儿科应用时，如果仅通过单一形式传递信息，常会遗漏或造成误判。故需利用传感器尽可能将音频、视频、图像等多种介质传递到医学终端，有利于做出准确的综合判断。

儿童是人类的未来，是社会可持续发展的重要资源。促进儿童健康，对于全面提高中华民族素质具有重要战略意义。联合国千年发展目标和中国儿童发展纲要（2011～2020 年）对儿童健康分别提出了目标和要求。我国和许多发展中国家相似，儿科医疗资源紧缺并主要集中于城市的情况会在一定时间内持续存在。贯彻和推广物联网医学适宜技术在儿科领域的应用，既可缓解儿科医疗资源分布不均衡的矛盾，又可以为国家节省大量的医疗资源。

（王立波　黄剑峰）

参 考 文 献

国家卫生和计划生育委员会编. 2013. 2013 中国卫生和计划生育统计年鉴. 北京：中国协和医科大学出版社.

李蓉，王雨生. 2011. 远程医疗用于早产儿视网膜病变防治的意义. 中华眼视光学与视觉科学杂志，13（1）：76-79.

Aronson S. 1977. The Lancet on the Telephone 1876～1975. Medical History, 21：69-87.

Fijalkowski N, Zheng LL, Henderson MT, et al. 2014. Stanford University Network for diagnosis of retinopathy of prematurity（SUNDROP）：five years of screening with telemedicine. Ophthalmic Surg Lasers Imaging Retina, 45（2）：106-113.

Gustafson D, Wise M. 2012. The effects of combining web-based ehealth with telephone nurse case management for pediatric asthma control：a randomized controlled trial. J Med Internet Res, 14（4）：e101.

Kaiserman K, Buckingham BA, Prakasam G. 2013. Acceptability and utility of the mySentry remote glucose monitoring system. J Diabetes Sci Technol, 7（2）：356-361.

Maamari RN, Keenan JD, Fletcher DA, et al. 2014. A mobile phone-based retinal camera for portable wide field imaging. Br J Ophthalmol, 98：438-441.

Rithter GM, Sun GS, Lee TC. 2009. Speed of telemedicine vs ophthalmoscopy for retinopathy of prematurity diagnosis. Am J Ophthalmol, 148（1）：136-142.

Van Gaalen JL, Hashimoto S, Sont JK. 2012. Telemanagement in asthma：an innovative and effective approach. Curr Opin Allergy Clin Immunol, 12（3）：235-240.

Van Gaalena JL, Hashimotob S. 2012. Telemanagement in asthma：an innovative and effective approach. Curr Opin Allergy Clin Immunol, 12：235-240.

Wootton R. 2005. Jennifer batch telepediatrics：telemedicine and child health. London：Taylor & Francis.

Wootton R. 2012. Twenty years of telemedicine in chronic disease management-an evidence synthesis. J Telemed Telecare, 18（4）：211-220.

World Health Organization. 2016. Maternal, newborn, child and adolescent health. http：//www.who.int/maternal_child_adolescent.

第十九章　物联网在急诊医学中的应用

　　急救/急诊医学是一门多专业的综合学科，是处理和研究各种急性病变和创伤的一门新兴专业，要求在短时间内对威胁人类生命安全的意外伤害和疾病进行快速诊断和救治，以确保患者的生命体征平稳。急诊医疗工作中面临着诸多的不确定性，如各种群体性事件存在着不可预测性；患者的病情存在着不确定性、极易在短时间内发生变化，如果不及时处理易导致疾病的不可逆、甚至死亡。因此，加强急诊科的医疗管理、优化就诊流程；做好各种应急预案、做好病情评估、及时识别危重病患者；利用医院的专科综合优势和专家团队进行多学科的救治，可以提高急诊的工作效率，提高危重病患者的救治成功率。随着各种技术的发展和院前急救—院内急诊—危重患者监护病房（ICU）一体化救治理念地推广和普及，国内目前的急诊医学基本形成了一体化的救治模式，主要包括院前急救（急救中心）—院内急诊—重症监护病房（ICU）一体化的救治，这种模式大大提高了危重病患者的救治成功率。因此，急诊/急救医学不仅仅是临床救治，还涉及患者的转运、通信、生命体征的监护等多个环节。各种急救设备也成为急诊医学的重要组成部分。

　　医院急诊流程涉及院前急救、急诊分诊、患者排队、急诊观察室、留观病房、急诊检查等环节，充分利用临床数据和信息预警预测技术，对急诊患者全程全方位进行计算机流程模拟，建立数据模型，利用信息化技术缓解患者急诊拥挤等矛盾，已成为急诊信息化发展的重点，物联网、移动互联、电子病历等新技术应用都从不同方面促进了急诊信息系统的智能化发展。

　　近年来随着移动互联网和通信技术的飞速普及，日常生活对于网络的依赖程度越来越强，也给日常生活和工作带来了极大的便利。移动终端上安装微博（MicroBlog）、微信（WeChat）等社交APP软件正在以雨后春笋般的速度蓬勃发展。医疗领域一度被互联网行业视为难以攻克的"碉堡"，近年来一些网络开发者已经开始踏出第一步。互联网和通信技术的迅速普及为急诊医学的发展和管理提供了强大的动力和极大的便利，在院前急救、急诊预检和分诊、危重病患者的评估、各种流程和疾病治疗的规范化操作及可视化、电子化病史的查阅、远程会诊和监护，以及移动服务等方面具有重要的价值。

第一节　院前急救和转运的物联网应用

　　对于急诊和危重病尤其是心跳、呼吸停止的患者来说，时间就是生命，需要在最短的时间内给予最有效的抢救和治疗。如果院前救护人员能够借助先进的交通定位系统和通信系统在最短的时间内到达现场进行救治，可以显著提高患者尤其是心肺复苏患者的救治成功率。如果救护人员到达现场获取第一手资料后，通过物联网技术把患者的症状、体征、检查资料等相关的信息传送给就近或者目的医院的医生进行分析，可以使需要紧急救治的危重病患者得到上级医院医生的指导和帮助；并且对于需要快速启动绿色通道的患者在短时间内做好启动绿色通道的准备，为患者到达医院后得到快速诊治提供保障，缩短急诊和危重病患者的等待时间，提高患者的抢救成功率。

急救中心是国际化大都市安全保障体系中重要的一部分，它为市民生活、社会安定及经济发展提供有利保障。医疗急救指挥中心是院前医疗急救单位和急救绿色生命通道主干线，设有完整的通信网络系统覆盖于全市，集院前医疗急救与快速转运作为整体业务。过去的急救方式与市民对它的期望与要求不相适应，出车效率不高、空车调度能力差、出车效果较低、院前信息传输不及时等现象是急需解决的问题。怎样管理好网络庞大、复杂的应急中心，应急站，救护车等实体，怎样高效率、准确地前往急救目的地，是目前各大城市急救中心机构所遇到的突出问题。

我国大部分城市都已开通了医疗专用急救电话（120 和 999 等），急救电话 24 小时有专人接听，接到电话后可立即派出救护车和急救人员。为了使患者能够得到及时地运送和救治，急救中心派出的救护车辆需要在最短的时间内快速到达救护地点，做简易的医疗并送往就近医院进行治疗，而这整个运送过程所经历时间的长短直接关系到患者的生命。为了在运送患者的过程中争取到更多的时间，急救中心需要知道患者的详细地址，确保救护车司机确定最佳救援线路。3G 技术（GPS、GIS、GSM）的发展已经使得建立这样有效的急救调度监控系统变成可能（图 19-1）。安装 GPS 全球定位系统之后，急救调度中心都可以在电脑屏幕上轻松查阅到所有急救车的准确位置、出车及急救情况。同时急救调度中心通过电子地图和定位系统确定位置，并按照就近原则，直接将命令发布到急救车上，从而尽可能提高医疗急救速度。而装上定位系统的急救车，也可根据定位系统自动导航装置，确定最佳行车路线，同时也可防止迷路、堵车、修路现象的发生，从而大大缩短急救时间。车上还可开通三方电话，将现场的医生与调度中心及专家联系起来。专家可通过电话遥控指挥现场医生进行急救，更大程度地挽救患者的生命。院前救护系统及院前急救和院内急诊的高效衔接是很好的物联网运用到医学的案例。

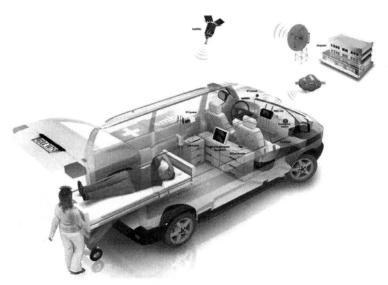

图 19-1 安装了先进的 3G 技术（GPS、GIS、GSM）的救护车设备

第二节　急诊预检和分诊的信息化

急诊患者的特点是急危重症患者多、流量大、流动快，患者个人和就诊信息登记往往不全面。过去由于缺乏科学的病情分级评价标准，患者的危重程度等级评价及急诊分诊依靠人工输入和经验。从而导致急诊患者的分诊正确率低，随意性强。同时由于患者的信息不全，导致急诊工作出现了大量繁琐的手工工作量统计，工作人员的效率低下。随着临床信息化建设的完善和物联网概念的提出和推广，特别是电子病历和电子监护系统应用的普及，目前部分三级医院已经建立了比较完善的电子预检和分诊系统。电子预检系统能够详细的记录患者的个人信息、就诊时间及症状和基本病史信息，为临床工作的统计和大数据的分析提供参考，并且极大地提高了预检医护人员的工作效率。电子分诊系统借助物联网技术上传患者预检时的基本生命体征（血压、心率、氧饱和度和体温等）和基本的实验室检查（血糖、血气分析、心电图等），并且结合各种急诊/危重病常用的预检、疾病病情程度评分和分诊系统，自动地对不同病情程度的急诊患者进行分级（图 19-2，图 19-3）。电子分诊系统能够显著地提高病情程度分级的正确率，缓解"急诊不急"的状况，让繁忙的急诊变得有序，做到忙而不乱。

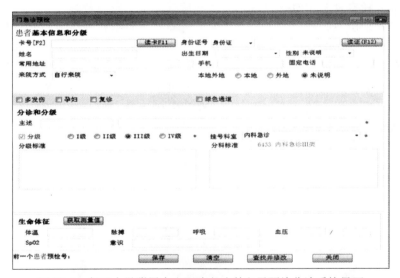

图 19-2　复旦大学附属中山医院急诊科电子预检分诊系统界面

在急诊预检分诊电子化建设应该至少包括以下功能：

（1）急诊患者病情评估：参考国外急诊分级标准，以卫生部《急诊患者病情分级指导原则》为依据，结合国内急诊预检工作现状，总结急诊分诊预检经验，对急诊就诊患者病情分级评估提供信息工具，并能对患者分诊评估指标进行验证和修正。

（2）基于临床数据的患者智能分类：能够充分利用信息系统中患者临床数据，进行临床分级预检分类，并与现有的工作环境进行无缝集成，实现与医院管理信息系统（HIS）数据对接，实现医疗资源的调配。

（3）患者流向跟踪与统计分析：以患者病情评估为基础，结合患者排队系统，为分

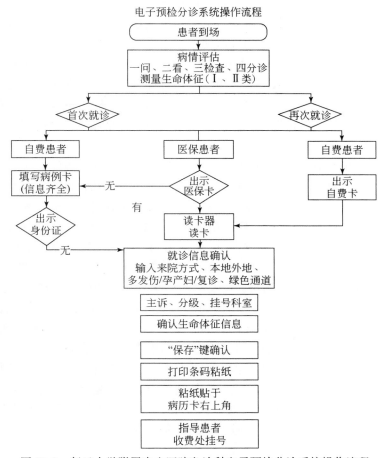

图 19-3 复旦大学附属中山医院急诊科电子预检分诊系统操作流程

区管理分流患者提供信息导引，提出缓解急诊拥挤的解决方案。

（4）效果评价与资料积累：能够实现急诊、急救患者的资料整合和积累，建立科室疾病分析电子档案库，为效果分析评价提供信息工具和数据支持。

第三节　急诊和危重病患者定位和管理

目前国内大多数三级医院急诊科人满为患，非急诊患者占据了较多的急诊医疗资源。如何在拥挤的急诊科快速找到危重病患者或者对每一位患者进行精确的定位和管理也是急诊管理工作者面临的问题。随着物联网技术的发展和普及，这项工作逐渐成为可能。在第16届中国无线技术与应用大会上，博通（Broadcom）公司宣布面向物联网及可穿戴设备推出最新全球导航卫星系统（GNSS）芯片 BCM47748。该款高级芯片不仅支持健身手环等设备，只需极小的功耗便可实现精确定位，而且在某些情况下无需再配备单独的单片机。博通 BCM47748 可通过在芯片上计算位置、速度和时间（PVT），将大量信号处理从单片机中转移出来，从而显著降低系统功耗。该芯片采用智能固件，不仅可延长电池使用寿命，同时还可保持速度、距离和位置计算的精准性（图19-4）。这为一系列定位穿戴设备的开发提供了强大的技术支持。另外谷歌公司也在这方面进行了软件开发，谷歌手机地图6.0版已经在一些地区加入了室内导航功能，此方案主要依靠GPS（室内一般也能搜索到2~3颗卫星）、WiFi信号、手机基站，以及根据一些"盲点"（室内无GPS、WiFi或基站信号的地方）的具体位置完成室内的定位。目前此方案的精度还不是很满意，所以谷歌后来又发布了一个叫"Google Maps Floor Plan Marker"的手机应用，号召用户按照一定的步骤来提高室内导航的精度。但目前这些定位系统价格昂贵，在国内患者身上进行应用，尚需要一定的时日。

诺基亚采用的是HAIP技术，诺基亚正在努力使它成为蓝牙协议的一部分，这样只要你的设备带有蓝牙模块，就能够使用这种技术进行定位。当然，仅有一个蓝牙模块还不能完成定位，还需要在室内安装一种定位发射台，通过这两者之间的通信完成定位。这种发射台可以覆盖100m×100m的范围，定位精度在30~100cm，据说这种发射台还有成本低、功耗低等特点，一台或多台都能完成定位（图19-5）。另外美国杜克大学也提出了自己的解决方案。借助现实生活中路标（landmarks）的思想，正在开发一个叫做UnLoc的应用。此应用通过感知WiFi、3G信号死角，以及一些运动特征，如电梯、楼梯等，并根据这些位置已知的路标来计算你的位置。当你移动的时候，就根据其他感应器（陀螺仪、加速度传感器、方位传感器等）来跟踪你的位置。这一过程精度会逐渐降低，但当你到达下一个路标时，位置就会被校准。使用带有传感器的腕带，即可实现对于急诊就诊患者的发病地点的定位、120有的放矢地调度急救车辆、科学快速转运，以及抢救室大量滞留患者的精确位置定位。室内导航需求的确没有室外高，而且成本更高，所以室内导航一直没有被重视。虽然不能够带来直接的经济效益，但是可以对大规模滞留患者进行快速精确定位，提高工作效率，确保医疗安全，对人们的生命健康增加保障。

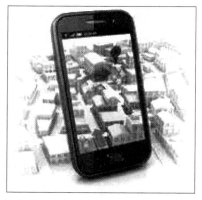

图19-4　博通公司提出的定位解决方案模式图

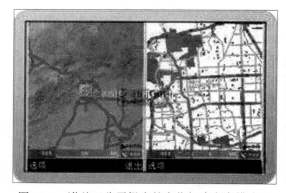

图19-5　诺基亚公司提出的定位解决方案模式图

第四节　急诊科医护和后勤人员的联络

目前国内各大三级医院的急诊科工作量较大，每天普通急诊患者多达几百人甚至上千人；另外随着老龄化程度的加剧和老年人口的逐渐增多，急性心脑血管和感染性疾病的患者日益增多，导致大量的患者滞留在急诊抢救室。急诊科的急诊和抢救工作日益繁重。如何及时做好医护和后勤人员的沟通，提高工作效率，保证医疗安全是急诊科面临的挑战。各个部门进行安全、高效、可靠的沟通对于提高工作效率极其重要。实时对讲系统可以让科室内部医护和后勤人员保持有效的沟通。

　　常规对讲机5w通话距离空旷地最多可达8～15km，一般市区可达3～5km，在有高大建筑物或高山阻挡的情况下，通话距离会相对短些。当有网络支持时对讲机的通话距离可达几十千米。组网是利用中继台（也称基地台或中转台），自动接收来自对讲机的发射信号，并对其进行放大和转发。组网可以扩大对讲机通信覆盖范围，延伸通话距离，空旷地可达10～20km（手持对讲机）或30～50km（车载对讲机），大厦内可覆盖地下室、地下停车厂、消防通道等屏蔽严重、平时称为死角的地区。复旦大学中山医院急诊科目前采用的就是这种传统对讲系统（图19-6，图19-7）。借助实时对讲系统提高了急诊科的工作效率，保证了急诊和危重病患者的抢救和治疗。

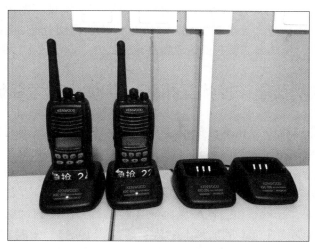

图 19-6　复旦大学附属中山医院急诊科对讲系统

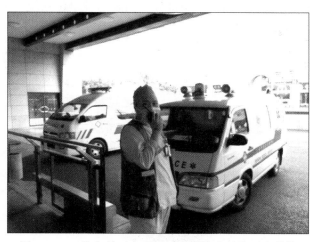

图 19-7　工作人员正在利用对讲系统进行沟通和联络

第五节　物联网医学在急诊抢救室和重症监护病房中的应用

　　急诊抢救室和 ICU 是急诊医学的重要组成部分，承担着急诊和危重病患者的抢救和治疗。急诊抢救和重症医学监护是随着医疗和护理专业的飞速发展、新型医疗设备的诞生及不断改进的医院管理体制而出现的一种集现代化医疗护理技术为一体的医疗组织管理形式。抢救室和 ICU 设有中心监护站，可以直接观察到所有的监护病床。目前大型综合性医院的急诊抢救室和标准的 ICU 都配有床边监护仪、中心监护仪、多功能呼吸机、心电图机、除颤仪、输液泵、微量注射器等危重病患者抢救和治疗所需的急救器材。ICU 收治的患者病情较重，需要动态监测患者的病情和生命体征变化，先进的监护设备的配置为监测提供了便利。如果通过网络把各种监护数据和患者的资料进行整合和快速传输将更有利于患者的监护和治疗。因此，急诊抢救室和 ICU 是物联网医学实践的理想场所。新的物联网医学概念的提出和实现已经逐渐发挥了一定的优势。例如，床旁"云监护"，实现了监测从"报警"到"预警"的角色转变，同时床旁"云监护"实现了在床旁快速调阅分布在不同系统中患者的各种资料和影像。安全、易扩展、易获得的数据平台，提升了诊疗效率，保障了医疗安全。

一、物联网在急诊抢救室和 ICU 中优化床旁监护的作用

　　通过物联网，急诊抢救室和 ICU 的医生可以将科室的工作站通过院内网或者互联网接入"云"平台，也能将个人的计算机（PC）或者个人的移动设备如移动电话、平板电脑等移动设备下载安装与之配套的 APP 接入"云"平台。医生在上班时间可以在科室主动或者被动获悉各监护单元的各项监护信息。即便是下班时间，在任何一个有网络的角落，医师有权限访问"云"平台，同时医师只要轻松打开已接入"云"平台的设备，患者的各项被监护指标都能在远端的屏幕上一目了然（图 19-8）。及时有效地对各反馈信息进行分析，为下一步的诊疗提供有力便捷和保障。在医疗物联网的强大支持下，使得医疗及医学教育现代化迈向了更加宽阔的未来世界。但是这种定位系统价格昂贵，要在国内患者身上进行应用，尚需要一定的时日。

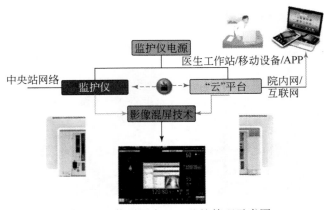

图 19-8　物联网在 ICU 监护管理示意图

与传统的诊疗模式相比，物联网医学具有以下优势：

（1）传统的会诊需要高年资医生到场，在抢救室和 ICU 中推行、开展物联网远程会诊是未来医学发展的方向。对于危重病患者高年资医生可以相对进行院内、院间的病例讨论，实现远程会诊。

（2）随着医学物联网突飞猛进地发展，远程调阅患者的个人基本信息，实时的生命体征，实验室检查结果、影像学检查资料（本院及外院的检查），甚至是经授权的外院既往所有的病史。

（3）各种护理和监护任务将从传统的床旁抄数据这种繁琐的体力活动中解放出来，轻轻滑动手指，触摸显示屏即可实现体温变化、24 小时出入液量，以及各种检查数据的对比动态演示。使得护理监护工作变得得心应手，简单直观。

（4）该项技术更是使物联网远程会诊及远程急诊和 ICU 查房示教变成可能，实现院间医疗活动的有效互动，同时将相对发达的医疗资源更加快速直接地辐射到医疗技术相对薄弱的地区，将最新的方法、技术、理念与各级医疗单位分享。

（5）医学院校临床危重病的教学活动也不再局限于院校附属医院 ICU 病房，只要院校得到相关医院（尤其是一些知名大型三甲医院的 ICU 病房）授权，医学生在多媒体教室即可直观感受到 ICU 病房的日常医疗流程，诊疗技术手段等。因此，在急诊抢救室 ICU 中推行物联网管理更有事半功倍的效果。

二、物联网在 ICU 促进医患和谐方面的作用

物联网在 ICU 可以使患者家属和医师互动，让网络"探视"成为可能。ICU 患者家属不能像住在普通病房的患者家属一样时刻陪伴在患者床旁，ICU 患者家属只能在规定的探视时间探视患者。物联网的出现可以使 ICU 患者的家属在非探视时间用 APP 软件询问患者的相关情况，甚至可以与患者进行语言交流。家属可以在移动电话或者个人计算机下载安装医院物联网 ICU 网络"探视"系统 APP，家属在相关 APP 上编辑与患者相关的关键字，如血压、心跳、心率、呼吸、当前状况等关键字，系统接收到相关家属的询问信息后将进行身份识别，首先发送家属身份识别信息，通过了相对应的身份识别的家属立即能接收到由系统自动反馈或者 ICU 医师人工反馈的患者实时动态数据，包括生命体征，病情变化趋势及当前或者下一步拟治疗方案等患者家属迫切知晓的信息。患者的相关数据上传至云端，医师端既能接收云端数据，也能接收显示各床位家属关注的焦点，系统可通过关键字监测自动回复患者家属的询问。物联网使患者家属既能得到专业 ICU 医师指导，也免去非探视时间的焦急等待。物联网在 ICU 可以使患者家属和医师互动，可以允许患者家属和患者进行视频对话，了解患者的心理和精神状态等，缓解患者的焦虑和紧张状态（图 19-9）。通过医患之间、患者和家属之间的及时沟通和交流，最大限度地减少医患矛盾，创造和谐的医患关系。物联网将在现代医患和谐 ICU 的构建中发挥中流砥柱的角色。

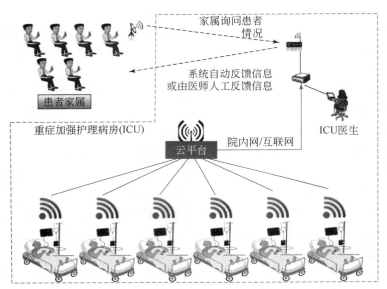

图 19-9　物联网重症监护护理病房网络"探视"示意图

第六节　物联网在重症监护病房治疗活动管理举例

（一）举例 1

李先生，其父亲 90 岁，因社区获得性重症肺炎入住 ICU-8 床。李先生本人是企业高管，工作繁忙，平时不能在病房的探视时间到达病房探望其父亲，但李先生对其父亲的病情十分关注，李先生在其移动电话上安装了医院的重症加强护理病房网络"探视 APP"，通过身份验证后，李先生输入了："我父亲血压现在怎么样？"系统已通过李先生的身份识别，李先生的客户端与 ICU-8 床绑定，系统自动识别关键字"血压"，由医生端接入监护数据云端，自动读取 8 床生命体征等数据。李先生立即收到如下静态图片（图 19-10）。

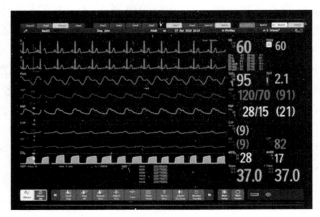

图 19-10　通过物联网客户端 APP 获取患者信息

附文字：尊敬的 8 床家属李先生您好！目前李老先生血压的收缩压是 120mmHg，舒张压为 70mmHg。目前患者一般情况稳定，需要继续观察治疗。患者如有病情变化，我们将及时通知联系您！请为本次服务打分，回复数字 1~5：1. 不满意；2. 一般；3. 满意；4. 很满意；5. 非常满意。[2015. 8. 8 8：08，实时信息]

李先生得到了及时有效的反馈信息后，表示对 ICU 医护人员的工作非常肯定，立即对反馈信息进行了打分，然后李先生全身心地投入到当天的工作当中。ICU 患者询问接收系统自动对李先生的打分情况进行了医患和谐数据化评分，获得的评级结果是：医患和谐。并将评级结果以短信形式发送到 8 床治疗组的医护人员的移动电话。

（二）举例 2

张先生，其母 85 岁，因突发胸闷胸痛入住 ICU-2 床。张先生本人在日本开会未回国。张先生在其移动电话上安装了医院的重症加强护理病房网络"探视 APP"，通过身份验证后，张先生选择网络视频探视，远在大洋彼岸的张先生立刻在自己小小的手机显示屏幕上面看到了正在接受训练有素的医护人员精心诊疗的母亲，其母在床旁与张先生进行了互动，表示现在胸闷胸痛症状已经大有好转。张先生心情总算是放松了不少，其母亲也积极配合医护人员接受治疗（图 19-11）。

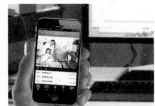　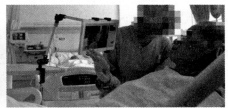

远在国外的张先生　　　　　　张先生的母亲正在 ICU 接受治疗

图 19-11　通过物联网 APP 视频互动

第七节　急诊医学物联网建设和应用注意事项

在医院急诊信息化建设方面，尤其要注重以下技术的应用。

1. 移动互联技术　无线网络、智能终端等设备的应用，消除了固定工作站信息传递到用户最后 50m 的距离，使信息化更加贴近用户。急诊是人群流动高度复杂的场所，对移动技术应用更加迫切，移动技术与智能排队、集成平台、评估预测等相结合，在急诊信息化建设大有可为。

2. 智慧医疗技术　信息集成、模型分析、知识库等应用，使急诊系统更加智能化。急诊是信息高度集中的场所，充分利用数据分析，研究急诊流程优化方法，发展急诊专科电子病历，实现技术创新，对医院临床信息系统质量提升有重要作用。

3. 物联网等技术　特别是与救护车、区域转诊平台实现患者急救信息互联互通，对智慧健康、智慧城市建设有重要意义。总之，通过发展我国急诊分诊信息化的建设，能提高医院急诊和急救的管理水平。

医院急诊信息化和物联网技术的建设涉及多个部门、多个环节，而且随着技术的发展需要不断地更新。因此，医院急诊信息化建设需要注意以下几个方面：

（1）提供高层次的数据分析功能，制订规范化、科学化、统一的评分标准，具体的量化指标可提高预检分诊的整体水平，确保分诊准确率，保障患者就医安全，同时亦可避免医学上没有必要的住院治疗。

（2）合理的标识设计和流畅的就医流程是相辅相成的，建立舒畅的流程可以大大缩短患者就医时间和就医成本，为患者提供及时、周到的服务，同时能提高医务人员的工作效率。

（3）完善效果评价体系。定期对分诊效果进行评价，包括临床诊疗救治时间、平均等候时间、住院率、死亡率和患者满意度，有利于软件系统改进完善。

（4）新技术应用。特别是互联网+、物联网、移动信息设备、临床信息集成等技术应用，能够提升医院急诊信息化建设水平，满足医院急诊临床信息化的新需求。

（宋振举　方　龙）

参 考 文 献

闫正龙，陈正江，黄强，等.2008. 基于 GIS/GPS/GSM/GPRS 技术的车辆监控系统的设计与实现. 西北大学学报：自然科学版，38（1）：127-130.

张杰.2008. 基于 GPS 定位的 120 车载急救业务系统的设计与实现. 网络新媒体技术，11：109-112.

Finfer S, Vincent JL. 2013. Critical care-an all-encompassing specialty. N Engl J Med, 369（7）：669, 670.

Li H, Zhang T, Chi H, et al. 2014, Mobile health in China: current status and future development. Asian J Psychiatr, 10（8）：101-104.

第二十章　物联网医学在护理和康复中的应用

　　任何医疗保健服务的主要目的均是让大家更安全、更健康。预防可以降低医疗需求和费用。因此，物联网医学也提供了减少生病或受伤机会的建议和支持。从历史上看，几个世纪的技术发展为人们提供了一个更好的未来。这就是为什么我们致力于提高医疗保健技术，为更多的人提供更有效的服务的原因。

　　技术在许多方面既有益于服务的提供商也有益于患者，受益者包括医生、医疗专业人员、最终用户、工程师、设备制造商、官方、护理中心，以及医院和诊所。物联网技术将使医疗服务不再局限于某些地区如诊所和医院，通信技术能将这些服务从诊所和医院带至活动中或家中的用户。关爱社区可以帮助残疾人，护理孩子和老人，医治患者或伤者，以及支持弱势者。

第一节　需　　求

一、穿戴式医疗保健的需求

　　与智能家居技术类似，人工和计算智能也可以嵌入到服装，从跟踪丢失的人到专业运动训练的各项任务。智能服装远不止是自身发热和发光的纺织品。智能服装技术可以通过嵌入一个 RFID 应答器芯片追踪丢失的人。类似于机场和邮政系统的项目跟踪技术，RFID 标签可服务于迷失方向或丧失记忆的老人。相反，这种技术也可以用来限制个人自由。房门和类似措施的锁定可以用来控制访问受限的地区或保障儿童安全。

　　智能服装已被用于监测体液、康复和慢性病的管理中。作为一个有源器件，它们具有存储和处理数据的能力，嵌入式电子，显示信息，输入数据，并传达到外面的世界，所有这些可帮助患者和护理人员的各种活动。用户手腕的运动，枢轴与转子的偏心重块使转子转动。穿戴者手臂的运动，通过一系列的齿轮带动转子的圆周运动。在衣服中的嵌入式电子装置可以通过这样的机制来供电，使它们可以操作一次。

　　虽然供应电力的可能不是那么笨重的电池，但是电子部件通常是刚性的，而笨重则违背了衣服柔软和越轻越好的事实。穿着的舒适性成为一个重要的设计问题。另一个重要的设计考虑是衣服是否可洗。可以使用塑料按键制成的织物，并像普通的衣服进行洗涤。有了这些对基本要求的理解，让我们来看一个案例研究——"智能腕带"，监测 1 型糖尿病患者的血糖水平。

　　织物表带由光源、光电传感器、计时器及一个蓝牙发射器组成。电子元件被嵌在织物腕带。测量血糖水平，红外光束的百分比取决于血液糖含量所吸收的红外光的光束。正因如此，反射光束的数量为糖的含量。该控制器还负责通过与贴片天线的无线链路捕获并转发读数。捕获的数据存储并通过蓝牙转发到具有 Java 功能的手机。移动电话用作存储和分析测量数据的控制台。它也可以酌情连接到用户的家庭医生。因此，发现异常时可以提醒医师采取一些必要的措施。

　　使用前校准是一个必不可少的步骤，它可以确保可靠性。这涉及对具有已知血糖水平的受试者的测试。一种血糖测试实验室将用于获取一个参考值来校准。这通常在第一次使用之前通过测量空腹血糖（FBG）水平来实现。而校准保证在使用时间之后一定时间内的测量精度，预测与系统健康管理，可以有效地推导出预期的精度和任何环境参数变化引起的测量偏差，如环境温度、湿度、冲击和皮肤状况的环境参数影响。

二、人口老龄化家庭护理需求

　　人口老龄化多发生在发达国家，老年人的比例较高是一个日益严重的问题。人口老龄化目前的趋势必将导致护理人员，以及在未来一二十年对老年人服务资金的短缺。作为一个直接结果，可以预测对老年人的护理质量将恶化，除非在不久的将来能够完成补救。虽然诺贝尔生理学或医学奖 2009 年授予了三位科学家，因为他们对细胞衰老的研究所做出的贡献。但是，目前基因工程技术可能远不足以阻止甚至逆转人体衰老过程。在此之前可以实现的是，也许在不久的可预见的将来，更多的人将到达退休年龄。

　　据英国国家统计局于 2009 年 10 月 7 日公布的关于国家统计办公室（ONS）工作的经济普查，估计 65 岁及以上老年人在 2033 年将占总人口的 23%；相比之下，16 岁或以下的人口只有 18%。英国的人口老龄化趋势明显增加。美洲的情况也好不了多少，美国政府关于老龄化的估计为，至 2030 年 65 岁及以上人口将占美国总人口的 20%，相较于2006 年稳步上升 12.4%。加拿大的统计情况也非常类似，65 岁及以上老年人口增长至23.4%，2006 年为 13.7%。而八国集团（G8）其他国家与日本的情况同样令人担忧的，它们具有一样的趋势。未来支持国家医疗服务的财政负担肯定会增加。鉴于人口老龄化及其对社会的影响的严重程度，我们必须探索如何利用技术减轻其影响。

第二节　远程护理

　　电信技术的进步可以帮助和护理更多需要特别关注的人。虽然远程护理更侧重于随后发生的情况而不是积极预防事件的发生，但是护理者可以很容易地找到他们的行踪并在他们需要帮助的时候及时出现。远程护理将两个矛盾的属性——独立与监测，以一种相互支持的方式组合在一起。人们在享受独处的自由时知道，在需要的时候援助总在那里。

　　远程护理的关键特征是个性化，将个人需求的必要工具提供给用户。报警电话紧急援助可以作为一个简单的远程护理，或者使用复杂的系统监测用户的健康状况，用辅助网络让设备执行各种常规的任务作为一个自动化的个人助理可以提醒用户：如服用处方药物，关掉烹饪后的煤气灶；远程护理能做的东西还有很多。远程护理包括一个通信链路，连接用户与临床医生或反应中心的警报器，生命体征监测仪及医师建议。概括地说，远程护理包括使用电信技术的健康护理监测并提供按需支持。

　　远程护理给用户和护理者带来的优势是显而易见的。远程护理把需要使用的不同技术放在一起，提供了许多功能。本节首先介绍"物联网医学"，这是中国及很多国家卫生资源和服务管理局可提供的优质医疗服务。

一、物联网医学

物联网医学是公认的远程护理的一个子集，它的目的是监测重要的人体生命体征。它把技术和临床实践结合在一起，可以连续监测收集患者的反馈信息并安排会面。物联网医学使用广泛的设备几乎涵盖人体各部位，为一般健康的评估起了极大的促进作用。物联网医学可以覆盖整个人体，它也可以使患者进行自我测试，自动更新电子病历。这对在等待医疗咨询的患者特别有帮助。一些基本参数，如体温，身体质量指数（BMI），氧饱和度和心率等，都可以当患者前来就医的时候，迅速获得并自动提供给医生。

物联网医学的另一个重要特点是，自动调查了解患者当前的健康状态，数据可以送至医院更新电子病历。任何处方药患者无需处方也可以记录。例如，患者可对有条码的药物扫描、进行医学调查。通过链接到药房数据库，可以知道相关的详细医学信息。

二、远程护理的责任

远程护理工作的基础是在不同地点的人们参与服务最终用户。远程护理覆盖的区域越远，系统就会越复杂。地方当局可以监督一个城市内的一切，当涉及的覆盖范围由不同机构监督管理时可能存在问题。为了提供全面的远程护理，可能涉及如下的实体组织结构：

（1）医院及诊所：提供咨询和治疗；

（2）药店：提供药品和其他医疗资源；

（3）政府机构：政策和行政管理；

（4）医学院校、公共及企业研究中心：研究和开发；

（5）设备制造商：包括但不限于医疗设备和传感器、电信、计算机及数据存储等；

（6）电信服务提供商：提供和维持通信链路连接各个实体，为它们之间提供安全和可靠的数据传输；

（7）健康保险公司：索赔和支出；

（8）患者和最终用户：公民临时和长期护理和（或）监控。

法律问题也可能出现在系统发生故障时或事先没有重视到。故障可以发生在整个远程护理系统的任何地方。例如，传感器或设备故障引起的情况，或者当电缆工人维修工作造成损坏导致网络中断。远程护理活动中可能产生法律纠纷，谁应该对意外事故负责仍有争议，是需要解决的复杂问题。

三、需要的设备

由于应用程序提供的多样性，有关物联网医学的设备种类很多，包括电信、身体评估、诊断、相机和传感器。所有的物联网医学系统依赖于一个好的无线通信网络的数据传输。其他相关设备将取决于特定的需求和应用程序，例如：

（1）心脏病：听诊器、心脏超声和心电图监视器；

（2）放射学：探针、MRI 和 X 线扫描仪；

（3）眼科：视网膜照相机、检测眼镜、测厚仪和角膜曲率仪；

（4）耳鼻喉科：耳镜、内镜、喉镜和鼻镜；

（5）皮肤科：真皮镜和高压灭菌器。

为了使物联网医学服务更方便，物联网医学往往使用低成本的监控设备。物联网医学设备的主要部分是计算机服务器，通过捕获所有的数据做健康评估，可用于更新电子病历系统。

远程护理网络可以通过物联网医学网络提供给用户各种实体。在这里，物联网医学网络术语与远程护理有明显的区别，因为其他医学应用可以在同样的网络上共享相同的通信系统。以上列出的所有医疗设备足够提供各种类型的服务。一个反应中心，通常是个在许多领域有专业经验的区域医院，负责所有请求中心的临床支持和咨询相关事宜，包括最终用户和农村/移动站。技术支持人员提供系统维护，保证网络的可用性和数据完整性。物联网医学网络，是一个复杂的通信系统，连接各种实体，由设备在一个多点到多点的网络基础设施上采集、存储及传输所有医疗数据。数据库维护确保电子病历的程序（ERP）运行在正确的位置上，技术支持人员也要保证数据的安全。大量的生物传感器和远程患者监控设备将被暂时或永久性地安装在终端用户的位置和移动支持中心上。有很多不同类型的设备，需要不同的应用程序提供支持。

四、感官治疗

在这里，我们看到的是人的身体感觉，不重视医疗装置的生物传感器。远程护理也可以为那些遭受感觉和认知障碍的人提供帮助。它提供了五种感官，即视觉、听觉、味觉、嗅觉、触觉。多媒体技术允许交互式的应用程序建立各种治疗痊愈或简单地享受一个轻松的环境。多媒体便于互动，通过视听（AV）觉和触觉传感的眼睛、耳朵及手。为了支持这些多媒体服务，系统需要大量的带宽，以提供足够的服务质量保证。数据通信的要求，提供室内或室外的传播特性和网络结构，需要考虑设计一个多媒体医疗保健系统。

音乐治疗的有趣话题自 18 世纪后期以来流行。它主要用于减轻疼痛的感知来改善患者的生理和认知状态。另据报道，音乐也影响心排血量，心脏和呼吸频率，血压和血液循环，以及组织电导。甚至说其在癌症治疗中也有积极的影响。除了愈合，音乐疗法也用于消除应力。不同的个人对音乐有不同的品味，并不是所有的音乐都适合在治疗中应用。同时，相同条件下该疗法应用于两个不同的人可能会有不同的效果。发现对一个人有效的因素是很困难的，因为这可能涉及一些错误的实验。不规则的生理反应可能会产生相反的脑电图（EEG）模式。一般来说，节奏慢的音乐（比每分钟 70 次的心率慢）往往更有效；而快的音乐经常被视作为一种有效的刺激。

五、准备工作要求

医疗保健服务领域对远程护理来说不是个新领域。据欧洲报道，在西班牙军政府的安达卢西亚的 FASS，是第 10 万个远距部署，坐落在马拉加和塞维利亚的配套站支持着西班牙南部地区的老年人。它涉及一系列的安达卢西亚自治政府的平等和社会福利部的协调单位。更多的实体参与时会引入更多的问题。

促进远程护理时，有需要解决的若干基本问题。首先，在人烟稀少的地方不超过几十个居民，可能没有现有的网络基础设施，其他基本支持资源也可能是稀缺的。其次，在欧洲大陆部署考虑语境，目前的国际标准电子病历可能不支持某些语言。一些被广泛接受的国际健康数据标准，如 HL7 和 DICOM，SNOMED，以及美国的健康保险流通与责任法案（HIPAA），广泛用于世界各地的临床数据标准。这些包括法规要求，隐私规则，实施标准和建议。然而，这些标准是基于英语语言的，它们不能直接应用于其他语言。除非存在直接的语言，否则，从业人员没有将患者数据手动转换为英语的能力。例如，FASS 有西班牙信息的支持。在全国范围内实施是相当简单的，整个系统在一个单一的语言发展。然而，试图涵盖欧洲各国可能需要更多的语言支持。

第三节　老龄保健和护理

一、远程护理

虽然远程护理不打算提供老年人的预防解决方案，但是可以提高为老人服务的效率和成本效益。在本节中，我们来看看其中的信息和通信技术（ICT）解决方案的例子。这使护理人员能够远程监控老人。为了帮助老年人与他们的日常工作，使他们外出的时候感到更安全，一个利用无线通信技术的系统，作为电子后卫可以帮助老年用户保持联系。一个普通的可穿戴式设备，可提供预期的潜在危险的提前警示，并为用户提供某些常规的提醒任务。该系统可以基于预算和问题的个性化需求进行定制。例如，一个跌倒风险较高的用户可配备加速度传感器，可自动侦测跌落，并发送警报给护理人员，立即引起注意。任何形式的认知损伤患者用户也可被提醒，如使用马桶后冲洗、洗手，并在特定时间服用处方药等各种任务。

基于现在的手机，通过利用可穿戴设备和现有的无线通信系统，它提供了帮助老人收集信息的一种低成本方法。为了从养老院到偏远的住所的护理者，他们可以便捷地更新现有的用户条件，接收紧急情况警告；使远程监控更有效率。给老人用户很好的护理，使他们可以放心。万一发生事故将提供应急响应。他们的健康状况也能被监测。一个全天候的现成的卫兵，并提醒他们有关的各种任务，并且还可以获取建议。

提供全面的远程护理服务，将老年用户链接到他们的护理者，该系统有两个单独的模块。各自独立，并通过骨干网的 3G 蜂窝无线网络连接在一起。护理人员方负责：如终端用户设备的定制，并作为响应中心任务。而最终用户端，即老年用户家中，可以很简单，如只是一个预先设定的手机，也可以是一个复杂的功能全面的系统，提供有特殊需要的用户，如患有慢性疾病。

系统布局相当简单，用户只需要进行一次非正式的培训，介绍其功能，以及如何对不同类型的警报和消息做出回应即可。他们还需要学习如何在某些情况下寻求帮助。关于给用户带来的更多好处将在下面的例子进行说明。

在依赖合作的系统中，准备药物可以开发颜色编码系统。药物被放入适当的彩印包装袋。为达到这个目的，要求印刷彩色的标签，从而使药物的名称可以根据其使用量和摄入频率用特定颜色进行打印。药物治疗的信息也可以通过蓝牙链接更新到用户设备。该信息可以被嵌入到处方，以便该设备在患者服用药物的时候做出提醒。

对于护理人员，需要一些配套维护任务，系统设计的目的之一是尽量减少老年用户的学习，使大部分相关维护事宜由支持中心处理。在交付之前，基于单个用户所述的需要的特定功能，用户设备将被完全编程和配置。一些独立的模块（软件或伴有附件设备）将在配置过程中被安装。

一旦设备准备好后，剩下的任务是类似的，如护士和社会工作者的日常工作。该系统是用来协助他们完成广泛的任务，包括活动的提醒，在某些场合的远程检查，能够自动提醒异常，一些必要的支持如咨询，可以提供远程遥控，把捕获的数据进行分析或存档等。例如，恢复进度跟踪，确诊或者对心电图（ECG）异常高风险患者进行心电图监控。为了尽量减少在发生事故时的响应时间，系统被设计为远程检测。例如，跌倒的情况，可以立即触发报警，这项功能对在养老院和无监护的老人特别有帮助。

该系统的模块化设计，可根据用户不同的需求和预算提供量身定制。实现作为一个简单的数字助理，提供了一个方便的通信链路连接到护理者，并提醒各种任务。模块可以安装到系统做长期监测或某些模块部分在临时基础上将被安装，为特定的迫切需要，如康复或疾病。

一个例子展现了中央控制台实现的智能家居技术，可提供如下长久可用的功能：

（1）温度计定期检测环境温度；

（2）火灾的烟雾探测器；

（3）气体传感器，以确保安全使用灶具，并提醒用户；

（4）用药控制台，以确保规定时间按时吃药；

（5）急救箱的补充和到期提醒。

除了这些，一个关键的设计特点是与智能服装技术的结合，如一个身体区域网络，设置了生物传感器和加速度计来检测运动和活动，可以收集用户的各种健康状态的指标。可根据个人需要添加不同的功能。在这个例子中，传感器嵌入在衣服上可以监控各种参数，包括心电图、温度、血糖水平和脉率。此外，如果用户属于响应中心会自动获得提醒。

射频识别（RFID）读取器可以安装并用于各种功能。例如，在用药控制台用户使用时可以跟踪用户的用药，需要用药或补充药物的时候都全部记录下来，这样的提醒会在适当的时候向用户发出。安装在门上的 RFID 可以提醒用户带钥匙和锁门。读取器还可以通过编程感应用户离家后自动锁门，作为一个附加的安全功能。

在每个用户使用结束时，会提供用户各种提醒方法。例如，语音命令，特别是对老年痴呆症患者，可能需要筛选与合成，是语音识别的一个独立的设备。移动性是一个重要的考虑因素，因为目前的系统主要用于家庭用户。这个系统的目的是做一个可以便于携带的系统。由于器件具有通信模块，即使用户离开居所也能使用户感受到护理。

通过自定义现有的手机来完成该系统的安装，会最大限度地减少安装系统的费用。根据个人需要，特定软件安装到手机上支持范围广泛的任务。一个适合自己的手机，可以安装老人需要的护理程序。虽然该系统主要设计目标之一是使大多数任务都自动进行，以减少用户的交互，但像电池充电这种常规操作，需要老人自己处理。由于目前大部分手机可使用 micro-SD 存储卡，就可以推出增强功能的软件。

为了说明设备的灵活性，我们参考一个 3G 触摸屏手机设备。虽然触摸屏很容易让老人使用，但是其基本要求是能让他们享受无线技术带给他们的远程护理服务。这个特殊的装置具有以下特点：

（1）手机所有的基本功能，消息、邮箱，还可以有一个帮助按钮以提供实时支持；

（2）检查、分析使用者的健康，捕捉生命体征，如心率和呼吸频率，血糖水平等；

（3）建议下一餐吃什么，保持营养平衡和提供现有的医疗条件，可以链接到一个在线订购系统完成送货上门，类似于一些付费电视订阅机顶盒；

（4）链接到家庭用药控制台，以帮助确保适当的时间用药及确定各药物的用量。

RFID，其主要目的是确保用户离家前没有忘记带钥匙，一旦用户打开门准备离开时，不带钥匙将产生警报。同样，系统也将提醒用户安全地锁门。

娱乐功能偏淡，因为它们是辅助功能不太重要。音乐也作为平息用户失望的有效工具，记忆游戏可以帮助用户做一些大脑训练活动。

在相应的网络传感器下，Java 的灵活性使得系统包含许多其他服务，包括跌倒检测，脑卒中检测，体温监测，植入式医疗设备等故障预测，建立在开源的平台则会有权限的风险，在现成的便携式设备，开发不同的应用软件服务于不同需求。

用户友好性是一个重要的设计考虑因素，因为大多数老年人不熟悉技术。另一个主要功能是收集有关用户的健康状况，如血压，体温和 SpO_2 读数，药物和营养摄入的信息和跌倒的历史。这样的临床信息将用于定期分析。此功能特别适合术后在家恢复的有认知功能障碍的老年人。另外，此功能可以减少对医院资源的需求。

二、用户界面

老年用户有特殊需要，如记忆丧失和认知障碍患者，可以大大受惠于人机交互（HCI）技术的进步和无线通信。可穿戴的治疗设备提供一般援助，健康监测，呼叫紧急援助，警示和提醒。该解决方案还可把服务提供者与老人链接在一起，特别是独居，使他们能够保持联系。

必须非常仔细地设计人机交互界面，必须注意确保老年用户很容易操作。人机交互技术涉及以下考虑因素：①语言；②工程可行性和成本效益；③机械可靠性和耐用性；④精度；⑤人体工程学和人为因素；⑥认知心理学和社会学；⑦民族。

实现方法几乎有无限的选择，包括键盘、鼠标、触摸屏、导航菜单等在内的用户处理界面设计，我们必须提到施奈德曼的"对话框设计八大黄金法则"。这套规则描述如下。

（1）争取一致性：应要求在类似情况下的行动一致；应始终使用一致的造型与色彩、

布局与字体；使用相同的术语，应在提示菜单和帮助屏幕进行。

（2）允许用户频繁使用的快捷键：缩写，特殊功能键，隐藏命令和宏等，可以增加相互联系的效率。

（3）提供信息反馈：该系统应以某种方式响应每一个用户动作，以使用户知道输入已被收集。

（4）设计对话产生闭合：动作序列应被组织成组，从开始，中间到结尾。在完成一组动作的确认命令的执行后提供有启发性的反馈。

（5）提供错误预防和简单的错误处理：形式应该被组织化，很明显的错误将被禁止，应谨慎接受某些例外，如电话条目可以包含字符，如"+"，"−"和方括号的区号。在检测到错误时应提供简单的，建设性的和具体的指示进行校正。每个部分单独处理，使得任何错误不会导致已经输入的信息全盘损失。

（6）允许容易逆转的行动：让用户回到选单。

（7）支持内控观：用户覆盖和人工干预。必须保证方便信息检索，避免单调的数据输入序列。

（8）减少短期记忆负荷：理论表明，一个人可以短期储存 5~9 条信息。通过清楚地感觉到选项屏幕设计，或使用下拉菜单和图标，列出了所有可用的选项，以避免增加短期记忆负荷。

三、主 动 参 与

提醒读者，远程护理不是为了防止意外情况发生。例如，远程护理系统没有帮助用户保持平衡的能力。这种系统操作更加被动，以对不同的场景做出反应。但是也有一些更敏感的远程护理设备，以协助预防意外发生。

虽然可能会听到无数次"预防胜于治疗"，所有的最佳实践到位，但是事故还是时有发生。虽然技术有时可以防止事故的发生，技术解决方案往往都是被动的。作为现代汽车，有许多安全功能是建立在加强安全的情况下，很多人只能做到降低事故发生的风险或减少事故带来的影响。许多技术特征不具备阻止事故发生的能力。例如，停车距离控制（PDC）已经接近于物理障碍物时自动提醒驾驶员。然而，它并不适用于刹车，以防碰到障碍物而停止车辆。

最活跃的远程护理系统涉及人工智能。例如，检测和分析日常活动，在早期征兆之前发出预警。对老年用户，因为他们所看到的与他们的内耳感觉有时可能会有所不同。从理论上讲，任何主动的系统都应该解决这种差异，并在事情出错前采取纠正行动。例如，如果检测到不平衡，可使平衡计数器被激活来防止跌倒。一位上了年纪的人可以感觉周围环境，从危害周围移过，但是近一步采取的实际行动可能与感知的不一致。这可能是因为视力差失真。反平衡这种差异可以完成类似稳定邮轮的方式以减少运动的摇摆效果。保持船舶在海浪和恶劣天气条件下稳定航行。在远程护理的背景下，等效系统通过不断地监视用户，考虑用户的生活习惯。该系统可以通过"训练"，回应任何异常行动。

除了这些现有的解决方案，也有其他的实施方案，如通过使用机顶盒，通过显示器和无线摄像头，提供医疗保健监测和信息。

第四节　远程物理治疗

物理治疗被广泛使用，以舒缓由于老年化，损伤（心肺和整形外科），或疾病（神经）引起的运动恶化。

一、运 动 检 测

恢复和进度监控涉及的动作检测主要有两种方法：即传感器和视频分析。许多感觉系统是基于红外线发射源，如人体的运动，做红外跟踪；其他涉及机械开关和传感器，如加速计和振动检测。身体不同部位的运动，可能需要不同的机制。例如，相对于膝盖的位置，脊柱弯曲有很大的不同需求。不管哪一个技术被使用时，总是存在覆盖区域和精度之间的折衷。

视频感测可以很容易地跟踪一个封闭区域内的整个身体运动。覆盖范围取决于摄像机的位置和镜头的焦距。所有摄像机都用有线或无线的方式连接到计算机上，以便对每个摄像机在给定时间点拍摄的图像进行比较和分析。通过比较与相邻帧的图像，可以跟踪运动。单反（SLR）相机的使用，镜头的焦距越长，越详细地捕获特写视图，然而覆盖的角度也越小。相反，一个广角镜头提供了更广泛的覆盖，但是以较少的细节和精确度为代价。

一种广泛使用的方法是加速网络。通过在被检者的身体上放置一个数字加速度计，当主体移动时，每个加速度计将感应到三维空间的运动。一个加速度计是低成本和简单的设备。当感觉到突然加速［速度和（或）方向改变］时，表明可能发生了跌倒，可以触发远程报警。

二、物理康复医疗

物理医学与康复，旨在恢复残疾人的运动功能。它涉及肌肉、骨骼、组织和神经系统的恢复。预知不同的神经肌肉疾病可以通过神经传导研究（NCS）和肌电图（electromyography，EMG）来完成。由于 NCS 涉及电刺激末梢神经，这些都可以远程进行，使患者不必前往诊所进行诊断。这特别适合应用于脊髓和书包对儿童的背部影响的研究。我们将看到通过研究书包的重量分布对预防脊髓损伤的案例研究。在此之前，我们继续来看看物联网医学技术的进步如何能舒缓患者的身体损伤。

临终关怀和康复一直被认为是医疗护理晚期患者的两个重要部分。这也表明，身体功能和独立对于高龄患者是重要的。临终关怀包括心理和精神支持，是一种缓解痛苦症状的手段。法规临终关怀的应用程序在不同的国家可能会有所不同。例如，美国需要由两名医生对临终患者的剩余寿命认证是不到半年，才有资格申请临终关怀。大多数国家没有这样的法规。

三、主动预防

虽然远距通常不涉及预防，但是技术确实提供了机制，可以积极预防。例如，患者膝关节镜检查后可能需要限制运动量，以防止过度拉伸的情况下造成进一步的损伤。必要的措施：如控制被动伸展，持有放松，反复收缩和辅助活动的锻炼对于恢复肢体是必要的；以及适当自由锻炼未受影响的身体部分，以便减少水肿。髌骨跟踪成为必要，以确保早日康复。加速度计的相应的安装将检测到运动可能导致挛缩和畸形的早期迹象，而不是使用传统的静态夹板，具有动态跟踪运动的能力。因此，允许限制移动范围，没有过度拉伸的风险。然而，传感器安装必须没有压迫神经。放置传感器时，要记住两个要点。首先，传感器本身应该只检测特定肢体的运动。其次，捕获数据的无线传输。如何应对突发状况，以及如何确保对重要的事件都做出响应，需要一种机制，以保持通信链路的可用性。例如，轮询系统，依次检查每个传感器将确保所有的传感器都在范围内。控制器必须预先编程来检测一种可能风险的早期迹象。这可能涉及模糊逻辑，安装在嵌入式系统中的"智能"问题解决算法的实现。模糊逻辑的主要特点是在模棱两可和不完整的信息基础上做出决定。在这种情况下，该算法能够在事先确定算法基础上发生检测报警。

第五节　农村医疗准入

在农村地区提供医疗服务所带来的问题与在城市地区非常不同。立法者和政策制定者认为偏远农村地区是不值得花钱的。在偏远地区，那里的居民更倾向于自雇人士提供或退休提供，不太可能享受雇主提供的医疗保险。

资金是任何国家医疗保健系统的一个主要问题，为农村地区提供医疗服务可能是因为人口密度小使得花费非常昂贵。为了证明服务三农的内涵，我们来看看在美国的案例研究。据美国医院协会（AHA）报道，乡镇卫生院服务于5400万美国的农村居民。这种规模相当于整个英国人口。可以通过医疗技术，简化流程和手续的进步来实现，这样可以为农村地区更有效，更廉价地扩大医疗服务。

另一个主要问题来自事故救援时，事故和响应之间长时间的延迟。很多这些延迟都在于农村地区增加了出行距离和整个响应中心的人员分布。针对这些问题，美国政府的物联网医学向国会报告指出："物联网医学也有通过使更广泛的服务，如放射科、心理健康服务等，以改善美国医疗保健交付的潜力"，承认通过物联网医学到农村地区提供医疗保健服务的重要性。

远程护理特别适合偏远区域独自生活的人们。它具有以下主要特点：

（1）把医疗保健技术提供给各地的人们；

（2）容易获得提供更有效和负担得起的服务；

（3）医疗服务不再局限于某些地点，如诊所和医院；

（4）为了帮助残疾人，护理孩子和老人，治疗生病或受伤，并支持脆弱的个人。

但是，这里也有某些先决条件需要处理。首先，基础配套设施，提供覆盖关注的领域必须是可用的。例如，现有的无线网络提供足够的带宽，可以支持所有必要的医疗服务。

责任关系要分清，如果发生事故造成人身伤害或死亡，责任人就会被追究法律责任，所有这些决定及相关责任的问题需要被妥善记录。

第六节 医疗科技与环境

19世纪初，工业革命改变了美国的制造业和采矿业，化石燃料燃烧和有毒气体的排放已经显著加快，这反过来又造成健康相关问题，如空气污染和酸雨。毫无疑问，工业化直接导致对人们健康的负面环境影响，产业化的趋势，从战后初期向东蔓延到亚洲。例如，电池制造的高度不卫生，20世纪70年代从美国进入日本各地，然后大约40年后进入中国。与工业化相关的健康危害逐渐转变，从发达国家到第三世界国家。这种现象与医疗保健和环境，以及背后的技术之间有着密切关系。医疗保健是如何与环境紧密相连的，医疗技术如何起到环保的作用。医疗技术对环境的影响很多，一切生物废弃物污染，辐射，可能都是危险的。相反，对环境的影响可以影响医疗保健和与之相关的技术。例如，监管限制可能会禁止使用某些材料；对疾病传播环境的影响也引起极大的关注。

一、历 史

医疗保健和环境之间的历史链接已经审议了几百年。首次报道鼠疫大流行的很可能是541年的埃及。被称为"查士丁尼瘟疫"，它影响了许多东罗马帝国。人们普遍认为，黑死病首先通过一个巨大的啮齿动物种群跟随粮食船只到达欧洲。至590年黑死病已经消灭了大约一半的欧洲人口，瘟疫被制伏前继续漫游世界长达一个世纪。其次是黑死病在十四世纪中期折磨着世界的大部分地区。这大概是最有名的例子，其中医疗保健技术和环境有非常密切的联系。大约600年前，三种瘟疫致使欧洲人一半丧命。Kelly认为，罪魁祸首最有可能是啮齿动物传播出来的病毒性出血热。有人建议跳蚤携带的瘟疫起源于亚洲，大鼠携带他们进入欧洲的商船。症状开始出现后，受害者通常有一个星期左右的寿命。没有任何防护措施，瘟疫的原因不能明确，医生不能确定谁被感染了。

任何控制疾病的努力必须包括知识的传播，这要求收集能对抗疾病的机制信息。事实上，直到十九世纪并没有发现瘟疫的原因。瘟疫，最初被认为是由跳蚤传染给人类的。一只跳蚤，从它的宿主（即啮齿动物）携带摄入瘟疫感染的血液，在找到它的一个新宿主即一个人之前，能活多达一个月。因此，瘟疫蔓延的跳蚤从人体吸血时，同时注入了一些受害者的血。早期物联网医学发现它的存在，当人们意识到瘟疫的蔓延可能含有已经隔离一段时间后。因此，船舶涉嫌携带瘟疫被隔离。在瘟疫被认为过检疫期后，即已经消失后他们只允许停靠码头。船和岸之间的通信路径，使用原始的健康信息通信技术，从而使啮齿动物和跳蚤携带的瘟疫不能登上岸。

物联网技术有助于许多方面。首先，物联网医学系统将有助于诊断和隔离那些被感染者，提供有关治疗的信息和更好的生存机会。信息可以共享。其次，瘟疫传播模式可分析，从而减少进一步扩散的风险。鼠疫的研究可以提供一些见解，有助于缓解其他类型的流行病。虽然我们知道现在的瘟疫可以通过抗生素如链霉素，庆大霉素或四环素进行控制，但是世界各地仍然每年报告约2000例鼠疫死亡病例。物联网医学将提供一个打击瘟疫与持续评估的措施，在不同地区的人们通过移动医疗设备进行监控。这样的监控系统将使卫生主管部门在不同领域做出反应，并且根据不同的细菌或病毒的能力，预测疾病的暴发及其流行病学传播。

计算模型被认为是评估疾病传播的模式，并分析疾病暴发对环境影响的最合适的方法。可以收集感染的发生时间和空间的信息。例如，在分析同质和异质网络疫情扩散的进程模型来生成另一个模型。这样的模型被开发用于计算传播的影响，如环境，气候和多个国家及地区，在各种情况之间的人流量。通过添加适当的人口和人口流动的信息连接集群，收集每个报告的案件信息，计算暴发的历史动态。例如，2009 年的 A 型（H1N1）猪流感被认为起源于墨西哥。随着病情的蔓延，预测疫区将从其原产地向外扩张。最初，数据在各个国家的一级收集。斑点遍布世界各地，由于航空旅行产生的快速运动的人的出现，随着时间的推移，暴发的位置和时间情况会被追加到构建的一个更全面的模式。

二、医疗辐射：风险，谬说和错觉

根据 X 线对于不同组织（骨）的能量吸收的速率不同而发展了医疗成像。X 线照相的有效性由辐射剂量的强度支配。辐射可能影响健康的问题需要进行彻底调查。在美国，人体暴露于电离辐射几乎都涉及医疗诊断放射学。这导致了争议，因为从解体的放射性物质核释放的 γ 射线是天然存在的，γ 射线比 X 线发出更多的能量。

放射治疗涉及较高风险。其相关的风险由医生检查前评估。标准化的辐射剂量估计值可以为一些典型的医疗诊断程序提供用量，当然这个用量可有很大差异，视个别情况而定。每个患者的代谢和检查的类型的用量是很重要的考虑因素。X 线的一些能量在体内被吸收，因为骨骼和组织的阻挡，这反过来形成射线照片上显示为胶片上的阴影的辐射。因此，某些细胞的过早死亡（虽然细胞损伤的量相当少），如受损的细胞由于自然替代实际上并不带来任何危险，然而，一些不死的细胞的健康风险可以导致遗传损害。这种损害在极少数情况下会导致细胞癌变。

辐射剂量取决于应用和诊断的领域。例如，牙科 X 线的常规用量大约为胸片的 1/3。计算机轴向断层（CAT）扫描，也称为 CT 扫描，受检者的 X 线扫描仪完成一个完整的身体扫描小于 30 分钟。一些 CT 扫描仪使用高达 300 的 X 线扫描仪。每次 300 张照片会出现约 90 000X 片或断层图像，以形成整体的画面。CT 扫描接收到的辐射量通常约为 10 毫，这相当于大约 60 个医疗 X 线的剂量。请注意，这大约为孕妇推荐的最大辐射剂量的两倍。因此，应避免怀孕的患者进行 CT 扫描。

周围环境中的放射性资源包括无色无味的放射性惰性气体氡（^{222}Rn）；其本身是铀（^{238}U）的天然放射性衰变链，这是在土壤和遍布世界的岩石中发现的。氡和铀放出的 γ 射线，由于铀的亿万年长的半衰期，这两种放射性物质将保留同一浓度，从而导致放射性量保持不变。暴露于氡气的浓度过高，仅呈现在低海拔室内如地下室，会增加患肺癌的风险。氡及其浮动的放射性产品，如钋（^{218}Po）和铅（^{214}Pb）可通过吸入吸收。因此，重金属微粒积聚在体内的氡气衰变。连同其他气体，如氧气和一氧化碳，氡容易溶解在血液循环及身体中。因此，当我们呼吸时，氡与空气同时被吸入。它也可以通过呼气进入肺或通过皮肤出汗离开身体。仅在美国就有超过 20 万人死于因氡所致的肺癌。

在自然界，任何吸入的氡原子在衰变离开身体之前，都会聚集在肺部和气管支气管树中，主要是在分岔处聚积成重金属微粒。累积的重金属放射性衰变后可能会发出足够的能量对周围的上皮细胞产生损伤。如果被困在血液中，也有可能引起白血病或镰状细胞贫血。

由高能带电粒子，如质子和氦离子引起的宇宙辐射来自外太空和太阳发射。已知其会影响航空旅客。引起的亚原子粒子的生物学损伤被广泛认为相对于 X 线或 γ 射线较严重。宇宙辐射的强度取决于海拔高度、纬度和太阳活动。在大约 10 000m 的巡航高度，飞机受到比在海平面高约 100 倍以上的宇宙辐射。宇宙辐射强度一般随着我们飞离赤道到两极而增强，因为地球磁场的屏蔽作用递减。平均而言，相当于每年几百个飞行小时吸收的辐射剂量。

能量通过辐射排放时，其 X 线和放射性，可以携带足够的能量来引发细胞的 DNA 结构的改变，包括基因突变和转型。基因突变和染色体畸变的连带效应可能导致缺陷后代的出生。另一个潜在的问题是，化学自由基可以在细胞内形成。

辐射对胎儿风险是过多的能量可以破坏脆弱的胚胎干细胞。儿童由于其快速分裂的细胞和较高的呼吸速率更容易受到放射性辐射的综合影响。一个单一的 X 线剂量，在孕妇首六周的妊娠可以导致腹中的胎儿患癌症和白血病的风险增加 50%。致癌物可随机损伤细胞核内的染色体和 DNA 分子。虽然这种损伤通常完全破坏细胞，还有一种风险，即一个部分受损细胞能生存和繁殖，其缺陷持续。那么这样的细胞可以最终发展成癌肿瘤。

三、节能与安全

由于消耗非再生资源影响环境，节能减排一直被认为是环保行为。设计高效节能医疗设备是实现最大化的回报率、投资回报率（ROI）和产品可靠性的重要一步。能量效率延长了设备和电池寿命的成本效益，这对于移动医疗设备尤其重要。安全使用医疗器械是非常重要的，因为设备故障可能导致死亡。安全保证可能需要：

（1）找出操作过程中潜在的危害；

（2）量化潜在的伤害，如通过计算机建模和预诊断技术；

（3）评估所有必要的安全措施；

（4）采取补救措施，减少和控制风险；

（5）用户培训，以确保正确使用。

防护箱始终是确保运营安全的一个重要措施。然而可能存在效率和保护相关的所使用材料之间的折衷。例如，尽管金属外壳可提供良性的保护，防止物理冲击和电磁干扰，在物联网医学应用中使用金属材料一般是不适合的，因为许多医疗设备是通过无线媒体接收数据的。因为金属表面是反射电磁能量的，因此除了在极高的频率场合下，金属一般不适合使用。电磁能穿透的距离与波长成正比，被称为"趋肤深度"。因此，如果外壳是足够薄的，较低频率的电磁波以一定量的衰减通过金属传播，而较高的频率的电磁波，因为他们不渗透到金属，只是像镜子一样反射。这些性质也是有用的，因为该装置的导电壳体可有效地屏蔽高频电磁干扰。

如果发射天线也在该导电外壳内，精心的设计对于节约能源和传输效率非常重要。遥测技术，允许远程计量和报告信息，必须以较低的载波频率进行，因为自壳体有效地充当低通滤波器。减少了可以由系统支持的有效数据率，并增加了必要的发射功率。

在这些发射装置中，特别是用于可植入装置，效率和定向可能会影响功耗。对于这样的应用，天线应加上一个反射板，以增加在所选择的方向上的天线的增益，这通常指向远离患者身体的方向。由天线辐射的电磁波遇到障碍物趋于衰减，如组织和水，因此，被设计成具有选择发送方向的天线被称为"定向天线"。它的主要优点是提高在选定的方向的功率，从而增加了天线的传输距离。这种类型的天线一侧通常具有一个反射板，以增加该天线的方向性和增益。反射板反射进行传输及接收，因此提高了天线的定向辐射增益的辐射信号。

除了天线效率，吸收率（SAR）的控制也需要进行节能优化。传输设备都必须满足在某些国家的某些监管规定下最大的 SAR 水平。这些法规的目的是对进入身体组织的能量施加适当限制。另外，用于人体的不同区域的 SAR 限值可以是不同的。遵守适用的最大 SAR 限值通常是在特定的环境和运行条件下获得的。

实际 SAR 值可以与预期的测量结果偏离。这些可以在设计阶段进行管理。然而，为了符合某些标准，载波频率可以是固定的。发射功率输出的有效控制可以优化电池寿命。提高传输效率也是必要的，以防止可能发生的附近的物体由于电磁电容或电感耦合所致的天线失谐。通过使用适当的住房天线或主动控制屏蔽可以解决这些问题。

第七节　医疗技术的未来趋势

大部分技术都有很长的历史。从 Graham Bell 和 Elisha Gray 的首部电话演化为数据通信，形成了今天遍及世界的许多现代物联网医学系统的基础。科技进步和创新突破打开了医疗和保健服务的广泛可能性。2008 年，由英国卫生部出版的健康信息审阅报告讨论了通过研究、规划和管理健康信息提供更好、更安全的医疗保健服务的重要性。

物联网医学无疑是提供医疗保健服务的一个重要核心技术。日新月异的技术使数据通信速度更快、更安全、更经济。可靠性是所有系统中最重要的方面。事实上，一个不可靠的系统将是无用的，不管它能做什么。我们将从着眼于如何最优化可靠性来开始这一章。

一、触觉传感

触觉传感是通过触觉反馈技术。触觉传感反应到用户手的运动，包括力，振动和运动。这提供了利用感知触摸的用户界面。一个躯体感觉系统是由不同刺激的相应受体和数据处理中心做出反应。基于触觉传感控制受到制造的精度和缺乏触摸的刺激的限制。在一些由触觉控制的传感器，这些传感器解译手的运动，并实时驱动致动器控制器。这里，触觉从使用者的手传达力到远程致动器。远程侧是根据用户的手的运动而作用的作动器和控制电路。需要考虑的因素包括致动器的尺寸、精确度、分辨率、频率、延迟要求、功率消耗和操作成本。该控制器可以是闭环或开环。在闭环控制中，控制器读取来自所接收的信号传感器的运动，然后在实时的基础上计算并执行触觉输出力量。在开环控制，触发事件将激活控制器来计算，并实时输出信号给致动器。

触觉技术在物联网医学的一个明显的应用是远程机器人手术。用触觉的机器人手术的一个主要优点是医学院校的学生可以使用模拟器练习，这样学习操作的同时不会伤害患者。另一个重要的应用是操作，其可视化是不可能的。被施加在一个器官或组织力的大小，可以通过制动器精密的监管。随着机器人远程手术建立，患者可以通过当地医院的工作人员，由在任何地方的专家外科医生执行手术。

保护兽医也是触觉手术的一个主要优势。如果医生不直接在狗身上操作手术，那么狗咬伤的风险也可以避免。事实上，它甚至可以在关进笼子里的动物身上操作，同时笼子内部也放置机器人。外科医生可以轻松地做远程手术。

机器人远程手术系统在任何需要的情况下，需要有个链接医生的手与远程制动器之间的通信链路。此链接需要精确、实时地复制医生手中的动作。除了控制信息的执行器，一个摄像头作为外科医生的"远程眼"也需要实时传输清晰的图像返回给医生。传输系统的可靠性和带宽需求必须解决。在这里，我们必须记住，不能依靠视频压缩，因为图像细节的损失可能会导致重大灾难。触觉控制仍然需要面临优化带宽效率和可靠性的挑战，广泛应用在机器人手术的问题才能得到彻底解决。

二、物联网医学使新生儿成为医学专家

无线物联网医学主要优点是提供医疗服务的移动性程度高。近年来无线通信的进步使得新服务成为可能。移动监控可以显著节约成本，包括能够帮助患者手术，尽早出院回家，以减少住院时间，利用现有的无线家庭网络监控患者的不良影响。此外，连续的健康监测可减少对医疗资源的需求。其他好处包括减少医疗保险索赔和生产力损失。不过，也会产生风险，当患者出院初期根据病情和身体状况的性质所产生的风险。一些可以由家庭成员照料，而另一些可能需要医疗护理。这是因为存在不同场景的可能性繁多。例如，冠状动脉旁路手术后患者相关的风险与那些两次心脏手术的急性心肌梗死患者有很大的不同。

物联网医学技术提供了许多可能性，可根据不同情况进行各种参数的监测；例如，通篇我们已经涵盖的应用包括：姿势传感脊髓损伤或背部疼痛，其中一个患者可以享受利用加速度计附件或视频成像持续健康监测系统。这些技术可以在如手术后的康复，预防的背包对儿童的影响，并设计用于消费设备如按摩椅和婴儿监控系统下使用。移动检测膝盖和脚的恢复，如一个 ACL（前十字韧带）操作协助恢复远程监控，监控机制，记录散步或慢跑后参数，如速度，覆盖距离，心脏速率和消耗的热量。

其他服务包括提供不同中药材的特性，以及支持穴位按摩治疗。这种可扩展的信息学框架还可以通过分析大量收集在遗传运算和疾病传播模式的数据提供一个更好地理解复杂疾病的遗传基础。

物联网医学技术适合所有年龄段。在上面的例子中，我们已经看到了每个人都可以利用潜在的物联网医学。对于本章的其余部分，我们将通过物联网医学走路的初生女婴 Melody，看看技术可以在她所有年龄段提供的帮助。我们希望启发读者推进目前的技术，扼要重述一下前面的叙述。

当 Melody 离开了她母亲的子宫，出生的那一天，她很可能被带一个 RFID 标签在手腕

上的。这也许是她第一次遇到无线通信技术。由于大部分婴儿彼此看起来非常相似，RFID 标签提供了一个安全可靠的方式来唯一标识每个新生婴儿。嵌入的标签信息包括母亲的名字，出生日期和时间。

Melody 的父母在 Melody 出生后几天带她回家。她的父母为她买了婴儿监视器。一台摄像机和周围传感器的旋律，她的父母能丢下她一个人在摇篮，同时在相邻的房间享受一些家庭娱乐。Melody 可能睡不好，压力传感器确保宝宝睡觉时不会翻身，并提醒她的父母翻身的任何潜在风险。麦克风让她的父母听到发生了什么。了解关于宝宝的声音模式的呼喊，语音处理算法，还分析了 Melody 的叫声，并建议所需的可能的行动。例如，她是否想要关注，或者她是否饿了。她的父母也可以看看她是怎么做的，而无需进入房间。这也可以防止破坏 Melody 的睡眠。

当 Melody 蹒跚学步时，她可以享受定期的身体检查 UPS，在家进行测试以保证正常的生长需要。所有的数据将被自动捕获并链接到她的个性化电子病历进行更新，如体重指数，血糖水平，心电图参数都被记录下来。她甚至可以通过远程视频会议看到医生。

Melody 成长并最终成为一所医学院的学生。移动学习门户网站使学生可以在任何时间、任何地点学习，并鼓励真正的主动学习和教学。移动学习是指利用移动和手持设备，如 PDA、手机、笔记本电脑和平板电脑以更加方便和有效的方式随时随地学习。另外，Melody 能获得尽可能多的机会来练习她的手术技巧，她可以用触觉传感手术模拟器手术，即使她犯了一个严重的错误，也不会有真正的伤害。物联网医学及相关技术必将使未来的医学生学习轻松许多。

作为医生，她可以使用物联网医学设备分析采集的数据，如临时安装在家中的血氧计，将数据通过家庭无线网络传输到医院，监测跟踪患者手术后的恢复过程。支持住院后检查，范围包括药物和营养给药，体温和血氧饱和度的读数。这样的信息可以被分析，并追加到患者的医疗记录。这样的系统可以帮助减少对医院资源的需求，对患者和护理人员，老年人和残疾人患者特别有帮助。

利用医疗保健技术和消费者的网络传感器，为老人和弱势群体的患者提供一般健康状况的评估是一个医生的职责领域。物联网医学可以整合 IT 和床头。一个可扩展的信息学框架，将填补临床研究数据的缺失，并从基础科学的研究带来庞大的数据库。一个家庭的医疗保健系统是基于现有的家庭的 IEEE802.11 无线局域网，也有各种网络设备。生物传感器还可以收集上面的例子中患者的生理数据。该系统非常灵活，可以支持广泛的医疗监控服务。这可以使医院的工作人员和会诊的患者通过使用一个公共网络足不出户完成远程诊断。

从她的职业生涯到退休，物联网医学技术都将帮助她。老年人的日常活动可以通过多感官的远程护理系统作为支持。老年人有特殊需要，如记忆丧失和认知障碍患者，可以大大受惠于人机交互和无线通信技术的进步。可穿戴的治疗设备提供一般援助、健康监测，要求紧急援助，警示和提醒，它可以帮助老年痴呆症患者保持平和。移动性也是一个重要的考虑，因为目前的系统主要是守候在家里的用户。用户友好性是一个重要的设计考虑因素，因为大多数老年人不熟悉技术。另一个主要功能是收集有关用户的健康状况，药物和营养摄入的信息。这样的临床信息将用于监控，定期进行分析。此外，临床信息可以连接医疗保健设施，供所有使用无线网络的全科医生或医院共享。

在这里，我们通过寻找物联网医学及相关技术如何协助广泛的个人的生活和工作作为总结。技术进步给医学科学和医疗保健带来令人振奋的机会。

三、智能家居辅助技术

1999 年，Mann 提出了为老人独立所设置的家庭环境干预和辅助技术设备。辅助家庭自动化的概念已经提出了智能家居控制。智能家居技术是家庭内使用辅助通信技术作为其中的各个组件，它们是通过无线局域网及 Internet 进行通信的总称。智能家居技术支持多种电子和家电相互沟通并执行各种任务。让我们看看冰箱可以做的来说明这一点。首先，它可以根据存储在它里面的饮料、一天中的环境温度和时间决定哪些可以饮用。互联网功能的冰箱可以根据里面存储什么下载食谱。它可与微波炉沟通，准备做饭的功率和时间。智能冰箱改善健康，Kuwik 也说明了智能医疗冰箱在老年痴呆症患者使用处方药物及监测糖尿病患者使用胰岛素的潜力。

除了冰箱，智能家居技术可以在几乎所有种类的家电产品中实现更多的自动化和智能化。在同一个家庭网络或因特网一起使用时，不同的设备可以相互通信。他们甚至可以方便不同的用户、看护者和设备制造商之间的沟通。智能家居技术已被广泛应用在厨房及客厅娱乐。Demiris 评估使用智能家居技术防止或侦测跌倒，辅助视觉或听觉障碍，改善流动性，减少隔离，药物管理和监测生理参数；Rialle 也报告说，一个家庭的患者的需求千差万别，需要复杂的技术。这要求数据采集和无线通信技术，使老年用户以最少的培训在家里非常熟练地使用。

人工智能和计算智能对老人的辅助技术发挥了重要的作用。活动丰富多样，主要支持这三个领域：

1. 与外部世界通信：人与设备之间　视频会议可以建立朋友和家庭成员之间的联网，并为护理者提供建议和帮助。例如，一台电视，配有小型摄像头可以方便不同政党之间的实时通信。无键盘或鼠标，用户可以用遥控器或语音命令得到连接。他们甚至可以参与一系列的视频游戏。围绕老年用户，医生和其他护理者触手可及。所有这些，电信都使其成为可能。

用户连接到设备的活动几乎不计其数，从个人安慰到重症监护。设备也相互连接，这样可以支持全面的服务。例如，我们提到冰箱可以连接到一个微波炉，以及可以从互联网上下载配方。其他电器，如食品加工，咖啡机也可以连接在一起。

通信技术在智能家居环境不仅有利于老年居民，而且有利于他们的亲属。无论是远在千里之外或只有几个街区的距离，他们可以放心，警报会在紧急情况下接收并提供给他们帮助。

2. 感知周围的环境　监视用户活动提升生活品质，可以通过物联网医学和相关技术更好地感知周围的事物。监控如加速计，压力传感器，红外探测器和摄像机设备既可以离散亦可以共同安装在智能家居中，以收集有关老人状态的详细信息。传感器可以记录什么时候门已经打开，跟踪用户的活动。计算的智能性还可以收集用户数据，从用户行为的长期模式学习和分析数据。这可用于多种目标，包括康复进度，异常报警，并积极预防跌倒。

对于那些有认知或视觉障碍患者，传感器还可以帮助处理上述缺陷，可以提醒用户从事日常活动，如关掉燃气灶和服用药物。它们可以警告走向楼梯或光滑表面的任何即将到来的危险。智能家居技术，可以在危险的情况下，根据环境条件提供指导和警告，以便采取预防措施。用于物联网医学网络的同时，医生还可以检索有关用户的信息，并查看最新的电子病历。可以很容易地观察到用户是否已服用正确的药物及其他行为的变化。

3. 情商：剩余的快乐和健康　最重要的是已经退休的人淋漓尽致地享受剩下的幸福生活。毕竟，老人绝大多数都以不同身份为社会努力工作数十年。定量评估智能家居系统表现可以很容易地测量通信网络和传感器网络。一些参数，如比特误码率（BER），延迟，数据丢失。那么快乐，自信和自尊呢？我们迄今为止所讨论的内容只有用户的物理上的护理。如何处理情绪问题，如孤独和恐惧？

对于那些独居者，"会说话的机器"可以帮助他们，呈现正在发生的遍布世界的一个简短的新闻，并建议出去吃一顿饭。身体语言和习惯性行为可以提供有关用户的心理健康。社会交往可以使语音识别成为可能。情商应用程序可以根据用户的心情采取行动，当用户无聊时，系统可以建议一些娱乐。对于一个会说话的机器，该系统可以根据检测到的用户情绪调节谈话的基调。

智能家居辅助技术也有助于调节温度和照明节能，可以通过适应整个家庭安装的传感器控制空调和百叶窗。同样，当用户在室内时，灯可以自动打开，并使窗口环境光低于一定的水平。此外，药物分配可以连接到该系统。由于配备了冰箱，对于那些需要长期服用的药物可在它们用完之前自动跟踪并订购新货。智能家居技术给出了一个与传统的家庭网络完全不同的灵活性和功能。

四、电视辅助寓教于乐监测

基于电视辅助寓教于乐监测能够替代住宿的护理，可以使医疗保健每年节省约 50 亿英镑。医疗福利包括自动报警，提醒用户使用哪些药物，以及何时使用。他们能够通过扫描条形码与遥控器并将其发送至他们的配药师命令他们重复处方。也可以给临床医生发送照片，听取他们的意见，此外，还可以直接链接到医生的手术和 NHS 直线。

电视机顶盒是一个核心技术，为老年者提供辅助支持，陪伴，独立和安全性。除了标准的数字电视功能，它为用户提供了说话的菜单，便于视障用户。它也可以连接到互联网和呼叫中心，提供一系列监测和支持。也可以通过电视屏幕访问健康监测和安全性。我们的案例研究基本上是使用一个定制的电视机顶盒，可作为老年用户链接到不同的健康监测设备和服务中心的共同通信枢纽。

摄像机可以连接到 nexus 的电视屏幕和当地的社交网络服务，可使人们与他们周围的人保持联系。娱乐服务包括 freeview 数字电视，谈论电视指南和菜单，以及可下载的有声读物。该技术也将支持第三方应用软件的开发，开放、丰富的附加娱乐，游戏，教育和其他服务。

让我们来简单看一下 freeview 数字电视的一些背景。DTG（数字电视集团）为英国数字电视接收器设置了硬件和软件规格。这些 DTG 形成规范的最低要求，并有助于在新兴市场建立基准。这些规范应采纳消费者意见，以防止非标产品进入英国市场。MHEG-5，用于发送和接收数字媒体的 DTG 英国互动媒体标准，是可收看 freeview 频道的产品所需的软件标准。

该 MHEG-5 的返回路径是一个扩展 MHEG-5，互联网提供了更多的带宽。此扩展名的背后主要有两个原因，如英国广播公司的 MHEG-5 的返回路径允许他们加入流媒体和广播内容的上方静态内容，从而允许通过 MHEG-5 的更多数据是可用的。例如，在 MHEG-5 的菜单选项说"足球视频"，选中时会去 MHEG-5 应用程序指定的 URL，并通过返回路径获得流。扩展其他 MHEG-5 的用途是让商业"零售"广播，让人们通过返回路径购买产品。观众能选择一个按钮或选择购买，这将访问一个网址（也就是 MHEG-5 应用程序的一部分）和安全交。对于这个模型，购买者必须预先登记并与零售商进行不涉及敏感数据的交易，如信用卡号的传输。

MHEG-5 的返回路径不是一个真正的 IPTV 解决方案，不能预先向用户输入预先设定的外部广播的 URL 信息或接入服务。IP 连接是隐藏嵌入 MHEG-5 的应用程序。例如，如果一个新的广播者在现场提供视频点播服务时，它可用于选择该广播电台储藏库的视频内容，但仅通过 MHEG-5 的相互作用。

目前需要通过引入一个返回路径，以加强互动服务行业的广泛认可。返回路径允许数字内容提供商为观众提供应用程序，如老年居民之间的联网互动游戏，聊天般的服务让观者发送意见和见解，视频点播和购买商品的交易互动和服务。

访问各种本地服务，从出租车到食品店，使用专用的数据库，可使用电视访问。在数据通信方面，它采用的是类似家庭上网的宽带连接。链接实体，如 NHS 直线、社会服务、地方议会，甚至与当地的超市订货都完成了宽带链路。

符合 DTG 标准的系统需要大量的参数测试：

（1）MHEG 应用程序编程接口测试；

（2）通用接口测试；

（3）服务信息和 PSI 计划服务信息的信令业务，包括电子节目指南；

（4）音频和视频测试，包括有效格式描述符，告诉了数字电视接收器哪部分图像是重要的；

（5）字幕和音频描述流测试；

（6）RF（无线电频率）机顶盒的性能测试。

第八节　物联网医学应用于故障预测

"故障预测"通常是指基于症状或体征可能会发生改变的预测。这意味着预诊断可以预测一个系统可能会发生什么，因此使可靠性得到保证。例如，我们可以在系统出现故障之前，推断出何时必须进行校准或预防性维护。单词"故障预测"由预测与系统健康管理中心定义：

"故障预测"是一门工程学科，专注于预测在哪个组件将不再执行特定功能的时间。性能不足是最常见的组件故障。预测时间变为"剩余使用年限（RUL）"。故障预测科学基于故障模式的分析，磨损和老化早期迹象的检测，以及故障情况的分析。然后，这些迹象与一种破坏传播模型相关。故障诊断的潜在用途是状态的维护。链接失效机制研究与系统生命周期管理的学科通常被称为"预测与健康管理"（PHM），有时也称为"系统健康管理"（SHM）。

顺便说一句，"健康"在这里指系统的健康状况，而不是本文中人类的健康。从本质上讲，我们希望做到的是通过部署 PHM 技术来优化医疗系统的健康，使这些系统能够反过来有益于人类的健康。根据这个定义，PHM 可用于任何系统的任何性能下降的寿命期间内的条件维护。事实上，PHM 已经是广泛应用在许多消费电子产品的成熟技术。当然，医疗设备是由电子元器件组成的，那些消费电子产品和医疗系统之间的主要区别是在需求方面的可靠性和精度，因为故障对前者的影响将远远小于后者。PHM 保证电子元件和器件、电子产品包装、产品的可靠性和系统风险评估的可靠性。正确的预后健康管理可以确保硬件的可靠性。

网络故障——物联网医学系统故障的主要原因，是指无线链接被暂时中断，这可能是由于故意行为，如系统维护或升级。整个物联网医学系统最薄弱的环节在于网络传输部分，其根据所使用的无线网络的类型，可以跨越一个城市内的几公里到各大洲。许多因素会严重干扰信号传播路径。

网络故障通常是由于随机链路故障，其中统计模型可以描述某些事件导致其发生。故障预测技术需要收集和分析网络的数据流量信息，以确保其最高的可靠性和可用性。它使用无线网络的数据传输性能检测潜在的和未来的问题。在无线物联网医学系统中，大部分问题都是由无线链路或硬件故障引起的。故障预测通过统计模型，以及可靠性和性能之间的最佳平衡，使链路中断的预测成为可能。通过设备管理监控，网络健康可以调节一些响应于性能下降的参数维护。例如，可以根据网络条件动态地调整合适的功率控制和数据吞吐量。故障预测也可能需要使用不同的调制方案。与更高阶调制相比，虽然正交相移键控（QPSK）提供了一个稍粗糙的范围，但是更多的频谱可能是必要的，特别是在少雨记录地区和少雨地区。

雨水通常是影响室外无线通信可靠性的重要因素。因此，适当的链路余量必须分配给对抗降雨诱发的衰减影响。选择一个合适的载波频率——主要通过许可决定，将提供一个带宽和距离之间的权衡。一般来说，不超过 10kMHz 的频率很少受降雨影响，但是具有窄带的信号通道。枢纽布置也是为了确保最大的网络可靠性，基础设施成本和覆盖范围减少伴有轮毂间距增加的一个重要考虑因素。这也导致在选择最优的点对多点（PMP）天线图案的问题。基于状态的网络监控还允许部门管理干扰频率差异和空间差异以实现高频率重复使用。这将消除对媒体访问控制（MAC）的需求，这将节省开销，以提高带宽效率的要求。这些获得的统计信息可用于计算适当余量，以确保在操作环境发生任何变化时，网络的可靠性。

让我们一起来看看 PHM 是如何实现监视物联网医学系统各个部分状况的功能的。PHM 依赖于一个已知的数据集的计算模型，可以在物联网医学系统正常操作期间收集相关数据。例如，可以使用运输过程中的数据信息构造描述网络状态的统计模型。任何异常长的数据包延迟或过多的数据包丢失都可能表明网络拥塞或节点故障。这种问题可以通过 PHM 技术诊断。一些系统中，PHM 可以与安装诊断内置测试电路来实现。其他实施方案包括用于识别和隔离故障的软件固件系统，它们可以纳入检错和纠错功能，自我检查和自我验证电路。这些电路可以是适合放入小生物传感器的小型预校准的细胞。他们共同收集运营数据，以监测任何性能下降。除了运行的可靠性，PHM 模型和工具也可以优化维护计划，以及评估投资回报率。

有关网络"健康"的统计数据通常是从一个网络管理系统（NMS）中收集的。NMS通常是安装在电脑中监控网络状况的软件，并且当性能下降时预测网络中断。雨水加重时，重链路故障可以预期。较重的雨水会导致更多的信号衰减从而降低链路可用性。由于数据传输的信息链路状态被不断地监测，因此在网络条件下降时，可以通过调节某些网络参数，以保证数据传输的可靠性。有些网络不直接联系发射器和接收器，因此数据的传输必须通过一些节点或中继器。当网络降低，沿着网络的某些路径可以暂时从整体网络断开，以避免网络中断。当一个节点发生故障，每个数据分组可以通过任何路径沿整个网络节点的组合行进。当网络中的链路故障时，数据分组可根据有关网络状况和出现故障的节点位置的信息重新路由。数据包遇到异常的延误或遗失，并通过一定的途径离去，表明有关路线不再是可靠的。丢失的数据包可能需要通过其他途径重新传输。

数据驱动的故障预测技术，通过对各种网络参数的分析监控网络运行状况，包括数据丢失、数据包延迟、时延、误码率和 Eb/No。它告诉我们如何做好网络的运行状况监测。网管或协议分析仪——通常是安装在网络计算机控制台的一块软件包，提供了有关整个网络的健康状况等资料。通常情况下，一个网管或协议分析器将产生关于网络传输数据包的信息列表。许多网管系统还主动检测异常，在一个网络的链路中断处，数据可以自动地转移到不表现出任何已知问题底部路径。

当某些网络参数低于某一预先设定的阈值水平时，常常需要进行故障检测。进一步的诊断可以尝试找出问题的性质。例如，更多的系统衰落余量可以被分配到大雨会严重影响的无线链路的地方。

（李　静　白春学）

参 考 文 献

AHO Pan，WH Organization. 2009. Outbreak of Swine- Origin Influenza A（H1N1）Virus Infection- Mexico，March- April 2009，Mmwr Morbidity & Mortality Weekly Report，58（17）：467-470.

Als- Nielsen J，McMorrow D. 2001. Elements of Modern X-ray Physics. New York：John Wiley and Sons.

Barthold J. 2002. Cable reaps the rewards from broadband businesses. Telephony，242（17）：2.

Bashshur RL，Shannon GW. 2009. History of Telemedicine- Evolution，Context，and Transformation. New York：Mary Ann Liebert，Inc.

BBC News. 2007. Smart clothes to monitor health. http：//news. bbc. co. uk/2/hi/health/6740325. stm.［2016-06-07］.

Brinker MR，Garcia R，Barrack RL，et al. 1999. An analysis of sports knee evaluation instruments. American Journal of Knee Surgery，12（1）：15-24.

Brunet ME，Brinker MR，Cook SD，et al. 2003. Patellar tracking during simulated quadriceps contraction. Clinical Orthopaedics and Related Research，414：266-275.

Cartwright FF. 2004. Disease and History. 2nd ed. London：Sutton Publishing.

Chen D，Yang J，Malkin R，et al. 2007. Detecting social interactions of the elderly in a nursing home environment. ACM Transactions on Multimedia Computing，Communications，and Applications，3（1）：1-22.

Chow DH. 2006. The effect of backpack weight on the standing posture and balance of schoolgirls with adolescent idiopathic scoliosis and normal controls. Gait Posture, 24 (2): 173-181.

Chow DHK, Leung KTY, Holmes AD. 2007. The effects of load carriage and bracing on the balance of schoolgirls with adolescent idiopathic scoliosis. European Spine Journal, 16 (9): 1351-1358.

Darrow AA, Johnson CM, Ghetti CM, et al. 2001. An analysis of music therapy student practicum behaviors and their relationship to clinical effectiveness: An exploratory investigation. Journal of Music Therapy, 38 (4): 307-320.

Davies B. 2000. A review of robotics in surgery, proceedings of the institution of mechanical engineers. Journal of Engineering in Medicine, 214 (1): 128-140.

Deer JCB, Kemp P. 2006. The Oxford Companion to Ships and the Sea. 2nd ed. Oxford: Oxford University Press.

Demiris G. 2004. Older adults' attitudes towards and perceptions of 'smart home' technologies: a pilot study. Informatics for Health and Social Care, 29 (2): 87-94.

Denton FT, Gafni A, Spencer BG. 2002. Exploring the effects of population change on the costs of physician services. Journal of Health Economics, 21: 781-803.

Dunne LE, Ashdown SP, Smyth B. 2005. Embedded clothing technology. Journal of Textile and Apparel Technology and Management, 4 (3): 1-11.

Egeland G, Engelstad P. 2009. The availability and reliability of wireless multi-hop networks with stochastic link failures. IEEE Journal on Selected Areas in Communications, 27 (7): 1132-1146.

English J, Chang CY, Tardella N, et al. 2005. A vision-based surgical tool tracking approach for untethered surgery simulation and training, Medicine Meets Virtual Reality 13: The Magical Next Becomes the Medical Now, Amsterdam: IOS Press: 126-132.

Fong B, Rapajic PB, Fong ACM, et al. 2003. Polarization of received signals for wideband wireless communications in a heavy rainfall region. IEEE Communications Letters, 7 (1): 13, 14.

Gould P. 2003. Textiles gain intelligence. Materials Today, 6 (10): 38-43.

Grossi F, Bianchi V, Matrella G, et al. 2008. An Assistive Home Automation and Monitoring System, International Conference on Consumer Electronics: 1-2, Conference: Consumer Electronics, 2008. ICCE 2008. Digest of Technical Papers. 9-13. Las Vegas, Nevada, USA.

Hum APJ. 2001. Fabric area network-a new wireless communications infrastructure to enable ubiquitous networking and sensing on intelligent clothing. Computer Networks, 35 (4): 391-399.

Kantor M, Irving L. 1997. Telemedicine Report to Congress, US Department of Commerce in conjunction with the Department of Health and Human Services. http://www.ntia.doc.gov/reports/telemed/cover.htm. [2016-06-07].

Kelly J. 2006. The great mortality, an intimate history of the black death, the most devastating plague of all time. Harper Perennial, 52 (6): 22.

Kranz M. 2007. Sensing technologies and the player-middleware for context-awareness in kitchen environments. Belgium: Fourth International Conference on Networked Sensing Systems. 179-186.

Lewis BJ. 1999. Cosmic radiation exposure on canadian-based commercial airline routes, radiation protection dosimetry. London: Oxford University Press.

Little LK. 2008. Plague and the End of Antiquity: the Pandemic of 541-750. Cambridge: Cambridge University Press.

Luo S, Xia H, Gao Y, et al. 2008. Smart Fridges with Multimedia Capability for Better Nutrition and Health, International Symposium on Ubiquitous Multimedia Computing, UMC'08. Hobart, Australia. 13-15 Oct., pp. 39-44.

Mann S. 1996. Smart clothing: the shift to wearable computing. Communications of the ACM, 39 (8): 23, 24.

Mann WC, Ottenbacher KJ, Fraas L, et al. 1999. Effectiveness of assistive technology and environmental interventions in maintaining independence and reducing home care costs for the frail elderly. Archives of Family Medicine, 8: 210-217.

Maugh TH. 2002. An empire's epidemic: scientists use DNA in search for answers to 6th century plague, Los Angeles, CA, USA. http://www.ph.ucla.edu/EPI/bioter/anempiresepidemic.html. [2016-06-07].

National Statistics. 2009. http://www.ons.gov.uk/. [2016-06-07].

Nobel P. 2009. The Nobel Prize in Physiology or Medicine 2009: 'for the discovery of how chromosomes are protected by telomeres and the enzyme telomerase' http://www.nobelprize.org/nobel prizes/medicine/laureates/2009/press.pdf. [2016-06-07].

Okamura AM. 2004. Methods for haptic feedback in teleoperated robot-assisted surgery. Industrial Robot, 31 (6): 499-508.

Overall KL, Love M. 2001. Dog bites to humans—demography, epidemiology, injury, and risk. Journal of the American Veterinary Medical Association, 218 (12): 1923-1934.

Palazzi CE, Stievano N, Roccetti M. 2009. A smart access point solution for heterogeneous flows. International Conference on Ultra Modern Telecommunications & Workshops. St. Petersburg, Russia. 1-7.

Pecht M. 2005. Part Selection and Management. New York: John Wiley and Sons.

Pecht M. 2009. Product Reliability, Maintainability, and Supportability Handbook. 2nd ed. Cleveland: CRC Press.

Rialle V, Duchene F, Noury N, et al. 2004. Health 'Smart' home: information technology for patients at home. Telemedicine Journal and e-Health, 8 (4): 395-409.

Roemer MI. 1993. National Health Systems of the World. Oxford: Oxford University Press.

Santiago-Palma J, Payne R. 2001. Palliative care and rehabilitation. Cancer, 924: 1049-1052.

Scott E. 2007. Music and Your Body: How Music Affects Us and Why Music Therapy Promotes Health, http://www.lankanewspapers.com/2009/11/50375.space.html. [2016-06-07].

Scott T. 2009. Digital TV software provides talking menus for the visually impaired, deaf and elderly, Accessibility News International. http://www.accessibilitynewsinternational.com/digital-tv-software-provides-talking-menus-for-the-visually-impaired-deaf-and-elderly/ [2016-06-07].

Sheehan DK, Forman W. 2003. Hospice and Palliative Care: Concepts and Practice. 2nd ed. Sudbury: Jones & Bartlett Publishing.

Shen X. 2008. Haptic-enabled telementoring surgery simulation. IEEE Multimedia, 15 (1): 64-76.

Shneiderman B. 2005. Designing the user interface: strategies for effective. Human-Computer Interaction. New Jersey: Addison-Wesley Publishers.

Smith CM. 1997. Human factors in haptic interfaces. ACM Crossroads, 3 (3): 14-16.

Standley JM, Prickett CA. 1994. Research in Music Therapy: a Tradition of Excellence. Silver Spring: The National Association for Music Therapy, Inc.

Vergados DD. 2007. Simulation and modeling bandwidth control in wireless healthcare information systems. Simulation, 83 (4): 347-364.

Vichare NM, Pecht MG. 2006. Prognostics and health management of electronics. IEEE Transactions on Components and Packaging Technologies, 29 (1): 222-229.

Viikari V, Kolmonen VM, Salo J, et al. 2007. Antenna pattern correction technique based on an adaptive array algorithm. IEEE Transactions on Antennas and Propagation, 55 (8): 2194-2199.

第二十一章　物联网医学在中医诊疗中的应用探讨

仅从 2009 年到 2013 年的四年里，美国无线医疗保健产品的消费就从 3000 万增长至 44 亿美元。这种增长的需求与远程医疗技术的进步和提高健康意识的综合作用密切相关。消费者的医疗保健技术和替代医学在这方面肯定会变得越来越重要。替代医学被定义为"治疗实践"，不属于传统医学领域中的一个分支。针灸，生物反馈，草药，催眠，瑜伽等被统称为其他医学。它们的共同点是不需要药物处方。我们目前使用的无线家庭医疗保健和保持健身正是对其他医学的描述。这为我们提供了大量关于自身健康状况的信息，以及如何提高自己的健康的建议。几乎所有的健康监测设备都为消费者与药物建立了直接的联系。在电子消费市场中，许多医疗保健相关的产品都可以覆盖整个身体。有些人说这改善了用户的健康状况和新陈代谢，同时也有人声称这是为了保持用户的最佳形状。

在美国国家中心的官方网站上，将传统中医划分为其他医学的一部分。这使中医实践，如按摩与中药，与消费者卫生保健技术联合起来。由于拥有 5000 年以上的历史，中医对调控人体，以及对预防和治疗疾病有很大帮助。鉴于中医为健康所提供的多种多样的益处，中医实践的补充技术对公众有着重要的价值。事实上，在过去十年中，中医在美国的应用显著增加。根据 2007 年美国国民健康访问调查报告，有超过 3 百万的美国人应用中医。显然，中医只是其他医学的一个子集。要抓住与其他医学相关的巨大商机，需要深入研究信息技术和物联网医疗的各个方面，使其他医学更经济可行。尽管远程医疗已经被逐步用到医学，但还仅仅是开始。远程医疗的起源如同我们在古代远程医疗系统中描述的那样，它是构成现代医学科学的基础。远程医疗在开始之时，是为了解决它的始发地到目的地的一种治疗方法。现在已经逐步应用到中药种植，中医诊疗等。

近年来，我国医疗改革政策相继出台，改革包括要加强我国医院医疗体系的信息化建设。互联网+医疗有着广阔的发展前景，2015 年 5 月 7 日出台的《全国医疗卫生服务体系规划纲要》中已经提出开展健康中国云服务计划，利用移动互联网、联网、云计算、可穿戴设备等新技术，推动健康信息服务和智慧医疗服务，同时推动健康大数据应用、远程医疗和移动医疗。这也为物联网在中医药中的应用奠定了基础。

本章意在探讨目前流行的中医和中草药疗法如何更好地服务患者，以及在实践的过程中如何改善技术。中医治疗手段主要有中药、针灸等。如何通过现代信息手段、集合物联网技术能够将经验医学为主的中医药进行大数据分析，总结规律，通过可靠的终端设备采集数据并提供预防保健及治疗指导具有重要意义。由于其覆盖面广，我们的意图并不是获知其中的细节。相反的是，我们仅仅简单介绍几个在目前有重要前景的领域。

第一节　中西方医学起源的区别

在未有记录的史前医学中，在反复试验的基础上，人们已普遍相信植物具有治疗作用。著名的希罗多德一书中描述的公共卫生体系经过了医学实践的论证。除萨满教外，古埃及医学也使用临床诊断和解剖等手段。巴比伦也提出了诊断、预后、身体检查、药物处方等医疗方法，极大地推进了现代医学的发展。建立在还原论基础上，在18世纪自然科学和理化技术的发展的推动下，西方医学取得巨大发展，其注重实验和对人体的无限细分。相反，中医学建立在整体论基础上，古代中国则更注重于通过对人体功能和环境的观察与经验，与中国传统哲学理论相结合，使人们具有健康的身体和幸福的精神状态，这也是中医形成的基础。作为一种不同于西方医学的其他医学，它包含了对人体的整体调控。几千年前，中医学就形成了具有完整的理法方药的体系，这个体系在重视实用性的基础上，缺乏对于实验研究的重视阻碍了中医学与现代科学技术的结合。

一、物联网医学与中医相结合的首要问题是中医四诊信息的信息化

中医四诊即"望、闻、问、切"。望即看之意，包括望面色、望舌、望齿等；闻诊包括闻气味、闻声音等；问诊就是询问患者之意，主要是患者症状；切诊就是脉诊。中医数字化诊断技术是以中医理论为依据，将传统的望、闻、问、切四诊运用现代科技手段加以延伸、提高，并以数据形式表达，强调客观地评价人体健康状态和病变本质，并对所患病证给出概括性判断的一种技术方法。只有将中医四诊信息信息化才能更好地利用物联网把患者信息准确、便捷地传输。中医四诊信息化是中医药应用物联网服务患者的基础工作，中医药工作者一直不懈努力地进行着相关工作。

望诊是中医的重要手段，望舌是中医医师的基本功。望诊相关技术研究开展已有数十年历史，目前各类产品也较多。现代的舌象、面象采集和记录主要通过将舌象、面象的光学信号转变为数字信号后，对采集到的数字信号进行分析，并比照函数模型进行匹配诊断。大多数舌象、面象采集设备都是基于数码相机而研制的，就采集阶段而言，保障标准光学条件的稳定和舌象色彩的重现是关键问题，通过现代技术手段已经能够较好地解决。北京工业大学信号与信息处理研究室所研制的 SIPL 型中医舌象分析仪，采用特殊的"积分球"结构，满足了在狭小的空间里取得良好的、均匀的、不失真的照明效果。该系统还选用了 D65 作为光源，其发出的光谱较为理想，其颜色在人眼中的视觉效果比较好。有研究者设计了一套面色信息采集设备，选择了成像质量高的工业级数码摄像机与当时世界上与日光的照射效果最为接近的显色指数 90 的欧司朗直管光源，并提出了面部反光问题的有效解决方案；由湖南中医药大学研制的 GD-3 型光电血流容积面诊仪，信号放大器体积较小，操作简单、方便，可用于准确评价神经和血管因素造成的面部末梢血流供应状况，尤其适用于心脑血管疾病。

切诊也就是诊脉是中医的重要诊疗方法，是中医诊断的基础，同时个体差异最大，最难以统一。中医药工作者也开展了大量的工作研究，目前脉象仪在中医院校教学中已广泛开展。脉象仪是描记脉象的主要设备，一般由脉象传感器、信号预处理装置、A/D 转换器、计算机等组成。通过对脉象信息的采集、分析、处理，实现脉象的客观分类。传感器是脉诊仪研究的关键，从测量原理上讲脉象传感器可分为机械式、压电式、光电容积式等多种，而现在绝大多数采用压电式原理。脉象仪种类很多，如 MX-Ⅰ型脉象换能器、ZMC-Ⅰ型脉象仪、MX-811 型脉象仪等，且各研究单位和个人研制的仪器均各有创新与

优势。

问诊是中医诊疗的关键技术，问诊技术的信息化关键是临床医师与计算机科技人员相结合，通过计算机软件采用人性化菜单工作方式，能够使操作界面友好，输入方式简易，提高信息收集速度，节省临床医生的病史书写时间。此外，通过多中心大样本的临床病例信息采集与计算机存储管理，通过对海量信息的分析处理，可高效地归纳出某些疾病的临床特征，归纳和发现规律，进行证候规范化等研究。

四诊合参：将中医传统理论与现代科技紧密结合，实现中医诊断的数字化、客观化、智能化。该系统包括中医的问诊、脉诊、面诊、舌诊等子系统，能全面采集人体体表生命信息的中医临床指标，并对患者的脏腑功能与病理机制进行定位、定性分析判断。中医研究机构已经进行相关有益探索，由上海中医药大学和上海道生医疗科技有限公司等研发的中医四诊整体性检测分析系统 DOS01-A 型舌面脉信息采集体质辨识系统［沪食药监械（准）字 2011 第 2270649 号］，结合中医传统理论与现代科技，融入名老中医临床经验，实现了中医诊断的信息化、智能化。该系统分为问诊、脉诊、面诊、切诊 4 个子系统，能全面采集人体体表生命信息的中医临床指标，并对患者的脏腑功能与病理机制进行定位、定性分析判断。由牛婷立、牛欣等研发的便携式四诊合参辅助诊疗仪（型号 BD—SZ），其脉诊装置含脉诊压力信息采集部分，光电指端容积脉搏波采集部分（采集信息供评价指端微循环状况），Ⅱ导心电图采集部分（采集信息供分析心动周期的时间参数和计算脉搏波传导速度）；脉诊装置采集受试者"寸口"桡动脉搏动的压力信号、肢导Ⅱ导心电信号、指端光电容积信号，综合分析脉动信息进行分类。舌诊部分由数字摄像机装置、光源、罩口组成；舌诊模块通过数字相机模拟医师望舌诊过程，对受试者的舌面进行图像采集，采集到的图像进行数据分析后获得清晰准确的舌图并提供色彩统计结果。闻声诊装置由数字声音采集麦克和声卡组成。软件系统由脉诊采集分析软件，舌诊采集分析软件，四诊合参辅助诊疗软件组成。中医四诊合参诊断功能集成在仪器的软件模块中。

二、构建基于物联网的中医诊疗系统

中医药在预防保健上具有独特的优势，让更多的患者能够享受到中医药保健治疗带来的独特疗效及优势是开展中医药物联网技术应用的关键。利用信息化技术、物联网技术把患者、医生、经验等进行有机地组合，通过先进的终端采集设备，如中医四诊信息采集器等能够全面的采集患者的四诊信息，通过计算机技术，利用现代大数据分析技术、人工智能技术进行中医辨识，再给予根据大数据分析结合了若干专家、医生诊疗经验总结分析得出的可靠的治疗及预防保健指导是物联网医疗技术在中医诊疗中最为重要的意义（图21-1）。

构建基于物联网的中医诊疗系统具有重要的现实意义。这样中医医疗机构能够在物联网支撑下更加便捷地服务患者，记录患者的生命体征、四诊资料、通过整合分析后得到患者健康信息，从而为服务患者提供更好的支持。医生可以通过中医诊疗系统及时为患者提供诊疗服务、健康咨询、随访教育等。

美国具有广阔的医疗保健市场。随着我国经济发展、人口老龄化、环境因素等原因的共同作用，医药卫生保健也已成为我国最为重要的市场。亚健康、慢病已经成为严重危害人民健康的主要问题，日益引起重视。

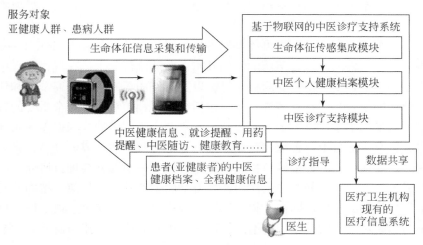

图 21-1　中医诊疗系统示意图

　　尽管远程医疗已经被逐步用到医学，但还仅仅是开始。远程医疗的起源如同我们在古代远程医疗系统中描述的那样，它是构成现代医学科学的基础。远程医疗在开始之时，是为了解决它的始发地到目的地的一种治疗方法。开发诊疗系统后能较好的切合当前需求，具有广阔的市场前景及社会意义。通过开发中医诊疗系统能够更好地发挥中医药特色，在中医治未病理论指导下，"未病先防、已病防变、瘥后防复"的指导下，为以肺病、癌症、糖尿病为主的慢性疾病的中医药防治提供新的信息化手段。通过中医诊疗体系，医师可以实时、动态地了解患者的健康及诊疗信息，从而更加个性化的制定治疗、保健方案。同时患者也能够及时便捷的获得相应的指导信息。为更好的实行我国中长远中医药规划目标提供了更好的手段平台。

第二节　中　草　药

　　中草药也是远程医疗中最重要的应用之一。中药是指在中医学理论指导下用于预防、诊断、治疗或调节人体功能的药物。中药按加工工艺分为中成药、中药材，多为本草植物，也有动物药材。除了植物药以外，动物药如蛇胆、熊胆、五步蛇、鹿茸、鹿角等；介壳类如珍珠、海蛤壳；矿物类如龙骨、磁石等都是用来治病的中药。草药是一种植物，或者是植物的一部分，具有药用功能。草药是利用植物提取物制作而成的，主要使用其治疗价值。草药是最古老的保健方式，在古代起着重要作用。世界卫生组织的一项研究表明，大约 80% 的世界民众仍然依靠草药来治疗某种疾病，我们今天使用的药品约有 74% 含有至少一个植物学分子。

　　目前我们使用的多数流行药物都是古代传统治疗中可以治愈某些疾病的特定植物。草药中可以治愈疾病的成分被提取出来用于研发药材。一个很好的例子就是 5000 年前的中国皇帝神农，他在公元前 2735 年利用麻黄治疗呼吸疾病，后来从植物麻黄中提取到了麻黄碱用于治疗支气管哮喘和慢性阻塞性肺疾病。如今的伪麻黄碱即为其合成形式，目前广泛用于过敏和鼻炎。草药和现代药理学之间的联系越来越紧密，在美国的处方药中，多达

40%的药物中含有至少一种来自草药的活性成分。绝大多数的药物是植物提取物或者合成的天然植物的化合物。

中药的第一个正式翻译的文件可能是尼古拉斯佩铂的题为"a physical directory"的处方题集。因为这一文件的出现，草药的使用开始在欧洲流行起来。在现代世界中，远程医疗可以获得遥远的森林中的植物的药材信息，以及其作用于人体的研究禁忌和任何可能的不良反应。植物的组合物中含有多种成分，包括维生素和矿物质；一个重要的方面是确保任何成分的摄入量都不超过有毒水平，否则会导致健康受到影响。根据美国农业部的自然资源保护服务，有多达数十万种植物存在。成分鉴定和对其活性成分分离，将需要对个别植物进行深入彻底地研究。大量的植物物种意味着只有一小部分会进行研究。进一步研究植物的活性成分、不同组分间的协同作用，以便全面了解其医学价值。植物的研究将会在药物研究中发挥重要的作用。同样，相关的远程医疗技术将是支撑这项工作的重要组成部分。由于不同国家对草药的接受程度不同，促进跨边界的信息交流与研究必然会加快植物研究的漫长历程。

对于中药的研究的关键问题是对于方剂的研究，是中医药物联网应用的关键环节，中医辨证论证最终的落脚点主要在方剂。在大数据和物联网技术的基础上采集四诊。通过对名老中医诊疗信息的采集，并结合现代的四诊信息数字化技术、现代数理分析技术、人工智能技术、自学习专家系统技术等，建立海量数据。这实际上是建立在融合多种信息的开放性采集平台的基础上，能为中医药的传承、发展进步发挥越来越重要的作用。同时也能够为患者获得较好的中医治疗提供平台。辽宁中医药大学设计的"基于中医核心思维的机器学习医用诊疗系统"以目前医疗单位的一般工作流程为基础，以中医"辨证施治"的核心思想为指导，从虚拟患者入院检查开始囊括了完整的诊疗过程，将同一患者的不同病症独立考察与中医诊病"因、位、性、势"诊断方式相结合，采用人在回路的动态诊疗方式，以中医自学习专家系统为核心，引入方案"关联因子"与"成熟因子"，采用反馈神经网络算法完成了专家系统的自学习功能，实现了中医专家知识最大限度临床应用与自我更新。

一、中药产业中物联网技术的应用进展

虽然我国中药主要来自我国（少数中药源于外国，如西洋参），品种多达12 000多种，但是随着生态环境的不断恶化和对名贵中药需求的不断增长，野生名贵中药材资源遭到了不同程度的采挖及破坏，另外一方面由于人工保护及抚育野生品种的机制和体系尚未建立，导致名贵野生药材数量日趋贫乏，有些已经濒临衰退和灭绝，名贵中药材行业也陷入了"越贵越挖，越挖越少，越少越贵"的恶性循环。另外中药材市场流通中也存在以次充好、以假充真等问题，长期得不到有效解决，造成中药材流通市场混乱，严重影响中药材市场秩序，降低消费者对中药材的信任，不利于中药材产业的良性发展。

物联网的出现，为解决这些问题带来了契机。我们可将物联网三大流程和十大功能应用到中药产业中，使其发挥重要作用。例如，物联网三大基本流程，全面感知→可靠传送→智能处理，可用于中药产业中，物联网的十大基本功能也可移植到中药产业中（表21-1）。

表 21-1　基于物联网的中药产业十大功能

功能	物联网	中药产业
在线监测	一般以集中监测为主、控制为辅	适合在线监测中药种植和生产
定位追溯	基于传感器、移动终端、家庭智能设施、视频监控系统等 GPS（或其他卫星定位，如北斗）和无线通信技术，或只依赖于无线通信技术的定位，如移动基站的定位、实时定位系统等	可用于定位中药种植和生产点，发现珍贵中药
报警联动	提供事件报警和提示，还会提供基于工作流或规则引擎的联动功能	可提供监测珍贵中药种植和生产的报警，会提供三级联动的反应功能，指导防护
指挥调度	基于时间排程和事件响应规则的指挥、调度和派遣功能	利于中药种植调度和派遣功能
预案管理	基于预先设定的规章或法规对事物产生的事件进行处置	可预先设定中药种植管理规章，进行全天候管理和及时处置
安全隐私	由于物联网所有权属性和隐私保护的重要性，物联网系统必须提供相应的安全保障机制	利于提供中药种植相应的安全保障机制
远程维保	能够提供或提升服务，主要适用于企业产品售后联网服务	适用于中药种植联网服务
在线升级	保证系统本身能够正常运行，也是企业产品售后自动服务的手段之一	能保证物联网系统本身正常运行，也是中药种植自动服务的手段之一
领导桌面	主要指仪表盘（dashboard）或智能商务个性化门户，经过多层过滤提炼的实时资讯，可供主管负责人实现对全局的"一目了然"	利于医学领军人才根据收集的海量信息，深度挖掘或者拓展中药诊疗功能，指导如何更好地解决医疗问题
统计决策	基于联网信息的数据挖掘和统计分析，提供决策支持和统计报表功能	有利于领军人才根据联网信息的数据挖掘和统计分析，提出解决问题的办法和提供中药种植决策支持

　　其中在线监测、定位跟踪、警报联动、急救调度功能有利于全时空在线监测和指导中药种植；预案管理、远程管理、领导桌面和统计决策功能可拓展中药种植生产的海量信息深度挖掘功能；安全隐私和在线升级功能是物联网医学技术的保障，可保证中药产业的生产系统能够正常运行。特别是其中的智能识别功能，智能监测功能和定位跟踪功能，会有利于中药产业的良性和高科技发展。

　　基于上述的物联网三大基础流程和十大基本功能，其在中药产业里将有很好的应用前景。例如，可以解决困扰中药产业的瓶颈问题，即中药材和中药饮片的质量问题。与西药不同，中药只需要有限的几步就可生产出质量稳定的产品。中药由于来源的特殊性，对其内在质量影响的环节较多，从产地到种植，从采收到炮制，从运输到销售，每一步稍有不同，生产出的产品质量就会差之千里。而物联网的识别、检测、定位的功能可对中药生产的各个环节进行监测、控制，从而保证中药产品质量稳定、可靠。可以在网络层面建立中国中药物联网信息管理中心，利用手机短信、摄像头、RFID 等技术对种植、生产、运输等方面进行监控。

二、物联网在中药种植中的应用

通常，传统中药材讲究道地药材，是指在一特定自然条件、生态环境的地域内所生产的药材。因为生产较为集中，栽培技术、采收加工也都有一定的要求。以致较同种药材在其他地区所产者品质佳、疗效好。例如，云三七、川黄连、苏薄荷、辽细辛、凤丹皮，以及"浙八味"、"四大怀药"等都是闻名遐迩的道地药材。

然而，近年来一些农村地区纷纷放弃粮食生产，选择了"短、平、快"的中药材项目。由于缺乏药材种植经验，以及部分药农受不正当利益驱动，没能把好药材生产的源头，所以出现了药材质量下降、农药残留超标、生产无人监管、种养无章可循的局面，致使药材市场上鱼龙混杂，大量非道地产区生产的伪劣药材打着道地药材的名义招摇过市，严重影响中药质量。面对这种困境，物联网提供了很好的解决方案。应用物联网技术在生产过程中，可将物品贴上或内置电子标签。电子标签具有生产工艺简单和技术难度高的特点，而且不能复制，可为每个标签提供全球唯一的编码。电子标签可以看做是传统条码标签的升级版，可将物品的信息直接储存至标签内并加密，可有效地防止随意篡改信息。该方法就为我们将道地药材的产地、种植情况、产地加工情况写入电子标签提供技术支撑。这类电子标签将伴随着药材转运、销售、使用的全过程，随时可以通过特定的设备读取标签内的信息，从而可以有效地杜绝"道地药材不道地"的现象，更好地保护高质量的道地药材。

目前，市面上主流的电子标签为无线射频识别标签（RFID 标签）。简单讲，RFID 可以解释为一种让物品"开口说话"的技术。它能够让接收器在几十甚至上百米的距离内大批量地读取电子标签内的数据。目前，RFID 标签的容量为几十至几百 K 字节，可以用来充分存储药材产地、种植、加工等信息，成本低廉，用于一些贵重药材和大包装药材。

随着技术的发展还可以在药材生长过程中就加贴具有传感器功能的电子标签，随时监控药材生长过程中温度、湿度、土质等外部环境因素的变化，从而为生产出优质的中药材提供种植参数。

三、中药饮片和中成药生产中物联网的应用

中医药是指在中医学理论指导下用于预防、诊断、治疗或调节人体功能的医学，中药是中医使用的主要武器。被中医临床使用的和生产的中成药原料并不是原药材，而是经过加工炮制的中药饮片。以往，中药饮片的质量一直是限制中医药发展的瓶颈。其原因是由于中药炮制的技术门槛较低，此外从外观上很难区分经过规范程序炮制的优质饮片和简化工序炮制出来的劣质饮片，但其临床疗效却有着天壤之别。例如，制何首乌炮制时需将生何首乌加黑豆汁拌匀，然后至容器长时间内蒸至呈棕褐色，才可以达到补肝肾、益精血、乌须发的作用。但目前市场上，少数不法分子为了降低成本使其利益最大化，仅将生何首乌用少量黑豆汁拌匀，然后晾干，亦可变成棕褐色。但这样炮制出来的何首乌不但补益作用大减，还有诱发腹泻、伤肝的不良反应。

物联网技术的出现，为避免这种现象提供了方便，可要求市面上销售的中药饮片都加

贴电子标签。这时一些非专业户及小作坊，由于技术水平跟不上必然遭到淘汰。同时还要求在电子标签内储存饮片性状、指标成分的含量及生产过程的参数，如辅料用量，炮制时间、炮制温度等。由于监管部门和使用单位可以随时抽检和进行质量控制，可极大地规范饮片生产企业的行为，从而使饮片的质量得到保证。

以后，随着网络技术的现代化，还可通过电子标签，直接连接生产企业的数据库，调阅该样品的生产过程录像，或连接到生产企业的摄像头，对生产过程进行全时空监控，更大程度地保证质量。

与饮片相比，物联网可以使中成药的生产线更加自动化，让每一粒胶囊、每一个药片的生产的全过程都在电脑的全时空监控之下，从而使生产出的中成药质量更加可靠，成本更加低廉。

四、在中药质量控制中物联网的应用

尽管经过数千年的临床使用，以及近几十年来的药理药效研究，中药的疗效已经得到认可，但是中药产品迟迟无法和国际接轨，其中主要原因是尚无有效的可靠的质量控制手段。现行的中药质量控制方法主要是对一个主要成分进行定量，2~3个成分进行定性，结合性状鉴别，定量的成分还往往只有下限，没有上限。而中药的疗效来自整个复方中药制剂的作用这一点已经达成共识，其中不但包括活性成分的数量和含量，还包括不同成分间的组成比例。在寻求解决这个矛盾，以便综合评价中药质量的过程中，恰逢其时地出现了中药指纹图谱技术。现在又发现，如果中药指纹图谱技术能和物联网结合，则可使中药的质量控制产生质的飞跃。

中药指纹图谱技术是指采用一定的分析手段，对大样本的某种中药（包括中药材、中药饮片和中成药）所含的化学成分信息进行归纳处理，得到由一组特征性成分组成的共有模式图谱。这为质量控制提供了可靠的方法，如要判断后续具体样品的质量，只需与共有模式比对即可，超过指定的相似度即为合格。目前，中药指纹图谱的应用还相当有限，主要是因为建立指纹图谱的共有模式需要大量的样本，这不但耗费较大的人力物力，而且有些指纹图谱建立者为生产企业，立场有所偏颇。因此，如果要建立国家法定标准，最好由国家相关职能部门牵头建立指纹图谱，并在互联网上建立指纹图谱平台。实际工作中，具体使用者只需按照要求，将待测样品的特征性图谱上传至指纹图谱平台，即可自动得到用来判断质量的相似度值。由此可见，指纹图谱具有天然的与物联网结合的特性。

在物联网技术平台上，可将中药的特征性图谱储存于电子标签内，供各种使用者读取使用。中药经销商和医院，可直接读取标签内的信息并上传至指纹图谱平台进行比对。各级监管部门可以检测标签内的特征性图谱和实际情况是否相合，并把结果提供给网络平台，供其他用户参考。随着手机与物联网功能不断融合，中药的终端使用者可以直接用手机读取电子标签内的信息，并上传至网络，相应的中药质量平台会自动反馈所购中药的质量情况。如果分析手段能进一步发展，还可在中药的包装内置入具有分析功能的传感器，全时空监控中药的质量变化，并自动上传至云平台或网络平台。在这样平台的全时空管理下，一定可以保证患者服用的是疗效可靠、质量稳定的中药产品。

五、中药流通环节中物联网的应用

　　由于涉及人体健康，中药不是一般商品。在流通领域中的经营、管理、储存、价格制定等均比一般商品复杂而特殊。正是因为情况复杂，而且流通环节复杂，致使流通环节也是出现问题较多的一个环节。例如，在紫菀里编入泥土，在当归中掺入独活，在徐长卿中混入白薇等，这些形形色色的掺杂行为，大大降低了中药的质量和中医的信誉。同时，储存不当也会明显影响中药质量。一些药材可因存放时间延长而使有效成分损失，尤其是含挥发性成分的药材，在存放过程中会因有效成分随香气而流失，明显影响质量。对于有些中药，如陈皮、吴茱萸、狼毒，则需长时间储藏才能降低不良反应。此外，储存时的温度、湿度、光线等因素控制不当，还会直接导致中药产生走油、霉变等变异现象。由于中药的终端用户对这些伪劣中药缺乏辨别能力，加之职能部门的监管力度不够，而且也难以全时空监督，结果导致市场上这些伪劣中药泛滥。

　　物联网技术的出现为解决这些问题提供了有效方法，每个中药的电子标签里都可有其独特的编码和记录，包括中药的生产日期等信息。这些电子标签同时还可通过读写器与网络连接。在使用时，读写器读到的有效或非法信息都会自动通过网络反馈给服务器。服务器接到非法信息后就会自动报警，并通过电子标签的编号确定信息来源，使企业和监管部门在第一时间掌握相关问题并做出反应。在监管部门和使用单位平时对市场的中药进行例行检查时，也可将结果上传至服务器，以达到全时空监控中药质量的变化。物联网还可以对中药的使用情况和库存量进行监测和管理，如库存量低于一定值，会自动通知生产企业立即生产和使用单位购买，使中药的流通加快，也可以在一定程度上缩短中药的储存时间，而避免发生质量下降的情况。

　　随着技术的进步，在不久的将来还可在电子标签内植入 GPS 模块和传感器模块。GPS 模块可对中药产品在流通环节所处的地点进行定位和记录，传感器模块则可对所处的环境进行监测和管理，从而在根本上杜绝由于人为因素导致的中药质量下降，使得老百姓真正能够吃上放心的中药。

第三节　针灸法与针压法

一、针　灸

　　针灸是针法和灸法的总称。针法是指在中医理论的指导下把针具（通常指毫针）按照一定的角度刺入患者体内，运用捻转与提插等针刺手法来对人体特定部位进行刺激从而达到治疗疾病的目的。根据最新针灸学教材统计，人体共有 361 个穴位，人体上散布的穴位详见图 21-2。灸法是以预制的灸炷或灸草在体表一定的穴位上烧灼、熏熨，利用热的刺激来预防和治疗疾病。通常以艾草最为常用，故而称为艾灸，另有隔药灸、柳条灸、灯芯灸、桑枝灸等方法。如今人们生活中也经常用到的多是艾条灸。针灸由"针"和"灸"构成，是祖国医学的重要组成部分之一，其内容包括针灸理论、腧穴、针灸技术及相关器具，是基于汉民族文化和科学传统产生的宝贵财富。利用针灸来治疗病痛可能是在西方最能接受的一种中医治疗手法。穴位具有不同的治疗特性。针灸取穴需有中医理论指导，有特定的取穴原则和配伍规律。

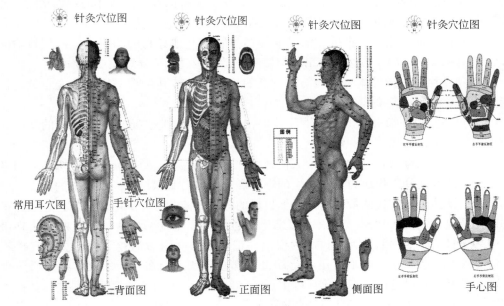

图 21-2　穴位图

1. 针灸取穴　为了促进针灸法的应用，所有自动化系统都需要辨别某一症状中适当的穴位。参考表中仅提供了穴位的大概位置，对于没有经验的人来说很难准确地找到穴位位点，对于机器来说就更难了。不同人的身体形态及尺寸均不同，如 1.524m 高的瘦人与 1.829m 高的胖人相比，身上的穴位位置有很大的区别。人眼的视觉感知与机器也有很大的区别。人与人之间的身体轮廓也有很大的差异。某些器械如按摩椅可以自动搜索穴位的大概位置（无法确定穴位的精确位置），首先会扫描使用者的背部，得到从颈部到脊柱的相关位点。一些参考位点是通过对髂前上棘（ASIS）和髂后上棘（PSIS）的视觉调节来确定的。

2. 针灸治疗　针灸具有简便廉验的特点，某些特点穴位在某些疾病上具有较为明显的治疗效果。我们来看一个关于海洋病的案例研究，这是一种运动疾病，是机体对于运动的正常反应。不同个体对知觉或运动的反应不同。某些情况下，内耳可以感受到眼睛看不到的运动。有些症状会在运动停止后仍然有返回的感觉。运动病会引起焦虑、头晕、恶心或呕吐。虽然药物可以控制运动病，仍然有人不能适应某些环境，如异常平静的地区的海面。东莨菪碱和异丙嗪药物对运动病并不是一直有效的，还可能会产生视力模糊、嗜睡、影响判断力等不良反应。生物反馈和认知行为治疗是治疗运动病的有效方法，前者利用仪器记录皮肤温度和肌肉张力的变化，而后者依赖于特殊的刺激，需要患者坐在专门设计的椅子上，这都是不容易获得的工具，是在需要的时候设计生产的。针刺 P6 或者内关穴可以减轻运动病。此外，有报道通过指压穴位可以减少意外的呕吐。但是大多数具体的不同疾病可能取穴不同，同一疾病的取穴部位也可能差别较远，因此，为临时救济提供帮助还需要关于穴位性能的全面性的知识。

有学者认为，所有维持人体健康的方法都是从免疫系统开始的。免疫功能是指机体对疾病的抵抗力，机体的免疫功能是在淋巴细胞、单核细胞和其他有关细胞及其产物的相互作用下完成的；免疫功能是免疫系统根据免疫识别而发挥的作用。机体的免疫功能主要表现在三个方面即免疫预防、免疫稳定和免疫监视。

(1) 免疫预防：指机体抵抗和清除病原微生物或其他异物的功能。免疫预防功能发生异常可引起疾病，如反应过高可出现超敏反应；反应过低可导致免疫缺陷病。

(2) 免疫稳定：指机体清除损伤或衰老的细胞，维持其生理平衡的功能。免疫稳定功能失调可导致自身免疫病。

(3) 免疫监视：指机体识别和清除体内出现的突变细胞，防止发生肿瘤的功能。免疫监视功能低下，易患恶性肿瘤。

对生活方式及健康长寿的理解使人们开始注重自我保健。重点是近年来由于人口老龄化、生活方式改变和工作压力加大产生的综合影响使得自我保健受到了极大的关注。中医强调和谐，即达到新陈代谢最强的情况下机体的最佳平衡状态。新陈代谢的进程决定了食物的消化及热量的摄入比率。最根本的思想是通过增强免疫系统使机体的效率达到最大化。来自于日常生活中的压力导致肩颈疾病，正如紧张会影响消化一样。在所有"不健康生活方式"的类型中，睡眠不足和运动过少都会导致人们在一天的工作结束后感到疲惫。现在已有一些设备已经商业化，可用于减轻部分压力。为了了解智能科技是如何发挥作用的，首先我们要研究由于延长或重复工作、常见的职业病危害而引起的免疫系统影响。

(1) 连续使用电脑：导致情绪失衡影响小肠健康，应当在胸骨正中心处针刺缓解症状。

(2) 久坐：导致贫血、消化不良和胃病，应针刺腿部膝盖下方缓解症状。

(3) 长时间站立：容易导致腰痛和疲劳，也会引起膀胱和肾脏疾病；在锁骨下方的上胸处针刺，同时在下背的脊柱两侧、踝关节内侧的远心端下针可缓解症状。

(4) 身体运动：引起痉挛和绞痛最终导致肝衰竭，用针刺足部可缓解症状。

上述四个例子只是利用针灸来治疗或保健的事例中极小的一部分。在针灸的穴位位点提供稳固持久的压力已经可以通过技术完成，可以像每天去工作一样来完成这种治疗。

但是，如果应用物联网技术开展针灸，还需要深入研究才能得出答案。需要发展研究和评价方法，用物联网技术全面感知和科学评价针灸的治疗机制和治疗效果。

二、身体轮廓与穴位

依靠技术可以得到关于使用者身体轮廓的图像化的理解。简单的身体轮廓也可以表现出使用者的坐姿。这种轮廓对于健康评价及人体工程学产品都有很大的帮助。

如何让机器"看到事物"属于计算机视觉技术的研究内容。这里的术语"计算机"指的是该领域用到的所有计算机机器，从简单的消费电子产品到复杂的高精度医学图像扫描仪都包括在内。计算机视觉通过学习和物体识别来辨别和提取数据图像的信息。那么，计算机如何剔除背景来识别人体呢？人体的确有许多共同的特点，但是每个人都有各自的显著特征，我们可以简单的辨别。然而，这对于计算机来说却很困难。计算机依赖计算程序来提取出特点，物体和其他特异性的活动。计算机通过机器视觉算法得到的 3D 图像来获取体型，这可以通过模式识别和特征提取机器来进行调控。给出可供选择的数目，应该充分考虑传输效率，因为用户的移动使检测变得更加困难。当图像太大时，通常只提取特征信息。所以任何与用户身体不相关的信息都被删除，只留下相关信息进行分析。留下的信息包括身体曲率的描述，如边缘方向和形状等。这些信息随后被映射到一个通用的身体轮廓图像中。除了重建眼睛看到的图像这种成像方法，其他的方法如传感器可以通过按压使用者来获得不同位点之间的距离。这为机器获得人体的形状提供了大量信息。

因此，医疗保健行业如何通过这些技术收益呢？本章中讨论的是普通的用于健身和保健的电器，应用于用户身体的特定部位。另一个主要的应用是清除皮下多余的脂肪沉积，多应用于美容外科手术。许多人愿意花费数百甚至数千英镑来减轻体重。超声波和激光可以收紧皮肤表面和去除脂肪，已经被用于塑造身体轮廓。先将含有脂肪松动剂的生理盐水注入指定部位，然后通过超声波来燃烧这一部位的脂肪。超声还可以用无创手术来清除脂肪。激光脂肪抽脂手术是把一根小的管子插入到多余的脂肪沉积区，并用激光束来清除它们。由于激光的光束高度聚焦，周围组织不会受到影响。这种手术主要用于不易操作的地方，如手背或者大腿内侧。与大多数手术类似，手术前应当询问患者的病史，因为具有高血压、糖尿病或者心脏病的患者可能会有肺脂肪栓塞、组织穿孔、水肿等并发症。

而穴位的检测过程比计算身体轮廓更为复杂，这是因为穴位之间的距离相对较小，有时甚至彼此靠近。除了参照参考图之外，利用电特性可以用来检测不同剖析面的穴位。

第四节　临时现场救援治疗支持

穴位具有不同的治疗特性。据报道，某些穴位通过缓解升温和伸展方式来帮助身体做好训练准备。穴位不同于直觉的有效性，即一些人可以容易地感觉到计算机程序驱使产生的力量，而其他人可能会产生更长期的影响。至少有一个以上的穴位作用于同一器官，这些点之间可能并不会靠近。因此，为临时救济提供帮助还需要关于穴位性能的全面性的知识。

我们来看一个关于海洋病的案例研究，这是一种运动疾病，是机体对于运动的正常反应。不同个体对知觉或运动的反应不同。某些情况下，内耳可以感受到眼睛看不到的运动。有些症状会在运动停止后仍然有返回的感觉。运动病会引起焦虑、头晕、恶心或呕吐。虽然药物可以控制运动病，仍然有人不能适应某些环境，如异常平静的地区的平静海面。东莨菪碱和异丙嗪药物对运动病并不是一直有效的，还可能会产生视力模糊、嗜睡、影响判断力等不良反应。生物反馈和认知行为治疗是治疗运动病的有效方法，前者利用仪器记录皮肤温度和肌肉张力的变化，而后者依赖于特殊的刺激，需要患者坐在专门设计的椅子上。这都是不容易获得的工具，是在需要的时候设计生产的。针刺 P6 或者内关穴可以减轻运动病。此外，有报道通过指压穴位可以减少意外的呕吐。

虽然目前没有任何具体的科学证据证明穴位按摩和运动病之间的联系，指压法仍在广泛的使用。这是远程医疗对于提供临时救济处理治疗很有帮助的一个领域。前面已对远程医疗进行了简要的概念介绍。这里我们可以看到通过无线通信，信息可以传递到游艇上。

在这个特殊的例子中，我们利用了卫星连接来做这项工作。那么，这个例子仅仅是因为这个简单的系统吗？为了回答这个问题，我们把这一部分更深入的归纳为当有人想要提供离岸指压治疗时这里发生了什么。

前面我们曾提到过相同的穴位也有不同的治疗特性；某些人具有迅速的反应，而其他人可能并没有立即产生反应。任何试图记住一组穴位的特点的做法都是不切实际的，因为这类似于用心学习一个完整的口袋字典。在实践中，我们需要一种可访问的数据库。从本质上讲，一个包含有关穴位信息的数据库应在互联网中搜索和访问得到。所接收的信息包括穴位的位置，连接的位点及释放的位置。这些信息是给快艇的主人，一个从没有过任何指压治疗实践知识的人，但是这样做的目的是在划船社区，当有人需要时他们可以尝试救治。信息可能因此被传递为互动式的形式，这说明在哪个部位如何施压都是需要说明的。然而数据显示，图片压缩之后是几十 M 字节的大小。由于卫星通信的固有延迟，这种大小的信息传递是不切实际的。

第五节　自然痊愈和预防保健的技术

生物反馈（biofeedback）又称生物回授。它在不同的场合下具有不同的涵义，既可以指有机体内发生的一种过程，又可以表示一种方法，还可以表示一种特殊的治疗手段。电子监视器发出的信号可以帮助检测患者。通过增加患者对于其肌肉的生理活动的了解，帮助其控制由紧张和压力产生的自然生理反应，如心跳、血压和呼吸。利用生物反馈介入治疗高血压已在临床中使用了数十年。

（孙增涛　宫　鑫　王　强　白春学）

参 考 文 献

白春学.2014. 实用物联网医学. 北京：人民卫生出版社.
白春学.2015. 物联网医学分级诊疗手册. 北京：人民卫生出版社.
顾星，刘务勤，黄杨，等.2006. 试论中医数字化诊断技术的发展前景：第一届全国中西医结合诊断学术会议论文选集. 北京：中国中西医结合学会：263-267.
李林，刘晓，殷放宙，等.2010. 物联网技术在中药产业中的应用前景. 南京中医药大学学报（社会科学版），11（3）：170.
李鹏.2008. 酒水及化妆品商将电子标签用于产品防伪. 中国防伪报道，7（11）：44.

第二十二章　医疗机器人

"机器人"一词最早诞生于科幻小说。1886 年法国作家利尔亚（Auguste Villiers de l'Isle-Adam）在其小说《未来夏娃》（the future Eve）中将外表像人的机器命名为 Android，它包括四个部分：生命系统、造型解质、人造肌肉和人造皮肤。1920 年，捷克作家卡雷尔·恰佩克（Karel Capek）在其讽刺剧《罗萨姆的万能机器人》（Rossums' universal robots）中塑造了一个具有人的外表、特征和功能，愿意为人服务的机器奴仆"robota"。在剧本中，恰佩克将捷克语"robota"（意为奴隶）写成了"robot"，预告了机器人的发展对人类社会的悲剧性影响，引起了广泛关注，被视为"机器人"一词的起源。但是，"机器人学（robotics）"一词却是由艾萨克·阿西莫夫（Isaac Asimov）在其 1942 年首版的短篇小说《借口》（runaround）中提出的。为了防止机器人伤害人类，阿西莫夫提出了经典的"机器人三原则"，给机器人赋予了伦理性纲领，成为机器人学术界长期遵守的机器人开发准则。

1958 年，被誉为"工业机器人之父"的约瑟夫·恩格尔伯格（Joseph F·Engelberger）建立了世界上首个机器人公司 Unimation（Univeral Automation）并设计了世界上第一台工业机器人 Unimate，从此机器人便登上了时代的舞台。此后，机器人技术和工业得到了前所未有的发展，其应用领域不断扩大，机器人已从传统的制造业进入人类的工作和生活领域，包括医疗服务、生物工程、教育娱乐、救灾救援、勘探勘测等。20 世纪 80 年代，机器人被首次引入医疗行业，经过三十多年的发展，机器人技术目前已在外科手术规划模拟、微损伤精确定位操作、无损伤诊断与检测、患者康复护理、医院服务、医疗救援转运及医学教学培训等方面得到了广泛的应用，并已经出现多种成熟的商品化的医疗机器人。

医疗机器人是指用于医院诊所的医疗和辅助医疗的机器人，主要用于患者的手术、救援、转运和康复，是一种智能型服务机器人。医疗机器人技术集合了医学、机器人学、生物力学、机械学、机械力学、材料学、计算机视觉、计算机图形学、数学分析等诸多学科，是机器人研究领域的一个热点。目前，越来越多的医疗机器人，特别是外科手术机器人和康复机器人，已经从实验室研究阶段走向临床应用阶段。据调查显示，2014 年全球医疗自动化技术市场价值高达 484 亿美元，预计到 2022 年将接近翻倍，达到 952 亿美元。日新月异的医疗机器人不仅影响医学领域，更成为世界经济市场的潜力股，受到世界各国的高度重视。

近年来，美国、欧盟、日本和韩国等相继启动了机器人计划并划拨专项资金用于医疗机器人的研发和应用，如美国国防部曾开展了一项名为"telepresence surgery"的技术研究，以用于手术培训，解剖教学及战场模拟。2011 年美国发布了"美国国家机器人计划"，其中包括美国国立卫生研究院（NIH）要大力支持机器人在手术、医疗干预、假肢、康复、行为治疗、个性化护理和提高健康水平方面的研发应用。欧洲曾在医疗机器人研究领域开展过一项计划，其重点研究手术机器人及虚拟医疗技术仿真在临床实践中的应用。最近欧盟又公布一项全球最大的民用机器人研发计划，即"火花"计划，其在医疗机器人方面鼓励和资助科研机构和公司开发更多的医疗机器人用于临床。日本发布的《机器人新战略》，强调了机器人在医疗护理领域的重要性，将推进机器人在医疗护理等领域的开发和应用。韩国也发布了《机器人未来战略2022》，要求推进机器人与各个领域的融合应用，强调重点发展医疗机器人、救援机器人等。我国国内也非常重视医疗机器人的发展，在国家"863"计划等项目资助下，我国在手术机器人和康复机器人研究上取得一定成果，但与发达国家相比还有一定差距。

医疗机器人主要用于患者的医学诊断、外科治疗、康复护理、医院服务、医疗救援及医护教学培训等方面，其种类繁多。与其他机器人相比，医疗机器人具有以下几个特点：

（1）医疗机器人的作业对象是人、人体信息及相关医疗器械，要求医疗机器人的研发需综合医学、生物、药学、工程及社会学等各个学科领域的知识。

（2）以患者为作业对象的医疗机器人，必须具备对变化状况的调节性、对作业对象的柔软性，以及对危险的可控性等。

（3）医疗机器人的工作环境多样化，包括医院、街道、家庭及非特定的多种场合，需具有识别、导航及规避能力，以及智能化的人机交互界面。在需要人工控制的情况下，还要具备远程操作功能。

（4）医疗机器人的材料选择和结构设计必须安全可靠，重点要易消毒和灭菌。

（5）医疗机器人之间及医疗机器人和医疗器械之间要有或预留通用的对接接口，包括人机交互接口、临床辅助器材接口、信息通信接口及伤病员转运接口等。

第一节　机器人的基本概念及分类

一、机器人的基本概念

对于机器人的概念，美国机器人协会、英国机器人协会、日本机器人协会等先后给出了各自的定义。美国机器人协会将机器人定义为"一种可编程的多功能操作器，可用来移动材料、零件、工具或专用设备。它可以通过各种预编程的动作，执行各种任务"；而ISO8373则给出了"机器人具备自动控制及可再编程、多功能用途，机器人操作机具有三个或三个以上的可编程轴，在工业自动化应用中，机器人的底座可固定也可移动"的定义。由此可以认为，典型的机器人应包括机构、驱动、感知和智能四个部分。

机器人可根据不同的功能、坐标、规模、结构、驱动、控制和信息输入方式等进行分类。按照机器人的开发内容与应用，可分为工业机器人和特种机器人；按照坐标形式，可分为直角坐标型机器人、圆柱坐标型机器人、极坐标型机器人和关节坐标型机器人；按照控制方式，可分为点位控制和连续轨迹控制；按照驱动方式，可分为电力驱动、液压驱动、气压驱动及其他驱动方式；按照信息输入方式，可分为操作机械手、固定坐标机器人、可编程机器人、示教机器人及智能机器人；按照机器人机座的可动性，可分为机座固定式机器人和机座移动式机器人等。尽管国内外还没有形成统一的分类标准，但对机器人的常规特点有了基本共识，即可编程、拟人化、通用性和机电一体化。

机器人技术的研发和应用能力可以从一个侧面反映一个国家科技和工业的发展水平，并能够有效带动其他技术的发展。随着与之相关的仿生学、传感器、神经网络、纳米技术等的快速发展，现代机器人技术将获得更进一步的发展和应用。

二、医疗机器人的分类及特点

医疗机器人是机器人领域一个非常特别的分支。以医学为需求来源和服务对象，既传承了机器人学的技术优势，又与新兴工业技术和信息技术密切相关，对医疗卫生和社会发展具有巨大的潜在影响。医疗机器人是指各种用于外科手术、医学培训、康复治疗、假体和残障人士辅具等的机器人设备。根据服务对象的不同，医疗机器人可分为外科机器人、康复机器人和助老助残机器人等（图22-1）。其中，外科机器人主要用于外科手术的诊断、治疗和评估；康复机器人主要用于神经运动康复及训练的临床治疗；助老助残机器人主要用于减少老年人/残疾人对他人的依赖程度，提高生活质量。这其中，外科机器人研究受到了最多关注，在医疗机器人研究中占据主要地位。

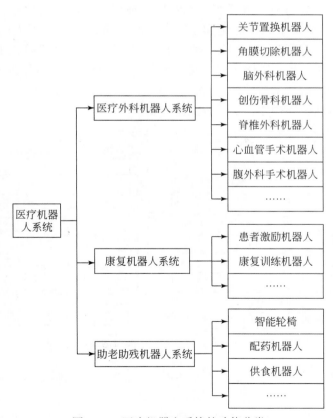

图22-1　医疗机器人系统的功能分类

第二节　外科机器人

一、医疗外科机器人的概念及特点

医疗外科机器人是医疗机器人中发展最早和应用最广的分支。此类机器人能够从视觉、触觉和听觉上为医生进行手术操作提供支持，扩展医生的操作技能，有效提高手术诊断与评估、靶点定位、精密操作和手术训练的质量，缩短患者康复周期。

医疗外科机器人作为典型的工程学和医学交叉研究案例，其定义也多有侧重。英国帝国理工大学的 Davies 将外科机器人定义为"一种功能强大的、具有人工感知的计算机控制操作器，可通过再编程来移动和定位工具，执行各种外科任务"；而美国约翰霍普金斯大学的 Taylor 则认为外科机器人是"用于外科的机器人系统，首先是计算机集成外科系统，然后才是医疗机器人"。上述两种定义分别从功能性和系统性角度阐述了医疗外科机器人系统。

考虑到机器人被广泛用于临床手术的术前规划、术中操作和术后校验的全过程，从系统性角度来分析医疗外科机器人系统，能够更好地评价机器人的功能、性能和操作规范（图22-2）。作为一类典型的智能化和自动化系统，医疗外科机器人的运行过程亦遵循"感知/推理/操作"三原则，即建模、规划和执行三个阶段。建模阶段主要完成图像的采集、处理和特征分析，规划阶段主要是确定手术实施策略，执行阶段则是借助手动或者自动化器械及设备辅助医生实现手术策略。医疗外科机器人能够以成像设备和传感器为工具，直接或者间接地引导操作，实现智能操作和微创手术。

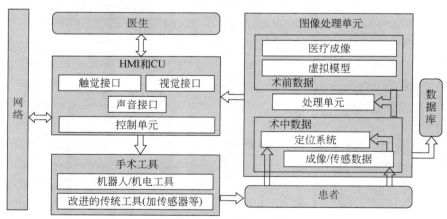

图 22-2　医疗外科机器人系统的典型结构示意图

医疗外科机器人的研究内容集中在系统设计、系统集成和临床应用等几个方面，主要包括：

（1）机器人机构研究：研究新型的机器人本体，以拓宽机器人辅助外科的应用范围。

（2）机器人控制研究：从系统整体安全性和科学性上选择运动路径，以提高机器人的运动精度。

（3）图像引导和路径规划研究：借助图像处理、虚拟现实与可视化、网络通信等技术，提高手术规划效果，增强机器人手术过程中的虚拟临场感觉。

（4）人机交互技术研究：研究操作者、机器人、患者等之间的人机交互操作机制，改善人机功效，以获得最优的系统操作性能。

（5）临床应用研究：研究机器人系统在预临床或者临床环境下的操作性能，以确定机器人对实际手术环境的适应性和安全性。

二、医疗外科机器人系统的历史变革

二十多年前，机器人开始进入医学领域。当时，以机器人为代表的自动化设备已经在工业领域获得了广泛应用，在操作灵活性、稳定性及准确性方面显示出了明显优势。为了解决医疗外科手术存在的精度不足、辐射过多、切口较大、操作疲劳等问题，人们开始探讨在手术中引入机器人的方法，借助机器人、传感器等高新技术的独特优势，为临床医生提供全新的治疗方法及系统，解决上述问题，改善手术效果。时至今日，医疗外科机器人已经发展成为先进机器人领域的一个前沿性学术方向，大大促进了外科手术的微创化和智能化发展。

为了有效描述医疗外科机器人的发展进程及应用特点，本节从机器人辅助手术和遥外科（telesurger）手术两个方面分别介绍医疗外科机器人的历史及现状；同时，考虑到图像引导手术导航技术在医疗外科机器人系统中扮演着至关重要的作用，也进一步回顾了外科导航手术的历史发展。

（一）机器人辅助手术技术

自 1985 年报道了第一例外科机器人手术至今，这项技术已经取得了显著发展，从早期的工业机器人平台到目前的专用机器人，从早期的大型复杂结构到目前的小型模块化结构，从早期的简单定位功能到目前的多功能、远程手术操作，医疗外科机器人技术已经展示出了自己的发展特色，形成了一个前沿性的学术领域。

1. 基于工业机器人平台的医疗外科机器人　早期的医疗外科机器人系统大多采用工业机器人平台。1985 年出现的第一台医疗外科机器人，采用 Puma560 工业机器人来完成脑组织活检中探针的导向定位。1989 年，英国皇家学院机器人技术中心利用改进的 6 自由度 Puma 机器人，开展了前列腺切除术，大大缩短了手术操作时间。1999 年，德国 Orto Maquet 公司研制了 Caspar 机器人系统，采用 Stabubli RX90 工业机器人，用于全髋或全膝关节置换术中的骨骼磨削，以及前交叉韧带重建术的隧道入点定位，磨削精度达到了 0.10 mm。在国内，1997 年，北京航空航天大学和解放军海军总医院联合研制了基于 Puma262 的脑外科机器人辅助定位系统，并成功开展了临床应用，并正在逐步由北京

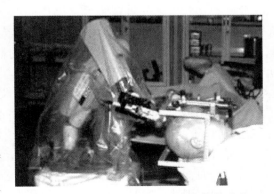

图 22-3　基于工业机器人平台的外科手术

柏惠维康科技有限公司实现商业化，填补了我国医疗外科机器人研究的空白（图 22-3）。2002 年，哈尔滨工业大学研制了基于 Motoman 工业机器人的骨折手术治疗机器人试验平台。上述研究和应用，大大促进了所在国家和地区，以及世界范围内医疗外科机器人事业的建立和发展，丰富了外科手术的治疗理念和手段。但是，由于这些工作大多传承自工业机器人技术，很难避免工业机器人存在的安全性不高、不符合医生操作习惯等问题。

2. 专用医疗外科机器人　20 世纪 80 年代末期开始出现专用的医疗外科机器人。1987 年，美国 ISS（Integrated Surgical Systems）公司推出了 NeuroMate 机器人系统，采用机械臂和立体定位架来完成神经外科立体定向手术中的导向定位，随后在 1999 年推出了无框架版本，大大减轻了手术创伤，并获得了美国食品药品监督管理局（FDA）的认证。1988 年，美国加州大学（University of California）和 IBM 公司合作开发了髋关节置换机器人，采用 SCARA 结构，并在末端操纵器上安装了 6 自由度压力传感器来校正骨骼切削动作，通过视觉系统来保证切削过程的安全。以上述工作为基础，ISS 公司在 1991 年推出了全球第一个骨科手术机器人产品，即著名的 RoboDoc，并在当年 7 月完成了第一例全髋置换临床手术试验（图 22-4A）。尽管由于无法获得 FDA 许可而不能在美国进行临床推广，但该系统在欧洲、日本等地获得了广泛应用。1991 年，伦敦帝国理工学院（Imperial College London）研制了 Probot 机器人，用于前列腺切除术，这是第一台用于临床的泌尿科机器人。1994 年，美国 Computer Motion 公司推出了 Aesop（伊索）机器人并获得了 FDA 认证，成为第一种能够用于微创手术的医疗外科机器人产品。Aesop 具有 7 个自由度，能够模仿人类手臂的姿态和功能，有效辅助医生抓持和操作内镜设备，在心脏、胸外、脊柱等多种外科领域有广泛应用。1995 年，IBM 公司的 Taylor 首次将 RCM 机构（remote center of motion）引入到腹腔镜手术中，提高了定位操作的灵活性。随后，RCM 机构陆续被多种器械定位类机器人采用。1997 年，伦敦帝国理工学院的 Davies 开发了用于膝关节手术的 Acrobot 机器人，提出了"主动约束（active constraint）"的概念，提高了手术安全性。1997 年，瑞典的医疗外科机器人技术公司（Medical Robotics）研制了一种 6 自由度骨科机器人手术平台 PinTrace，实现了二维透视导航，在长骨骨折、骨盆骨折等多种手术治疗中得到了有效应用。1997 年，法国 LIRMM 实验室开发了具有力反馈功能的 Hippocrate 机械臂，提高了手术安全性。1999 年，约翰霍普金斯大学研制了同样具有力反馈功能的 Steady-Hand 眼科手术机器人，具备良好的人机协作能力。2001 年，德国卡尔斯鲁厄大学（University of Karlsruhe）研制了颅颌面外科机器人，集成了红外导航功能。

此外，针对微创外科精密手术操作问题，还出现了多种主从操作机器人系统。1995 年，Computer Motion 公司推出了主从式机器人 Zeus（宙斯）系统，实现了医生远距离控制从端机器人进行精细的手术操作和稳定的器械抓持等动作。在接下来的几年中，Zeus 机器人系统成功完成了输卵管缝合（1998 年）、冠状动脉搭桥（1999 年）、闭合胸腔活体心脏搭桥（1999 年），以及著名的"林白手术"（2001 年）等临床试验，在 2001 年获得了 FDA 商业运营许可。1997 年，美国 Intuitive Surgical 公司推出了 da Vinci（达芬奇）系统，在 2000 年获得了 FDA 运营许可。该系统也采用了主从式操作模式，完善了人机交互接口，更符合医生操作习惯，因而获得了广泛应用。

国内方面，北京航空航天大学与海军总医院在 2000 年研制了脑外科被动臂机器人，具有较强的实用性；2001~2006 年陆续研制了一系列脑外科主动机器人系统，提高了手术自动化程度（图22-4B）；2004年又研制了眼科显微操作机器人，有效减缓了人手抖动，稳定了手术精度。2005年，天津大学研制了基于主从操作的"妙手（Micro Hand）"机器人系统，实现了腹腔镜下的手术微操作。而香港中文大学在成功应用被动臂机器人的基础上，于2012年研制出Hybri Dot串并混联机器人，进一步提高了机器人辅助手术的操作灵活性。

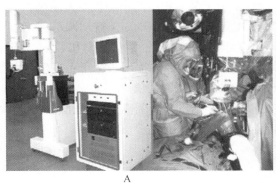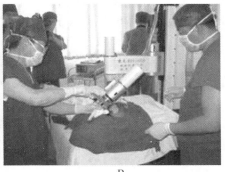

图22-4　专用外科机器人手术
A. 关节手术（RobDoc机器人）；B. 脑外科手术

这些专用外科机器人系统的出现，大大丰富了医疗外科机器人的种类和内容，促进了智能医疗设备的发展。

3. 小型模块化医疗外科机器人　受手术微创化的影响，20世纪90年代后期，医疗外科机器人出现了小型化、模块化的趋势。1993年，日本的Narumity研制了一套用于微创血管手术的微机器人系统。系统集成了力/触觉传感器和微型泵，属于灵巧型机器人。2001年，以色列Mazor公司推出了小型并联的脊柱外科机器人Spine Assist，高度不足70mm，重量不过200g，可直接安装在骨骼上，大大提高了定位精度和稳定性（图22-5A）。该系统已经获得了FDA认证。2004年，法国Praxim Medivision公司也研制了可直接安装在骨骼上的小型机器人Praxiteles，用于全膝置换的骨骼磨削。2005年，美国匹兹堡

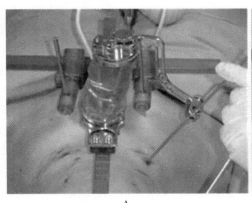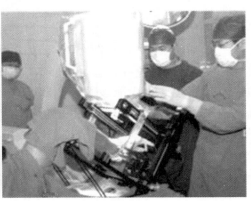

图22-5　小型机器人手术
A. 脊柱手术（Spine Assist）；B. 创伤手术

大学研制了用于关节成形的 Mbars 小型并联机器人，同样可安装在骨骼上。此外，韩国、新加坡等也着手开展了小型模块化医疗外科机器人的研究。

在我国，2004 年，北京航空航天大学与北京积水潭医院联合研制了具有 6 个自由度的小型模块化机器人系统，在创伤骨科临床上进行了多次成功应用（图 22-5B）。该机器人结构紧凑，可术中快速装拆，适合于长骨骨折、股骨颈骨折和骨盆骨折等。2004 年，上海交通大学与上海第二医科大学合作，研制了用于关节置换的小型机器人系统原型，系统由 5 自由度小型串联机器人、7 自由度可调式支撑臂和 NDI Polaris 被动跟踪器组成，可通过骨夹直接固定在患肢上，已完成模拟测试实验。2012 年，解放军总医院联合北京航空航天大学研制了基于 CT 图像导航的股骨复位并联机构，并提出了基于患者健侧股骨镜像的复位路径规划方法，显著降低了复位过程中的射线辐射剂量。

以传感器技术、微机电技术为基础，适应微创手术的发展需求，小型化、模块化和智能化已成为未来一段时间内医疗外科机器人技术发展的重要趋势。

（二）遥外科手术技术

1. 概述 外科遥操作是在机器人遥操作技术的基础上发展起来的。20 世纪 40～50 年代，美国阿贡国家实验室（Argonne national laboratory）开发了一台 6 自由度遥操作机械臂，实现了远距离操作核放射材料。到了 80 年代，借助当时兴起的微计算机技术，美国 JPL（喷气推进实验室）开发了控制系统，实现了主从式控制。这些都为遥外科系统的出现奠定了技术基础。而遥外科出现的直接原动力则来自战场前线紧急伤员的治疗（因为战场上往往缺乏有经验的外科医生），受自身技术发展过程的限制，遥外科在军事（包括战场、太空、核放射环境等）上的发展比较缓慢，直到最近才获得了一些初步应用，但该技术在民用领域却得到了充分展示。

在遥外科手术中，医生是手术的实际规划者和操作者。他们根据视频传感器反馈的实时图像，操作手柄，直接控制所有手术器械（包括机器人操作终端）的运动。医生和患者之间所有的数据信息交流都是通过各种人机接口进行的。如何有效地设计并实现这些接口，达到规划端和操作端之间的视觉、力触觉、声音等信息的合理通信，是提高遥外科系统性能的关键。

相对于传统微创外科，遥外科技术更符合人机工程学和医生的操作习惯。传统的微创外科器械对医生的动作要求非常严格，如在微创腹腔镜或者关节镜手术中，受小切口处杠杆效应的限制，内镜设备的运动只能有 4 个自由度（1 个直线自由度和 3 个以切口点为中心的旋转自由度），医生能够感知的操作末端的真实力触觉反馈也非常有限，只能通过观察监视器视频中显示的组织变形和颜色变化来做出判断。而遥外科系统可以改善甚至消除这些缺点。此外，遥外科还能够提高医生在人体内小空间（受限空间）的操作灵活性。由于遥外科的主端控制器一般采用 6 自由度机器人设备（主要是操作手柄），所以医生可以非常灵活地操作主端控制器，通过从端手术器械实现在患者体内的灵巧手术操作；而且，医生在主端的操作动作传递到从端设备末端（患者体内）时，能够按比例缩小，并自动滤掉人手的颤动，因而可以大大提高手术操作的稳定性、精确性和安全性、可靠性，降低医生的操作疲劳，提高手术质量。

根据医生和患者所处的位置关系，遥外科分为本地遥外科（local telesurgery）和异地遥外科（remote telesurgery）两种。顾名思义，本地遥外科是指医生和患者同处一室，医生离患者一定距离，通过主端交互设备控制从端机器人进行手术操作；而远程遥外科则是指医生和患者分别处在不同的位置，如不同的手术室、不同的医院、不同的地区，甚至远隔万里。

2. 本地遥外科 由于本地遥外科是利用现场的主从遥操作外科机器人系统给患者进行手术，它不涉及图像传输与通信时延问题，因而研究多集中在开发主从遥操作医疗外科机器人上。

Intuitive Surgical 公司的 da Vinci 和 Computer Motion 公司的 Zeus 是已经商品化的主从遥操作医疗外科机器人系统。da Vinci 是一个沉浸式操作环境，由医生控制台和病床部分组成（图 22-6A）。医生控制台由内镜立体监视器、具有触觉反馈的左右控制主手、脚踏板开关及系列按钮组成，病床部分由双通道立体内镜、手术器械、3 个操纵内镜和手术器械从手组成，可以进行腹腔镜之类的手术，其控制主手具有手腕关节，仿佛医生将手置于患者体内。Zeus 与 da Vinci 类似，但从手具有 8 个 DOF，主手末端为 V 型，仿佛医生在用长柄工具进行手术，此外从手还可以接受医生的声音控制进行上下左右前后的移动。图 22-6B 是由美国 Berkeley 大学和 UCSF 大学联合开发的第二代面向腹腔镜手术的遥机器人系统的从端机器人，它由两部分组成：体外粗定位的 4DOF 机构与体内精确定位的 2DOF 微型机构（圆圈内），其主手是经过改造的 PHANToM。

目前本地遥外科研究的关键问题仍然集中在如何提高医疗外科机器人安全性、机器人的精确定位能力、机器人末端的灵巧性，以及便于医生在力/触觉反馈下进行灵活的人机交互操作研究上。

3. 异地遥外科 由医生在异地通过某种通信在手术现场的视频图像及医学影像图像引导下控制机器人对患者进行手术。受通信带宽和 QoS 的限制，异地遥外科的主要技术问题集中于如何在存在通信时延、时延抖动、带宽变化、丢包和误码率等问题的情况下保证手术的安全性和医疗外科机器人的稳定性及手术的效率。

Smithwick 对进行异地遥外科手术的通信方式进行了研究，提出了进行遥外科手术的通信应当满足的条件为可靠性、可以接受的时延、能够传送大量的数据且能适应较大范围的码率变化及低的误码率。通过对不同通信方式进行对比分析，认为 ISDN 是进行遥外科手术理想的通信方式之一，而 ATM 则是最好的通信方式。

1993 年，意大利学者在美国 JPL 实验室控制位于意大利米兰的遥操作实验室的 SCARA 机器人，对猪组织器官进行了异地组织切片检查实验。1995 年，他们又在意大利本土控制该机器人，对实际患者的组织进行了类似试验。两次试验均采用了卫星通信和光纤通信。1999 年，法国学者在法国斯特拉斯堡市，通过网络控制斯特拉斯堡大学医院（Strasbourg University Hospital）的 Zeus 机器人，进行了远程胆囊切除手术；随后，2001 年，同样是利用该院的 Zeus（图 22-6C）机器人，由 7000 km 之外的美国纽约通过网络控制，为 68 岁的女性患者成功进行了跨大西洋的远程胆囊切除手术，仅历时 45 分钟，术后患者恢复顺利，无任何并发症，此即著名的"林白手术"（Lindbergh operation）（图 22-6D）。"林白手术"初步证明了远程遥外科手术在技术和临床上的可行性，被认为是远程外科技术发展的一个重要里程碑。此次手术采用了基于 ATM 网络的专用虚电路服务，过程中虽然出现了通信中断、丢包等问题，但都及时得到了解决。在"林白手术"之后，德国、以色列、韩国、日本、新加坡等国也陆续开展了此类研究和试验。

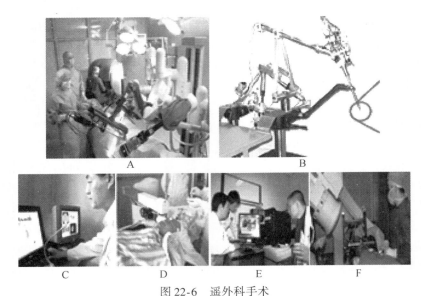

图 22-6　遥外科手术

A. da Vinci 机器人系统；B. Berkeley/UCSF 医疗外科机器人；C. Zeus 客户端；
D. "林白手术"；E. 远程脑外科手术；F. 远程骨科手术

我国在 20 世纪 90 年代中期就出现了远程会诊，而对遥外科的研究则是近些年才开始的。2001 年，海军总医院与北京航空航天大学合作，通过局域网进行了远程外科手术的初步探索，并于 2003 年 10 月利用北京柏惠维康科技有限公司产品 Remebot 的前身——"黎元 BH-600" 主动机器人，在北京和沈阳之间完成了国内第一例脑外科立体定向远程遥操作手术，在视觉标定、ADSL 多路视频网络同步传输、基于预览/预测的增强现实等关键技术方面取得了突破性进展（图 22-6E）。2006 年 3 月，北京积水潭医院与北京航空航天大学合作，利用小型模块化机器人，在北京和延安之间完成了国内第一例长骨骨折髓内钉内固定远程遥操作手术，提出并实现了基于窄带网络的远程规划理念，从而在一定程度上降低了远程遥外科对网络配置的要求（图 22-6F）。

遥外科技术与系统尽管取得了一定发展，但仍面临诸多问题。首先，网络时延问题。需要将时延降低到人的有效感觉之下，实现临场感手术操作。其次，网络安全问题。改善网络通信条件，优化手术所用的数据传输流，提高网络传输效率；克服数据丢包、病毒、数据变异等问题，提高手术安全性。最后，适应证扩展问题。需要进一步扩大遥外科手术的应用范围。

4. 遥外科在军事上的初步应用　遥外科能够为处在不利环境（如战场、核/化/生危险环境、外太空等）中的人员提供有效的急救服务。由于美军的各类反恐活动非常频繁，所以美国国防部下属国防高级研究计划局（DARPA）、美国国家航空航天局（NASA）、美军医学研究与物资部"远程医学与先进技术研究中心（TATRC）"、斯坦福研究院（SRI）

等单位在 20 世纪 90 年代初期就开展了用于反恐急救环境的遥外科的研究工作。

在地面反恐急救方面，先后出现了多套系统，典型的有：

（1）DARPA 在 1994 年研制的格林远程外科原型系统（Green telepresence surgery system）：机械臂安装在改装后的 577 装甲车上以适应紧急军事部署的要求（称为"MEDFAST 车"，即"医疗紧急战场手术遥操作车"），而医生控制台位于远离战争现场的移动外科医院（MASH）中。借助 JSTARS（联合监视目标攻击雷达系统）通信，术者可以在数十千米距离之外控制位于前线的手术机器人进行手术操作。

（2）华盛顿大学和 TATRC 在 2006 年研制的便携式战场急救机器人远程手术系统：医生可以通过遥控方式为战场上的伤员进行手术。机器人由两个机械臂和一个自动化支架组成，机械臂安装在支架上，支架可以在手术台上来回移动，从而将手术姿态调整到最佳位置（图 22-7A）。2006 年 6 月，该系统在南加州 Simi Valley 进行了野外环境下的远程手术模型测试实验（100m 遥控距离，图 22-7B）。实验采用无人机 HAPsMRT（"用于移动式机器人远程外科手术的高海拔平台"，由 TATRC 和华盛顿大学联合研制）进行视频流/通信中继，结果表明，操作时延约 20 毫秒，视频时延约 200 毫秒，医生能够感觉到时延但对机器人的控制影响不大。该系统后续将开展基于互联网和无人机（更高飞行海拔）通信的远程手术试验，进一步提高性能和实用性。DARPA 在 2005 年启动的战场医疗自动化救治系统 Trauma Pod（创伤舱），实质上是一套移动式自动化无人救治系统，远程医生直接控制 Trauma Pod 机器人，自主执行多种操作，包括处理常见损伤和生命维持等。之后，利用无人飞行器将伤员转动到附近的基地做进一步治疗。该系统分两个阶段进行。第一阶段截至 2007 年春季，投资 1200 万美元，已经开发出了 Trauma Pod 原型系统并完成

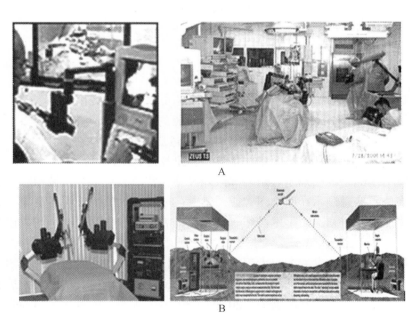

图 22-7　TATRC 便携式战场救治遥外科系统

A. 小型便携式机器人；B. 野外环境下的远程手术模拟试验

了模型实验，手术机器人采用了 da Vinci，手术床采用了 Integrated Medical Systems 公司的创伤急救担架系统 LSTAT，其他设备自制；第二阶段是集成所有的系统，形成一套便携式担架手术室平台，并最终装备于装甲车、直升机及舰船等。DARPA 计划在 2013 年左右在军队中部署 Trauma Pod 系统。

在外太空远程急救方面，美国国防部联合 SRI、NASA、TATRC 等单位，特别研制了主从式便携机器人系统 M7——一种用于实验太空舱的主从式小型机器人系统（图 22-8A），并于 2006 年利用美国宇航局 C-9 运输机模拟太空的微重力环境，进行了地面医生控制下的零重力外科机器人模拟手术（图 22-8B）；同年，作为美国空间联盟 NEEMO9 项目（极端环境任务行动之九）的重要部分，在华盛顿大学和佛罗里达州外海水下实验舱（模拟太空失重状态）之间成功进行了互联网遥控机器人血管缝合手术的模拟试验（图 22-8C），为未来太空远程急救奠定了技术基础。

除美国之外，欧盟、日本等也先后制定并着手开展了类似研究计划。可见，遥外科的军事用途也已经受到发达国家的广泛重视，并显现出了良好的前景。

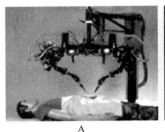 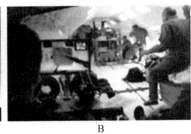 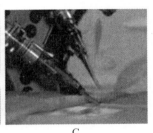

　　　　A　　　　　　　　　　　B　　　　　　　　　　　C

图 22-8　太空遥外科手术

A. M7 主从机器人；B. 零重力模拟手术试验；C. 远程缝合水下试验（NEEMO9）

（三）外科导航手术技术

外科导航手术技术与机器人技术的相互结合，可以为临床提供精确、安全的手术操作支持。外科导航能够利用计算机高速信息处理能力，综合先进的成像设备（CT/MRI/PET/SPECT/X 线/超声等）和空间定位方法，通过虚拟现实环境，为外科医生提供导航服务，使手术过程更安全精确，手术效果更好，康复过程更短。

外科导航手术的基本原理是利用外部跟踪设备，实时测量手术器械相对于操作对象的位置，然后将位置信息显示在医学图像或图谱上，使得外科医生能够清楚地看到手术器械的当前位置，便于判断和决策手术操作。这一点非常类似于 GPS 卫星全球定位技术（图 22-9A）。

早期外科导航手术的发展在很大程度上受成像技术水平的约束，借助医学图像处理和可视化技术，外科导航能够为外科医生提供友好的交互规划接口，从而大大扩展医生的手术视野，提高医生对手术的判断能力。20 世纪 80 年代后期，微创手术（minimal invasive surgery，MIS）的概念被引入临床并获得广泛认可。以 MIS 为目标，定位技术、传感器技术等也逐步进入外科应用。这些技术的相互融合，直接促进了外科导航手术的发展。

外科导航手术能够利用多模图像数据建立二维或者三维仿真环境，完成手术的评估、规划、仿真、监控等过程，使外科手术更精确、安全且微创，从而提高手术质量，减轻患者痛苦，缩短康复周期，降低医疗成本（图 22-9B）。其临床优势主要体现在精度高、效果好、技术先进、应用广泛四个方面。

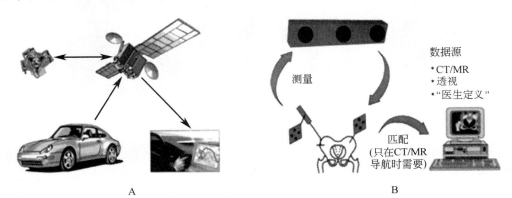

图 22-9 外科导航系统与 GPS 定位系统的比较

A. GPS 示意图；B. 外科导航系统示意图

外科导航方法的分类有很多种。按照手术定位方法的不同，可分为光电导航、电磁导航、超声导航、机构导航、激光导航等；按照手术的自动化程度，可分为被动系统、半主动系统、主动系统等；此外，还可以按照手术适应证、患者年龄等进行分类。由于图像概念在导航手术中起着至关重要的作用，所以本节以图像为参考对象，根据手术所用成像方法的不同，重点介绍 CT/MRI 导航（CT/MRI-based navigation）、透视导航、无图像导航（imageless/image free navigation）等几种典型方法的发展历程。

1. CT/MRI 导航 是发展最早、也是技术最成熟的一类手术导航方法，其典型过程是在手术之前获得患者的图像扫描数据，在术中建立患者实际解剖结构与术前 CT 图像之间的联系，为医生进行规划和操作提供丰富的二维或者三维导航信息。早在 1985 年，美国托马斯杰斐逊大学医院（Thomas Jefferson University Hospital）利用 CT 数据，重建出了三维的骨折髋臼，实现了放射学诊断的标志性突破。1987 年，日本藤田保健卫生大学（Fujita Health University）开始将 CT 图像与定位系统（装有码盘的机械臂）相关联来引导手术定位，取得了良好效果。随后，多家机构分别提出了各自的基于 CT/MRI/DSA 的 CAS 系统，并在脑外科手术中得到了应用。在骨科领域，美国卡耐基梅隆大学（Carnegie Mellon University）在 1995 年研制了 HipNav 导航系统，采用 CT 图像进行术前三维规划，引导全髋置换手术；2004 年又研制了 KneeNav 导航系统，同样采用 CT 图像进行引导，辅助医生完成关节置换和前交叉韧带重建术。在国内，1997 年，海军总医院与北京航空航天大学合作开发了计算机辅助神经外科规划系统 CAPN，并成功应用于临床（图 22-10）。此后，上海交通大学、清华大学等先后开发了多种 CT/MRI 导航系统。

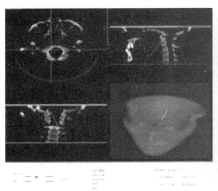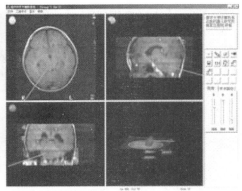

图 22-10　神经外科手术导航

目前，CT/MRI 导航已经在临床上获得了广泛应用，但是随着现代外科对手术质量的要求越来越高，这种导航方法所固有的术前图像与术中解剖对象之间的配准误差已成为不可忽视的问题，因此部分学者开始研究将 CT 或者 MRI 设备引入手术室，利用术中实时获得的断层图像进行手术导航。但这种方法所需设备庞大复杂，造价昂贵，近期内难以布置在常规手术室中。随着 CT/MRI 成像设备不断向小型化、专业化发展，该方法有望在不久的将来普及到临床。

2. 透视导航　透视技术主要用于骨骼等高密度组织的显影，因此透视导航（fluoroscopy-based navigation）首先在骨科领域得到了应用。透视导航的主要特点是透视图像和手术操作的紧密关联性（耦合性），即手术器械能够实时、虚拟地显示在术中透视图像上，为医生提供良好的视觉效果。目前，透视导航的典型设备是 C 臂 X 线机。根据导航用图像的维度不同，透视导航可分为二维和三维两种方法。

二维透视导航出现较早，它是借助跟踪器来检测手术环境对象（包括 C 臂、手术器械、患者等）的空间姿态，并建立相互之间的位置映射关系。同时，在 C 臂上安装有成像参数标定模型（一般是双层结构的标定靶），用来完成图像失真校正、参数标定、姿态跟踪等。目前，典型的商业化透视导航系统主要有美国史赛克公司（Stryker）的 Stryker 系统（图 22-11）、德国博医来公司（BrainLab）的 VectorVision 系统、美国美敦力公司（Medtronic）的 Stealth Station 系统等。国内方面，上海交通大学、北京航空航天大学先后开展了透视导航下关节类手术系统的研究，而深圳安科高技术股份有限公司推出的光电引导下的透视导航系统已经在创伤、脊柱等领域获得了一定应用。

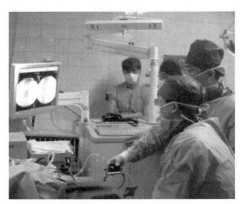

图 22-11　二维透视导航
（Stryker 系统）

在二维透视导航方法中，需要一提的是在 2000 年，美国约翰霍普金斯大学（Johns Hopkins University）的学者参考视觉伺服的定义，提出了"透视伺服（fluoroscopy servoing）"的概念,并在腹腔等软组织手术中进行了初步实验。透视伺服方法为医生提供了最真实的实时手术图像,能够获得最直接的伺服控制效果。但是,透视图像缺乏对软组织的有效分辨能力并存在大量噪声,图像分割和特征识别存在一定困难,伺服效果并不理想;同时,长时间连续 C 臂透视的高强度辐射极易伤害患者的细胞组织,因此不宜用于人体重要器官(如心脏等)的导航治疗,目前的研究多局限于腹部肿瘤组织等。在这些二维透视导航方法中,配准过程是必不可少的一个步骤。不同导航方法的配准精度及其稳定性也不尽相同,因此图像配准技术研究是提高二维透视导航方法有效性的主要手段。

2000 年,德国西门子公司推出了具有术中三维透视成像功能的等中心 C 臂 SIREMOBIL Iso-C3D(图 22-12),为术中个体化的三维诊断和规划提供了一种全新途径,直接促成了三维透视导航方法的出现。三维透视导航能够监测手术环境中各对象的空间姿态及相互位置关系,从而自动建立三维透视图像数据集与其他手术对象的数据信息之间的配准关系。三维透视导航的优势可概括为三点:一是术中实时三维成像;二是完全自动配准,精度高;三是不必安装人体标记,实现微创手术。以此为基础,国内外许多机构先后提出了各自的基于 Iso-C3D 的三维透视导航方法,在脊柱损伤、关节内骨折、骨盆骨折等手术中开展了初步应用。为了进一步提高成像设备的临床性能,西门子公司在优化 Iso-C3D 的基础上,于 2004 年推出了 Arcadis Orbic3D,在系统功能、影像质量与成像速度上都有显著改善;并且,Orbic3D 还可以结合三维导航接口软件 NaviLink3D,进一步提高导航精度,优化操作流程。但是,与传统 C 臂的结构不同,Iso-C3D 和 Orbic3D 的旋转 C 臂均采用了等中心(同心)结构,即 C 臂的轨道旋转轴线与"球管–增强器"的成像旋转轴线共轴,这在一定程度上减少了医生的可操作空间。2004 年,德国希姆影像公司(Ziehm Imaging)推出了一种新型的三维透视成像设备 Ziehm Vario 3D。该设备在不减小传统 C 臂的有效操作空间的前提下,设计了合理的传动机构,可以保证 C 臂在旋转过程中成像中心和旋转中心的一致性。与 Iso-C3D、Orbic3D 相比,Vario 3D 在配置上更简单,体积更小,但它在成像时需要手动采集各个旋转角度下的透视投影图像,在成像速度上比 Iso-C3D 慢许多。上述两类设备各有其临床特点,Iso-C3D、Orbic3D 适合于大型现代化手术室应用,而 Vario 3D 更适合常规手术室使用。

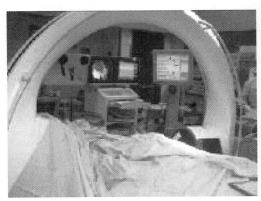
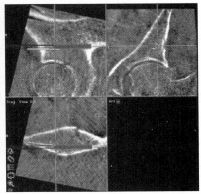

图 22-12 术中三维透视导航(SIREMOBIL Iso-C3D 系统)

CAS 的不断发展必将促进透视导航技术的进一步变革,二维透视导航将进一步扩大其临床应用，三维透视导航将会受到越来越多的重视。

3. 无图像导航 是近几年出现的一种导航方法，其技术关键是术中重建手术部位的几何模型，最早出现在关节置换手术中。早期的关节置换导航手术使用术前 CT 图像进行手术规划和过程仿真，但由于关节在手术过程中不可避免地产生运动，影响了手术精度，因此在 20 世纪 90 年代，人们开始尝试借助光电跟踪器，术中采集关节骨骼表面的几何形状，利用这些实时采集的骨面几何数据而不是图像数据进行手术导航，此即无图像导航。

早期的无图像导航方法是直接利用术中重建的骨骼表面进行手术规划，如法国格勒诺布尔大学 TIMC 实验室的 Lavallée 在 1995 年研制的计算机辅助前交叉韧带重建导航系统。但是，人体解剖结构复杂，术中只能重建出一些局部的骨骼表面片，无法从完整骨骼的角度，为医生提供直观、有效的视觉效果，不利于手术规划。1998 年，该实验室的 Fleute 等在 Lavallée 工作的基础上，采用可变形统计学建模方法，提出了三维骨建模技术——bone morphing（骨骼变形），并由 Praxim Medivision 公司获得了专利。该技术首先被用在了前交叉韧带重建术中，随后扩展到关节置换等其他骨科适应证，代替以 CT/MRI 等影像为基础的 CAS 系统。目前，此项技术已经陆续用于全髋关节置换、膝关节单髁置换和胫骨截骨等 CAS 手术，博医来公司也在其商业化 VectorVision 系统中集成了此项功能。借助 bone morphing 技术，外科手术可以不再使用术前 CT 等影像，减少了手术费用；而且操作过程中不用 C 臂 X 线机，避免了 X 线辐射的困扰。可以认为，无图像导航是未来 CAS 技术发展的一个重要方向（图 22-13）。

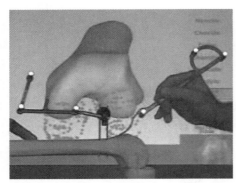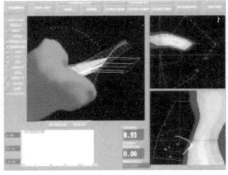

图 22-13 关节手术的无图像导航

除上述三种导航方法外，超声导航、激光导航等也开始进入外科领域，并显示出了一定的应用前景。外科导航手术有效改善了传统手术的操作方式，提高了手术效果。未来外科导航的发展将重点集中在开发更好的人机接口，集成机器人化的辅助操作设备，提高手术的安全性和稳定性等多个方面。

三、医疗外科机器人系统分类

医疗外科机器人系统的分类方法多种多样，但从功能角度来看，主要包括辅助定位系统和辅助操作系统；而从应用领域来看，又可分为神经外科、关节外科、脊柱外科、创伤科、泌尿外科、显微外科等多种机器人系统。

（一）机器人辅助定位系统

1. 神经外科立体定向机器人系统　神经外科立体定向外科手术是近年来迅速发展的微创伤外科手术方法，但由于在手术中一直需要框架定位并支撑手术工具，从而给患者带来了一定痛苦和心理恐惧。另外人工调整导向装置，手续烦琐，消耗时间，精度有限。

神经外科立体定向机器人在手术中主要用于导航定位和辅助插入手术工具，可以使患者摆脱框架的痛苦，同时神经外科立体定向机器人还具有操作稳定，定位精度高的优点。

早在 1988 年，加拿大 YS. Kwoh 研究了基于 PUMA262 的立体定向外科机器人系统，十几年来各国研制出许多医疗外科机器人系统应用于立体定向外科手术。

2. 脊柱外科机器人系统　由于脊柱的特殊解剖结构，手术的高精确性和安全性是首先考虑的问题。在目前的脊柱骨折手术治疗中，椎弓根螺钉是一种广泛使用的手术方法。在传统的临床手术中，需要在腰部开刀，暴露脊椎的后部，由于这个解剖是局部的，因此无法详尽地了解脊椎的形状和位置，以及脊柱前部的解剖组织结构，故在手术过程中，往往无法将椎弓钉置入最佳位置，有时甚至导致手术的失败，据国外临床实验研究统计，腰段椎弓根螺钉置入的失败率为 20%～30%，其后果是产生神经根、脊髓、血管损伤，将给患者带来极大的痛苦。

手术导航系统通过对二维医学图像的重建和虚拟现实技术，使手术区域的解剖结构与手术器械在手术区域的空间位置相匹配并显示在屏幕上，医生可多平面直观地观察手术操作过程（图 22-14A），再加上辅助定位和操作机器人的引入（图 22-14B），不仅提高了手术精度，而且提高了手术安全性。而且，在传统手术中，为了获得满意的手术效果，往往大量依靠术中 X 线透视，而过多的辐射不利于人体健康。手术导航手术通过虚拟成像和多坐标系间的配准技术，测定术中示踪器相对位置的改变，及时连续地在屏幕上显示手术器械所处的部位和方向，极大地减少了患者和手术室工作人员的 X 线辐射，从而保护了患者和医护人员。由于在术中无须再次透视，也缩短了手术时间。

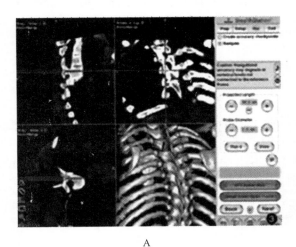
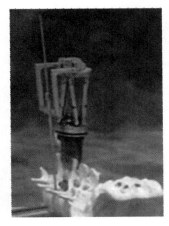

A　　　　　　　　　　　　　　　　B

图 22-14　手术导航系统

A. Medtronic 光电导航系统；B. Spine Assist 系统

3. 创伤科机器人系统 在创伤骨科手术中，长骨骨折占有很大的比例，而目前对长骨骨折进行治疗最常采用的是闭合髓内钉内固定。闭合髓内钉内固定在骨折固定手术中的优点是创口小，固定好，愈合快，但是髓内钉的远端锁定在临床手术中却是一个重大难题。由于髓内钉插入长骨髓腔之后，远端螺孔的位置和方向无法确切获悉，因此，需要有外部锁定装置确定远端锁孔的位置，然而精度不高。目前虽然有很多人想通过研制高精度的机械定位装置来解决这个问题，但结果都不太理想。另外，在实际临床手术中，为了较准确地确定髓内钉的位置，在锁定过程中还要有多次 X 线照射来确定其位置，如果一次锁定不成功，还需要重新再来，这很容易造成医生和患者接受大剂量的射线照射，以及多次钻孔给患者带来的极大痛苦和损伤。

当在创伤骨科手术中引入导航系统以后，利用术中 C 臂实时 X 线图像，再由光电（图 22-15A）、电磁、机器人（图 22-15B）等不同的定位系统，能确定髓内钉远端孔的位置，并且通过导航系统的虚拟仿真，使得在术中能不断地调整螺钉的前进方向，让它的方向和螺孔的中心法线方向重合，提高了锁定的精度。目前这样的导航系统已经成功应用于临床，并且证明其确实能有效地降低术中的辐射。

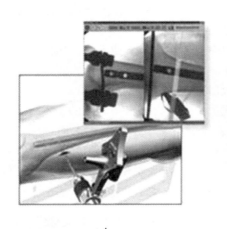 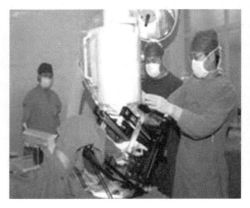

A   B

图 22-15　创伤科机器人系统
A. Stryker 光电导航系统；B. 双平面骨科机器人

4. 放射外科机器人系统 放射手术是肿瘤治疗中的一种常见手段，其重点在于精确地定位肿瘤，以便将辐射剂量集中在肿瘤上，并将对周围正常组织的伤害减到最小。将机器人引入放射手术可以实现图像引导下的精确放射治疗。手术中，利用实时的 X 线图像确定肿瘤的位置，然后将该位置传输到手术机器人，利用机器人调整直线加速器的位置，使其对准肿瘤，这样可以有效地提高放射治疗的效果（图 22-16）。

（二）机器人辅助操作系统

1. 关节外科机器人系统 关节置换手术是关节外科的一种常见手术。在传统的关节置换手术中，医生根据患者术前的 X 线片，判断患肢力线，在术中凭借经验放置、切割、处理模块及假体。而由于骨骼变形等因素的影响，可能导致人工关节植入的位置出现错位，出现这种情况的概率为 2% ~ 6%，手术失败后再重新植入的失败率会更高。而假体

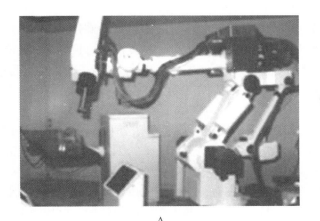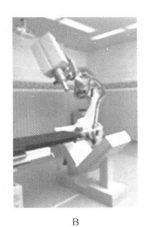

图 22-16　放射科机器人系统

A. 放射外科机器人；B. Cyber Knife 放射机器人

安放位置不妥、下肢力线不准确及软组织失衡等会导致置换关节处的疼痛及假体的早期松动，从而大大影响手术效果。

在关节置换手术中引入计算机技术，对关节截骨的位置、假体大小、接入方向及位置等术前手术计划做出客观的指导，在手术中引入光电导航等跟踪设备对手术过程进行实时监控，指导医生准确地进行每一项手术操作，不仅可以减少出现关节假体植入位置不正的概率，同时也可使假体安放精确地符合肢体力线，增加运动范围的"安全性"。据统计，通过计算机辅助可使安放的人工全髋关节的外展角和前倾角误差控制在 $-1° \sim 1°$，且导航系统可使人工膝关节置换的假体优良率从传统的 15% 提升到 33%。另外手术导航系统还可以帮助外科医生检验体内关节和植入关节之间的相对运动的情况，以判断手术的效果（图 22-17A）。

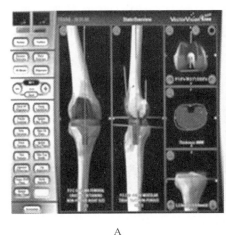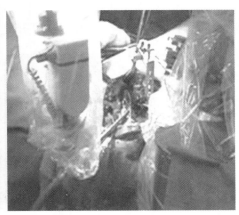

图 22-17　关节外科机器人系统

A. BrainLab 光电导航系统；B. RobDoc 系统

另外，在关节置换手术中，骨骼开口的位置、方向和大小十分重要。在传统手术中开口全凭医生的"感觉"，无法精确控制开口的大小，这经常导致手术后联结处骨质愈合不理想，术后相当长的一段时间内不能受力。而引入机器人技术以后，利用对术前 CT 图像的三维重建来精确构造骨骼的三维模型，再利用机器人动作精度高、可控性强的特点，由机器人在医生的监控下"主动"地完成对骨骼地切削，可以大大提高开口操作的精度，使切削缝隙从传统的 1～4 mm 减小到 0.05 mm 以下，手术效果稳定性也大大提高（图22-17B）。

2. 腔镜外科机器人系统　腔镜被广泛用于腹腔外科、泌尿外科、心脏外科等多种外科手术，并已经成为一种主流的手术方式。手术机器人系统在 21 世纪初被引入腔镜手术，已经在上述外科手术中的多种适应证中显示出了良好的临床优势。

手术机器人系统一般包括控制台、机器操作臂、三维视觉成像系统和腹腔充气装置等组成部分，操作臂通常有三个：一个控制腹腔镜，另两个控制操作器械，可控制多关节的腔内操作设备如分离钳、抓钳、剪刀、持针器等（图22-18）。

在腔镜手术中引入机器人的主要优点有：

（1）提供更加稳定的图像：机器人腔镜完全按照手术医生的指令活动，可避免常规腔镜手术中因助手疲劳出现视野不稳定的问题。另外，进行精细操作时，常规腔镜镜头距术野很近，镜头稍有移动就会偏离术野，监视器上也会出现大幅度抖动。

（2）利于精细操作：通过机器手操作，避免了人呼吸和生理颤抖对操作的影响，增强了稳定性；另外机器人可使镜头距术野很近，并使用更精细的操作器械，使常规腔镜手术时难度较大的小管道的吻合成为可能。

（3）节省人力：手术只要一人操作，可以坐位进行，大大降低了劳动强度，适合复杂的和长时间的手术。

（4）可远程手术：手术医生可能通过网络支持操控其他地区的机器人进行手术。

在所有腔镜手术机器人系统中，最具代表性的是由美国 Intuitive Surgical 公司开发的 da Vinci 外科手术系统。该系统在 1997 年 7 月获得 FDA 许可进行临床实验，2000 年 7 月成为第一个被 FDA 允许商业化的外科手术机器人系统。系统由四个主要部分构成：外科医生控制台、患者侧手术车、腕部末端可分离手术器械、高精度三维内镜视觉系统。

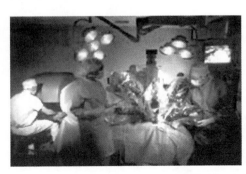 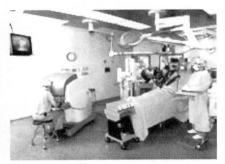

图 22-18　da Vinci 系统

（1）外科医生控制台（surgeon console）：提供具有沉浸感的手术操作环境，医生通过一个双目的观察窗口看到手术区域的高分辨率三维实时图像，并通过具有力觉反馈的操作臂来完成对手术器械的实时控制。不过目前系统的力反馈局限于工具与工具碰撞，因此医生在缝合或接触软组织时仅仅依赖于视觉（图22-19）。

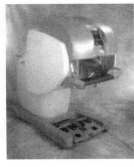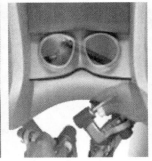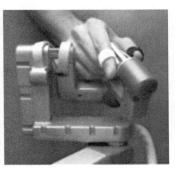

图 22-19　da Vinci 外科医生控制台

（2）患者侧手术车：该部分包括两到三个用于夹持器械的手臂和一个夹持内镜的手臂。每个手臂具有三个运动自由度。这些手臂能够为复杂手术过程提供方便，并且可以有效减少手术室中需要的护士的数量（图22-20）。

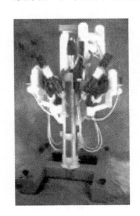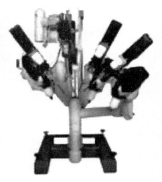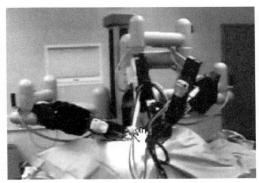

图 22-20　患者侧手术车

（3）可分离的手术器械：机器人腕部末端可分离手术器械具有四个自由度，可以模拟一个医生手术中的操作动作。每一种末端器械都可以实现特定的一种功能，包括缝合、夹持等。患者侧手术车的每个机器手臂上都带有能快速装卸的机构实现器械的快速切换。在器械更换时装置能够记录机器人手臂位置以便每次更换器械都能和前一次器械的位置保持一致。另外，该系统也能实现医生手部抖动过滤和运动比例缩小的功能，因此，医生手部的大范围运动可以通过机器人系统变成更精确的局部运动（图22-21）。

（4）三维视觉系统：提供增强的三维图像，这种高分辨率的实时放大图像让医生能够看到患者体内的详细情况。该系统能在一秒钟内提供一千多帧的器械位置信息，并由视频处理器对每一幅图像进行滤波以消除背景噪声。内镜末端由程序自动调整其温度以防止手术过程中水雾产生。和导航控制不同的是，医生对视频的切换通过一个简单的脚踏板实现。

da Vinci 系统能够降低大约33%的医疗费用和减少大约一半的住院时间，并且可以减少患者的痛苦并加速患者的恢复。但该系统最主要的障碍在于其陡峭的学习曲线和昂贵的

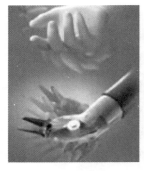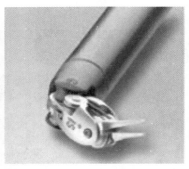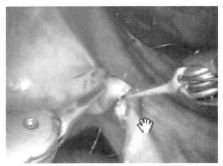

图 22-21　可分离手术器械

价格。而该系统在实际手术操作中，对于外科医生来说一个最大的挑战在于缺少力觉和触觉的反馈，手术操作基本靠视觉的引导来完成。

3. 显微手术机器人系统　眼睛是人类最重要的感觉器官，也是极其精密的器官之一，直径 20mm 左右的眼球，其生理结构和功能都相当复杂。因此眼科手术对操作精度的要求是极其严格的。以视网膜修复手术为例，该手术要求能将激光瞄准到距目标 25 μm 的范围之内，以避免损伤视网膜血管。而一旦视网膜血管被损伤，将导致视网膜的血肿甚至失明。但仅凭借医生双手操作，将很难可靠地将手术机械瞄准到距目标 100 μm 范围内，并且当医生疲劳的时候，无意识的颤抖会让操作精度进一步降低。不仅如此，眼球本身还是一个运动的目标，生理运动速度高达 200Hz。以上种种因素导致常规手术方式不能提供足够的手术精度，而这些要求对于机器人来说却是完全可以胜任的。当把计算机和机器人技术应用到这种手术中后，眼球本身的运动可以被追踪，这样医生看来眼球会是静止不动的；另外，医生的颤抖可以被过滤掉。这样系统可以达到 10 μm 的操作精度，这是徒手操作精度的 10 倍（图 22-22）。

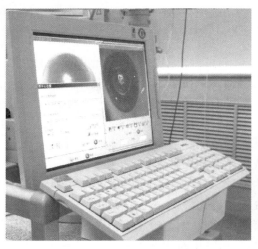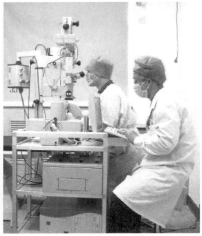

图 22-22　北京航空航天大学眼外科手术系统

第三节　非外科手术机器人

一、康复机器人

康复机器人是康复医学与机器人技术完美的结合，它贯穿了康复医学、机器人学、生物力学、机械学、机械力学、材料学、电子学及计算机科学等诸多领域，是医疗机器人的一个重要分支。目前开发的康复机器人主要分为辅助型康复机器人和治疗型康复机器人两类。辅助型康复机器人主要用来帮助老年人和残疾人进行日常的工作和生活，部分补偿他们弱化的机体功能；治疗型康复机器人用来帮助患者完成各种主、被动的康复锻炼，恢复机体功能，同时减轻服务人员的劳动强度，以解决人工帮助锻炼达不到全身所有肌肉或关节长时间活动的问题。目前世界各国共同面临严峻的人口老龄化问题，据调查，全球老年人口每年以 2% 速度增长，预计到 2050 年，世界上 60 岁以上的老年人数目将在历史上首次超过年轻人的数目，占世界人口的 21.7%。随着年龄增长人体明显的生理衰退就是四肢的灵活性下降，这对老年人日常的生活产生了不利的影响。此外，各种疾病（如脑卒中、帕金森病、脊髓损伤等）、事故、灾难、战争等引起的肢体运动障碍的患者也在逐年增加。仅仅依靠人工和简单的医疗设备进行康复治疗，已经远不能满足时代的需求。因此康复机器人应运而生，它不但可以帮助患者进行康复锻炼，照料他们的日常生活，还能帮他们重新做到自立、自尊、自信，从而重新融入社会。

20 世纪 60 年代初期世界上第一台康复机器人 CASE 操作手问世。但是直到 70 年代中期，对康复机器人技术的研究才开始发展起来。目前，康复机器人的研究主要集中在康复机械手臂、智能轮椅、假肢和治疗型康复机器人等几个方面。康复机械手臂的研究主要分布在北美、欧洲及日本，按机械手的安装位置可分为三种结构形式：

（1）基于工作站的机械手：将机械手安装在一个彻底结构化的控制平台上，机器人只能够在固定的空间内操作，具代表性的有美国 Tolfa Corporation 公司开发的 DEVAR 系统，法国 CEA 公司开发的 MASTER 系统，以及英国 Oxford Intelligent Machines 公司开发的 RAID 系统。基于 Puma 260 工业机器人开发的 DEVAR 系统有较强的实用价值，其是一个以"可编程通用装配机械手"为基础的声控智能工作站，将所有的外周设备以特定形式预置在工作站上，以便机器人能按需获取，并设计有可与现有办公设施配合使用的接口，可以协助残障人士处理一些日常活动。1986 年英国通用机器智能有限公司设计的 RTX 机器手臂问世，其采用平面关节式设计（SCARA 型），并广泛应用于此后的工作站型康复机器人。1991 年欧盟启动了协作资助项目 TIDE，开发了操作臂 MARCUS、导航系统 SENARIO 及系统集成技术，集合成了 RAID 和 EPI- RAID 机器人工作站，以及 MOVAID 系统。目前世界上最成功最廉价的一款工作站型康复机器人是英国 Mike Topping 公司研制的 Handy1（图 22-23A），其采用 5 个自由度的 cyber310 机器手臂和新型的控制器，具有话音识别、语音合成、传感器输入、手柄控制及步进电机控制功能。其机械臂安装在固定平台上，采用扫描开关方式控制，通过更换平台上的托盘可以帮助残疾人进餐、洗脸、剃须、化妆等。

（2）基于轮椅的机械手：将机械手安装在轮椅上，通过轮椅的移动而扩大机械手的操作范围。目前此类机械手以 Manus 和 Raptor 为代表，相应的系统有美国的 MOVAR 系统和意大利的 URMAD 系统。Manus 机械手设计有 7 个自由度，具有良好的纵向活动度并能紧密折叠后置于轮椅侧面（图 22-23B）。Raptor 机械手设计与 Manus 相似，但减少了 3 个自由度，价格更低。这种机械手安装在轮椅上，随着轮椅的移动，其操作的空间范围增大，但是这样也存在一定的不足，如因为安装机座的不稳定导致机械手刚性下降和抓取精度降低，而且其只适合于那些需要坐轮椅的患者。

（3）基于移动机器人的机械手：将机械手安装在移动机器人或者是自主或半自主的小车上。这种设计扩大了机械手活动空间并提高了抓取精度，是目前最先进的康复机器人。日本东京大学的 Tachi 教授在 MIT 实验室开发了一款移动式康复机器人导盲狗 MELDOG，可以帮助工作对象完成操作和搬运物品的任务（图 22-23C）。德国公司开发的移动家庭看护系统 Care-O-Bot 机器人（图 22-23D），能够帮助残疾人和老年人独立生活。它可以摆放桌椅、拿饮料、控制空调和报警系统；可以从床上或椅子上支撑用户起身，智能辅助行走；还可以管理视频电话、电视等媒体，与医疗和公共服务机构通信，监测危险信号并紧急呼救。欧洲 Scuola Superiore S. Anna 技术实验室的研究小组在 URMAD 系统基础上开发了 MOVAID 系统，它由若干个固定的位于室内主要活动区域的工作站和一个可以在室内自由避障的移动机器人组成，操作者可以通过工作站的实时图形界面监控和干预机器人的动作，帮助老年人或残疾人完成日常活动。法国埃夫里大学研制的康复机器人 ARPH，能够远程控制机器人移动，实现实时定位和抓取操作。其他的还有爱尔兰的 VA-PAM-AID、日本的 RFID 和 Walking Helper 导航机器人，其可以帮助老年人和弱视者独立行走。

智能轮椅是利用机器人技术对传统轮椅进行改造，使其具有自主避障、导航和路径规划能力，在室内可基于地图、路标等环境模型自主运动，在室外基于人机接口提供的方向指令运动。1986 年英国首先在电动轮椅的基础上研制了智能轮椅，此后许多国家和机构开展了这方面的研究。目前代表产品有 Wheelesley 机器人轮椅系统（图 22-23E）、PamAid 系统及其衍生产品 Guido 机器人助步器、意大利的 TGR S. R. L 公司生产的智能轮椅 Explorer（图 22-23F）等。Wheelesley 系统的用户可通过菜单、操纵杆和图形界面 3 种方式控制轮椅，使得不同身体条件的用户都能够灵活方便地操作轮椅。此外，将已有的机械臂与智能轮椅结合研发的机器人也相继面世，这类机器人能够使身体功能严重削弱或丧失的残疾人或老年人恢复到最大程度的独立生活状态，并完成一定的日常活动。目前以美国的 MOVAR 系统和意大利的 URMAD 系统为代表，它们拥有出色的视觉导航系统，安装在轮椅上机械手臂协助完成各种操作，大大提高了工作对象的生活质量。此外美国宾夕法尼亚大学的科学家也设计了一款智能轮椅，其包含了两个可以代替双手工作的机械手。德国推出的 Friend 系统，是将一个 MANUS 机械臂安装在电动轮椅上，由语音识别系统控制，系统拥有程序化运动和用户控制运动两种模式（图 22-23G）。法国 Pievve Rabischong 教授和其研究小组开发的 Active Orthesis 系统，是一种富有创意的腿式轮椅，其在下肢肌肉中植入电极，产生自然状态行走时的生理模式刺激，以实现残疾人自然行走的梦想。2013 年，我国第一台智能轮椅机器人由上海交通大学研制成功，与同类产品相比，其装有更多的传感器，能对周围环境做出准确判断，而且能够利用地图匹配技术自动规划最佳路径（图 22-23H）。

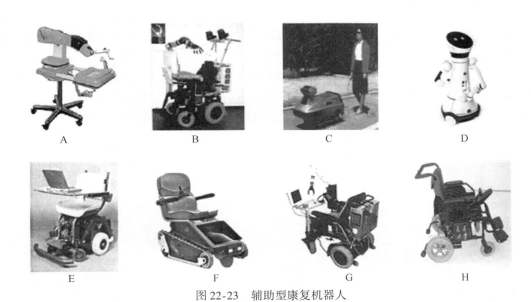

图 22-23　辅助型康复机器人

A. Handy1；B. 机械手 Manus；C. 导盲狗 MELDOG；D. 移动家庭看护机器人 Care-O-Bot；E. 智能轮椅 Wheelesley；
F. 智能轮椅 Explorer；G. Friend 系统；H. 智能轮椅机器人

治疗型康复机器人在医疗实践上主要用于恢复患者肢体运动系统的功能。脑卒中、颅脑损伤、脊髓损伤的患者往往因遗留不同程度的功能损伤而无法恢复肢体运动功能。以神经可塑性原理为基础的重复训练，可以使患者运动功能得到最大程度的恢复。治疗型康复机器人是一种以医学理论为依据的自动化康复设备，其由计算机控制，并配有相应的传感器和安全系统，自动评估训练效果，根据实际情况调整运动参数，使患者获得科学有效的康复治疗。目前开发的治疗型康复机器人一般分为上肢康复机器人和下肢康复机器人。

1993 年美国的 Lum P. S 等研制的"手–物体–手（Hand-objective-hand）"系统是最早出现的上肢康复机器人。患者将双手放置在两个手柄中，在驱动电机的辅助下进行双手夹持物体功能锻炼。随后 Lum P. S 等又设计了双手举物的康复器（bimanual lifting rehabilitator），可以用来训练双手的举物动作。1995 年美国麻省理工学院研制出了上肢康复机器人 MIT-MANUS，其采用连杆机构。患者通过握住其末端的手柄来完成平面内的运动训练，计算机能够为患者提供视觉反馈（图22-24A）。连杆机构有 2 个自由度，可以实现患者的肩、肘和手在水平和竖直平面内的运动。患者的手臂按计算机屏幕上规划好的特定轨迹运动，屏幕上显示出虚拟的机器人操作杆的运动轨迹，患者通过调整手臂的运动可以使两条曲线尽量重合，从而达到康复治疗的目的。2000 年，美国芝加哥大学研发一款上肢康复机器人 ARM Guide，通过调整轨道的俯仰角和偏斜角，驱动患肢沿不同的方向运动。经过训练，患肢的总体运动控制能力得到了提高（图22-24B）。此外美国斯坦福大学研发的康复机器人 MIME（Mirror- imaginable）能够完成患肢与健肢之间的镜像运动，已经发展至第三代（图22-24C）。患者的上肢固定在两个支架上，当健肢进行运动时，负责监测的传感器和光电编码器记录其运动轨迹，并将指令传送给 PUMA 机器人，从而带动患肢进行镜像运动。临床研究证实，与传统的训练方法相比，该机器能够显著地恢复患肢的运动功能。2005 年，瑞士苏黎世大学研制了一款新型的半外骨骼式上肢康复机器人

ARMin（图 22-24D），它是一种全新的 6 个自由度半外骨骼装置，每个自由度上均安装有位置传感器和六维的力矩传感器，为患肢提供重力补偿，带动肩关节和肘关节的运动。美国 Myomo 公司为脑卒中、肌萎缩侧索硬化症、脑脊髓损伤和其他神经肌肉疾病的患者，设计了一款可穿戴的肌电上肢康复机器人 MyoPro（图 22-24E）。它能够利用患者肌体的反馈信号调整训练的方式和强度，不断刺激障碍肢体运动从而达到上肢功能恢复的目的。此外，上肢康复机器人还有 InMotion 公司研发的 Whole-arm robot、Hand robot、Wrist robot 等系列，ReoGo 上肢康复机器人，华盛顿大学研发的 CADEN-7 外骨骼机器人（图 22-24F）等。在我国，清华大学研制了二连杆机构的复合康复装置。该装置具有被动训练、辅助主动训练和约束阻抗训练模式，对上肢和肩部进行训练。

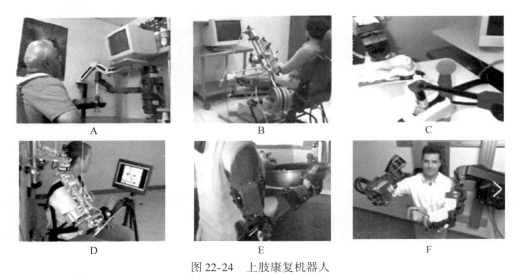

图 22-24　上肢康复机器人

A. MIT-MANUS；B. ARM Guide；C. MIME（Mirror-imaginable）；D. ARMin；E. MyoPro；F. CADEN-7

下肢康复机器人的研究较上肢康复机器人起步较晚。由于下肢关节自由度多、人体行走的平衡和协调机制不明确，下肢康复机器人在机构、运动规划和控制策略方面较上肢康复机器人具有更大的难度，研究进展缓慢。2000 年，德国自由大学研制了一款活动踏板式的下肢康复机器人 MGT（Mechanized Gait Trainer）（图 22-25A）。它的驱动机构由电机、行星齿轮、曲柄机构及脚踏板四部分组成，利用该驱动机构的运动轨迹模拟正常人行走时踝关节的运动轨迹。患者只需将双脚固定在踏板上，利用悬吊减重系统托起上躯干便能够进行下肢的康复锻炼。2001 年德国弗朗霍费尔研究所研制了一款绳驱动式下肢康复机器人 STRING-MAN（图 22-25B）。它有 6 个自由度，由自动减重绳驱机构和姿态控制机构组成。通过与固定支架不同部位连接的绳索使患者减重，并调整六个自由度方向上患者的位置姿态，满足患者不同的步态锻炼需求。目前 Lokomat 是一款颇具代表性的下肢外骨骼康复机器人（图 22-25C），它是由瑞士苏黎世联邦工业大学和 Hocoma 公司共同开发的用于患者下肢功能锻炼和恢复的机器人。它由机器人步态矫形器、重量支持系统和一个跑步机组成，根据预先编程设置的个性化生理步态参数引导患者下肢运动，从而达到恢复目的。2003 年 Hesse 将虚拟现实技术运用到下肢康复机器人，研制出虚拟步行康复机器人 Haptic walker（图 22-25D）。患者头戴头盔显示器，可以模拟多种真实的行走场景，利用悬吊进行减重，通过脚踏板带动患者进行任意姿态的运动。美国 Ekso Bionics 公司的可穿戴式仿生机械腿 Ekso Bionics（图 22-25E），将其穿在身上后，可以提供必要的支撑力，在双手手杖的辅助下，人重新站立。内置电动马达驱动机械腿像正常人一样迈步，使患者重新获得行走的能力。此外，下肢康复机器人还有日本的 HAL 系列机器人（图 22-25F）、以色列 ReWalk Robotics 公司的康复训练外骨骼 ReWalk R/Rehabilitation（图 22-25G）、美国的 ALEX（Active Leg Exoskeleton）、瑞士的 Haptic walker 和 WalkTrainer、英国的 PAM and POGO（Pelvic Assist Manipulator and Pneumatically Operated Gait Orthosis）（图 22-25H）及荷兰的 LOPES（Lower Extremity powered Exoskeleton）等。在我国，中国科学院深圳先进技术研究院开发的外骨骼机器人能够帮助截瘫患者直立行走。该机器人采用小型化的动力系统及欠驱动接卸结构，运用安全可靠的柔性控制来稳定外骨骼机器人的步态，并实时记录患者的生理状态。哈尔滨工程大学以 MGT 机器人为原型开发了下肢康复机器人。该机器人由三自由度步态机构、姿势机构和重心平衡机构等组成，能够实现脚的姿态调整。上海大学设计一款外骨骼下肢康复机器人，它由下肢外骨骼装置和减重系统组成，具有步态规划功能，可以帮助患者进行下肢锻炼。

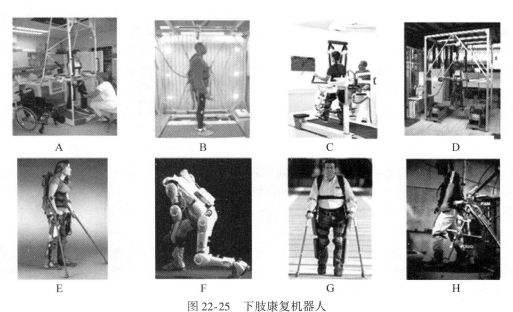

图 22-25　下肢康复机器人

A. MGT（Mechanized Gait Trainer）；B. STRING-MAN；C. Lokomat；D. Haptic walker；E. Ekso Bionics；
F. HAL 机器人；G. ReWalk R/Rehabilitation；H. PAM and POGO

二、医院服务机器人

医院服务机器人可以囊括护理机器人、医院转运机器人，以及医院办公机器人等。该类机器人一般用来帮助护士完成相关的护理工作，包括患者翻身、更换床单等护理，以及食物、药品、医疗器械、病历的传送和投递，为医生提供医学数据和影像，与患者对话，同时用于危重病患者的特殊检查、挪动、转床、手术和麻醉前后的接送，避免患者的再损伤。

1985 年美国 TRC 公司开发了全世界第一台医院服务机器人 HelpMate（图 22-26A），其可以在医院 24 小时不间断地运送医疗器材和设备，为患者送饭，为医生护士送病历、报表及信件，运送药品，运送试验样品及试验结果等。该机器人采用视觉、超声波接近觉和红外接近觉等传感器和运动规划算法，来实现自主行走，适合于部分结构化的环境，系统也能处理传感器噪声、误差和定位错误，发现并避开障碍，目前已在全球几十家医院投入使用。由日本机械工程研究所开发的护理机器人 MELKONG，专门负责照顾那些行动不便的患者。该机器人可以轻松而平稳地将患者从床上托起，并将其送往卫生间、浴室或餐厅。白天该机器人由护士操纵，在夜间患者可以通过操纵手柄进行控制。基于 MELKONG 机器人技术，日本三菱公司推出了一款改进的机器人传输搬运车辆。此外美国 Aethon 公司研发的 TUG 机器人配有激光测距仪，通过激光对目标的距离进行准确测定从而避开障碍物（图 22-26B）。同时该机器人能够用无线通信的方式乘坐电梯，在医院中高效地送输血液样品、药品、手术工具等物品。此外医院物品运输机器人如 Hospi、Swisslog 等也陆续进入市场，他们具有类似的功能，能够实现自主路径规划、避障、充电、物品运输等。

另外，在远程医疗和智能药房方面也出现一些富有代表性的机器人。例如，美国 iRobot 公司和 InTouch Health 公司合作开发的远程医疗机器人 PR-VITA（图 22-26C），其已经通过了 FDA 认证。该机器人可以通过 iPad 上的应用软件进行远程遥控，根据指令完成移动、避障、进出电梯等一系列任务，而且机器上装有高清的显示屏，以及电子听诊器和 B 超等诊断设备。医生通过机器人观察患者情况，询问患者病情，检测生命体征甚至进行 X 线透视。患者通过机器人上屏幕看见医生，并与医生进行沟通交流。这套系统可以帮助医生轻松地完成远程诊疗服务。此外，在多对多的一个系统架构下，医生通过无线网络，将其个人电脑与不同医院内的机器人进行互连，操作操纵杆控制机器人的移动，便可以在不同的医院为患者提供不受时间空间限制的远程会诊服务。2008 年，意大利 Health Robotics 公司推出了世界上第一款静脉输液配药机器人 i. v. STATION（图 22-26D），这款机器人可以适用于医院配药房，为门诊、病房、重症监护室等提供无菌、安全、准确、快速的药物混合和药物配制服务。

我国在医院服务机器人领域起步较晚，但也取得一定的成绩。2003 年非典时期，为帮助护士在非典病房的工作，保障护士的健康安全，哈尔滨工程大学成功研制出了一款基于图像的无线遥控护士助手机器人（图 22-26E）。该机器人由车体、喷雾消毒器、无线遥控系统、摄像与无线图像传输系统、遥控监视器等组成，能执行病区消毒，为患者送药、送饭及生活用品等任务，还能协助护士运送医疗器械和设备、实验样品及实验结果等。中国科学院自动化研究也开发了一款"非典"护士助手机器人，它可以协助医护人员查房，运输医疗器械和实验样品，还可以为患者送药送饭，清理病区垃圾（图 22-26F）。2004 年，中国海洋大学智能技术与系统实验室和青岛医院附属医院联合研制了"海乐福"护士助手机器人。该机器人高 1.5m，配有 4 个抽屉和 1 个储藏室，采用了红外导航、机器人环境模式识别和自动语言交流及无线通信等技术。通过智能系统识别主人下达的各项指令，机器人能够快速完成运送物品、导医等任务。同时它是自主式机器人，能进行路径规划，甚至可以把饭送到患者床位上。

在医院服务领域，转运机器人的研究亦受到越来越多的重视。据统计，在美国辞职的

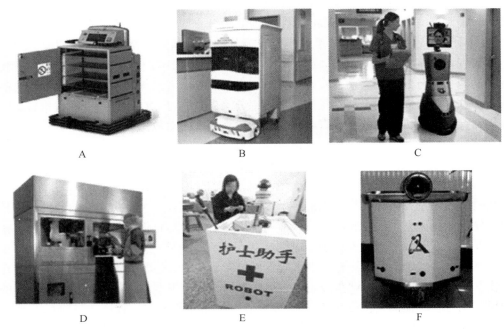

图 22-26　医院服务机器人

A. HelpMate；B. TUG 机器人；C. PR-VITA；D. i. v. STATION；E. 护士助手机器人；F. "非典"护士助手机器人

医护人员中，大约有 12% 的人因为长期从事患者的搬运而引起背部的损伤而不得不离开工作岗位。1996 年和 1998 年，英国和澳大利亚相继颁布了非人工搬运患者的政策，随后美国护理联合会也呼吁取消人工搬运患者，采用器械或机器人搬运患者，并于 2004 年在加利福尼亚州获得通过。2006 年由日本名古屋理研生物模拟控制研究中心开发的医用搬运工机器人 RI. MAN 首次亮相（图 22-27A）。它全身覆盖厚约 5mm 的柔软硅材料，不仅外形柔软舒适，手臂躯体上还装有触觉感受器，使它能小心翼翼地抱起或搬动患者。该机器人身上有 5 个部位安装了柔软的触觉传感器，它还配置了视觉、听觉和嗅觉传感器，可根据声源定位并通过视觉处理找到呼唤它的人，理解声音指令，然后抱起患者。此外，

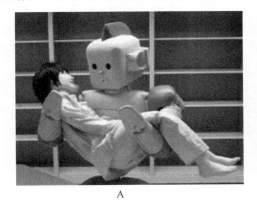
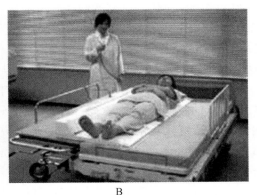

图 22-27　医疗转运机器人

A. 医用搬运工机器人 RI. MAN；B. 医院转运机器人 C-Pam

该机器人还能够通过嗅觉传感器来判断怀抱的护理对象的健康状况。2007 年，燕山大学王洪波教授和日本 Fumio Kasagami 教授共同研发出了医院转运机器人 C-Pam（图 22-27B），其采用接触点相对静止技术，整个床板分为四个独立的部分，通过调节四个部分的运动速度可以调整床板的角度。此外每个独立的部分又分为上下两层，通过电机和传动装置带动两个部分的相对运动，实现床板的行走，而与患者身体接触的部分处于相对静止的状态。这样就可以实现不移动身体的任何部分，患者就可以在床与床之间进行转运。但是该机器人装配的传感器较少，自动化和智能化水平也相对较低。

三、救援机器人

救援机器人是为救援而采用先进科学技术研制的机器人，主要担任危险条件下的救援转运工作，能在火灾、地震和战场等各种场合迅速且安全地将伤病员救出，以及提供初期的医疗保障。因此救援机器人属于医疗机器人范畴。

近年来，多发的地震、海啸、洪水等自然灾害，战争、恐怖袭击等突发事件及潜在的核、化学、生物和爆炸物等严重威胁着人类的生命与财产安全。虽然人们对各种灾难的警觉和反应能力有所提高，但受灾难现场的非结构化环境的影响，救援人员难以快速、高效、安全地进行工作，且救援任务难度逐渐超出了救援人员的能力范围。因此，研发救援机器人已经成为保障国民经济和安全的迫切需要，具有重大的战略意义。

各种灾难环境是不可预知的非结构环境，而在灾难发生后 72 小时的黄金抢救时间内，如何快速、高效、安全地救助被困人员，对救援机器人设计和研发提出了一定的要求。救援机器人结构设计要求简单紧凑，机动性强，续航力久，还要有强大的动力足以克服障碍将伤病员移动到安全地带；救援机器人需配备多种传感器，能够评估伤病员生命体征，精确地分析出现场的破坏和污染程度（粉尘、辐射、毒气等），对伤病员进行柔性转运，需避免在救援过程中对伤病员产生二次伤害；救援机器人需要面对复杂恶劣的环境，必须配有导航、图像采集和分析功能，避障避险能力，还要有一定的自主工作的能力，在恶劣情况下，能自主做出正确的选择；救援机器人要有一定的急救能力，如供氧、解毒和药物注射；救援机器人要和其他医疗设备之间预留通用对接端口等。

20 世纪 80 年代，研究者们在理论上探讨将机器人技术应用到救援工作中的可能性。在 2001 年美国的"9·11"事件中，救援机器人第一次被应用到现场救援中。日本 Hirose 教授首先提出了蛇形机器人运动系统，开发出了第一个蛇形机器人 ACM，成为救援搜索机器人的雏形，为救援机器人的发展奠定了基础。

国际救援系统研究所在日本政府的赞助下，开发出了第一批可以在地震废墟上爬行、飞行和跳跃的救援机器人。这些机器人大部分体型较小，通常装有短波摄像头和感应器，用于地震后受灾人员的搜索。2004 年该研究所还研制出救援机器人 T-52Enryu（图 22-28A），该机器人体型庞大，利用两个粗壮灵活的机械臂能够轻松地挪开变形的汽车和倒塌的建筑物等障碍物，救出受灾人员。

另外，日本东京消防厅研发的救援机器人 RoboCue（图 22-28B），拥有两只螃蟹钳一样的机械臂，能进入救援队员不能进入的地方，如火势凶猛的房屋、爆炸或弥散毒气的现场，来搜救被困人员。RoboCue 由操作员远程控制，依靠超声波传感器和红外摄像机，可以在视觉不畅的灾害现场搜寻被困人员。该机器人装有伸缩担架和电机驱动的传送带，但发现伤员时可以利用其两只机械臂将伤者轻柔地放置到担架上并送到机器人内部，然后转移到安全地带。此外该机器人随身携带一个氧气罐，给伤员供氧。

日本横滨警察署研发设计的机器人 Crawler（图 22-28C），内部具有舒适的空间，可作为"舱体"将被困人员安全运出危险区域。"舱体"内装有传感器，在转移过程中检测伤者的出血量及各项生命体征。

2007 年美国开发出了战场救援机器人 VECNA′s BEAR（图 22-28D），机器人上身采用液压伸缩装置，底部使用履带式驱动系统，运用了动态平衡技术，能够以上身直立的负重姿态保持 1 个小时不变，从而避免因转运过程中产生的剧烈颠簸给伤员造成二次伤害。VECNA′s BEAR 的下部采用 Segway RMP 平台，将履带安装在其双腿和双脚上，不仅具有弯腰抱起功能，而且能在崎岖道路或楼梯上自如行驶。VECNA′s BEAR 身手敏捷，能够担负普通人无法担负的任务，在战场上，或火灾、爆炸、地震等灾害救援现场，可以抱起受伤士兵或伤员并送往后方安全地带，其行走时间长达 50 分钟。

美国南佛罗里达大学灾难救援机器人研究中心研制出安装有医学传感器的救援机器人 Bujold（图 22-28E），这种机器人底部采用的可变形履带驱动具有较高的运动和探测能力，同时机器人能够在灾难现场获取幸存者的生理信息和环境信息，并将其传送到外界。

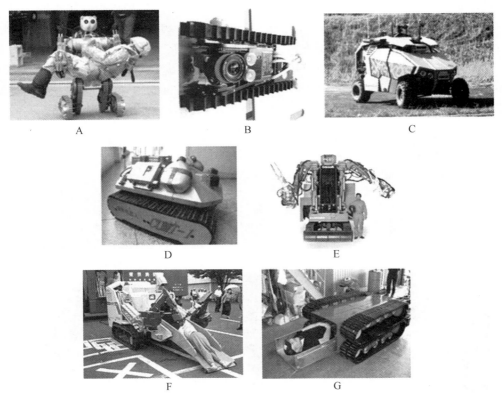

图 22-28　医疗救援机器人

A. T-52Enryu；B. RoboCue；C. Crawler；D. VECNA′s BEAR；E. Bujold；F. Guardium；G. 煤矿搜集机器人

以色列装备了一款四轮救援机器人 Guardium（图 22-28F），其能够在危险的战场环境中将伤病员安全地转运到后方。该机器人利用红外探测和视频摄像技术感知周围情况，自动搜救伤病员，还可以通过 GPS 系统进行路径规划，躲避危险障碍。在实践中，该机器人使得伤病员能够获得及时的救援，而且切实保障了医务救援人员的生命安全。

在我国，中国矿业大学研制出了国内首台煤矿搜集机器人（图 22-28G）。该机器人能够进行远程控制，同时配备的自主探测传感器能够感知周围的情况，搜集坑道稳定、可燃气体浓度、现场图像等信息，并将信息实时传输到地面指挥人员那边。此外，该机器人还携带食品、急救医疗用品和自救工具，帮助受困人员展开自救，为救援赢得时间。

四、其他医疗机器人

胶囊机器人，是经口摄取进入人体消化道进行医学检查和治疗的智能化的微型工具，是体内介入检查与治疗技术的新突破。美国 HQ 公司开发的可摄取胶囊体温计 CoreTemp 是最早通过美国 FDA 认证的胶囊机器人，其采用无线通信方式对患者的中心体温进行实时监测和记录（图 22-29A）。目前使用最为广泛的胶囊机器人是由以色列 Given Imaging 公司开发的 PillCam（图 22-29B）。这是一款微型的胃肠摄像机，其最新系统能以 14 帧/秒的速度将高清彩色图像发送给医生，能够方便快捷的为医生提供患者精确的胃肠道图像，减少患者胃肠道检查的痛苦。目前全球已有超过 25 万患者使用过该机器人。此外，爬行摄像胶囊和游动摄像胶囊能够在消化道内主动移动病变区域。爬行摄像胶囊配有弹性"腿"，能够在消化道爬行（图 22-29C）。而游动摄像胶囊在尾部装有数个微型螺旋桨，能够使其在消化道内"游动"（图 22-29D）。2013 年，我国安翰光电技术公司开发的胶囊机器人 NaviCam（图 22-29E），已获得 FDA 颁发的医疗器械注册证，目前已在国内十余

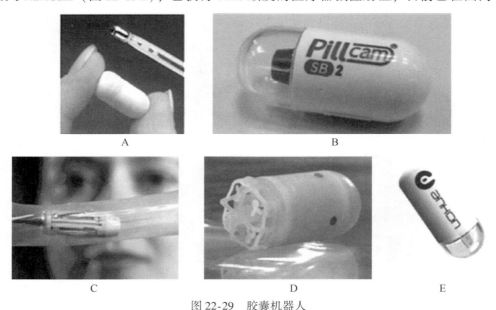

图 22-29　胶囊机器人

A. 可摄取胶囊体温计 CoreTemp；B. 微型胃肠摄像机 PillCam；C. 爬行摄像胶囊；D. 游动摄像胶囊；

E. 胶囊机器人 NaviCam

家医院使用。NaviCam 由巡航胶囊内镜控制系统与定位胶囊内镜系统组成，采用磁场技术对胶囊在体内进行全方位的控制。由中国金山科技公司开发的胶囊机器人，集 MEMS（微系统）技术、通信技术和自动控制技术于一体，医生可对机器人的姿态进行控制，对可疑的病灶进行多角度观察，并可以采集病变组织样本、释放药物等。

微型机器人和纳米机器人的研究展现出良好的发展前景。瑞典科学家研制的一种由多层聚合物和黄金制成的微型机器人，长 0.5 mm，宽 0.25mm，外形酷似人的手臂，其肘部和腕部很灵活，有 2~4 个手指。这种微型机器人能拿起肉眼看不见的玻璃球，并能移动单个细胞或捕捉细菌。2010 年美国哥伦比亚大学的科学家成功研制出一种由 DNA 分子构成的纳米蜘蛛机器人，它能够跟随 DNA 的运行轨道自由行走、移动、转向及停止。我国中科院沈阳自动化研究所成功研制出一台纳米微操作的机器人原型机，可在纳米级水平上切割细胞染色体。此外，哈尔滨工业大学机器人研究所成功研制了纳米级精密定位系统，在这个系统支持下的纳米级高精密微驱动机器人，能对细胞和染色体进行显微手术。研究者提出，在不久的将来，纳米机器人能够在人体微观世界行走，随时清除人体中的一切有害物质，修复损坏的基因，激活细胞能量，使机体保持健康，从而延长寿命。

吞服式机器人是由患者将一块块 ARES 机器人（可重构装配腔内手术系统）吞入腹中，或由医生通过自然开口将其一块块放入人体，接着它们会在体内自行组装的一种手术机器人（图 22-30）。患者要吞服 15 块不同的机器人组件，后者到达受损位置，会自动组装成一个能够实施手术的较大工具。这种机器人能够使外科医生在少切口或根本不用切口的情况下对患者进行手术。

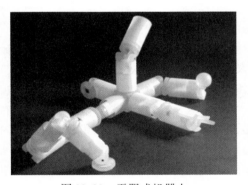

图 22-30　吞服式机器人

机器人患者，即医学教学模拟人，是新近发展起来的应用于临床教学的医学模型，已被广泛运用到医护人员的临床教学和培训中。这种模拟人拥有跳动的心脏、自主的呼吸，并能通过软件操作模拟各种疾病的病理体征。医学生可以在模拟人身上进行打针、缝皮等简单操作，也可以进行"现场"抢救和手术等各种医学技能的训练。医学生可以通过反复练习，掌握扎实的临床技能。美国研发的超级综合模拟人 HPS（Human Patient Simulator）是目前最先进的医学模拟人，它从外表到内部结构均真实地模拟人体（图 22-31）。在各种复杂软件调控下，它可以精确、逼真地模拟人的各种病理生理状况，是目前最真实、最

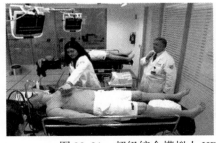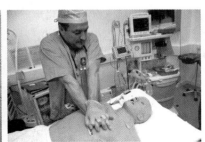

图 22-31　超级综合模拟人 HPS（Human Patient Simulator）

接近临床教学需要的"患者"。

第四节　未来的技术和产业化发展思考

医疗外科机器人系统作为一个新兴交叉学术领域，带动了多种技术学科的发展，已成为数字化医疗的未来重要发展方向之一。

（1）外科机器人方面：重点研发新型的机器人构型、更灵活的手术操作方法、更适宜的传感器、更安全的机器人控制、更合理的手术操作规范等，提高系统安全性和临床可接受度。

（2）遥外科方面：重点提高通信网络的安全性、稳定性和实时性，并建立有效的遥操作体系框架等。

（3）机器人的图像引导方面：重点研究更合理的人机交互方法、更丰富的手术引导可视化环境等。

一、产业前景

医疗数字化、信息化是全球医疗器械行业的重点发展方向。数字化医疗器械是关系到人类健康的新兴产业和知识密集型产业，其产品凝聚了大量现代科学技术的最新成就，是各国高科技产业发展的重要标志之一。2010 年全球医疗器械产值已达 3900 亿美元（我国为 1143 亿人民币），平均增速达 7% 左右，是同期国民经济增长速度的两倍左右；同时，医疗器械发达国家医疗费用支出占据国内 GDP 的比例一般达到 5% 以上（2006 年，美国为 13.9%，日本为 7.1%，中国为 4.73%），其中，数字医疗及其产品占据主导地位，产值比重超过 50%。因此，无论是从国际市场还是从国内市场来看，数字化医疗器械的发展潜力巨大。

医疗外科机器人作为数字化医疗器械的最新发展成就，市场前景广阔。目前，图像引导手术系统已经在世界范围内获得了广泛应用，医疗外科机器人也在临床上展示了良好的应用效果，其市场预期更为广阔。据统计，世界范围内医疗外科机器人与计算机导航设备的市场 2011 年为 21 亿美元（美国占据 1/3，欧洲占据 1/4，其余属于其他国家和地区），2016 年预期达到 36 亿美元，年增长率约 11.1%，其中，机器人将占据 70% 以上（图 22-32）。因此，欧洲的"地平线战略 2020（Horizon 2020）"和美国的"美国创新战略 2011（A Strategy for American Innovation）"中均将机器人技术列为重点创新技术之一。

我国的医疗外科机器人仍处在起步阶段，目前临床上的智能手术设备仍以手术导航产品为主，且几乎全部为外国知名公司垄断（如博医来、史塞克、美敦力等）。但是，我国医疗单位众多，地市级以上医院都是潜在的用户，潜在市场非常广阔，"十二五"末期的国内市场需求预期将达到 10 亿美元。

二、产业现状

面对庞大的市场和良好的前景，国内外许多机构和公司加大了对医疗外科机器人系统

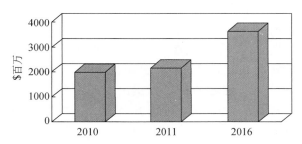

图 22-32　医疗机器人与计算机导航设备的全球市场容量

的研究和市场开发工作。在研究方面，法国的格勒诺布尔第一大学、瑞士的伯尔尼大学、美国的卡耐基梅隆大学和约翰霍普金斯大学、英国的伦敦帝国学院和赫尔大学、日本的东京大学、以色列的耶路撒冷希伯来大学及韩国、新加坡等国的学术机构均设立了与医疗外科机器人系统相关的研究室或研究中心，并先后开发出了多种系统原型，部分已经变成了商业化产品。受此影响，一些国际组织也纷纷建立，包括国际计算机辅助外科协会（the international society for computer aided surgery）、国际计算机辅助骨科手术协会（CAOS-international，international society for computer assisted orthopaedic surgery）等，并先后组织了多次研讨会、年会及展览，来交流医疗外科机器人技术的最新进展。

我国自 20 世纪 90 年代开展此类研究以来，先后取得了一系列成果，在神经外科、骨科、腹腔科等领域的导航定位、手术操作等功能上获得了多项技术突破。在此背景下，2007 年 3 月，以中国医药生物技术协会为依托，成立了计算机辅助外科技术分会（the Chinese society for computer assisted surgery，CCAS），初步建立了产业、医学、科研三位一体的研发与应用模式，并以积水潭论坛为依托，成功举办了四次 CCAS 会议，对我国手术辅助系统的发展起到了推动作用。

在产品开发方面，针对导航手术的特点，以光电追踪器为引导，典型产品包括博医来公司的 VectorVision、史塞克公司的 Stryker、美敦力公司的 Stealthstation、Praxim 公司的 Medvision、GE 医疗系统公司的 Instatrak 等导航系统。针对医疗外科机器人的临床需求，典型产品包括 IIS 公司的 RoboDoc 和 NeuroMate、Computer Motion 公司的 Zeus、Intuitive Surgical 公司的 Aesop 和 da Vinci、Medical robotics 公司的 PinTrace、Mazor 公司的 SpineAssist 等。尤其是 da Vinci 系统，自 2000 年获得 FDA 的产品授权之后，截至 2014 年年底已经在全球销售了 3300 多台，广泛应用于常规腹腔外科、前列腺切除、子宫切除、冠状动脉旁路手术等多种外科适应证，至今没有出现手术失败，在手术器械定位及遥操手术中取得了良好的应用效果。国内的深圳市人民医院和解放军总医院等单位也分别购置了 Zeus 和 da Vinci 机器人系统，并成功开展了临床应用。

国内产业化方面，深圳安科的光电导航手术系统、上海复旦大学的神经外科导航系统、重庆金山微系统公司的人体消化道智能检测系统及上海交大的胃肠动力学检测药丸微系统等均已产品化并通过了国家食品药品监督管理总局（CFDA）注册。天津市华志计算机应用有限公司的机器人化无框架脑立体定向仪、北京天智航医疗技术有限公司的骨科手术定位导航系统等也已经推出了商业化系统，并正在开展产品推广工作，所有这些为此类系统的产业化发展奠定了很好的基础。

但是，医疗外科机器人系统产业化的过程亦非一帆风顺。作为一种新兴产业，企业在产品化操作过程中必须面对一系列风险问题，如产品安全检测、行业监管标注不统一、市场稳定性差及对市场预期的误判等，经常导致企业亏损甚至倒闭等，市场并购活动也时有发生。其中，最典型的就是 Intuitive Surgical 公司在 2003 年收购了当时销售 Zeus 机器人系统的 Computer Motion 公司，随之 Zeus 系统退出了市场竞争。

应该说，医疗外科机器人系统的市场前景广阔，已基本具备产业化基础，后期的产业化工作应重点集中在以下几个方面：①优化现有系统的人机交互性能，使之更符合外科医生操作习惯，提高人机工程学；②开发新型的小型化、模块化系统，降低系统造价和维护成本，加大推广普及力度；③积极培养医用外科机器人产品的管理及销售人才，加大成果转化力度，培育高新技术企业；④建立产业化标准，加强行业监管，促进医用外科机器人产业的良性、稳定发展。总之，随着技术的日益成熟和市场的不断发展，医疗外科机器人系统将逐步形成一个产业群体，引领现代外科的发展。

三、现存问题

医疗外科机器人在临床中已经得到广泛的应用，解决了临床中的一些关键问题，特别是能够为医生提供丰富的手术图像信息、跟踪手术对象的位置、辅助医生完成手术规划和仿真，提高手术精度和安全性、扩大医生的手术视野等功能，从观念上改变了外科的治疗理念，促进了医疗外科、计算机、机器人、传感器等学科的发展。但由于是一个全新的技术，不免存在一些问题。

（一）临床应用方面

1. 准备时间长与功能单一问题　医疗外科机器人产品的功能是将计算机图形处理、传感器、机器人等先进技术集成，在临床中辅助医生完成手术定位和手术操作。这些功能在整个手术治疗环节中只占很少一部分，而这些高新技术因为涉及很多条件地约束，在使用前需要进行大量的相关准备工作。长时间的准备，却只是完成单一的功能，降低了临床应用的空间。

2. 空间布局问题　外科手术直接涉及患者的健康和生命，在手术室里配备有许多先进的治疗和监控设备，所有设备和仪器都是围绕手术来安排的，都在手术台周围占有一定的空间位置。医疗外科机器人与计算机导航系统是辅助医生手术的设备，在协助医生完成某一个操作的时候，需要占有一定的空间，这个空间同医生操作空间重叠，怎样合理的布置空间位置，方便地进入和退出手术环境，又不影响医生的手术操作是产品进入临床必需解决的现实问题。

3. 可操作性问题　医疗外科机器人是一个复杂的手术系统，其操作过程需要严格遵守系统的操作规范。一些产品的操作规范是从工程角度来设计的，同国内医生的手术操作习惯并不相符。医生在操作系统进行手术时，面对键盘、鼠标、触摸屏及不熟悉的手术习惯，会影响手术发挥，从而影响手术的治疗效果。

4. 适应临床环境要求问题　医疗外科机器人是集成了先进技术的机电系统，装备有敏感的传感器和控制系统。由于这些系统有时候要直接进入手术洁净区，会对手术的无菌安全产生影响，怎样既可以保证手术安全，又可以不影响系统的器件，是系统进入临床的一个难题。

5. 操作和评价标准问题　目前，虽然医疗外科机器人已经在临床中得到应用，但还没有一个完整的产品技术标准、手术操作规范和治疗效果评价标准。厂家都是根据自己对手术治疗的理解来确定产品的结构、手术操作流程，以致医生在临床手术中，需要花费很大的精力来熟悉产品，掌握手术操作的要领，而对治疗的效果的评价，由于没有统一的方法和手段，治疗结果无法统一评价。

6. 手术对象移动问题　医疗外科机器人目前在手术中辅助医生完成手术的功能，大多是基于手术操作前和手术操作中的对象特征、位置不变等假设，实际手术操作中，手术对象是变化的，特别是一些软组织对象一定会产生一种漂移，这就增加了手术的不确定性和误差。

（二）关键技术方面

1. 系统结构问题　随着计算机、机器人等先进技术在工业领域中的应用，定位操作、可视化等相关技术得到发展，其产品的系统结构也不断地完善。当这些技术被引入临床后，由于临床环境的复杂性和高安全性，要求产品的系统结构根据不同的临床环境做相应的调整。目前，医疗外科机器人的很多产品结构大多是直接借用原来工业领域的研究成果（如 RoboDoc 机器人本体结构），因此还需要进一步优化。

2. 配准技术问题　医疗外科机器人在辅助医生完成临床手术的过程中，涉及手术空间、图像空间、设备空间三个空间，需要为三个空间的空间坐标系建立联系。根据导航图像的不一样，配准技术也不同。在目前配准技术中，各个坐标系的映射模型都是建立在一定的假设基础上的，如手术前的 CT、MRI 等医学图像显示的信息，以及 X 线二维图像的设备的基本参数，在手术中假设没有改变等。这些假设歪曲了手术过程的实际情况，为系统的应用带来不确定性。

3. 安全性问题　医疗外科机器人的任务是辅助医生根据手术方案完成手术操作。此类系统的安全概念应该是手术安全进行的概念，即在手术过程中，系统严格遵循手术流程，准确识别和完成医生的指令，为医生提供准确的手术信息，辅助医生完成手术动作，不影响手术的进行和手术的治疗效果。目前，对医疗产品的安全性研究，多是基于工业产品的安全性理论，不能完全反映医疗外科机器人与计算机导航系统产品的安全要求。

4. 信息获取方法问题　在复杂的手术环境中，医生需要知道众多的手术信息，包括手术对象的外形特征、位置、力学特征等。目前，已在临床中应用的信息获取手段还很有限，主要是光电位置跟踪传感器采集手术对象的坐标，医学图像获得生理结构特征等方法，这些方法无法为医生提供手术需要的详尽的实时信息。

5. 人机交互技术问题　医疗外科机器人的功能是附着在手术器械上的，医生在使用手术器械进行手术操作的时候，需要直接面对复杂的系统，而怎样根据手术需要方便快捷地操作，提高临床效率，是系统产品进入临床应用过程中必须解决的问题。

四、研究热点和发展趋势

（一）针对临床环境的传感器研究

临床手术需要大量的各种类型的手术信息，需要研究适合手术环境的先进传感器，将手术信息从临床环境中采集出来，供医生参考。包括跟踪手术对象的电磁传感器、超声传感器、视觉跟踪传感器等。

（二）灵巧的手术机器人研究

辅助医生确定手术路径、完成精密的手术操作是医疗外科机器人的主要任务之一，而具体动作的执行者是医疗外科机器人。因此，能够完成精密的手术操作、占有空间小、动作灵活的机器人构型将成为研究的热点。

（三）智能配准技术

医疗外科机器人产品在临床中，涉及多个空间，需要结合临床环境，研究精度高、操作简单的配准方法。

（四）可操作性问题

结合医生的操作习惯和临床环境，研制简洁、高效的人机交互设备是产品进入临床的必需条件。

（五）安全性研究

从临床角度研究安全性，研究确保产品安全的策略，将是研究热点。

（六）基于生物力学的手术治疗标准

应用标准、操作规范、评价标准是行业产品标准化的基础工作，只有合理、统一的标准，才能促进行业的发展。针对复杂的临床手术环境，以生物力学等基础学科的研究为依据，研究科学合理的技术标准、操作规范、治疗评价标准，将是研究的重点。

（七）以机器人技术与计算机导航系统为基础的临床治疗方法

目前，医疗外科机器人的产品仅仅是附着在手术器械上的，还没有发挥它的巨大作用，研究以医疗外科机器人与计算机辅助外科产品为基础的新的治疗方法和手段，将是临床应用研究的热点。

（八）图像处理问题

医疗外科机器人辅助医生在闭合环境中完成高精度的动作，医学图像是系统导航的主要信息来源。怎样智能地从图像信息中获取手术信息是衡量一个系统的主要标志。

五、建议与展望

适应医用机器人的精准化、微创化和远程化的发展趋势，提出我国医用机器人中长期发展战略或路线图，并发挥政府的行业引导作用，建立有效的"产-学-研-医"联动机制，加强共性技术研究，强化成果转化效率，并从政策角度推动医用机器人产品的临床应用与推广。

（一）加强医用机器人产业基础理论、基本问题和共性关键技术研究

（1）面向生命科学的医疗健康工程理论，需要改变传统临床医学观念与流程、工具装备，微创外科手术、医疗时间短、安全可靠、医疗成本低的生命科学理念。

（2）医用机器人精细操作机制与构型理论，包括微纳执行器与人工肌肉、软体机器人、体内受限空间的高精度灵巧操作机构构型、生物材料与软体机器人驱动、生物三维打印、延时网络通信与远程安全交互等共性关键技术。

（3）多源生理信息感知与复杂生理-心理-环境一体化建模问题，包括人体运动及生理功能仿生、生物传感器与脑认知芯片、生理信息采集微纳传感器、可穿戴设备的人机耦合、多模态医学图像配准与融合、医学虚拟现实与沉浸感人机交互、患者/医生/仪器及医用机器人协同等共性关键技术。

（4）基于医疗大数据的健康知识库与信息安全问题，包括个体化健康决策与管理、健康信息网络化安全管控机等共性关键技术。

通过医工联合技术攻关，推动个体化精准诊疗、微（无）创诊疗、远程医疗及生物信息控制助老助残等新兴应用领域的跨越式创新发展。

（二）加强产业培育力度，推动建立医用机器人全产业链统筹部署

（1）医用机器人产业的技术开发、产品转化、产业培育和应用示范等关键环节，形成相对完善的全产业链，促进产业结构升级，实现产业可持续发展。

（2）建立由政府政策引导、临床需求引领、工程技术攻关、企业产品培育、产品注册监管相结合的协同创新机制，加强知识产权保护力度，明晰各方的责任和利益，提升研发效率和效能。

（3）加速医用机器人标准与规范建设，在国际上已建立 ISO13482-2014 的基础上，进一步加强医用机器人特别是手术机器人和康复机器人的标准建设，重点解决医用机器人标准/安全与认证、机器人手术有效性与可用性评估等问题。

（4）加大政府的持续性投入力度，积极引导企业和社会增加研发投入，在集聚社会资本的同时，也强化了产品和产业创新活动的透明度和社会监管机制，有利于提高科技成果转化的效率和产业化成功率。

（三）从市场和应用端拉动产业发展，突破"最后一公里"瓶颈

我国的医疗服务价格体系缺乏对医用机器人等价格相对较高的创新型医疗设备的准入措施。在中国市场上，da Vinci 机器人单台销售价格近 3000 万元，Renaissance 机器人单

台售价超过 1100 万元，自主研发医用机器人产品尽管能够大幅降低费用，但其售价也是一般医院难以接受的。现有的医疗服务价格体系形成于 20 世纪 80 年代初，以此为基础制订的价格已经脱离于目前的市场，偏低的医疗服务价格在很大程度上制约了医用机器人技术的应用推广。因此，有必要在政府首购、优先进医保目录等方面进行及时的支持，突破医疗服务政策壁垒，从而有效发挥市场的长效机制，缩短医用机器人的市场培育期，在扩展国内市场的同时，促进产业国际化发展。

第五节　结　束　语

医用机器人在本质上仍然是一种医疗器械、一种辅助而非替代医生的工具。医用机器人产业已历经 30 年的发展，从最初的以工业机器人为平台的"二次开发"到目前的专用机器人产品，已初步形成了从预防、诊断到治疗、康复的医用机器人产业，不仅孕育了一批专业从事医用机器人事业的创新型企业，还吸引了为数众多的传统医疗器械巨头投入其中，创新活动极为活跃。

尽管国外机器人产品仍占据大部分市场，但国产产品已实现上市销售，且发展迅速。我国正在大力推进高端医疗设备国化，以及分级诊疗、远程医疗的发展，医疗器械产业规模在 2020 年将达到 6000 亿元，2025 年达到 1.2 万亿元，其中的国产中高端医疗器械占有率在 2020 年达到 50%、2025 年达到 70%。随着政策环境的不断完善，我国医用机器人产业将迎来重要发展机遇，在高端医疗器械领域占据不可或缺的一席之地。

（王田苗　刘　达　王　坚　白春学）

参 考 文 献

陈梦东，王田苗，刘达，等.2000. 机器人辅助微损伤神经外科手术系统的研究及其临床应用. 中国生物医学工程学报，19（2）：145-151.

邓宁，吴伟坚，梁国穗.2005. 机器人和计算机辅助骨手术. 中华创伤骨科杂志，7（7）：620-624.

杜吉祥，刘宗惠，李士月，等.2002. 计算机辅助立体定向手术定位方法的研究. 中华医学杂志，82（12）：828-829.

杜志江，孙立宁，富历新.2003. 医疗机器人发展概况综述. 机器人，2：182-187.

杜志江，孙立宁，富历新.2003. 医疗机器人辅助新进展. 高技术通讯，6：106-110.

郭月，赵新华，陈炜，等.2014. 救援机器人的研究现状与发展趋势. 医疗卫生装备，35（8）：105-108.

胡一达，李大寨，宗光华，等.2005. 角膜移植显微手术机器人系统的研究. 高技术通讯，15（1）：49-53.

黄敦华，李勇，陈容红.2014. 医疗服务机器人应用与发展研究报告. 机电产品开发与创新，27（3）：6-11.

姜杉，杨志永，李佳.2005. 医用机器人研究、应用与发展. 机床与液压，5：1-5.

蒋均远，方礼明，胡磊，等.2008. 反恐急救装备的现状及趋势. 武警医学，1：81-83.

李旭，李光，乐艳飞，等.2003. 医疗机器人研究的最新进展. 机器人技术与应用，4：12-15.

吕宝仪，邓宁，苏伟权，等.2005. 选择外科导航系统的参考要素. 中华创伤骨科杂志，7（7）：651-656.

吕超.2011. 上肢偏瘫康复机器人研究. 上海：上海交通大学.

孟偲，王田苗，张玉茹，等.2003. 遥操作在神经外科手术中的应用研究. 高技术通讯，13（11）：61-65.

倪自强，王田苗，刘达.2015. 医疗机器人技术发展综述. 机械工程学报，51（13）：45-52.

孙立宁，何富君，杜志江，等.2006. 辅助型康复机器人技术的研究与发展. 机器人，28（3）：355-360.

王军强，苏永刚，胡磊，等.2005. 医用机器人及计算机辅助导航手术系统在胫骨髓内钉手术中的设计与应用. 中华创伤骨科杂志，7（12）：1108-1113.

王军强，赵春鹏，胡磊，等.2006. 远程外科机器人辅助胫骨髓内钉内固定系统的初步应用. 中华骨科杂志，26（10）：682-686.

王树新，丁杰男，负今天，等.2006. 显微外科手术机器人——"妙手"系统的研究. 机器人，28（2）：130-135.

王田苗，刘文勇，胡磊.2008. 医用机器人与计算机辅助手术 MRCAS 进展. 中国生物医学工程学报，27（1）：137-145.

肖玉林.2015. 一种救援机器人收纳系统的结构设计与分析. 天津：天津理工大学.

熊鸣.2015. 一种新型医疗康复机器人的关键技术研究. 北京：北京航空航天大学.

熊有伦.1996. 机器人技术基础. 武汉：华中科技大学出版社.

张文强，黄雪梅，王成焘.2004. 计算机辅助全膝置换手术系统的创新设计. 机械设计与研究，20（2）：48-49, 56.

张西正，侍才洪，李瑞欣，等.2009. 医疗机器人的研究与进展. 中国医学装备，6（1）：7-12.

Bejczy AK, Salisbury JK. 1983. Controlling remote manipulators through kinesthetic coupling. ASME Computers in Mechanical Engineering, 2（1）：48-60.

Binder N, Matthäus L, Burgkart R, et al. 2005. A robotic C-arm fluoroscope. International Journal of Medical Robotics and Computer Assisted Surgery, 1（3）：108-116.

Burk DL, Mears DC, Kennedy WH, et al. 1985. Three-dimensional computed tomography of acetabular fractures. Radiology, 155（1）：183-186.

Davies BL, Hibberd RD, Timoney AG, et al. 1996. A clinically applied robot for prostatectomies//Taylor RH, Lavallée S, Burdea GC, et al, eds. Computer-integrated surgery: technology and clinical applications. Cambridge：MIT Press：593-601.

Davies BL, Hibberd RD. Coptcoat MJ, et al. 1989. A surgeon robot prostatectomy-a laboratory evaluation. Journal of Medical Engineering & Technology, 13（6）：273-277.

Davies BL, Jakopec M, Harris SJ, et al. 2006. Active-constraint robotics for surgery. Proceedings of the IEEE, 94（9）：1696-1704.

Davies BL. 2000. A review of robotics in surgery. Proceedings of the Institution of Mechanical Engineers, Part H：Journal of Engineering in Medicine, 214：129-140.

Dessenne V, Lavallée S, Julliard R, et al. 1995. Computer assisted knee anterior cruciate ligament reconstruction: first clinical tests. Journal of Image Guided Surgery, 1（1）：59-64.

Diana M. 2015. J. Marescaux. Robotic surgery. Br J Surg, 102（2）：e15-28.

DiGioia AM, Simon DA, Jaramaz B, et al. 1999. HipNav：pre-operative planning and intra-operative navigational guidance for acetabular implant placement in total hip replacement surgery//Nolte LP, Ganz R, eds. Computer Assisted Orthopaedic Surgery（CAOS）. Seattle：Hogrefe & Huber Publishers：134-140.

Dégoulange E, Urbain L, Caron P, et al. 1998. HIPPOCRATE: an intrinsically safe robot for medical application//IEEE. Proceedings of the IEEE/RSJ International Conference on Intelligent Robots and Systems. Victoria: IEEE: 959-964.

Engel D, Raczkowsky J, Wörn H. 2001. A safe robot system for craniofacial surgery//IEEE. Proceedings of the IEEE International Conference on Robotics and Automation. Seoul: IEEE: 2020-2024.

Fleute M, Lavallée S, Julliard R. 1999. Incorporating a statistically based shape model into a system for computer-assisted anterior cruciate ligament surgery. Medical Image Analysis, 3 (3): 209-222.

Fu L, Du Z, Sun L. 2004. A novel robot-assisted bonesetting system//IEEE Proceedings of IEEE/RSJ International Conference on Intelligent Robots and Systems. Sendai: IEEE: 2247-2252.

Gary S, Guthart J, Kenneth S. 2000. The Intuitive Telesurgery System: Overview and Application. Proc. of the 2000 IEEE ICRA. 618-621.

Ghodoussi M, Butner SE, Wang Y. 2002. Robotic surgery - the transatlantic case. Proc. of the 2002 IEEE ICRA. 1882-1888.

Goertz RC, Thompson WM. 1954. Electronically controlled manipulator. Nucleonics, 12 (11): 46, 47.

Green PS, Hill JW, Jensen JF, et al. 1995. Telepresence surgery. IEEE Engineering in Medicine and Biology, 14 (3): 324-329.

Hanly EJ, Marohn MR, Bachman SL, et al. 2004. Multiservice laparoscopic surgical training using the daVinci surgical system. The American Journal of Surgery, 187 (2): 309-315.

Huffman LC, Doarn CR, Harnett B, et al. 2007. P39 Recent advances in robotic telesurgery and applications to battlefield trauma. Journal of Surgical Research, 137 (2): 253-254.

Johnson TW. 2006. Trauma pods: a futuristic way to save lives on the battlefield. University of Maryland Research and Scholarship Magazine, 2-6.

Kuang S, Leung KS, Wang TM, et al. 2012. A novel passive/active hybrid robot for orthopaedic trauma surgery. The International Journal of Medical Robotics and COmputer Assisted Surgery, 8 (4): 458-467.

Kwoh YS, Hou J, Jonckheere EA, et al. 1988. A robot with improved absolute positioning accuracy for CT guided stereotactic brain surgery. IEEE Transactions on Biomedical Engineering, 35 (2): 153-160.

Lindequist S. 1992. PINTRACE: a computer program for assessment of pin positions in routine radiographs of femoral neck fractures. Computer Methods and Programs in Biomedicine, 37 (2): 117-125.

Liu JC, Zhang YR, Wang TM, et al. 2004. NeuroMaster: a robot system for neurosurgery//IEEE. Proceedings of IEEE international conference on robotics and automation. New Orleans: IEEE: 824-828.

Marescaux J, Leroy J, Gagner M, et al. 2001. Transatlantic robot-assisted telesurgery. Nature, 413 (6854): 379-380.

Marescaux J, Leroy J, Rubino F. 2002. Transcontinental robot assisted remote telesurgery: feasibility and potential applications. Annals of Surgery, 235 (4): 487-492.

Meng C, Wang TM, Chou WH, et al. 2004. Remote surgery case: robot-assisted tele-neurosurgery//IEEE: Proceeding of IEEE International Conference on Robotics and Automation. New Orleans: IEEE: 819-823.

Mettler L, Ibrahim M, Jonat W. 1998. One year of experience working with the aid of a robotic assistant (the voice-controlled optic holder AESOP) in the gynaecological endoscopic surgery. Human Reproduction, 13 (10): 2748-2750.

Mocanu M, Patriciu A, Stoianovici D, et al. 2003. Fluoroscopy servoing using translation/rotation decoupling in an A/P view//Robert L, Galloway Jr, eds. Proceedings of SPIE: visualization, image-guided procedures, and display. San Diego: SPIE: 161-165.

Perlick L, Bäthis H, Lüring C, et al. 2004. CT-based and CT-free navigation with the BrainLab VectorVision system in total knee arthroplasty//Stiehl JB, Konermann WH, Haaker RG, eds. Navigation and Robotics in Total Joint and Spine Surgery. Berlin: Springer: 304-310.

Petermann J, Kober R, Heinze R, et al. 2000. Computer-assisted planning and robot-assisted surgery in anterior cruciate ligament reconstruction. Operative Techniques in Orthopaedics, 10 (1): 50-55.

Plaskos C, Cinquin P, Lavallée S, et al. 2005. Praxiteles: a miniature bone-mounted robot for minimal access total knee arthroplasty. International Journal of Medical Robotics and Computer Assisted Surgery, 1 (4): 67-79.

Pott PP, Scharf H, Schwarz MLR. 2005. Today's state of the art in surgical robotics. Computer Aided Surgery, 10 (2): 101-132.

Rosen J, Hannaford B. 2006. Doc at a distance. IEEE Spectrum, 43 (10): 34-39.

Rovetta A. 2000. Telerobotic surgery control and safety//IEEE. Proceedings of IEEE International Conference on Robotics and Automation. San Francisco: IEEE. 2895-2900.

Sastry SS, Cavusoglu M C, Tendick F, et al. 2001. Robotics for telesurgery: second generation Berkeley/UCSF laparoscopic telesurgical workstation and looking towards the future applications. Proc. of 39th Allerton Conf. on Communication, Control and Computing, 30 (1): 22-29.

Shoham M, Burman M, Zehavi E, et al. 2003. Bone-mounted miniature robot for surgical procedures: concept and clinical applications. IEEE Transaction on Robotics and Automation, 19 (5): 893-901.

Smithwick M. 1996. Network Options for Wide-area Telesurgery. Engineering Science and Education Journal, 5 (3): 120-128.

Stulberg SD. 2004. CT-free-based-navigation systems//Stiehl JB, Konermann WH, Haaker RG, eds. Navigation and robotics in total joint and spine surgery. Berlin: Springer: 24-38.

Tang PF, Hu L, Du HL, et al. 2012. Novel 3D hexapod computer-assisted orthopaedic surgery system for closed diaphyseal fracture reduction. Int J Med Robotics Comput Assist Surg, 8 (1): 17-24.

Taylor RH, Funda J, Eldridge B, et al. 1995. A telerobotic assistant for laparoscopic surgery. IEEE Engineering in Medicine and Biology, 14 (3): 279-288.

Taylor RH, Jenson P, Whitcomb L, et al. 1999. A steady-hand robotic system for microsurgical augmentation. International Journal of Robotics Research, 18 (12): 1201-1210.

Taylor RH, Mittelstadt BD, Paul HA, et al. 1994. An image-directed robotic system for precise orthopaedic surgery. IEEE Transactions on Robotics and Automation, 10 (3): 261-275.

Taylor RH, Stoianovici D. 2003. Medical robotics in computer-integrated surgery. IEEE Transactions on Robotics and Automation, 19 (5): 765-781.

Varma TRK, Eldridge P. 2006. Use of the NeuroMate stereotactic robot in a frameless mode for functional neurosurgery. International Journal of Medical Robotics and Computer Assisted Surgery, 2 (2): 107-113.

Wang TM, Liu D, Hu L, et al. 2001. A simulation and training system of robot assisted surgery based on virtual reality//IEEE. Proceedings of the IEEE international workshop on medical imaging and augmented reality. Hong Kong: IEEE: 103-107.

Wang TM, Liu WY, Hu L. 2004. BPOR: a fluoroscopy-based robot navigating system for distal locking of intramedullary nails//IEEE. Proceedings of IEEE/RSJ International Conference on Intelligent Robots and Systems. Sendai: IEEE: 3321-3326.

Wang TM, Wei J, Liu D, et al. 2006. An internet robot assistant tele-neurosurgery system case//IEEE. Proceedings of IEEE/RSJ international conference on intelligent robots and systems. Beijing: IEEE: 2845-2849.

Watanabe E, Watanabe T, Manaka S, et al. 1987. Three-dimensional digitizer (Neuronavigator): new equipment for CT-guided stereotactic surgery. Surgical Neurology, 27 (6): 543-547.

Wolf A, Digioia AM, Jaramaz B, et al. 2005. Computer-guided total knee arthroplasty//Scuderi GR, Tria AJ, Berger RA, eds. MIS techniques in orthopedics. New York: Springer-Verlag: 390-407.

Wolf A, Jaramaz B, Lisien B, et al. 2005. MBARS: mini bone-attached robotic system for joint arthroplasty. International Journal of Medical Robotics and Computer Assisted Surgery, 1 (2): 101-121.

第二十三章　物联网医学在临床流行病学中的
研究进展与展望

　　临床流行病学是以患者为研究对象，以疾病的诊断、治疗、预后、病因为主要研究内容，以医疗服务机构为主要研究基地，由多学科共同参与组织实施的研究工作。高质量的临床研究为临床决策提供循证医学的最佳证据。临床流行病学的研究内容不断扩展，研究方法也不断地发展完善，尤其是临床流行病学不断从其他学科和技术的发展中汲取养分。随着信息化、互联网、物联网时代的到来，作为临床医学的基础学科，临床流行病学如何引入物联网医学的先进技术和理念，是一个崭新的、值得探索的问题。

第一节　临床流行病学

　　20世纪70年代后期，在临床医学领域发展起来了一门新兴学科——临床流行病学（clinical epidemiology），临床流行病学是临床医学、流行病学、社会医学、卫生经济学与统计学相结合的边缘科学，它将流行病学的群体观念引入临床，通过严格临床科研的设计、测量与评价步骤，用以探讨疾病的病因、诊断、治疗、预防和预后等临床问题。临床流行病学的兴起为医学和临床医学的研究和实践活动提供重要的发展条件。其不断完善和规范的科研设计和评价原则为临床科研指出了正规和理性的运行轨迹。作为一门临床科研的方法学，其以证据求决策的思维理念和实施原则对现代医学的整体发展有着深远的影响，被誉为临床医学的"建筑学"。

　　临床流行病学是以临床患者为主要的研究对象，辅之以社会人群。根据临床医学工作的中心任务，临床流行病学研究的主要内容有下列几方面：

　　（1）研究疾病的病因及危险因素，为有效防治疾病提供科学依据。

　　（2）探索新的诊断方法，以提高临床诊断水平。

　　（3）开展临床试验研究，对疗效进行科学评价，提高临床救治水平。

　　（4）开展疾病的自然史和干预措施的研究，探索改善疾病预后的方法。

　　（5）进行科学的临床诊断治疗措施决策分析和医学管理决策分析。

　　（6）促进临床循证实践，开展循证医学研究。

　　临床流行病学方法的研究重点可概括为三个方面：

　　（1）如何制定一份质量优秀的科研设计。

　　（2）如何准确地收集、整理分析实施过程中的数据。

　　（3）对所得结论如何进行科学的评价。

　　以上三点可归纳为设计（design）、测量（measurement）与评价（evaluation）。临床流行病学所研究的内容就是从临床科研的设计、测量与评价各个环节着手，尽量排除各种主观或客观的因素对研究的影响，以保证所得结果与结论更科学、更准确、更切合客观实际的情况。

从流行病学引进科学的设计方法在临床科研中发挥了重要作用，不同的临床问题需要不同的研究设计。临床流行病学的设计类型有很多种，被广泛应用的方法归纳起来分为两大类：

（1）观察性研究（observational study）：研究因素不经人为的控制和安排，一般是在接近于自然条件下进行的研究。观察性研究是最现实、最便于开展的科学研究。观察性研究的主要缺点是不能控制研究条件，其研究结果的真实性往往受到一定限制。观察性研究包括描述流行病学研究（descriptive epidemiological study）和分析流行病学研究（analytical epidemiological study）。描述流行病学研究，是指通过在特定人群中收集、归纳、整理、分析资料数据，客观地描述疾病、健康或有关卫生事件，主要描述疾病或某种特征在人群中的分布特点及发生、发展的规律。描述性研究包括现况研究、疾病监测、病例报告与病例分析、纵向研究（longitudinal study）、生态学研究（ecological study）等。分析流行病学研究是在描述性研究的基础上进行的，增加了"分析"的含量，设置了对照组进行比较，提高了研究的论证强度。分析性研究主要包括病例对照研究和队列研究。

（2）实验流行病学（experimental epidemiology）：常用的是临床试验研究（clinical trail），是以已确诊的患者作为研究对象，以临床干预措施（药物或治疗方案等）为研究内容，通过观察和比较试验和对照组的临床疗效和安全性，从而对临床各种治疗措施的效果进行科学评价。临床试验根据是否将研究对象进行随机分组，可以分为随机对照试验（randomized controlled trial，RCT）和非随机对照试验（non- randomized controlled trial）。

第二节　物联网和物联网医学

物联网是新一代信息技术的重要组成部分，这一概念由麻省理工学院的 Kevin Ashton 教授首次提出，即"物物相连的互联网"。具体地说，物联网就是通过 RFID、红外感应器、全球定位系统、激光扫描器等信息传感设备，按约定的协议，把任何物品与互联网连接起来，进行信息交换和通信，以实现智能化识别、定位、跟踪、监控和管理的一种网络。其具有三个重要特征，即互联网特征、识别与通信特征、智能化特征。物联网的关键技术包括射频识别技术、传感器技术、网络通信技术和云计算技术。物联网的核心和基础仍然是互联网，是在互联网基础上的延伸和扩展。此外，其用户端延伸和扩展到了任何物品与物品之间，进行信息交换和通信。物联网的三大基本应用流程为全面感知、可靠传送、智能处理。其层次结构也可相应的分为：感知层、传输层和应用层。物联网最基本功能特征为提供"无处不在的连接和在线服务"，具体可分为十大基本功能：

（1）在线监测：这是物联网最基本的功能，物联网业务一般以集中监测为主、控制为辅。

（2）定位追溯：一般基于传感器、移动终端、工业系统、楼控系统、家庭智能设施、视频监控系统等全球定位系统和无线通信技术的定位系统等。

（3）报警联动：主要提供事件报警和提示，有时还会提供基于工作流或规则引擎的联动功能。

（4）指挥调度：基于时间排程和事件响应规则的指挥、调度和派遣功能。

（5）预案管理：基于预先设定的规章或法规对事物产生的事件进行处置。

（6）安全隐私：由于物联网所有权属性和隐私保护的重要性，物联网系统必须提供相应的安全保障机制。

（7）远程维保：这是物联网技术能够提供或提升的服务，主要适用于企业产品售后联网服务。

（8）在线升级：这是保证物联网系统本身能够正常运行的手段，也是企业产品售后自动服务的手段之一。

（9）领导桌面：主要指仪表盘（dashboard）或智能商务个性化门户，经过多层过滤提炼的实时资讯，可供主管负责人实现对全局的"一目了然"。

（10）统计决策：指的是基于对联网信息的数据挖掘和统计分析，提供决策支持和统计报表功能。

物联网在医学领域的研究和应用也正快速发展。"物联网医学"是把多种传感器嵌入和装备到医疗行业的设备中，将"物联网"与现有的互联网整合起来，实现医院、患者与医疗设备的整合，实现"云连知名专家，端享现代医疗"效果。与传统医学相比，物联网医学最大的区别在于全程监控用户（患者）的生理和病理生理状态。物联网医学更是一种态度，一种网络化思维和全局思维，利用信息技术和通信技术，提高局部地区或全球范围的卫生保健水平。

第三节　物联网医学为临床流行病学病因研究提供了新的工具

病因研究一直是医学界的研究重点之一，任何疾病的正确诊断、有效的预防、治疗措施及预后的估计都有赖于病因学基础。流行病学的病因（causation of disease）定义是：那些使人群发病概率升高的因素就可认为是疾病的病因，其中某个或多个因素不存在时，人群疾病的发生频率就会下降。现代流行病学的病因观承认各事物之间的相互联系，不论因素与疾病之间的链接方式如何，与疾病发生有关的所有因素均可看做疾病的病因，这就充分强调了疾病的多因性。了解疾病的多因性对疾病流行的控制和预防具有重要的指导意义，有利于人们在诸多病因的链条或网络中，选择实际可行的关键环节采取措施，达到控制和预防疾病的目的。这些措施包括作用于外环境的某个因子（如防止水源受到污染，讲究饮水卫生，就可以使伤寒发病率大大下降），或改变机体的状况（如预防接种），或改变某种行为（如吸烟、饮酒、运动及饮食等）。

按来源病因可分为四类：

（1）宿主方面：遗传因素是来自宿主方面最重要的病因之一，与疾病发生有关的宿主因素还有年龄、性别、心理、行为因素及免疫状况等。

（2）生物因素：是指能引起疾病的细菌、病毒及其他病原微生物、寄生虫、动物传染源和媒介节肢动物等。大多生物致病因素引起的疾病为传染性疾病。近年来许多研究表明，某些慢性非传染性疾病如肝癌、鼻咽癌、宫颈癌等的发生也与生物性致病因子有关。

（3）理化因素：包括化学因素（营养、化学药品、微量元素、重金属等）和物理因素（包括气象、地理、水质、大气污染、噪声、振动、电离辐射等）。

（4）社会因素：包括人口因素（密度、家庭等）、政治经济（政策、劳动就业、社会资源配置、福利、交通、战争、社会灾害等）和文化习俗（教育文化、饮食习惯、宗教、民俗等）。

传统流行病学在研究暴露与疾病关系时，常常使用"黑箱"理论直接研究暴露与疾病或健康的关系。虽然发病和死亡测量可以直接反映人群疾病和健康状况，但由于"黑箱"的存在，使暴露与疾病关系的判断显得缺乏直接证据。全面测量患者的暴露或事件信息对于揭示暴露与健康事件的因果关系、明确某些疾病的诊断有十分重要的意义。传统流行病学方法通常只能在某一个时间点采集研究对象的暴露信息，而无法获得持续的详细信息。因此，传统方法通常以某一时点或某些时点的暴露水平代替总的暴露水平，这会给个体暴露水平的正确估计带来不确定的影响，从而影响研究结论的可靠性。

物联网医学通过各种传感设备实时测量暴露和事件信息，并通过网络和电子设备实时传输和计算分析，对于临床流行病学的暴露和事件的测量将是革命性的突破。物联网医学可连续监测患者的人体特征参数、周边环境信息、感知设备和人员情况等。例如，物联网医学中的"血压计"即是连接于手机或内置于手机的血压监控设备或传感器，测得高血压患者连续的血压值之后，计算机会自动分析受检者血压状况是否正常，如果不正常，就会生成警报信号，通知医生知晓情况。物联网血压计所推出的功能包括：蓝牙自动接收数据，APP云平台实时同步；动画显示进程，图表分析健康走势，结果智能判定；历史记录统计分析；定时提醒测量血压或运动，人性化定制功能；用户指南、健康问答；分享互动，多用户共同管理。物联网"无处不在的连接"及其全时空特性为暴露水平的测量难题提供了很好的解决手段，可以更加全面阐明疾病自然史，即"健康-疾病连续带"和"暴露-发病连续带"，从而揭示"黑箱"秘密，制定更有效的防治疾病、促进健康的策略与措施，并评价其效果。

第四节　物联网医学丰富了临床流行病学的研究手段

物联网医学的应用和推广将丰富临床流行病学的研究手段，以前难以开展的研究可能通过物联网的方法来开展，在疾病的早期诊断和预警研究方面，物联网医学具有独特的优势。例如，利用物联网技术促进阻塞性睡眠呼吸暂停综合征的早期诊断和治疗的临床研究。阻塞性睡眠呼吸暂停综合征（obstructive sleep apnea-hypopnea syndrome，OSAHS）主要表现为睡眠时打鼾并伴有呼吸暂停和低通气，夜间反复发生低氧血症、高碳酸血症和睡眠紊乱，常引起白天嗜睡、心脑血管并发症等，严重影响患者的生活质量和寿命。物联网医学"多功能睡眠监测系统"应用可穿戴无线传感设备采集受检者脑电、呼吸、血氧、体位、体动等信号，通过家庭网关接入服务系统，自动进行多导睡眠分析，实现睡眠呼吸暂停综合征的筛查和监护，并提供预警。物联网用于肺癌的早期诊断，也在迅速推广之中。中国肺癌5年存活率低的原因主要与"缺乏普及筛查肺结节、缺乏科学鉴别诊断方法、缺乏统一判读标准、缺乏专家把关"，从而致使诊断时间延误有关。物联网医学技术可以纠正、弥补这四个缺乏，并提供最佳解决方案。物联网医学技术利用其独特的联网、信息挖掘和拓展功能，不但适合筛查肺结节、方便采集和储存信息，而且还可对收集的海量信息进行深度挖掘，进行科学鉴别诊断和随访，从而大幅提高了肺癌早期诊断和早期治疗率。

　　前瞻性临床流行病学研究（如队列研究或临床试验研究）中，需要对研究对象进行一定时间的随访，提高依从性、控制失访率是随访成功的关键，在疾病随访和管理中物联网医学手段可能优于传统手段，或者可与传统手段互补，给临床流行病学研究者和医疗卫生工作人员提供更多选择。物联网使得研究对象能够有更多机会与医生进行交流，获得专业的医疗健康指导，因而能强化患者的主动意识，激发研究对象的参与积极性和依从性。例如，Vilallonga 等进行了一项肥胖手术患者的随访研究，比较了标准随访和物联网随访的差异。所有肥胖症患者都接受了手术，按照自愿的原则及计算机知识水平、是否有WiFi 等因素，前瞻性分为标准随访组和物联网随访组。物联网随访组的患者使用连接WiFi 网络的体重秤（WiFi scale）称量体重，每次站在 WiFi 体重秤上时，体重秤自动产生体重指数、脂肪组织比例等参数。通过相应的账户，患者可以同其他账户、医生、Twitter、Facebook 等用户交流信息。如果患者的账户设置为信息共享，这些数据可及时传递到医生账户。医生可通过世界上任何一台联网计算机、iPad、iphone 等终端获得患者信息。研究人员通过这种方式及 Email 完成随访。而标准随访组术后 1 周、1 个月、3 个月、6 个月、9 个月进行门诊随访。研究者对所有患者的随访满意度进行了调查。两组患者的体重减轻相近，对随访的满意度也都大于 90%。但是，相比于标准随访组，物联网随访组更能节省时间，并且他们认为没有必要去门诊随访。研究者的结论是：物联网随访具有良好的可行性，并且具有减少门诊随访次数、增加患者的参与热情、实现实时监护和管理等优势。

第五节　物联网医学在临床试验研究中的应用

　　临床试验尤其是 RCT 尽管是评价防治效果较有效的方法，但是其设计要求较高，研究费时间、费人力、花费高，实施难度较大，实施过程的严格管理和质量控制是研究成败的关键。物联网医学为临床试验研究的受试者、研究者和申办者都带来诸多便利。在临床试验中借助物联网平台，可以使研究者实时了解受试者的各种生命体征信息。基于物联网技术的远程监护有许多代表性的产品和项目，如智能血压、血糖、心电实时监护系统等。它们都是借助物联网技术，用传感器检测患者的各种生理数据信息，通过网络最终传递到远程医疗监护中心。以复旦大学附属中山医院开发的物联网肺功能检查平台为例，它包括三个组成部分：

　　（1）基于无线传感器网络技术的便携式无线传感肺功能用户（健康人或患者）终端。

　　（2）基于手机的物联网医学医师终端。

　　（3）物联网医学中心，具有可以接收和处理以上两种终端信息的无线通信技术和云计算框架的海量信息处理与挖掘系统。在临床试验中借助物联网平台，可以使研究者实时了解受试者的生理、病理信息或特殊检查结果。研究者对试验药物有效性和安全性的评价从目前的若干随访节点扩展至整个临床试验过程，可获得的受试者研究数据完整、全面，更接近和反映临床使用的真实情况。

　　受试者依从性差是导致临床试验结果产生偏倚的一个主要因素，如何及时掌握受试者的真实服药情况，提高依从性，物联网技术提供了一种探索性的解决方案。"智能药盒"通过安装在药瓶上的传感器，实时判断患者是否服用了规定剂量的药物，如果患者没有取出药片及时服药，手机还会收到服药提醒短信。"智能药盒"能无线连接至云计算服务，收集药物使用量的数据，帮助医生或药师更好地掌控患者的服药情况。随着制造成本的降低和物联网技术的推广，"智能药盒"有望在药物临床试验中发挥重要作用。

　　此外，物联网技术在临床试验的多个环节中，如受试者身份、医疗、护理及定位等信息的识别方面，试验用药品物流、储藏等管理方面，不良事件监测等远程监护方面都有很多优势。目前，物联网技术在临床试验中的应用正处于快速成长和发展的阶段，更好地将物联网技术应用于临床试验工作中，将有助于产生高质量的研究，提高国内临床试验水平，推动我国临床试验的发展。

第六节　物联网医学助推真实世界的临床研究

　　临床流行病学研究中 RCT 最受到重视，RCT 纳入标准化的病例样本，应用标准化的治疗方案，采用随机、对照、盲法、客观的效应指标对试验结果进行测量和评价，以获取干预措施的治疗效力。严格执行的 RCT 具有很大的价值，其内部有效性强，提供了药品及治疗措施获准面市所必需的有效性和安全性方面的基本信息，但当将其结果应用到日常决策上时，RCT 效力不足的现象就很明显，绝大多数 RCT 对研究对象的选择、治疗措施的应用等均有严格的限定，所以其结论往往不适用于具有不同特征的患者，日常决策会出现一些高质量 RCT 结论缺乏临床实际应用价值的现象。因而 RCT 对临床治疗决策的指导仍然不够，需要更贴近临床的其他研究进行补充。近年来，真实世界的临床研究（real world research，RWR）引起广泛的关注。RWR 起源于实用性临床试验，是指在较大的样本量（覆盖具有代表性的更广大受试人群）的基础上，根据患者的实际病情和意愿非随机地选择治疗措施，开展长期评价，并注重有意义的结局治疗，以进一步评价干预措施的外部有效性和安全性。RWR 涵盖的范围较 RCT 更宽，除治疗性研究之外，还可用于诊断、预后、病因等方面的研究。RWR 的目的在于获得更符合临床实际的证据，使研究结果更易转化到临床实践中。

　　RWR 强调采用流行病学理论和方法进行临床观察性研究，如横断面研究或队列研究等。其中属于观察性研究的注册登记研究（registry study）在临床实践运用尤为广泛。注册登记研究是有组织、有计划地使用观察性研究方法来收集统一的数据，评估某一特定疾病、状况或暴露人群的特定结局，从而达到一种或多种预定的科学、临床或政策目的的一种研究形式。注册登记研究可以基于某种数据库，大多数依托于医院电子信息系统。例如，美国退伍军人健康管理所从事的一项有关糖尿病的注册登记研究，就是从患者电子医疗数据系统中不断更新数据，建立一个有关糖尿病的注册登记库。注册登记的类型可以是某种药物和器械登记，如接受髋关节假体的患者登记；也可以是健康服务登记，如中国肾移植科学登记系统；疾病或健康状况登记，如囊状纤维症患者登记等。

　　注册登记研究有如下基本特征：

（1）属于观察性研究，针对真实世界进行的评价研究。

（2）研究对象的纳入标准比较宽泛。

（3）数据收集允许异质性和缺失数据的存在。

（4）较全面的基线评价和描述，较长的观察周期，旨在产生科学假设。

注册登记研究为以后某个特定领域进行深入研究打下了基础，同时也能够为其他临床研究界定纳入和排除标准提供第一手临床资料信息。注册登记研究的目标是获得真实世界中效果的评价，它尽可能地纳入符合临床实际的所有人群，如多并发症者、多合并用药者及其他各种特殊人群。此外，对于医药安全性评价来讲，无法从伦理道德的角度通过RCT进行验证，而注册登记研究已初步显现出作为该领域一种新型研究模式的优势。物联网可在日常真实生产、生活条件下进行实时的动态数据收集、传递，因而更有现实意义，尤其适合真实世界的临床研究，将为真实世界的临床研究随访、指标测量和结局的测量带来极大的便利。运用物联网技术开展临床注册登记研究将是今后值得探索的领域。

综上所述，与传统临床流行病学方法相比，物联网医学手段的优势体现在：

（1）全时空，没有时间空间死角。随着相关技术的进步、网络的进一步普及、成本的降低、人民群众对于卫生保健质量期望的提高，以及卫生资源相对不足和分布不公平、政策等因素的影响，物联网医学必将进入医疗卫生领域甚至日常生活。未来临床流行病学研究可利用普及的医学物联网设施开展研究，或者可开发专用研究设备。这将是临床流行病学研究的趋势。

（2）多维度，从二维数据拓展到多维、甚至全维度时空数据，可以更加全面地认识疾病的相关因素，进行因果关联分析。

（3）研究对象参与的积极性。物联网使得研究对象能够有更多机会与医生进行交流，获得专业的医疗健康指导，因而能强化患者的主动意识，激发研究对象的参与积极性和依从性。

（4）真实世界研究。物联网可在日常生产、生活条件下进行数据收集、传递，因而更有现实意义。

（5）规范的物联网数据的采集、存储、检索、共享等功能，联合电子病历等数据，将为流行病学提供大量可用数据，扩展流行病学研究空间，节省研究经费。

第七节　物联网医学在临床流行病学中运用面临的挑战

物联网医学在临床流行病学中的应用尚未完全成熟，物联网医学的发展也尚处起步阶段，无论是技术还是管理方面均存在诸多问题，除了建立相应平台和体系外，更需考虑以下问题：

（1）信息安全和患者隐私保护问题：用户隐私与信息安全是物联网的重要挑战之一。研究对象的个人资料和临床试验进行过程中收集的数据均属保密信息，一旦泄露将会损害研究对象和研究者的合法权益。在互联网时代患者的个人信息更集中、更易得，物联网技术可以对研究对象进行身份识别、定位跟踪，一些私人敏感信息有可能被自动采集，受试者对自身信息泄露的担忧不可避免。一旦某项物联网医疗技术存在漏洞，无数患者的数据都将有被泄露的可能。因此在临床研究开展之前，就要做好漏洞设防与制度管控。一方面应加快制定相关政策、法律法规，建立和完善安全保障体系；另一方面，应将物联网安全和隐私保护技术研发放在首要位置，提高技术水平，对用户访问网络资源的权限进行严格的认证和控制。

（2）成本–效益问题：恰当地运用物联网医学可以提高临床研究的效率、节约时间和经费。但是，目前我国不同地区和医疗机构的信息化水平参差不齐，不一定具备完善的物联网应用条件。物联网设备前期投入成本较大，后期维护费用也较高，势必增加临床研究的项目支出。但随着互联网普及程度的进一步提高，物联网技术的进一步发展，物联网建设成本将逐步降低。另外传感器的研发水平不高，能够真正市场化的、低成本的还较少，这也是限制物联网运用的重要环节。

（3）物联网标准问题：物联网标准的制订是物联网发挥自身价值和优势的基础支撑，当前物联网标准化在世界范围内尚处于发展的初期阶段，用户端的操作标准、传感设备的管理标准等亟待建立。应联合其他行业，加强物联网标准化建设，规范和推进产业健康发展，开展质量控制、严谨科学推广。

（4）研究对象的接受度：物联网仍然是正在快速发展的新鲜事物，研究对象接受和理解程度可能较低。只有不断优化技术、软件操作和管理流程，让使用者体会到实际应用中的便捷，真正从中获益，才能逐步提高使用者的接受度。

（5）互操作性和数据共享问题：采用开放性的标准，使不同厂商的终端产品能够相互通信。物联网采集的数据更新快、量庞大，数据的处理的标准化与规范化，不同数据库的链接与整合等，也是摆在整个行业面前的挑战。

（6）临床流行病学研究的质量控制问题：物联网医学运用于临床流行病学研究，会产生大量的、多维度的实时动态数据，警惕大数据也会产生虚假关联。更要遵循临床流行病学研究的基本标准和原则，做好科学的设计、严格的实施，正确地分析大数据信息，恰当地下结论和解释，尽量减少各种偏倚。

20世纪末，医疗模式从"以疾病为中心"的生物医学模式向"以患者为中心"的生物–心理–社会医学模式转变。一方面，患者对健康的期望和医疗服务的要求越来越高，医疗服务的目的不再仅仅是解除病痛、维持生命，还包括恢复功能、提高生活质量、知情选择及卫生服务的公平性等。另一方面，在新的医疗模式下，世界各国的医疗费用不断攀升，卫生资源绝对不足、分布不均和使用不当并存，如何充分利用现有的资源，提高服务质量和效率，已成为每个国家面临的巨大挑战，各国医疗卫生决策和管理人员、医护人员、药厂、保险机构，以及患者和公众急需一种新的更有效的方法，指导他们做出科学的决策。而且，新的医学模式也需要医务人员改变思维方式和服务模式。物联网医学充分利用现代高科技，将现代医学和现代信息技术、通信技术等高新技术融为一体，有望大幅提高卫生保健服务的效率，为缓解我国目前卫生资源不足这一困境发挥积极作用。临床医学研究者应该意识到物联网医学时代的来临，有意识地利用这一新技术手段。这符合医学发展趋势，也符合医疗卫生政策的要求。

随着临床流行病学的发展和成熟，20世纪90年代初发展起来了一门新型交叉学科——循证医学。循证医学是遵循现有最好的证据，兼顾经济效益和价值取向，进行医学实践的科学。经过二十多年的发展，循证医学已成为一种新的医学实践模式，在临床实践和科研、公共卫生、宏观决策及医学教育等方面发挥越来越大的作用。循证医学和临床流行病学交叉融合，相互促进，仍是未来临床流行病学发展的重要方向。未来我国的临床流行病学和循证医学研究应该抓住物联网医学发展的大好机遇，立足我国人群，创造性地运用物联网医学开展临床研究，为循证医学提供更多高质量的研究证据。总之，新的技术手段将不断进入医学研究和实践，也成为临床流行病学的研究手段，促进该学科的发展、完善。反过来，临床流行病学的研究结果将决定新的技术是否能应用于临床实践，两者相互促进，可能带来新一轮的医学变革，促进临床实践和临床研究新模式的形成。

（李亚斐　白　莉　刘庆云）

参 考 文 献

白春学. 2013. 物联网医学在肺功能随访监测中的应用. 中华医学信息导报，28（16）：14.

白春学. 2014. 物联网医学三加二式肺结节鉴别诊断法. 国际呼吸杂志，34（16）：1201，1202.

李航，陈后金. 2011. 物联网的关键技术及其应用前景. 中国科技论坛，2011（1）：81-85.

物联网在睡眠呼吸疾病诊治中的应用专家组. 2013. 物联网在睡眠呼吸疾病诊治中的应用专家共识. 国际呼吸杂志，33（4）：241-244.

熊鸿燕. 2012. 军队流行病学. 第 2 版. 北京：军事医学科学出版社.

杨达伟，张静，白春学. 2012. 物联网医学的研究现状和展望. 国际呼吸杂志，32（18）：1438-1440.

杨洁，徐文燕，贺晴. 2014. 物联网技术在药物临床试验中的应用与思考. 中国新药与临床杂志，33（12）：871-876.

中华医学会呼吸病学分会睡眠呼吸障碍学组. 2012. 阻塞性睡眠呼吸暂停低通气综合征诊治指南（2011 年修订版）. 中华结核和呼吸杂志，35：9-12.

Ashton K. 2009. That " internet of things" thing. RFiD Journal, 22：97-114.

Boehning N, Blau A, Kujumdshieva B, et al. 2009. Preliminary results from a telemedicine referral network for early diagnosis of sleep apnoea in sleep laboratories. J Telemed Telecare, 15：203-207.

Coma-Del-Corral MJ, Alonso-Alvarez ML, Allende M, et al. 2012. Reliability of telemedicine in the diagnosis and treatment of sleep apnea syndrome. Telemed JE Health, 19：7-12.

Dellaca R, Montserrat JM, Govoni L, et al. 2011. Telemetric CPAP titration at home in patients with sleep apnea-hypopnea syndrome. Sleep Medicine, 12：153-157.

Doolittle GC, Spaulding AO, Williams AR. 2011. The decreasing cost of telemedicine and telehealth. Telemed JE Health, 17：671-675.

Eysenbach G. 2001. What is e-health? . Journal of medical Internet research, 3：E20.

FO Kern E, Beischel S, Stalnaker R, et al. 2008. Building adiabetes registry from the Veterans Health Administration'scomputerized patient record system. J DiabetesSci Technol, 2（1）：7-14.

Group E-BMW. 1992. Evidence-based medicine. A new approach to teaching the practice of medicine. JAMA, 268：2420-2425.

Hvistendahl M. 2012. China Pushes the 'Internet of Things'. Science, 336：1223.

Lao X, Zhang J, Bai C. 2013. The implication of telehealthcare in COPD management of China. Expert Rev Respir Med, 7：459-463.

Lozano R, Naghavi M, Foreman K, et al. 2012. Global and regional mortality from 235 causes of death for 20 age groups in 1990 and 2010：a systematic analysis for the Global Burden of Disease Study 2010. Lancet, 380：2095-2128.

Vilallonga R, Lecube A, Fort JM, et al. 2013. Internet of things and bariatric surgery follow-up：Comparative study of standard and IoT follow-up. Minim Invasive Ther Allied Technol, 22：304-311.

Vitacca M, Assoni G, Pizzocaro P, et al. 2006. A pilot study of nurse-led, home monitoring for patients with chronic respiratory failure and with mechanical ventilation assistance. J Telemed Telecare, 12: 337-342.

Zhang J, Song YL, Bai CX. 2012. MIOTIC study: a prospective, multicenter, randomized study to evaluate the long-term efficacy of mobile phone-based Internet of Things in the management of patients with stable COPD. Int J Chron Obstruct Pulmon Dis, 8: 433-438.

第五篇

物联网医学合作研究与发展计划

第二十四章 中国物联网医疗历史与发展计划

第一节 中国物联网医疗产生的背景

我国是世界上人口老龄化最快的国家之一，这是经济发展的必然结果，同时又会对社会和文化的发展产生重要影响。2010 年第六次全国人口普查数据表明，在我国，人口平均预期寿命不断延长的过程中，女性寿命延长速度快于男性。此外，我国 60 岁以上老年人口在 2010 年为 1.78 亿，在 2013 年年底已达到 2.02 亿，是目前世界老龄人口最多的国家，未来还将以每年 800 万速度增长。老年人具有高患病率、高伤残率和高医疗需求率的特点。人类步入老龄化后患病与失能将迅速增长，卫生服务形势将非常严峻，并将给我国社会经济发展带来许多影响，同时带给整个医疗系统的负担也将逐渐增加。

2005 年 10 月 5 日，WHO 发表的全球性《预防慢性病：一向至关重要的投资》报告指出，目前慢性病是全球人类首要的死亡原因，由慢性病造成的死亡约占所有死亡的 60%。此外，慢性病死亡的 80% 发生在低收入和中等收入国家，且无论是男性还是女性，慢性病死亡率基本相同。在这些国家，慢性病的影响在稳步增大，受慢性病威胁的人数、家庭和社区在逐渐增多。这个日益增长的威胁阻碍了这些国家的经济发展，是造成这些国家贫困的一个主要原因，但是人们对此却缺乏足够的认识。

根据 2008 年第四次国家卫生服务调查，无论在城市还是在农村，仅恶性肿瘤、心脏病、脑血管病、呼吸系统疾病死亡率就占到我国前十位疾病死亡率 78% 左右。2012 年，卫生部等 15 个部门联合发布了《中国慢性病防治规划》，在其推出的《慢性病防治中国专家共识》里的数据显示，以心脑血管病、癌症、糖尿病和慢性呼吸系统疾病等为代表的慢性病是迄今世界上最主要的公共卫生问题，已经位列我国城乡死因的前四位。我国因慢性病导致的死亡已经占到总死亡的 85%，且 45% 的慢性病患者死于 70 岁之前，全国因慢性病过早死亡占早死总人数的 75%。我国现有 2 亿以上高血压患者、1.2 亿肥胖患者、9700 万糖尿病患者、3300 万高胆固醇血症患者，其中 65% 以上患者为 18~59 岁的劳动力人口，对社会和家庭造成严重负担。

基于以上国情，我国面临着巨大的医疗负担，以及因此而带来的经济压力。之前，我国从 50 年代开始启动了社区保健工作，目前已有比较健全的城乡三级医疗网，可以对辖区居民提供系统的卫生服务，这是贯彻初级卫生保健的组织保证，也是我国初级卫生保健工作的优势。城市中各综合医院相继设立了地段保健科，卫生机构和医务人员向服务对象提供定期的、规律性服务，如定期随访、医疗咨询、体格检查、围产期保健、新生儿系统保健等。

在国家的大力倡导下，医疗管理工作者和在第一线工作的医护人员一同构建理想的社区保健模式，发展和制定多项政策，明确了社区保健的功能、社区保健的主要工作、全科医师在社区保健中的作用、护理在社区保健中的作用。在很多有实践经验的医生和护士的积极工作下，社区卫生服务事业正在我国如火如荼地进行着，使传染病的发病率、新生儿死亡率明显降低，取得了很大成绩。近年来我国社区保健更是有了很大的发展，建立家庭病床，缓和了看病难、住院难的矛盾，减轻了社会和患者的负担。由于医务人员向固定居民提供卫生服务能保证医生服务的连续性，因而是一种深入人们生活和生产的基本卫生保健。

但是，纵观全国的保健和医疗现状，却远不尽人意，普遍存在着全科医生极度缺乏、大型综合医院人满为患、专科医师负担过重，社区医院却门可罗雀的现象，形成鲜明的反差。社区医院条件有限，引起"三低"——高端设备覆盖率低、高端科学技术掌握水平低和患者认可度低现象，致使先进的医疗模式无法端口前移、重心下沉，或者说无法解决先进的医疗模式与落后的人力和设备资源的矛盾。社区医院存在门可罗雀的现象，难以吸引对医疗质量要求高的民众，结果更多的患者涌到大医院求医问药，引发出入名院难、看名医难的"二难"现状。此外，虽然大医院医师专业水平较高，但由于日常工作繁忙等原因，存在预防差、保健差、慢病管理差和康复差的"四差"问题。无法发挥全面管理慢性疾病的作用，致使很多患者因为管理不好而反复急性发作甚至丧失生命。

面对目前的医疗现状，解决"三低、二难和四差"的问题是提升区域、全国甚至是所有发展中国家医疗保健水平的迫切需求，这也是传统医学面临的难题。远程医学和物联网医学的出现，使现代医疗模式如虎添翼，为解决这些问题带来了新的机遇，也有利于解决先进的医疗模式与落后的人力和设备资源的矛盾。

第二节　物联网医疗历史

物联网是新一代信息技术的重要组成部分，由 Kevin Ash-ton 教授首次提出"The Internet of things（IoT）"，即"物物相连的互联网"。物联网的核心和基础仍然是互联网，是在互联网基础上的延伸和扩展；此外，其用户端延伸和扩展到了任何物品与物品之间，进行信息交换和通信。物联网可通过智能感知、识别技术与普适计算广泛服务和造福社会。物联网利用局部网络或互联网等通信技术，把传感器、控制器、机器、人员和物等通过新的方式联系在一起，即实现了人与物、物与物的相联，同时也实现了信息化、远程控制和智能化管理。

追溯历史，中国早在 1999 年即提出物联网的概念，当时称之为"传感网"。中科院也在 1999 年启动传感网的研究和开发，所以，与其他国家相比，我国物联网技术研发水平处于世界前列，具有同发优势和重大影响力。随之，2009 年，中华人民共和国工业和信息化部总工程师朱宏任在中国工业运行 2009 年夏季报告会上表示，物联网是一个新的概念，是指各类传感器和现有的互联网相互衔接的一种技术。物联网应用领域十分广泛，包括智能家居、智能交通、智能医疗、智能电网、智能物流、智能农业、智能电力、智能安防、智慧城市、智能汽车、智能建筑、智能水务、商业智能、智能工业、平安城市等。

复旦大学附属中山医院教授、上海市呼吸病研究所所长白春学首次提出"物联网医学"概念，即将物联网三大流程和十大功能应用到医学领域。例如，三大基本流程（全面感知、可靠传送、智能处理）可用于医学，物联网的十大基本功能也可移植到医学领域（表24-1），进行全时空预防、保健、诊疗和康复。"物联网医学"即将多种传感器嵌入和装备到医疗行业的设备中，将"物联网"与现有的互联网整合起来，实现医院、患者与医疗设备的整合，推进了全新的现代化医疗模式。

表 24-1　基于物联网的物联网医学十大功能

功能	物联网	物联网医学
在线监测	一般以集中监测为主、控制为辅	最适合在线监测病情和指导治疗
定位追溯	基于传感器、移动终端、家庭智能设施、视频监控系统等 GPS（或其他卫星定位，如北斗）和无线通信技术，或只依赖于无线通信技术的定位，如移动基站的定位、实时定位系统等	可用于定位患者，进行急救，发现丢失的老年痴呆患者
报警联动	提供事件报警和提示，还会实现基于工作流或规则引擎的联动功能	可提供监测生命体征的报警，会实现三级联动的反应功能，指导治疗
指挥调度	基于时间排程和事件响应规则的指挥、调度和派遣功能	利于医疗急救调度和派遣功能，包括灾害医学的医疗服务
预案管理	基于预先设定的规章或法规对事物产生的事件进行处置	可预先设定慢性病管理规章，进行全天候管理和及时处置
安全隐私	由于物联网所有权属性和隐私保护的重要性，物联网系统必须提供相应的安全保障机制	有利于提供用户或患者相应的安全保障机制
远程维保	能够提供或提升服务，主要适用于企业产品售后联网服务	更适用于医疗的联网服务，服务患者，造福社会
在线升级	保证系统本身能够正常运行，也是企业产品售后自动服务的手段之一	能保证物联网系统本身正常运行，也是远程医疗自动服务的手段之一
领导桌面	主要指仪表盘（dashboard）或智能商务个性化门户，经过多层过滤提炼的实时资讯，可供主管负责人实现对全局的"一目了然"	利于医学领军人才根据收集的海量信息，深度挖掘或者拓展诊疗功能，指导如何更好地解决医疗问题
统计决策	基于联网信息的数据挖掘和统计分析，提供决策支持和统计报表功能	有利于领军人才根据联网信息的数据挖掘和统计分析，提出解决问题的战略战术和提供医疗决策支持

随着社会的进步及人们健康需求的提高，对疾病的早发现、早预警、早治疗关系到降低发病风险甚至挽救生命。中国呼吸界专家白春学教授表示，将现有的"病发后到医院"的被动治疗模式改为"及早预警和及早主动治疗"的现代化医学模式，同时还可以大大降低门诊就诊次数和就诊费用。白教授表示，随着现代 IT 技术、电子医学技术的兴起、无线传感技术和物联网技术的出现，物联网医学今后将渐渐走进普通百姓的生活。

目前，采用物联网技术可以实现远程会诊、慢病管理、睡眠监护、医疗教育、视频会议等功能。白春学教授团队已经开发出适用于医生和患者的 APP，患者下载 APP 后可以按照提示上传数据，实现实时监测病情，并可与医生及时沟通。此外，国内关于物联网医学的专利、软件正如雨后春笋一般，方兴未艾。

第三节　中国物联网医疗专业委员会

中国物联网专业委员会于 2015 年 11 月 5～7 日在安徽芜湖正式成立，本次会议由中国非公立医疗机构协会主办，上海市呼吸病研究所、国家呼吸系统疾病临床医学研究中心、芜湖市人民政府，芜湖市卫计委、芜湖卫健康物联网医疗科技有限公司共同承办。该委员会由钟南山院士、李兰娟院士任名誉主任委员，白春学教授任主任委员。大会吸引了全国各地近 700 余名参会人员，主要包括各级医院医护人员、学者、信息领域人才及相关企业代表。此次会议有来自著名专家、学者的精彩演讲，并同期举办物联网医学分级诊疗学习班，起到"接轨云医新契机，直面名家近距离，关键技术手把手，智慧医疗助推器！"的效果。

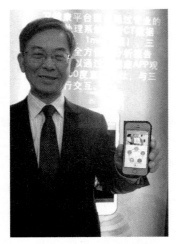

图 24-1　白春学教授展示
Research kit APP
肺结节伴侣

此次大会的胜利召开标志着国内首家以医师为主、企业为辅的物联网医疗专业委员会在芜湖成立，会议主要有以下亮点：

（1）报告和交流：物联网医疗（含远程，移动医疗和智慧医疗）的需求与政策，国内外合作，物联网医疗支持技术研究与转化，物联网医疗研究进展，物联网医学临床应用，中国非公立医疗机构协会物联网医疗专业委员会的工作计划等。

（2）由上海呼吸病研究所，中国肺癌防治联盟和芜湖卫健康物联网医疗科技有限公司联合研发的苹果最新 Research Kit 进展的发布和实用案例分享。苹果手机用户可以下载我们的 Research kit APP 肺结节伴侣，这是中国乃至亚洲第一个 RK APP，受到苹果公司和国际同道的高度关注（图 24-1）。

（3）启动中国欧盟合作物联网医疗大规模临床研究基地（EU- China Cooperation in Internet of Things，LSP）。

一、成立中国物联网专委会

中国非公立医疗机构协会赵书贵副会长首先介绍出席本次会议的领导嘉宾，包括白春学教授、国家卫生和计划生育委员会领导、芜湖市及芜湖卫生和计划生育委员会领导、各位医学及学术代表等，宣布会议开幕。中国非公立医疗机构协会郝德明副会长兼秘书长致辞，随后组织部王珊部长宣布委员会成立，同时名单，颁发主任委员及副主任委员聘书。物联网专委会新主任委员白春学教授介绍了物联网医疗专委会的任务及未来发展计划，提出"顶层设计结硕果，技术创新惠众生"的理念。白教授指出物联网专委会理念为顶层设计、学术引领、科技创新及智能惠众。同时，成立中欧国际物联网医学研究院，建设模式包括共建、联袂、开放及合作。最后，白教授宣读物联网医疗专委会誓词，并感谢各界人士的大力支持！

安徽省芜湖市委副书记、市长潘朝晖代表市政府领导致辞，讲话中提到物联网医学是实现及早预警和及早主动治疗的现代医学模式的关键技术，也是现代医学管理的重要手段。潘市长表示芜湖市作为示范基地采取政府购买服务等方式，定配合好项目的开展。安徽省卫生和计划生育委员会于德志主任发表讲话，表示支持芜湖市物联网医学工程试点工作，并希望在本省更多地推广该项目。国家卫生和计划生育委员会医疗质量管理服务指导中心赵靖处长发表讲话，指出基于当前医疗现状，在互联网+的背景下探讨如何采用物联网技术分级诊疗和改善医疗服务具有重大意义。

同时，中国-欧盟物联网医学战略合作框架协议签约（图24-2）；此外，上海市呼吸病研究所、芜湖市、中兴智能签订三方协议。同时，揭牌成立中欧国际物联网医学研究院（图24-3）、中国肺癌防治联盟芜湖肺结节诊治分中心。

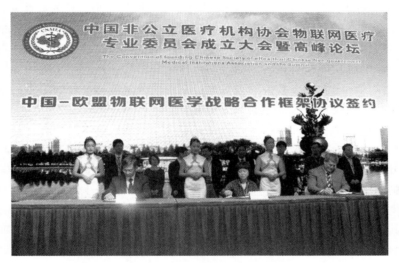

图24-2 签署中国-欧盟物联网医学战略合作框架协议

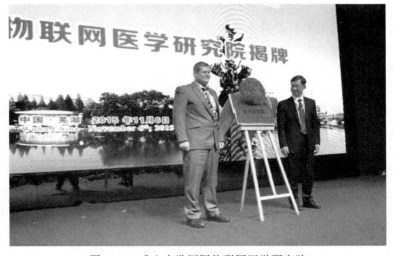

图24-3 成立中欧国际物联网医学研究院

二、物联网医疗高峰论坛

中华医学会儿科学分会主任委员申昆玲教授做物联网医学在儿童健康方面的应用前景报告。随后，白春学教授发表题为物理网医学研究历程及展望，先介绍物联网医学背景知识，随后提出追梦三步曲：云梦、追梦及圆梦。中国信息通信研究院张雪丽教授做中欧物联网合作进展及展望，主要就三个方面进行汇报：物联网与中国的可持续发展、中欧物联网合作进展、中欧物联网合作展望。报告展示多项中欧合作成果，并表示后续将共同发布新的白皮书。

外宾德国慕尼黑工业大学 Christoph Thummuler 教授就中欧物联网战略合作进行报告，指出 e-health4.0 对于医疗卫生领域既是机遇也是一种挑战。报告首先介绍 e-health 研究背景，随后介绍新技术的战略推广，以及如何应用于哮喘、COPD 及其他疾病的治疗。最后提出，新技术可以改善医疗现状，提高医疗服务水平。广州医科大学广州呼吸病研究所郑劲平教授做物联网肺功能检查报告，结合临床详细介绍物联网应用于肺功能检查的现状及展望。浙江大学国际医院郑杰教授的报告为：下一代医院数据平台的思考，基于医疗及信息背景，介绍物联网技术在医疗方面的应用前景。

IBM 刘洪经理主要介绍健康数据的融合：思路、案例、技术。首先，介绍健康数据融合方式，共举两个例子 [围绕生物–生理–社会（bio-physi-socialogy）的健康认知和服务及一个区域分级诊疗体系：面向居民的服务融合]。上海交通大学医学院苏州九龙医院刘峰教授报告胸痛中心与智慧医疗，宋冬雷先生介绍冬雷脑科医生集团的组建和思考。郑萍教授介绍医生在物联网医疗中的重要作用。陈宝元教授介绍物联网在睡眠呼吸疾病诊治中应用的专家共识。傅磊教授汇报物联网医学在药学研究中的应用。任军总经理汇报物联网医学研究如何在临床中快速和全面地推广。杨波介绍穿戴式胎心电监护带的研发及后续研究方法的规划。

王琪教授做题为物联网医学模式下肺小结节诊治及体会的报告；何思忠主任报告卫生信息化与医改；林青教授阐述物联网医疗是医院二次腾飞的翅膀；徐金华教授解析皮肤科如何面对移动医疗；徐卫东教授讲述智能传感系统实时反馈骨科患者康复平台的构建。叶士青教授代表郑立荣教授发言，题为基于物联网和可穿戴设备的智慧医疗和康复系统。陈肖鸣院长讲述信息化条件下零排队就医体检。随后，各位专家参加重大疾病防治科技行动计划——物联网医学分级诊疗评估中心暨呼吸系统疾病防治专项交流会。

复旦大学王向东教授向参会者做"物联网医疗与精准医疗"报告，将新兴的物联网医疗技术与精准医疗相结合，更好的应用于临床及基础研究；此外，王教授列举物联网技术应用于肺结节诊治等多项实例，更加形象地介绍物联网医疗。随后，复旦大学余金明教授汇报"健康教育与健康风险评估"。余教授指出：健康不仅仅指身体健康，还包括心理、社会适应的完好状态；采用物联网技术可以进行远程的慢性病的长期监测与健康管理。第三军医大学李亚斐教授阐述"物联网医学助推大数据时代的流行病学研究"，首先简要概述物联网医学、生物医学大数据和流行病学的定义，随后重点讲述物联网医学在流行病学中应用的优势及面临的挑战。第四军医大学金发光教授介绍肺外周结节的呼吸介入诊断技术，并指出基于物联网医学的肺结节百千万工程必将惠及无数患者。最后，企业代表北京超思电子技术有限公司魏民总监汇报"物联网医疗所用硬件研究的进展与展望——远程慢病检测诊断管理在物联网医学分级诊疗中的应用"，梅斯医疗张发宝经理汇报"大数据与精准医疗"。

三、物联网医学分级诊疗学习班

物联网医学作为新兴技术知识，当前认识度、普及率及接受度尚有待提高，因此，借物联网医疗专委会成立之际，由复旦大学白春学教授等主持举办"物联网医学分级诊疗学习班"，旨在让更多相关人士了解物联网医学，并更好地应用于实际生活。

开场由白春学教授对物联网医学进行简要概括，随后郑劲平教授汇报"物联网医学在慢阻肺分级诊疗中的应用"，将现代物联网医学应用于慢性阻塞性肺疾病诊治、管理，可以改善医疗现状、提高患者满意度。白春学教授随后概述物联网医学分级诊疗，在宏观上对其进行解读，并讲述"物联网医学在肺结节分级诊疗中的应用"；陈宝元教授分析了"物联网医学在睡眠呼吸暂停综合征分级诊疗中的应用"、宋元林教授汇报"物联网医学在慢性呼吸衰竭分级诊疗中的应用"。

随后，复旦大学周建教授介绍物联网 APP 及其临床应用，主要从需求背景、顶层设计、解决方案及平台功能四个方面进行阐述；随后，复旦大学刘洁医生进行传感器应用示教、张勇医生汇报"肺结节智能诊断管理"、魏新萍医生阐述"阐述物联网医学在社区分级诊疗中的应用"。

物联网医疗专委会的成立对物联网医学的推广具有重大意义。此外，会上揭牌成立的中欧国际物联网医学研究院也将对我国物联网医学研究及临床应用产生助推作用。

第四节　中欧国际物联网研究院

一、简　介

中欧国际物联网研究院（Sino-Euro International Academy for Medical Internet of Things）院训：顶层设计，学术引领，科技创新，智能惠众。

物联网医学具有高新技术应用密集、学科交叉广泛、技术集成融合等显著特点，是一个国家前沿技术发展水平和技术集成应用能力的集中体现，是带动和引领多学科技术发展的重要引擎，也是带动国家物联网医学设备企业发展，辐射和引领我国相关制造业转型升级的核心竞争力。

为改善国内医疗现状、提升医疗水平及患者满意度，以及推动物联网医学在国内的发展，加强中国物联网医学的研究，欧洲物联网医学主要负责人、德国慕尼黑工业大学和英国爱丁堡龙比亚大学教授 Christoph Thuemmler 和中国肺癌防治联盟主席、中国物联网医疗专业委员会主任委员、上海市呼吸病研究所所长、复旦大学附属中山医院教授白春学，经过多次商谈决定在安徽省芜湖市成立中欧国际物联网医学研究院。

2015 年 11 月 6 日，安徽省芜湖市潘朝晖市长以及胡锡萍副市长参加中欧国际物联网专家签约仪式，Christoph Thuemmler 及白春学教授签署中国–欧盟物联网医学战略合作框架协议。芜湖市政府表示将给予大力支持。

中欧物联网医学研究院的建设目标为建成可为物联网医学实践与教育提供全面理论和技术支持，融科教研为一体的全方位新型研究院。在传感器研发方面将迅速接近国际先进水平；在服务上借助三级联动分级诊疗模式，可迅速达到国际领先水平；在顶层设计和学术沉淀上能保持国际先进水平，扩大中国的国际影响和协助增加设备出口。

二、组 织 机 构

院长：白春学教授，副院长：Christoph Thuemmler（德国慕尼黑工业大学教授），下设科学委员会。

三、主要研究方向

1. 顶层设计　建成可为物联网医学实践与教育提供全面理论和技术支持，融科教研为一体的全方位新型研究院。在服务上应用物联网医学概念，研发三级联动的物联网医学技术，推动分级诊疗和医疗质量控制。将目前医院之间、医师之间，水平不一的看病模式，通过物联网分级诊疗技术，智能诊断和指导治疗技术，以及质控技术，改成为国际标准的现代化流水作业系统，起到"云连知名专家，端享现代医疗"的效果。

2. 学术引领　以人民卫生出版社已经出版的钟南山院士主审、白春学教授主编的两部物联网医学专著《实用物联网医学》和《物联网医学分级诊疗手册》，以及多个领域的国内外 5 部共识为基础，以物联网医疗专委会为平台，进一步提高学术引领水平，成为亚洲领先的物联网医学研究院。

3. 科技创新　根据复旦大学中山医院上海市呼吸病研究所以往工作基础，中国欧盟物联网医疗事务委员会工作计划，进一步研发物联网医学创新技术，在传感器和软硬件研发方面将迅速接近国际领先水平，申请相关专利和计算机软件著作权，构成物联网医学的系列知识产权。获得系列相关课题，起到创新和推广的重要作用，同时联合企业研发部分设备和软硬件，占领亚洲高地！

4. 智能惠众　根据分级诊疗的要求，研发含有国际和国家质量标准的物联网医疗技术平台，做好质量控制，保证医疗水平，起到"三个链接全时空，融合四众在其中，质控防保与诊疗，全新模式惠众生"的效果。

四、基地建设和研究内容

（一）基地建设

1. 研发基地
（1）物联网医学传感器研究室；
（2）物联网医学信息处理研究室；

（3）物联网医学软件研究室；

（4）医学机器人研究室。

2. 示范推广基地

（1）物联网医学社区应用研究室；

（2）物联网医学老年应用研究室；

（3）物联网医学预防和保健研究室；

（4）物联网医学护理研究室。

（二）研究内容

研发自主知识产权物联网医学筛选和医疗级别应用软硬件，要求价廉、简便、易用，且大部分可用于社区医院。

（1）物联网医学三级联动分级诊疗平台：该关键技术包括协助分级诊疗的，基于移动互联网和物联网医学的专家、社区医师和患者互动平台。

（2）非穿戴式筛选级别物联网医学传感器：该关键技术包括生命体征（体温、脉搏、呼吸），睡眠，心电。

（3）穿戴式医疗级别物联网医学传感器：该关键技术包括生命体征（体温、脉搏、呼吸），睡眠呼吸紊乱，重症监护传感器。

（4）呼出气医疗级别物联网医学无线传感器：该关键技术包括呼出气检测肺癌和管理哮喘。

（5）物联网医学智能处理软件：该关键技术包括肿瘤预防保健，帮助医师提供最有效的肿瘤早期诊断、治疗参考方案。

（6）医学机器人：该关键技术包括康复机器人、诊断机器人等。

（7）物联网医学信息可靠传输处理：该关键技术包括医学信息传输的可靠性、安全性、实时性，联合欧盟开发基于5G，甚至6G技术的下一代物联网医学。

（三）建设模式

1. 共建　与芜湖市政府和中兴通讯共建。

2. 联袂　联合上海市呼吸病研究所，复旦大学呼吸病研究所，复旦大学新农村研究院智慧医疗研究所，中国欧盟物联网医疗事务委员会。

3. 开放　对国内外相关国际组织和企业开放，欧盟，也包括美国相关机构和组织可参加，建成下属开放性国际化研究所或研究室，设PI。

五、建设后研究院的功能描述

落实国家战略、发展物联网医学符合国家战略规划，是有质量、有效益、可持续、惠民、绿色和有国际竞争力的工程。我们与国际起步相近，易形成自主知识产权和新的产业链，走向国际市场。带动我国高新技术产业链的发展，赶超国际先进水平，提升我国医疗设备出口能力，加快我国经济的转型发展，形成国民经济的新增长点。

六、共建和联袂单位

芜湖市人民政府、中兴智能科技有限公司、复旦大学附属中山医院、上海市呼吸病研究所。

第五节　开启医疗新模式

物联网医疗技术是移动医疗的升华。在移动医疗发展如火如荼的同时，患者找不到医生、健康缺乏专人管理的行业痛点仍难以消除。此时，物联网技术应用于传统医疗，可以将医院、患者、医疗设备整合，从而降低甚至避免因为延误治疗而引起的惨痛后果。

采用物联网医疗技术，患者只需在家佩戴好相应的仪器设备，打开开关并将检测数据传送到"云端"，即可实现实时在线与医生互动，随时随地了解健康状况，即使相隔万里，也可以实时诊断。目前，白教授团队已实现睡眠呼吸暂停综合征及肺功能在线诊断。

此外，近几年国家大力推行分级诊疗政策，各大医院也都在积极启动分级诊疗。物联网医疗技术可以实现患者与医生的实时互动。物联网医学可实现全面感知、可靠传输、智能存储三级联动的医疗平台，从而让患者在家建立家庭病房，不用外出住院。该技术中涉及的"感"就是数据采集和信息获取，如连续监测高血压患者的人体特征参数、周边环境信息、感知设备和人员情况等；"知"就是指数据分析，如监测高血压患者连续的血压值之后，计算机会自动分析出他的血压状况是否正常，如果不正常，就会生成警报信号，通知医生知晓情况，调整用药，加以处理。

除了可以解决小医院资源差和社区医生经验少的问题，应用到药物研究中还可以做到临床研究人员所梦想的真实世界研究。特别是对于慢性肺炎、哮喘、睡眠呼吸暂停综合征等慢性病患者，经过初诊确定之后就进入了管理阶段，反复复诊耗时耗力。而通过物联网，医生与患者简短交流，再加上通过无线传输的患者资料和身体指标，就可以远程看病、居家治疗。目前，复旦大学附属中山医院就在国内率先推出物联网医学"3+2"肺癌早期诊断法，患者只要用手机扫二维码，就能将病情、病历等发给呼吸科"肺结节专病门诊"医生，同时上传CT片、肿瘤标志物、肺功能信息，医生则在电脑前分析鉴别并及早发现早期肺癌，那些可疑的小结节都将处于医生的严密监测中。

对于物联网医学的发展，白春学教授也提出了当前亟需开展的五大行动：联合其他行业、制定国家标准、培训综合人才、开展质量控制、严谨科学推广。另外，物联网医学的未来，也不仅仅停留在睡眠及呼吸道方面，心脏专科、糖尿病、高血压、骨科等，将来都可以应用物联网医学。

（李　静　白春学）

参 考 文 献

白春学.2013.物联网医学在肺功能随访检测中的应用.中华医学信息导报，28（16）：14.

白春学.2014.改变社区和专科医师服务模式的技术平台-物联网医学的深层次作用.国际呼吸杂志，

34（12）：881，882.

物联网在睡眠呼吸疾病诊治中的应用专家组.2013.物联网在睡眠呼吸疾病诊治中的应用专家共识.国际
呼吸杂志，33（4）：241-244.

杨达伟，张静，白春学.2012.物联网医学的研究现状和展望，国际呼吸杂志，32：1438-1440.

中华医学会呼吸病学分会睡眠呼吸障碍学组.2012.阻塞性睡眠呼吸暂停低通气综合征诊治指南（2011
年修订版）.中华结核和呼吸杂志，35：9-12.

Ansari N，Fong B，Zhang YT.2006.Wireless technology advances and challenges for telemedicine.IEEE Commu-
nications Magazine，44（4）：39，40.

Bamberg SJM，Benbasat AY，Scarborough DM，et al.2008.Gait analysis using a shoe-integrated wireless sensor
system.IEEE Transactions on Information Technology in Biomedicine，12（4）：413-423.

Benger J.2001.A review of telemedicine in accident and emergency：the story so far.Journal of Accident and E-
mergency Medicine，17（3）：157-164.

Brenner R，Bartholomew L.2005.Communication errors in radiology：a liability cost analysis.Journal of the
American College of Radiology，2（5）：428-431.

Hirata A，Fujiwara O，Nagaoka T，et al.2010.Estimation of whole-body average SAR in human models due to
plane-wave exposure at resonance frequency.IEEE Transactions on Electromagnetic Compatibility，52（1）：
41-48.

Li HB，Kohno R.2008.Advances in mobile and wireless communications.Lecture Notes in Electrical
Engineering，16（4）：223-238.

Martinez AW，Philips ST，Carrilho E，et al.2008.Simple telemedicine for developing regions：camera phones
and paper-based microfluidic devices for real-time，off-site diagnosis.Analytical Chemistry，80（10）：
3699-3707.

Tachakra S，Banitsas KA，Tachakra F.2006.Performance of a wireless telemedicine system in a hospital accident
and emergency department.Journal of Telemedicine and Telecare，12（6）：298-302.

Wang Q，Tayamachi T，Kimura I，et al.2009.An on-body channel model for UWB body area communications
for various postures.IEEE Transactions on Antennas and Propagation，57（4）：991-998.

第二十五章　中欧物联网合作

第一节　中欧物联网合作综述

中欧合作由来已久。1975 年 5 月 8 日，中国同欧洲经济共同体建立正式关系。1978 年中欧签署了贸易协定，相互给予对方最惠国待遇，中欧关系迈出坚实的一步。1985 年，在 1978 年贸易协定的基础上，中欧签署了《贸易与经济合作协定》，将中欧合作领域扩大到工业、农业、科技、能源、交通运输、环境保护、发展援助等领域，该协定成为此后中欧关系发展的基础性协定。1998 年，中欧签署了首个《中欧科技合作协定》。

近年来，以物联网、移动互联网、云计算、大数据等为代表的新一代信息通信技术（ICT）创新活跃，发展迅猛，正在全球范围内掀起新一轮科技革命和产业变革。物联网与传统产业、其他信息技术不断融合渗透，催生出新兴业态和新的应用，在加快经济发展方式转变、促进传统产业转型升级、服务社会民生方面正发挥越来越重要的作用。物联网作为我国战略性新兴产业的重要组成部分，正在进入深化应用的新阶段。

物联网已经成为中欧双方及全球共同关注的话题，为了共同推动物联网的发展，于 2011 年 2 月 23 日成立了中欧物联网咨询专家组，并纳入到工业和信息化部与欧盟 DG CONNECT 的中欧信息技术、电信和信息化对话机制中。通过专家组机制，双方分享物联网策略和最佳实践，建立物联网行业和项目合作的桥梁。针对双方政府共同关注的热点问题，如物联网政策、标准、安全及隐私保护、商业模式等，双方不断加强交流与共享，相互借鉴。在关键技术领域，专家咨询组已经确定了架构、标识、测试等共同关注的关键问题。经过专家组的努力，双方求同存异，已经就物联网架构、标识达成一些共识，并与产业界分享研究成果。

在原有物联网合作的基础上，中欧双方都非常重视智慧城市领域的合作。2011 年年底，在成都举行的工业和信息化部与欧盟委员会信息社会和媒体总司第三次 ICT 政策对话会议上，杨学山副部长与斯坦齐齐副总司长共同确定要开展中欧绿色智慧城市的合作，成立中欧绿色智慧城市专家组，在中国和欧盟成员国中各选择有示范意义的典型试点城市，并以专家组为依托开展相关研究。

中欧双方还通过参与双方的研究项目、参加物联网国际会议与论坛，加深双方对物联网技术趋势、产业动态的了解，在更大范围内就物联网的发展交流更多经验，进一步推动中欧双方物联网产业合作，这都为双方物联网部署实施和产业发展奠定了良好的基础。

一、中欧物联网咨询专家组

中欧物联网咨询专家组于 2011 年 2 月 23 日成立，并在北京鸿翔大厦召开成立大会暨第一次会议。中方牵头单位是原工业和信息化部电信研究院（CATR）（现名中国信息通信研究院），专家由来自大学、研究机构、制造商、运营商的代表组成。欧方联络人是欧盟委员会信息社会和媒体总司（现通信网络内容和技术总司）负责物联网事务的官员Peter Fresis，专家组成员主要来自欧盟第 7 框架（FP7）下的物联网相关项目组成员。

专家组成立之初确定的合作领域包括：加强双方在物联网战略层面的合作交流；就物联网的总体框架进行联合研究；开展物联网城市应用试点，建立中欧智能城市试点之间互操作的机制，建设开放的试验床；联合推动国际标准组织物联网标准化工作；进行物联网国际治理和安全隐私政策方面的合作。

2011 年成立至今，专家组共召开了 10 次会议，每次会议确定具体行动计划，并在会后积极落实，从初期的信息共享，已经逐步发展到联合发布白皮书、搭建产业合作平台。

在中欧 ICT 对话机制的指导下，双方通过物联网咨询专家组，开展了一系列富有成效的合作与交流活动，取得了令人欣喜的成效。

2015 年 8 月 31 日~9 月 2 日，专家组在北京召开了第 10 次会议，并在欧盟 EUCTP（中欧商贸项目）的支持下，成功举办了中欧工业互联网及物联网大规模示范对接研讨会、中欧物联网未来发展论坛及中欧物联网策略建议高层圆桌会议，中欧物联网合作取得阶段性进展。

（一）建立了中欧物联网在研项目映射表

中欧双方政府都非常重视物联网的研究，欧盟通过 FP7 计划支持了大量物联网研究和创新项目，中方科技部、国家发展和改革委员会、工业和信息化部也通过 863 项目、物联网专项资金等机制支持物联网的技术研发和应用示范。双方在物联网领域都有一些项目在开展研究，有些项目研究内容类似或相关。为了在项目层面加深了解，相似项目相互借鉴，中欧双方在具体项目层面建立了一对一联络机制，落实了具体技术合作研发，包括物联网架构、语义、测试、应用，双方持续就共同的合作意向和优先级更新映射表，建立了长效合作机制。

（1）合作开展物联网架构、标识等关键技术研究，并联合发布了白皮书和共同声明。中欧双方针对物联网架构、标识等关键热点技术领域开展了合作研究，并在 2014 年 10 月在上海召开的物联网国际大会/中欧物联网合作论坛上，联合发布了研究成果《中欧物联网架构共同声明》、《中欧物联网标识白皮书》。

（2）选定了智慧城市、车联网与自动驾驶、智慧医疗、食品安全 4 个大规模示范对接领域。专家组致力于推动物联网产业合作和大规模示范对接，经过 2014 年 10 月上海会议和 2015 年 4 月法国里昂会议的讨论，中欧双方结合产业需求，确定了智慧城市、车联网与自动驾驶、智慧医疗、食品安全 4 个具体合作领域，并梳理了每个领域所共同面临的问题与挑战，在 2015 年 4 月里昂 SIDO 会议期间，双方针对上述 4 个领域，与 SIDO 参会企业进行了 B2B 对接。在 2015 年 8 月 31 日召开的"中欧工业互联网及物联网大规模示范对接研讨会"上，中欧企业和项目之间进一步就上述重点应用进行了对接。后续专家组将在欧盟地平线 2020 计划与中方重大专项等国家项目层面，针对上述领域，推动项目层面的对接，并结合产业需求，推进大规模产业应用合作。

（3）确定了新的白皮书和立场文件计划，并将择机发布。中欧专家组基于双方在物联网技术、标准、产业等方面的合作与共识，确定了联合起草物联网白皮书，推广中欧物联网的合作成果和研究共识。针对当前双方共同关心的物联网语义热点问题，结合我国专项三语义项目研究成果，与欧方联合起草了语义白皮书。针对物联网标准化问题，双方确定结合各自对标准的研究分析，联合开展研究。上述白皮书和立项文件将在完成后分别在中欧重大会议上发布。

（4）确定了工业互联网作为后续合作的重点领域。随着信息技术的快速发展及其向工业领域的加速渗透，工业互联网正在引起全球高度关注。中欧双方确定了在工业互联网领域加强交流与合作。在专家组的组织下，先后依托欧盟 FP7 CHOICE 项目和专家组机制，分别在 7 月 6 日、8 月 31 日召开了两次工业互联网研讨会，双方专家已经就工业互联网的业务模型及场景、工厂中 ICT 技术趋势、支持工业互联网的云计算/大数据等技术、标准化、网络能力需求等开展了研讨，后续中欧双方将在关键技术、标准化路径、政策推进等方面寻找具体合作点。

（二）　中欧物联网合作研究

在中欧物联网咨询专家组机制的影响下，中欧双方进一步通过参与双方的国际合作项目，加强合作研究。比较有代表性的项目是欧盟 FP7 项目 PROBE-IT（探索物联网发展的路径和基准，pursuing roadmap and benchmark for Internet of things）和 CHOICE（strengthening China collaboration on ICT research with Europe，加强中欧 ICT 研究合作）。

PROBE-IT 是 FP7 的支撑项目，旨在建立一套评估和测试框架，对欧盟已有的与物联网相关的短期、中期和长期项目进行评估，将欧盟物联网研发和产业化情况放在全球范围内进行比较，从而确立物联网优先应用领域的评价工具和选择标准，提出哪些物联网新技术、应用将是未来发展的方向，以此帮助决策者确立未来的研发和产业化应用项目、决定确定未来欧盟研发资金的投向选择标准。

PROBE-IT 项目由全球有代表性的十个合作伙伴共同完成，包括 5 家欧洲伙伴，即 INNO（德国咨询公司）、EGLOBALMARK（法国公司）、Surrey（英国 Surrey 大学）、UR1（法国 Rennes 1 大学，IRISA 伙伴）、UNINOVA（葡萄牙新技术开发研究所），2 家中方伙伴，即工业和信息化部电信研究院（现名中国信息通信研究院）、BUPT（北京邮电大学），2 家非洲合作伙伴，即 CERT（突尼斯通信技术部电信研究中心）、CSIR（南非科学和产业工程委员会）及 PERCEPTION（巴西咨询公司）1 家拉丁美洲伙伴。

项目周期为 2 年，从 2011 年 10 月 1 日开始到 2013 年 9 月底结束，核心工作包括在全球范围内开展物联网优先应用评估、验证物联网技术成熟度和技术路线、开展测试验证和研发等。

CHOICE 也是 FP7 计划支持的项目，旨在持续支持和加强中国与欧洲的信息通信技术研究合作。CHOICE 项目合作伙伴由中国和欧洲合作伙伴组成，中方包括中国信息通信研究院（原工业和信息化部电信研究院）、科技部火炬中心、欧盟促进中心（EUPIC，成都），欧方包括 Brunel 大学、SIGMA 咨询公司、SPI 公司，这些单位基本是前期欧盟 OpenChina-ICT、ChinaACCESS4EU 和 DRAGON-STAR 项目的合作伙伴，以确保先前项目的所有有价值成果获得完全利用，且发挥相关项目的协同效应。

项目周期为 2014 年 1 月 ~ 2015 年 12 月，在为期两年的项目周期中，CHOICE 项目将着重于：识别中欧实现互惠的障碍，并在互惠的基础上鼓励欧洲与中国建立更加平衡的关系，尤其是支持愿意参与中国研究计划的欧洲国民、公司和机构；强调并展示欧盟和中国在信息通信技术研发中的长处；加强欧盟–中国信息通信技术研发的行业合作，同时为"展望 2020 计划（Horizon 2020）"下支配欧盟–中国信息通信技术研发合作的新规则奠定基础。2015 年是 CHOICE 项目执行的最后一年，已经完成了项目网站建设 http：//www. euchina-ict. eu/，形成了在线数据库 http：//euchina-ict. eu/choice-online-database/及http：//choice. spi. pt，并在中国、欧洲召开了智慧城市、互动媒体、工业互联网、物联网研讨会。

二、中欧智慧城市合作

2011 年年底，工业和信息化部与欧盟委员会信息社会与媒体总司（现更名为"通信网络内容和技术总司"）在成都召开了第三次中欧信息技术、电信和信息化对话会议。对话期间，工业和信息化部原副部长杨学山与通信网络内容和技术总司副总司长佐兰·斯坦齐齐共同决定开展中欧绿色智慧城市合作。经过一段时间的紧张工作，挑选中国和欧盟各 15 个城市进行绿色智慧城市合作，并于 2013 年 11 月 21 日中欧城镇化合作伙伴论坛智慧城市分论坛上正式宣布启动。

欧盟的 15 个城市分别是：荷兰阿姆斯特丹、西班牙巴塞罗那、英国布里斯托、丹麦哥本哈根、意大利佛罗伦萨/普拉托、德国法兰克福、法国巴黎伊西莱穆利欧、法国里昂、瑞典马尔默、英国曼彻斯特、拉脱维亚里加、爱沙尼亚塔林、意大利威尼斯、立陶宛维尔纽斯、克罗地亚萨格勒布；中国的 15 座城市（包括建成区）分别为：北京市海淀区、天津市滨海新区、上海市浦东新区、江苏省南通市、扬州市、淮安市、浙江省宁波市、嘉兴市、福建省漳州市、山东省烟台市、广东省广州市南沙区、深圳市前海深港现代服务业合作区、珠海市横琴新区、四川省成都市、新疆维吾尔自治区库尔勒市。

在 2013 年 11 月 21 日中欧城镇化合作伙伴论坛智慧城市分论坛上，来自中欧绿色智慧城市合作伙伴的代表共同讨论了城市运行管理、便民惠民服务、政府高效协同治理、产业发展转型等领域的重大问题。2014 年 4 月 28～30 日，中欧绿色智慧城市合作试点城市交流会在北京召开，来自中欧双方的政府代表、欧盟驻华使团及成员国大使馆代表、中欧绿色智慧城市试点城市代表、技术专家组成员及企业代表总计约 260 人参加了交流会，会议取得圆满成功，成功举行了"新型城镇化、综合规划、城市治理和城市文明"、"基础设施升级和公共服务提供"、"节能减排、低碳生活方式和环境保护"专题对话。由中欧专家共同撰写的《中欧智慧城市合作白皮书》已经正式发布，《中欧智慧城市比较研究报告》专著已经由商务印书馆出版发行。2014 年 6 月，中方代表团访问了欧方的试点城市。中欧绿色智慧城市合作第一期的任务按照计划圆满完成，取得了丰硕的成果，成为中欧ICT 领域合作的典范。目前已经启动第二期合作，合作将更加深入。中欧智慧城市合作的详细信息可参见 http：//eu-chinasmartcities. eu/。

《中欧智慧城市比较研究报告》从全球、中国和欧盟成员国的角度分析了智慧城市的现状和趋势。请 30 个试点城市填写了"智慧城市评估框架"，框架内容包括智慧城市的管理主体和治理、利益相关方如何参与、智慧城市的项目和实践等。在试点城市提供信息的基础上，研究人员进行分析评估，提炼出主要趋势、最佳实践，智慧城市建设中面临的问题和挑战，并提出了解决方案的建议。

第二节　中欧物联网合作典型成果

一、综　　述

中欧在物联网领域，经过几年的合作交流，取得了丰硕的成果。2014 年 10 月 28 日，中欧物联网合作论坛（2014 Sino-EU IoT Forum）在上海世贸商城成功召开。论坛期间，中欧物联网咨询专家组向大会发布了《中欧物联网架构共同声明》和《中欧物联网标识白皮书》。本次论坛吸引了国内外政府、学会、协会、科研院所、运营商、制造商、互联网及 IT 企业及媒体等近 200 位嘉宾参加。

《中欧物联网架构共同声明》基于中欧双方研究和合作，形成了中欧双方针对物联网架构形成的五点共识，包括：

（1）物联网架构参考模型为具体物联网架构设计提供方法和指导。

（2）水平能力是构建物联网的基础。

（3）标识解析系统和以标识为中心的寻址正在同步发展。

（4）语义对资源共享和信息智能处理具有重要意义。

（5）安全和隐私保护需要特别关注。

下一步中欧双方将继续推进物联网架构合作研究。期望通过共同声明的发布为具体物联网架构设计提供参考和借鉴。

《中欧物联网标识白皮书》在归纳总结中欧双方物联网标识研究工作的基础上，指出了当前中欧双方物联网标识发展所面临的共同挑战，并提出了中欧双方对未来物联网标识发展的六点共同意见，包括：

（1）加强 IPv6 在物联网标识领域的研发和应用。

（2）开放网络接口提供物联网标识服务。

（3）推动语义技术在大规模物联网环境的部署和验证。

（4）增强物联网标识发现技术中的移动性处理。

（5）解决物联网标识服务中的安全问题。

（6）开发统一的物联网标识查询服务。

这两份文件，聚焦物联网热点领域，是中欧双方物联网专家长期、共同合作的结晶，内容丰富、观点鲜明，得到了与会嘉宾的热烈响应和高度评价，为中欧双方在物联网领域的进一步合作奠定了坚实基础。两份文件（中英文双版）可在中国信息通信研究院网站（www.catr.cn）和泰尔网（www.cttl.cn）下载。

二、中欧物联网架构共同声明

中欧物联网架构共同声明由中国信息通信研究院与欧洲物联网研究总体协调组

（IERC）联合牵头完成，并共同发表，旨在与业界同仁分享在物联网架构方面的研究成果和共同看法。

在中欧物联网咨询专家组指导下，共同声明是中欧双方物联网专家们共同努力的成果。共同声明基于中欧物联网咨询组合作研究，中欧双方就物联网架构达成了一些共同看法，涉及物联网架构设计方法、水平化能力、标识解析、语义、安全，这五个方面在进行物联网架构设计时需要特别关注。物联网参考架构模型的研究还在持续，中欧物联网咨询组将继续推进相关合作研究工作。

（一）共同声明的出台背景

物联网架构对促进物联网健康规模发展具有重要的意义，是全球研究和关注的焦点，在全球有多个研究项目并且已经形成了很多研究成果。

欧洲 IOT-A 项目专注于物联网架构研究并引起了业界较大关注，该项目为期 3 年，已于 2013 年结束，IoT-A 的一个主要成果就是物联网架构参考模型。FP7 下许多其他项目在各自研究主题下也涉及一些物联网架构研究。IoT-A 并不研究智慧城市、智慧农业、智慧电网、智慧医疗等具体应用领域架构，而是从跨应用领域角度出发研究物联网架构参考架构，其成果作为总体性方法可以用于构建具体领域物联网架构。本声明第三部分给出了 IoT-A 物联网架构参考模型（以下简称：ARM）较详细的介绍。值得关注的是，FP7 框架下许多物联网项目开始使用和适配 IoT-A ARM，从而推进了 IERC 活动链 1（AC1）"架构"中所有物联网项目间的合作。通过 IERC AC1，IoT-A 项目收到了许多建设性的意见，有利地促进了 IoT-A ARM 的改进。

在中国，很多企业、研究机构、大学都针对物联网架构积极开展研究，如工业和信息化部电信研究院、中国电子科技集团公司（CETC）、无锡物联网产业研究所（WSN）。中国也设立了一些国家专项项目来推进物联网架构研究，如新一代宽带无线移动通信网络（简称重大专项三）设立有"泛在网（UN）架构研究和整体设计"（2009ZX03004-001）和"物联网总体架构及关键技术研究"（2011ZX03005-005）两个课题，并取得了一系列成果，同时针对 M2M、WoT、车联网、智慧医疗等特定领域架构也开展了很多研究。物联网架构参考模型可以为具体应用领域物联网架构研究提供重要的参考。

随着物联网加速发展，很多领域已经开展了具体的系统架构设计和物联网系统部署。鉴于这种情况，中欧双方在物联网架构研究基础上形成了一些共识，并以共同声明方式发布，希望能够为架构师进行具体物联网架构设计提供参考和指导。

（二）共同声明

1. 物联网架构参考模型为物联网架构设计提供方法　物联网涵盖许多应用领域，如智慧家庭、智慧城市、智能电网等，不同应用领域的功能、服务模型存在很大的差异。如何定义一个通用的物联网架构参考模型是一个巨大的挑战。为此，针对通用物联网架构设计也涌现了很多新的理念和方法，中欧双方对此也分别形成了一些研究成果。

ARM 是欧盟 IoT-A 项目的一个主要研究成果。在本文件中，物联网 ARM 有两个含义：①IoT-A 项目发布的架构参考模型；②物联网架构的通用称谓。具体含义依赖于上下文。IoT-A 为期 3 年，是物联网架构研究的旗舰项目，IoT-A ARM 是几十位欧洲学术界和产业界专家通力合作的研究结果。IoT-A ARM 并不定义具体的物联网架构，而侧重给出构建物联网架构的方法，如模型、视图、看法、最佳实践等，基于这些方法可以导出具体的物联网架构，这是 IoT-A 项目和其他项目的最大区别。

IoT-A ARM 包含三个互相关联的部分。

（1）物联网参考模型（RM）：提供了一系列的模型，用于定义架构视图的某个方面，其中最重要的一个模型就是物联网域模型（DM），它定义了物联网主要概念术语，如物理实体、虚拟实体、增强实体、设备、资源和服务，以及这些概念之间的相互关系。作为通用的域模型，物联网具体应用领域可以在该域模型基础上进行定制化和实例化，如标识应用关注的实体、标识具体的传感器、执行器等。RM 还提供了①信息模型（IM），这是一个元模型，用来描述物联网系统处理的信息；②通信模型；③功能模型（FM），用来作为功能视图的基础；④安全、信任和隐私模型。

（2）物联网参考架构（RA）：基于 RM 模型部分，RA 基于 Rozanski& Woods 的软件工程最佳实践。RA 包括一系列视图和视角，其中视图侧重于特定系统结构，视角侧重于跨多个视图的参考架构，如安全、可扩展性。

RA 给出的视图之一是功能视图（FV），FV 提出了一个分层的功能组模型并给出了核心功能部分及接口，并可以映射到 DM 中的概念。值得注意的是，FV 并没有穷尽所有的功能。信息视图基于 IM 模型，作为 FV 的补充，对信息处理和信息交互进行了更详细地描述，包括执行信息处理的具体部件。视角则侧重非功能性的要求，包含活动及其策略。还与一些视图与目标架构的部署和运营、物理视图、上下文视图等相关。最后这两方面因为和具体应用密切相关所以在 RA 中没有涉及，而在指导意见部分进行了详细阐述。

（3）指导意见（也称为最佳实践）：定义了基于 RA 和 RM 开发具体物联网架构的方法，特别给出了需求处理过程。由于物理视图、上下文视图和应用紧密相关，虽然不是 ARM 的一部分，指导意见部分仍对如何利用这些视图生成架构视图给出了一般性的描述。指导实践部分给出了一些设计选择清单，可用于开发具体物联网架构。

除了欧盟 IoT-A 给出的物联网架构参考模型，还有一些视图可以为具体物联网架构设计提供参考和指导，如无锡物联网产业研究院提出的六域物联网概念参考模型，其成果正在输入到 ISO/IEC 30141，六域模型定义了用户域、对象域、感知和执行域、服务提供域、资源交换域、运行管理域，并提出了三个不同的物联网参考架构视图：①通用的物联网系统参考架构（IoT-SRA）；②通信技术参考架构（IoT-CRA）；③物联网信息技术参考架构（IoT-IRA）。该模型有些理念与 IoT-A 相似，如物理实体、虚拟实体、不同视图的不同描述，但是对物联网具体域的定义存在差异。运行模式和商业模型也是物联网架构设计需要考虑的重要方面，对此中国电子技术集团公司提出了"物联港"的新概念，作为物联网设备池，提供设备注册、接入、管理和服务封装。工业和信息化部电信研究院提出了架构设计需要考虑的七个方面，分别为：网络视图、功能视图、通信视图、服务调用视图、数据视图、标识和寻址视图，以及安全视图。

1）网络视图描述网络部署模型，通常会基于商业模式定义域模型。

2）功能视图描述功能实体及其功能和交互流程。

3）通信视图描述物联网的信息交换，由于物联网协议多样，可以定义物联网原语来描述信息交换，然后再进行从原语到具体协议的映射。

4）服务调用视图描述不同网络部件中服务的调用机制，如客户端/服务器模型、REST 风格模型。

5）数据视图描述数据属性及数据处理规则。目前，语义技术正在被引入到物联网中。

6）标识和寻址视图描述对象标识、通信标识、应用标识，以及相应的命名、寻址和发现机制。

7）安全视图描述网络安全、信息安全和隐私保护机制。安全对其他六个视图都有影响，在开发其他六个视图的时候都应考虑和设计相关安全机制。

2. 水平能力是构建物联网的基础　由于物联网设备、采集数据、应用领域之间存在巨大差异，物联网架构设计应当特别关注水平化应用，以便为物联网架构师提供一个共同的技术基础，来尽可能实现不同系统之间的互操作性。中欧物联网架构共同研究的目标，则更多地聚焦于那些通用能力，以便促进“广域互联”而不是“局部互联”。在这种情况下，物联网应用系统就不再是一个垂直烟囱式应用系统，而是一个具有可互操作特性的垂直应用系统，不同系统之间拥有一个共同的“水平”基础，如具有兼容性的部件、协议等。

针对互操作、安全等的共性能力还有许多方面需要深入研究，物联网论坛（IoT forum working group）架构与互操作工作组正在考虑定义 IoT-A ARM 属性清单，每个属性清单侧重于系统某个具体方面，如互操作性，属性清单将精确定义所需的部件和 API，同时考虑所有相关的技术和设计选择。不同物联网系统的应用能力及应用能力之间的交互也是物联网架构视图的重要方面。物联网水平化能力的研究总体出发点是降低架构设计的自由度，以便指导和帮助架构师做出正确设计，使这些共性能力能够在系统开发中得以实现。

即使选择了正确的设计思路，还需要考虑这些互操作特性在运行时可能带来的问题。可执行程序数量的增加可能扩大对系统的负面影响。我们需要考虑从物联网架构参考模型可以导出哪些系统结构或某个部分结构，这些结构可能带来怎样的正面或负面影响，是否应该作为物联网架构模型的一部分。例如，互操作性、安全等级或其他跨层属性是否能够实现？为什么能够实现或不能实现？

系统影响非常复杂，并且针对特定系统具有唯一性，因此不结合具体系统难以研究。

物联网架构参考模型不应该被广域互联网络（如互联网）中的所有子系统影响，这是因为广域网络中存在很多这样的子系统。有些子系统是私有的从而不在研究范畴之内，但是开源软件（OSS）系统在研究范畴之内并且正在被关注。通过合理选择具有流行性、相关性和稳定性的 OSS 实现，我们可以建立一组覆盖大部分互联网技术的物联网参考系统。通过分析参考系统运行特性可以改进物联网架构参考模型。

模式驱动方法结合物联网参考模型，可以用于生成具体的物联网平台和应用。这些模型驱动的产品作为定制化 DevOps 软件的起点，从而持续改进产品并使这些产品进入运行环境。这里最根本的问题是如何利用最新的 DevOps 工具和方法，是否需要新的工具和方法。

3. 标识解析系统及以标识为中心的寻址正在同步发展　近年来，基于标识的物联网应用发展迅猛。条形码和 RFID 在供应链管理、物流管理、资产追踪、公共安全、车辆管理等领域都取得了广泛应用。与标识服务相关的核心技术主要包括标识的命名、寻址和发现。用于寻址和发现的标识解析服务对整个物联网架构而言，是一个重要的组成部分。

目前，中国和欧洲都已经提出并使用了许多不同的物联网标识技术，如 IPv6 地址、RFID 标识符、数字对象标识符（OID）等。这些标识技术通常和一定的命名、寻址技术相关联（如面向互联网进行寻址的 DNS 服务及面向 RFID 应用的 ONS 服务），并且部署在中欧一系列范围广泛的实际应用中。同时，标识技术还包括一些发现服务机制，用来提高发现物联网资源的效率。《中欧物联网标识白皮书》对中国和欧洲在物联网标识命名、寻址、发现及具体使用部署方面的情况都做出了详细的说明。此外，中欧双方也都启动了许多和物联网标识技术相关的研究计划。例如，在中国，国家发展与改革委员会资助工信部电信研究院、工信部电子科学技术情报研究所（ETIRI）、中科院计算机网络信息中心（CNIC）及中国物品编码中心（ANCC）共同启动了"物联网标识管理公共服务平台"专项；在欧盟，欧洲物联网研究总体协调组所资助的多个 FP7 研发项目（如 iCore、OpenIoT、IoT@ Work 等），则提出了一系列范围广泛的标识技术解决方案，能够实现跨越多种不同标识命名机制的互操作。

尽管如此，物联网标识技术仍然存在许多挑战，包括：

（1）我们需要确保使用不同标识符的物联网应用之间具有语义互操作性。

（2）我们需要提供在部署和寻址性能方面具有可扩展性的解决方案。

（3）我们需要解决物联网标识命名和寻址服务在授权、验证和加密访问等方面所面临的安全挑战，以及如何避免缓存中毒、拒绝服务攻击等安全威胁。

（4）在物联网资源的发现过程中，我们需要考虑对象的移动性。在这些挑战之中，有一些要求我们对物联网资源的表述进行统一，同时还要把不同物联网系统和服务在语义层面上进行统一。

和上述统一需求相一致的是，欧盟 FP7 框架下的 IoT-A 项目中引入了"标识层"的新概念，作为通信协议栈的第一个汇聚点。通过使用网络层提供的统一接口，标识层使得我们拥有了一个共同的物联网解析框架。而且其他的安全、验证和应用服务，也都可以利用这一层，为物联网中许多不同的设备和应用提供统一寻址。中国在研究未来网络的过程中，也提出了相似的理念，强调在网络层进行面向信息标识或者面向数据标识寻址的重要性。这样一个标识层，就可以通过可视化的物联网系统及标识技术，实现物联网寻址和发现资源的功能。因此，标识层也就可以帮助我们应对上述物联网标识在安全和互操作性等方面的挑战。欧洲物联网研究总体协调组的有些项目，为了验证标识层相关的概念的可行性，实践了 IoT-A 标识层概念的一些功能，这也是他们采纳、实施和遵守 IoT-A 项目所提出物联网参考架构（architecture reference model，ARM）诸多努力中重要的一步。这些实践活动大都关注语义黏合层的描述及其在不同标识系统中的应用。正因为 ARM 可以指导具体物联网架构的建设，所以我们可以期待，未来将会出现更多对标识层的描述和实践。值得注意的是，ARM 的标识层也和一些已经存在的标准（如 OneM2M）并不矛盾。后者更加强调统一不同的对象结构，从而采用一种共同的方式去表达和使用它们的身份。

整体而言，物联网资源的标识，紧密联系于本文件中所谈到的其他几个问题，如实施语义互操作性解决方案，以便在不同的物联网部署中共享资源，以及尤其重要的安全和隐私功能。

4. 语义对资源共享和信息智能处理具有重要的意义 　随着越来越多的技术协助物联

网资源进行自动化处理和共享，语义技术也得到了人们的关注。语义可以用来描述传感器、RFID 读取器、采集到的数据、网络能力，语义标注则让人们可以发现和使用物联网资源。

从物联网架构的角度来看，语义标注影响了几个部件。例如，传感器节点可以发送出带有语义描述的采集数据；数据处理部件就可以用语义标注，来分析和组合不同的数据；应用就可以找到合适的物联网数据或设备，通过查询语义信息来使用它们（这当然是在允许使用的情况下），并且根据不同的标准来找到和发现相关的资源。语义标注，以及在不同信息源之间采用共同元数据而带来的互操作性，将有助于建立一个开放的市场，让物联网数据和设备得到共享和使用。

中欧双方都认识到语义技术对物联网的重要性，因此正在积极开展语义技术和关联数据的研究。最近几年，有多个研究项目已经获得了欧盟的支持，包括 W3C SSN Ontology、IoT-A 信息模型（包括物联网资源、服务和基于语义模型的实体描述）、IoT. est 服务描述模型及关联数据模型等，可以用来描述自身的物联网数据及其他一些研究成果中的针对特定应用领域的语义模型，如智慧城市（CityPulse 中的关联数据模型）。中国也启动了"重大专项三"等研究项目，开发物联网语义说明。

但是，对于受限的物联网环境而言，语义技术有可能是复杂、耗资源的；我们应当设计一套通用的语义机制及领域本体。大部分现有的语义技术研究，都集中在定义用来描述物联网资源、服务和物理实体的抽象模型和本体上面。虽然后者非常重要，但是研究人员需要采取通用的模式和模型（如 id、时间、地点、类型）来定义一系列基本的属性和概念。从而使得这一通用模型可以促进不同平台和提供方之间的互操作性。显然，可以更加详细地描述品质、运行和网络属性的其他特征，也可以被包含在该模型之内，作为可插拔的模块。使用语义技术的另外一个重要的方面，就是提供工具和机制，来产生、发布、测试、查询和使用经过语义标注的数据。有效的工具和 API，可以让发布和使用语义数据变得简单。如此一来，能让大家在更广范围内采用和使用基础模型。同时，使用关联数据的方法，也能让我们把外部描述和通用本体、知识基础包括进来，是一个有效的方法，能够把不同的资源互联起来，并利用网络获得更多的大数据集。

语义标注是中间的内部描述，旨在让我们更加便捷地访问数据，在不同提供方和平台之间进行互操作。因此，语义标注应当清晰明了、方便使用，而且可优化，并应当能够使用在资源受限的环境中，以及对大规模的数据进行标注。同时，它们也应当支持流标注，以及设备、实体和服务描述。因此，我们也应当有相应的工具和机制，可以用来发布、存储、索引、查询和访问这些语义，并对其进行处理，以便从大量的数据来源中，抽取出可以用来执行的信息，或者可以在一个分布式物联网框架内，发现相关的设备和服务。不管语义标注有多复杂，它应该是透明的，不受终端用户和数据的影响，并最终服务于消费者。

5. 物联网架构设计时需要特别关注安全和隐私保护　物联网和隐私、数据保护及安全之间的关系是人们长期热议的话题。物联网设备可以产生大量数据，包括大量的个人数据。物联网安全和隐私保护涉及物联网设备是否达到一定的安全级别、如何保证透明度、在没有用户交互界面的环境中如何提供用户选择、个人隐私保护等问题。近来，大数据潮流下个人数据商业化使用也成为物联网安全和隐私保护范畴下的重要问题。

欧盟委员会提交了一个新的数据保护法案，目前欧洲议会和欧洲理事会正在对该法案进行讨论，该法案将适用于涉及数据隐私和个人数据处理的物联网应用。欧盟委员会的议案将通过不同途径强化数据控制方的责任，如施加问责制、隐私设计、隐私影响评估及安全违反通知。同时，该议案强化了数据主体的权利，尤其是关乎同意、信息、访问和删除的权利。所有这些新问题都会在相应层面上得到重视，以便保证物联网的持续演进和成功部署。欧洲研究单位关注和产业界投资的领域涉及：信息物理系统（CPS）、设备鉴权、可扩展性支持、物联网和重要基础设施、设备可用性。欧盟委员会通过 FP7 和 Horizon 2020 资助了很多项目来开展相关解决方案的研究，以便能够应对这些挑战，涉及的主题有：

（1）使用控制政策：包括"事件—状况—行动（ECA）"实施规则规定的授权和责任。这些规则可用于物联网系统不同设计模型的参考，以及用于框架中实际运行部件的输入。FP7 项目 iCore 中给出的框架定义了组成计算机系统云模型的策略，包括结构、信息、行为、上下文、身份、机构角色及安全规则。这些元模型为安全工程工具开发提供了基础，还可以扩展该元模型来满足管理、安全和隐私的要求。该框架采用了一种通用的设计语言，来表示不同应用域中的分布式系统及抽象层次，包括在互动系统设计语言（ISDL）对精细化关系的支持。

（2）安全安装和配置：现有的可操作证书自举和密钥管理协议要求安装一些初始证书，另外密钥预分配协议，如无线传感器网络中的密钥预分配协议，需要在运行之前对一些最初的证书信息进行配置。FP7 的 RERUM 项目采用了一些方法来引导证书在物联网实体上的安装，描述了如何更新运行密钥，并分析了在智慧城市应用中的可行性。为了避免在网络自举中出现的问题，RERUM 充分考虑了现有自举协议，如 EAP、PANA、802.1x、CoAP、6LoWPAN，定义了过程优化机制，增强了安全能力，以便尽可能减少对智慧城市应用的攻击。

（3）信任和声明系统：FP7 的 COMPOSE 项目设计了一个框架，管理被表述为服务对象、服务、应用和用户的虚拟对象的名声。通过监控名声相关的不同维度，如受欢迎程度、用户反馈、服务遵守其承诺的行为、服务质量或其安全属性（如被政策或合同来定义的属性），可以累计相关的名声值。累计的名声值可以用来制作信任量表，计算不同 COMPOSE 实体的信任值。访问控制模块及在安全架构中设置的监测功能，可以使用这些信任值，来允许资源访问或防止执行特定的处理步骤。

在中国，很多项目研究目标中都包含了物联网安全和隐私保护技术和解决方案的研究。物联网系统评测方法尤其受到重视，国家发展与改革委员会 2012 年资助了一个和物联网安全测试服务相关的项目，项目内容包括感知设备安全测试服务、系统级安全测试和风险评估服务、信息安全脆弱性和补丁咨询服务、集成安全管理服务。为了指导设备研发和系统可靠运行，物联网信息系统安全级别保护、物联网终端运行系统安全、物联网感知层协议安全等方面的研究也在积极推进中。

安全和隐私保护有关的方法、解决方案既可以单独使用，也可以和其他技术（如生物识别、ToR、OAuth 2.0）合并起来一起使用，以便提供一个综合框架。除了纯粹研究和技术工作之外，为保证物联网系统的安全可靠，还需要考虑以下方面：

1）即便我们成功地找到了物联网安全和隐私解决方案，我们也必须看到，如果没有隐私或标准化支持，任何研究解决方案都有可能无疾而终，造成研究工作的浪费。

2）物联网会在许多不同的域中得到普及，这些域有各自的运行和技术要求，背景也各不相同。确保匿名化或者访问控制的技术解决方案，在不同领域可能存在很大的差异。物联网安全和隐私保护相关研究工作需要关注部署和组织方面。

3）大家都广泛承认的一点是，为了影响和有效控制现有物联网的总体发展方向，我们需要以尽可能快的速度，建立起某种形式的全球治理。如果没有物联网治理，支持或采纳一个通用物联网架构或水平化能力会困难重重。如果我们没有投入足够的时间和精力来建立物联网治理，没有下大力气去尊重那些具有重大影响力的行业，很可能导致物联网碎片化。为了获得统一的水平化平台和应用领域，物联网需要在全球层面上进行治理。我们越早开始实施全球治理，越有可能在全球范围内实现物联网接入。

三、中欧物联网标识白皮书

（一）标识白皮书出台背景

中国信息通信研究院与欧洲物联网研究总体协调组联合牵头发表《中欧物联网标识白皮书》旨在与业界同仁分享在物联网标识领域的研究成果。

在中欧物联网咨询专家组指导下，本白皮书是中欧双方物联网专家们共同努力的成果，梳理了中国和欧盟在物联网标识技术领域的发展及应用情况，提出了当前发展所遇到的共同挑战，并对未来方向进行了展望。首先，本白皮书界定了物联网标识的概念和相关技术的研究范畴，包括物联网标识命名、寻址和发现技术。其次，本白皮书总结了物联网标识技术在中国和欧盟的发展及应用现状。此外，本白皮书提出了一系列针对物联网标识技术未来发展和演进所面临的挑战，以及现有的一些解决方案。最后，本白皮书讨论了未来物联网标识技术的发展方向，旨在解决现有物联网标识技术所面临的困难和挑战，包括不同标识技术之间的兼容和互操作，寻址和发现机制中的安全及移动性处理等。

（二）定义

（1）实体对象：在现实世界中存在的可触摸到的、有形的实体。

（2）虚拟对象：在虚拟环境中的某种数据抽象或映射。

（3）联网对象：任何联网的实体对象或虚拟对象。

（4）物联网对象标识：用于识别物联网中被感知的物理或逻辑对象。

（5）物联网通信标识：用于识别物联网中具备通信能力的网络节点。

（6）物联网应用标识：用于对物联网中的业务应用进行识别。

（7）物联网标识命名技术：物联网标识的编码结构设计和分配原则规划，以及其全生命周期的申请、分配和回收等管理过程。

（8）物联网标识寻址技术：不同物联网标识之间相互进行映射的过程。

（9）物联网标识发现技术：基于物联网标识服务，定位和搜索物联网资源的过程。

（三）物联网标识概述

1. 物联网标识概念 物联网利用互联网技术将唯一可标识的对象联通起来，同时基于联网对象（实体对象或虚拟对象）的交互与协作对外提供服务。因此，用来唯一区分不同联网对象的物联网标识技术是开发、部署和运行大规模物联网应用和服务的先决条件。

对于实体对象进行标识的理念，已经广泛应用到现实世界当中，如台式电脑、服务器、移动设备、联网设备（路由器、交换机、集线器等）、网络接口卡、智能仪表、传感设备、执行元件、RFID 读取器、应用网关等。这些实体都与某种标识相关联，如主机名、IP 地址或者通用资源标识符（universal resource identifier，URI）。此外，标识当中还可能包含更多的属性信息，用于说明实体对象之间的关联性。

与此同时，其他一些技术则可以用来标识虚拟对象，如计算过程、软件、服务、数据等。例如，可以通过统一资源定位符（uniform resource locator，URL）来标识网络服务，通过数字对象唯一标识符（digital object identifier，DOI）来标识文档或其他数字出版资源。

未来，物联网服务和应用必将得到大规模的推广，实体对象和虚拟对象需要实现更加灵活、透明的交互，这就要求物联网标识技术能够对上述联网对象进行更加便捷、有效的唯一区分。现有的物联网标识技术已经能够提供一系列解决方案，并且在一定范围内进行了开发和部署。然而，面对大规模的物联网环境，为支持海量对象的互联互通，物联网标识技术仍然面临诸多挑战。

2. 物联网标识体系 基于识别目标、应用场景、技术特点等不同，物联网标识可以分成对象标识、通信标识和应用标识三类。

（1）物联网对象标识：用于识别物联网中被感知的物理或逻辑对象。

（2）物联网通信标识：用于识别物联网中具备通信能力的网络节点。

（3）物联网应用标识：用于对物联网中的业务应用进行识别。

表 25-1 将一些常用的物联网标识按照上述分类进行了举例。

表 25-1　物联网标识分类

物联网标识分类	举例
物联网应用标识	URI，DOI
物联网通信标识	IPv4，IPv6，E. 164
物联网对象标识	EPC，UPC，Handle/DOI，UUID，MAC，URI，URL

目前，上述物联网标识已经得到许多应用，如基于 6LoWPAN 技术的能源管理应用使用 IPv6 地址作为通信标识［RFC6775］，物流应用中广泛采用条码作为对象标识。因此，该分类方法不仅能够说明标识的适用范围，并且说明了各种标识的功能。

3. 物联网标识技术 物联网标识的相关技术包括，物联网标识命名、寻址和发现。

（1）物联网标识命名技术

1）研究范畴：物联网标识命名主要包括物联网标识的编码结构设计和分配管理过

程。首先，不同的国家、地区或组织，将根据实际需求，对物联网标识进行编码结构设计，当前主要存在层次式和扁平式两种设计理念。其次，标识管理机构将研究制定合理的分配原则，并负责标识全生命周期的申请、分配和回收等管理操作。

2）典型案例：信息的可追溯对于实现供应链管理至关重要。例如，在食品安全领域，为了发现有缺陷或者不安全的产品，我们需要追溯、查询产品的时间、位置等历史信息。上述信息往往分散于生产厂商、物流服务商和零售商等各个环节，为了能够实现信息的统一检索，因此需要物联网标识命名技术对产品进行唯一地区分。

（2）物联网标识寻址技术

1）研究范畴：物联网标识寻址是指不同物联网标识之间相互进行映射的过程。域名服务（domain name system，DNS）是互联网中最主要的寻址服务，将人容易识读的域名映射为机器可读的地址。物联网中的标识寻址服务功能更加丰富，不仅能够提供从对象标识到通信标识的映射，还能够提供对象标识到应用标识、通信标识到应用标识等的映射。

2）典型案例：能源的智能化管理，需要使用智能仪表对能源的消耗情况进行监测和统计。如果能够为每个智能仪表分配一个可寻址的 IPv6 地址，则可将其进行联网，并实现能源消耗的实时查询和操作。

（3）物联网标识发现技术

1）研究范畴：物联网标识发现是指基于物联网标识服务，定位和搜索物联网资源的过程。在大规模物联网应用系统中，海量的物联网资源被联通在一起，这种关联性可以反应联网对象之间的关系和依赖程度。物联网标识发现技术，借助这种关联性可以实现灵活有效的物联网资源定位和搜索，打破固定配置的局限性。

当前，根据发现目标的粒度或应用场景不同，物联网标识发现技术可以分为网络层的节点发现和应用层的服务发现两类。而这两类技术都要依赖于资源目录的自动注册和更新。区别于互联网发现技术，面向物联网当中的海量资源，效率和性能是物联网标识发现技术必须考虑的重点。

2）典型案例：监控城市地区的污染水平对于公民和政府部门而言都很重要，他们都努力要避免空气污染对人类健康的危害性影响。现在，我们可以部署一系列不同的空气污染传感器，它们能够提供一些参数的信息，如二氧化氮、二氧化碳、一氧化碳、甲烷、臭氧等。为了动态访问和计算某个给定城市区域中的空气污染参数（如社区、街道），我们需要发现对应监控目标区域内的传感器参数。物联网发现技术可以从两个维度进行资源定位和搜索，即目标区域（如通过经度、维度、半径）和该监控任务的传感器类型及参数。

4. 物联网标识的典型领域　以下将举例介绍物联网标识在不同领域进行应用的典型案例。

（1）能源管理应用：现有的能源管理应用（智能电网、分布式可再生能源网络等）需要从各类别的感知设备当中获取相关信息，如智能仪表、基站等。借助于物联网标识，可以实现相关设备信息收集、定位和检索。不同规模的能源管理应用（如智能家庭、智能大楼、智能街道、智能城市等），通常采取不同的物联网标识技术。对应大规模的应用系统，IPv6 提供了巨大的地址空间，支持动态路由且提供可靠的通信及数据管理功能，具有完善的标准体系，如 IEEE 802. 15. 4g，IETF 6LoWPAN，IEEE1901. 2 等。

（2）供应链管理应用：智能化的供应链管理系统通常会基于 RFID 等自动化标识技术

（automatic identification，AutoID），在标签中采用 UPC、GS1 EPC、ucode 等物联网标识来唯一区分物品，记录物品过去和当前的位置、状态等信息，从而实现物品的定位和追踪，以提高供应链管理的透明化和效率。供应链管理是当前物联网应用的重点领域。

（3）智慧城市应用：在智慧城市建设过程当中，物联网技术已经被广泛应用于城市的各个方面，以提升城市的综合服务能力，典型应用包括智能停车、交通管理、道路监控及智能交通等。在这类智慧城市应用当中，物联网标识与自动化信息采集技术相结合，以综合解决动态资源的查询和管理。

（4）国防和移动性应用：大部分的国防和移动性应用都涉及到地理空间信息，处理固定设备、人员、物品等目标对象的相关信息。以开放地理空间联盟（open geospatial consortium，OGC）的现有标准为例，通常使用统一资源标识符来区分和管理相应的地理空间目标对象及信息。

（四）中国物联网标识发展现状

1. 物联网标识命名技术 采用国际通用编码标准和分配管理原则，电子产品编码（electronic product code，EPC）、IP 地址、E.164 号码、统一资源标识符和统一资源名称（uniform resource name，URN）等标识命名体系，已经在中国的物流管理、M2M 设备管理等物联网领域得到了具体应用。2013 年工业和信息化部电信研究院发布的《物联网标识白皮书》已经对相应情况进行了详细介绍。本部分将结合物联网标识应用的新发展需求，对标识命名技术在中国的最新发展情况进行讨论，包括 CID、Ecode、Handle 和 OID 标识。

（1）通信标识符：通信标识符（communication identifier，CID）是工业和信息化部电信研究院提出的一套面向公众用户的物联网标识命名管理系统，提供了 CID 标识的分配、管理、存储和查询等服务（表 25-2）。CID 标识的标码结构由兼容域、类型域、信息域三个部分组成。其中兼容域和类型域为可选字段，信息域为必选字段。

表 25-2　CID 编码结构

组成	内容	
兼容域	国家和组织码（8bit）	
	标识体系编码（8bit）	
类型域	编码类型（4bit）	资源类型（4bit）
	行业类型（8bit）	
信息域	信息域	

CID 标识编码结构的兼容域可以实现对国内外现有各种物联网标识服务方案的兼容，并有效区分不同的物联网标识服务体系。其中，国家和组织码占 8bit，用于区分不同的国家或者标准化组织；标识体系编号占 8bit，用于区分同一个国家或者标准化组织内存在的多种不同标识服务体系。

CID 标识编码结构的类型域有利于实现对物联网标识的高效管理和统计分析，有效区分标识在实际使用中的编码结构、标识对象及应用领域。其中，编码类型占 4bit，用于指定 CID 标识信息域部分所采取的数值进制和编码长度；资源类型占 4bit，用于指定被标识的物联网资源的类型，如条码、RFID、传感器、M2M 设备等；行业类型占 8bit，用于指定标识的应用领域，如农业、制造业、信息产业等。

CID 标识编码结构的信息域用于指定被标识物联网资源的身份、属性等详细信息。

（2）物品统一编码（entity code，ecode）：是中国物品编码中心提出的用于标识物联网标识体系中任意物品的统一的、兼容的编码方案，该方案规范了 Ecode 标识的编码数据结构与分配原则。Ecode 标识的编码数据结构由版本、编码体系标识和主体代码三个部分组成。不同的版本编码体系标识和主体代码的长度不同（表 25-3）。

表 25-3　Ecode 编码结构

物联网统一编码	备注			
版本	编码体系标识	主体代码	最大总长度	代码类型
Ecode-V0	（0000）2	≤244bit	256bit	二进制
Ecode-V1	1	≤20 位	25 位	十进制
Ecode-V2	2	≤28 位	33 位	十进制
Ecode-V3	3	≤39 位	45 位	字母数字型
Ecode-V4	4	不定长	不定长	Unicode 编码
（0101）2 ~（1001）2	预留			
（1010）2 ~（1111）2	禁用			

注：版本和编码体系标识定义了主题代码的结构和长度。最大总长度为版本的长度、编码体系标识的长度和主体代码的长度之和。

Ecode 标识编码数据结构的版本用于区分不同数据结构的物品统一编码，版本长度为 4bit。版本由物联网统一编码管理机构统一分配。

Ecode 标识编码数据结构的编码体系标识用于指示某一标识体系的代码。根据版本的不同，编码体系标识长度可以为二进制 8bit、十进制 4 位、十进制 5 位等。编码体系标识由物联网统一编码管理机构统一分配。

Ecode 标识编码数据结构的主体代码用于指示某一行业和应用系统中的标识代码。主体代码的结构及分配由某一编码体系的管理机构自行管理和维护。某一编码体系的管理机构在申请编码体系标识时应向物联网统一编码管理机构备案。

（3）数字对象标识系统（handle system，HS）：作为一种通用的名称服务系统，以 Handle 作为数字对象的唯一标识，能够为网络中的数字对象提供永久标识、动态链接和安全管理等基础服务。Handle 已经作为数字对象体系（digital object architecture，DOA）的一部分，提供不同系统、进程和信息资源之间互联互通的基础信息服务。在国际电信联盟的监管下，数字对象编码规范机构 DONA 负责 Handles 全球服务（global Handle registry，GHR）的运行，并发展建立了一组多主根服务器管理机构（multi-primary administrator，MPA）。每个 MPA 将分别运行一个全球的主根服务，可以创建 Handle 前缀（global Handle service，GHS），并对其进行管理。工业和信息化部电子情报研究所代表中国积极参与了 DONA 组织的筹备过程，"Handle 中国中心（CHC）"成为全球五家标码顶级管理机构之一，运行标码全球主根服务，负责中国及其他亚太地区的标码系统运营及管理。

（4）客体标识符（object identifier，OID）：是与对象相关联的用来无歧义地标识对象的全局唯一编码，由 ISO/IEC 和 ITU 共同推荐。使用 OID 可统一现有各种编码方案，实现物联网产品的全球交换。当前，OID 标识已经成功使用在许多物联网应用领域，如信息安全、电子健康服务、网络管理、传感器网络和 RFID。中国 OID 注册中心，负责中国范围内 OID 标识顶弧 ｛ISO arc（1.2.156）｝ 和 ｛ Joint-ISO-ITU arc（2.16.156）｝ 下节点及其分支节点的注册、管理、维护和国际备案。自 2007 年中国 OID 注册中心建立至今，已有 100 余家物联网企业和科研机构申请注册 150 余条顶弧 OID 标识。国家传感器网络标准工作组标识项目组，参与组织 OID 标识的国内标准制定工作。在 OID 标准化工作方面，中国已发布 12 项国家标准并新立项 14 项国家标准。ITU-T X. oid-iot 研究报告《OID 在物联网中的使用指导意见》由中国起草，并且广泛应用在不同应用领域，如农业、公共健康和林业等。

2. 物联网标识寻址技术　本报告将重点讨论标识解析系统在中国的最近发展情况，包括 DNS 和 Handle 标识解析系统。

（1）域名系统：是目前互联网中最主要的标识寻址系统。它将容易记忆的域名翻译为可在全世界范围内定位计算机服务和设备的数字化 IP 地址，能够使人们更加方便地访问互联网。考虑到 DNS 服务的成熟性和稳定性，许多物联网标识的寻址服务均基于 DNS 原理进行设计，或者直接采用 DNS 基础设施进行构造和改进。例如，EPCglobal 网络中所使用的 ONS 标识服务，就是基于 DNS 来提供 GS1 标识及其关联数据和服务的映射。

在中国，中国互联网络信息中心（China Internet Network Information Center，CNNIC）长期负责".CN"顶级域等国家网络基础资源的运行管理和服务。CNNIC 所拥有的国家顶级域名服务平台，在国内外拥有 30 个分布式节点，日均 DNS 查询量在 20 亿次左右，对外提供可用性 100% 的域名解析服务和 99.99% 以上的域名注册及查询服务。

基于在 DNS 领域多年的研究积累和运维经验，中国科学院网络信息中心（Computer Network Information Center，Chinese Academy of Sciences，CNIC）完成了中国物联网标识解析根节点的建设。并通过项目合作等形式，为上海市、重庆市、广东省等物联网应用产业基地的智慧城市、智能家电、市场安监等领域提供物联网标识解析服务。为了支持物联网应用的互联互通，实现物联网资源的集中化部署开发，确定了物联网的国家级根域".NIOT.CN"，为国内的物联网标识提供根解析服务。

此外，为了更好地推动 DNS 技术在标识寻址方面的理论研究和产业应用，中国科技部、发展和改革委员会先后资助了一系列的相关项目。2009 年，在 CNGI 项目"下一代互联网可信域名服务系统产业化"的支持下，CNNIC 在全球建立 10 个 CN 顶级节点，加强了全球 DNS 系统的互联互通性，提高了 DNS 解析性能。此外，该项目实现了 CN 顶级域名服务平台全面支持 IPv4/IPv6 双栈的解析服务，为 IPv6 地址在物联网领域的应用提供契机。2009 年，在国家自然科学基金重点项目"未来互联网体系理论及关键技术研究"的支持下，北京交通大学张宏科教授探索了未来互联网体系下服务标识和连接标识解析映射理论。2012 年，在国家自然科学基金面上项目"物联网寻址关键技术研究"的支持下，南京邮电大学的孙知信教授对物联网标识寻址中的性能及安全等问题进行了研究，特别是在受限网络中的标识寻址问题。

（2）标码系统：数字对象标识 Handle 的寻址系统定义了一个层次化的服务模型。在中国，Handle 系统已经成熟应用于数字图书馆、数字博物馆、数字出版等领域。工业和信息化部电子科学技术情报研究所（ETIRI）、中国互联网络信息中心（CNNIC）、中国科学技术信息研究所（ISTIC）、北京航空航天大学等科研机构和高校都对 Handle 寻址技术的应用和推广做出了积极贡献。2006 年，中国教育部资助惠普公司、北京航空航天大学等单位开展了中国数字博物馆建设项目，目标是创建一个大规模数字博物馆联盟，涵盖 100 所高校的博物馆藏品。该项目采用 DSpace 系统存储博物馆数字化内容，使用 Handle 系统对博物馆资源进行唯一标识，同时用于定位可能存在于其他 DSpace 实例中的拷贝。2007～2010 年，中国科技部资助的国际科技合作项目"建立中国数字对象唯一标识符体系的研究与应用"与美国国家研究推进机构（corporation for national research initiatives, CNRI）合作开展了数字权益管理方面的研究，建立了基于 DOI/Handle 的数字权益管理框架原型，主要思想是利用 Handle 系统技术的安全性和分布式功能，以及标准的 Web 服务接口和权利元数据定义，支持内容权利的注册和发现。当前，工业和信息化部电子科学技术情报研究所正探索促进 Handle 系统在国内食品药品安全溯源、设备全生命周期管理等物联网领域的标识应用。

3. 物联网标识发现技术

（1）在物品万维网中的资源发现：随着物联网各类联网设备的广泛使用，通过统一方式访问联网设备的数据变得愈发困难。物品万维网（Web of Things，WoT）利用 Web 的设计理念和技术，将物联网网络环境中的联网设备抽象为资源和服务能力连接到 Web 空间，使得物联网上的联网设备和业务更容易接入与访问，在 Web 层面实现融会贯通。

2012 年新一代宽带无线移动通信网重大专项"基于 Web 的无线泛在业务环境体系架构、关键技术研究与演示验证"，定义了基于 WoT 技术的互联互通接口规范，使得不同系统的传感器数据能够以统一的消息流程和格式在 WoT 业务平台上交互信息；实现该接口规范的功能模块被称为 WoT 业务中间件（或者是 WoT 适配器），负责对感知延伸网络、泛在网终端、网络和业务层中可以开放的资源（包括数据和能力）进行抽象和开放。在该项目研究工作基础上，发布了两项 ITU-T 建议书《ITU-T Y2063》与《ITU-T Y2066》，作为项目输出。

《ITU-T Y2063 建议书》提供了一个物品万维网的框架。该建议书对物品万维网进行了整体描述，指明了用来支持物品万维网的组件。此外，该建议书说明了物品万维网的功能架构及部署模式。

《ITU-T Y2066 建议书》介绍了物联网的通用要求。这些通用要求是基于物联网当中的通用用例，按照 ITU-T Y. 2060 给出的物联网定义进行构建的。物联网的通用要求独立于所有特定的应用域，涉及经济、商业、社会或行政范围上的知识或活动领域，如交通应用域、医疗应用域。通用要求也可以分类成如下类别：非功能性要求、应用支持要求、服务要求、通信要求、设备要求、数据管理要求，以及安全和隐私保护要求。

（2）M2M 环境当中的设备抽象：设备抽象化指的是设备模式化和资源参数模式化的过程。为了保护不同设备的差异性，本体技术可以使用到模型上，并描述这些设备。在设备抽象的基础上，设备和服务之间的互操作，就可以相对容易地实施，这也包括设备自发现、设备自解析、设备自整合、服务发现和服务通告。2014 年新一代宽带无线移动通信重大专项将"通用 M2M 的设备抽象和语义标准化"作为重要的研究课题。

(五)欧盟的物联网标识发展现状

1. 物联网标识命名技术　针对不同类型的物联网应用，欧盟各成员组织经过深入研究，提出并采用了一系列的标识技术，包括 IPv6、UPC、DOI/Handle 等。这些标识技术都得到了欧盟各组织研究架构的支持。除此之外，欧盟还资助了一系列物联网研究项目，旨在找到整合方案，以求能够跨越多种标识技术之间实现互联互通。沿着这个方向，欧盟委员会正在资助欧洲物联网研究总体协调组（European research cluster on the Internet of things，IERC）的一些项目，它们开发和验证了几种和物联网标识命名机制相关的创新性解决方案。下面，我们将对欧洲物联网标识命名技术的现状及未来展望做一个详细的介绍。

组织研发架构的支持。除此之外，欧盟还资助了一系列物联网研究项目，旨在找到整合方案，以求能够跨越多种标识技术之间实现互联互通。沿着这个方向，欧盟委员会正在资助欧洲物联网研究总体协调组的一些项目，它们开发和验证了几种和物联网标识命名机制相关的创新性解决方案。下面，我们将对欧洲物联网标识命名技术的现状及未来展望做一个详细的介绍。

（1）IPv6：欧盟委员会已经意识到了 IPv6 技术的重要性，并在过去十年间采取了一系列的措施来鼓励加快 IPv6 部署。但是同 IPv4 网络的部署情况相比较，IPv6 的部署数量仍然不多（如谷歌 IPv6 网站统计的最近数据显示，2011 年 6 月 IPv6 网络规模占到 2%，但时至今日也只有 4.5% 左右）。而且，IPv6 一般都是在核心网中，而接入网部分的 IPv6 普及率仍然很低。因此，欧盟委员会已经将 IPv6 的采纳议题加入到《欧洲 2010 ~ 2020 数字化议程》当中。具体而言，该数字化议程强调公共机构支持 IPv6 部署的重要性，以及加速升级互联网 IPv6 的必要性。

同时我们也可以注意到，虽然已有的 IPv6 架构并不是主要用来支持物联网应用的。但是 IPv6 的迅猛发展及欧盟委员会的大力推进，都让它变成一个更加适合于物联网的架构。从 2008 年开始，瑞士研发的 UDG 项目就将虚拟 IPv6 地址映射为唯一对象标识符 OID 来标识各种采用 KNX、ZigBee 或者 X10 等传统通信协议的联网设备。这一方式也在其他几个欧盟项目中得到了验证，如 IoT6，BUTLER，Ebbits 及 IoT Lab 等，进一步展示了 IPv6 及相关技术（如 6LoWPAN，RPL，CoRE，COAP）可以如何支持我们对物联网应用地整合，也包括那些含有非 IPv6 传感器和设备的物联网应用。国际合作基金会和北京邮电大学也成功地使用了 IPv6 地址作为全球化对象标识符 OID，对分散部署在中欧物联网联合测试基地的传感器进行统一的简化获取。类似地，IPv6 也被用于 IoT Lab 项目中整合欧洲的几个 FIRE 未来网络测试平台，用来统一其各自设备的寻址和唯一标识。

（2）数字对象唯一标识符：Handle 系统是一个通用的分布式信息系统，提供高效、可扩展、安全的标识符和解析服务。作为 Handle 系统的创立者，美国国家研究推进机构正在加紧和国际电联（ITU）展开合作，推进 Handle 系统在更广范围内的使用。

最初起源于对电子文档标识和管理的 Handle 系统及 DOI，作为唯一标识的潜力已经在欧洲得到认可。例如，欧洲共同体出版物办公室及欧洲多语种 DOI 登记机构，就将其应用到欧盟委员会的文档管理中。欧盟持久标识符联合会（european persistent identifier consortium，EPIC）也采用了 Handle 系统来管理科学研究数据集。虽然 Handle 系统最初的研发主要针对数字文档，但是后来逐渐演化成为一个更为通用的系统，支持多种对象类型，而不仅仅只是数字文档。它是一个全球范围的分布式系统，在性能、弹性和可扩展性等方面具有优势，已经被国际电联通过推荐标准 X. 1255［X1255］进行标准化。最近，欧盟的 IoT6 项目正在研究将 Handle/DOI 用于持久标识符管理，以及对物联网信息进行可升级和安全的管理。

（3）条形码和 RFID 码：在欧洲，条形码、RFID 等自动化标识技术已经得到广泛应用。其中，条形码技术及其应用已经非常成熟，大部分成本都在耗材上，还有一小部分成本是打印机和扫描仪。而对于 RFID 而言，大部分的成本仍然是硬件，其他也包括服务和软件的组合。这两项技术的年增长率很不同，如条形码的年增长率是大概 7%，而 RFID 则是 14%。面对着如此巨大的市场，我们如果想要发展物联网，就必须要考虑上述两项自动化标识技术。尤其值得注意的是，RFID 及其技术架构研究已经在欧洲被承认是物联网的先驱。

从欧洲内部的普及率来看，欧洲五大国（德国、法国、意大利、西班牙和英国）中，有 17.7% 的公司（遍布制造业、交通业及零售业）在 2007 年的时候，就已经实施或者试点了 RFID（来源：IDC 欧洲垂直市场调查）。制造和物流是两种采用该技术最多的行业，而零售业则落后一步。在欧洲，最突出的 RFID 应用是公共交通，已经在大部分的欧洲大城市都得到了应用。同时，RFID 在物流和供应链管理行业也都还有巨大的增长潜力，单品级的标识将会带来新一轮 RFID/AutoID 市场大爆发。

欧盟组织也在 RFID 市场中占有重要的一席之地，遍布大部分的 RFID 价值链，包括芯片、标签制造商及系统整合商。而且，欧盟也投资了好几个和 FP7、ICT-PSP 计划有关的研发项目，让 RFID 在多个行业中得到部署，同时也调研了技术、商业、隐私、安全和标准等一系列范围广泛的议题。此外，欧盟委员会的行动还包括：

1）设立了一个欧洲 RFID 项目总体协调组（CERP），包括几个成员国和欧盟范围内的 RFID 项目组，是欧洲物联网研究总体协调组的前身。

2）资助了两个协调和支持行动计划（即 CASAGRAS "全球 RFID 相关活动和标准化的协调支持行动"，以及 GRIFS "全球 RFID 互操作性标准论坛"），这两个行动计划支持对欧洲范围内有关 RFID 的政策制定展开协调，并推动各成员单位对 RFID 标准制定展开合作。同时，欧盟委员会还资助、启动了 RFIDinEurope，创立了一个对所有欧洲利益相关人都有利的联合平台，致力于 RFID 的发展、采纳和使用。上述企划和支持行动也致力于推动我们从 RFID 转型到物联网。

RFID 应用主要根据欧洲电信标准化协会（European telecommunications standards Institute，ETSI）的几项标准进行规范，而 GS1 的相关标准主要用于实施供应链管理和可追溯性领域之内的应用。后者的制定，基于欧洲利益相关者的反馈而成，如 CIMO（欧洲新鲜农产品进口商协会）及 CIAA（欧洲食品和饮料行业联合会）。

欧洲最近的部署倾向于将 RFID 标识符和其他类型的 AutoID 标识技术整合到一起，如条形码和快速响应代码。所以，物联网服务不见得会要求所有标识符（如条形码）都要使用某种单一的格式。

（4）通用资源标识符和通用唯一标识符：有一些物联网应用也借助指定的 URI 来标

识物联网对象和资源。典型案例可以参考欧洲物联网研究总体协调组、欧盟委员会共同资助的一些研发项目，如 iCore，OpenIoT，IoT@ Work 及 ebbits 等。这些项目中使用到的 URI 标识符类型，主要取决于所用资源的物联网模型（如 RDF/本体）。其他一些项目也采用 UUID 来定义其他类型的唯一标识符。

URI 让不同的应用整合多个标识解决方案（如 EPC 和 IPv6）。对于特定场景的应用而言，这样的整合是非常重要的。因为在这些应用中，往往存在异构的物联网应用系统，使用了不同的标识技术。

（5）具体行业中的标识说明：除了使用一些各行各业和各个地区都要用到的标识系统之外，某些特定行业会制定一些特殊的规范性标识说明，要求人们遵守，以此来实现可操作性和（或）规模经济效应。例如，欧盟"FI-SPACE 项目"在食品供应链中展开试验，探索了针对动物标识的标准和规范，形成国际标准《ISO 11784：基于 RFID 技术的动物标识编码结构》。这些标准与 RFID 技术及 GS1 标识系统一起使用。

2. 物联网标识寻址技术　欧洲的物联网寻址技术是和目前的命名和管理技术一起部署的。如此一来，人们就可以用不同的标识技术来进行命名服务。

（1）域名系统：DNS 系统可用于命名寻址服务，作为通用 IPv6 基础设施的有机组成部分。针对物联网命名的具体解决方案，一些欧盟项目也展开了研究。例如，FP7 IoT6 项目开发了一个解决方案，用组播 DNS（multicast DNS，mDNS）来发现本地资源，而使用基于分布式哈希表技术的 DNS-SD 服务来检索全球资源。IoT6 的这一解决方案也适用于 IPv6 的传感器集群。

（2）对象命名服务（object name service，ONS）：通常和 GS1 标准组织提出的 EPC 标识符一起使用。ONS 的数据库和检索功能都是基于 DNS 系统构建的。它能根据 EPC 标识符查询物品对应的信息服务器的地址。GS1 自从 2008 年起就一直在运行欧洲的 ONS 根平台，由 GS1 向 EPCglobal 网络中进行订阅的欧洲客户提供服务。ONS 服务通常作为企业信息系统的一部分进行部署，或者是其他的欧盟研究项目，主要用于物流和追溯等应用领域。

（3）标码系统：全球标码注册机构的实例与许多本地 Handle 服务都一起部署在欧洲。这些实例为欧洲的 Handle 系统部署及 DOI 处理机构提供命名服务。FP7 IoT6 项目就和美国国家研究推进机构合作，支持 Handle 系统演进到 IPv6。

（4）基于本体的命名服务：物联网命名的另一个发展方向就是通过构建通用本体及语义连接层，把使用不同标识符的物联网应用系统联系在一起。不同的物联网资源和标识符映射到一个通用的本体之上，该本体就是命名服务的基础。这一方法基于元语义目录结构，让我们能够根据通用本体来管理、分配和使用物联网标识。该解决方案会增加额外的成本，即在语义层面上要标注出物联网资源（如对象和服务），这就是我们想要在不同物联网系统之间实现基本语义互操作性所要承担的成本。

（5）其他命名系统：在欧洲，有一些物联网应用系统也用到了其他的标识命名和寻址机制，以此来提供主流的目录服务，如轻量目录访问协议 RFC4514、CoAP 资源目录，以及通用唯一标识符等。基于 CoRE Link Format 协议，受限的网络服务器能够描述主机资源、属性及连接之间的其他关系。

3. 物联网标识发现技术　上述的大部分命名和管理机制也都有能力实现动态的资源

检索。例如，ONS 让我们能够在信息服务器 EPCIS 中查找 EPC 标识相关的信息。语义网技术（本体、RFD、SPARQL）能让我们具有兼容操作性地发现所罗列出的资源。此外，一些欧洲公司也参与了 OneM2M 标准化工作中对发现服务的规范。另一项与物联网发现服务相关的创新研究是 XMPP 协议。XMPP 标准基金会内部已经制定了一个基于 XMPP 的物联网发现框架。

欧洲物联网研究总体协调组资助的欧盟项目也在研究物联网发现机制。这些研究项目强调高性能和智能（不确定性的发现）。例如，"IoT@ Work 项目"就进行了一些初步的分析，用语义内容框架来创造合作环境。在其中，可以通过一些对等的、协同的方式，在需要中心控制和协调的情况下，去发现、查询那些可以自组织的对象和资源，并将其编成目录。FI- WARE 项目还研究了其他方法，同时发布了相应的通用控制器部件，CASAGRAS2 则承担了一定的具体工作。此外，IoT- A 项目也已经实施、验证和评估了一系列不同的基于标识解析架构的方法，这些方法和 IoT- A 架构模型在本质上是相同的。这些方法包括：

（1）基于地理位置的发现服务。用空间索引结构来高效地检索某地理范围内的指定服务。它还包含一种分布式的联合方法，可以构建一个包含多家运营商的物联网架构，从而能够同时去发现不同运营商提供的服务。

（2）基于语义的发现服务。可以将服务描述转化成一个潜在影响因子不断减少的空间，从而使得服务描述可以根据潜在因子不断聚合。这样，发现请求也转化为潜在要素，只要匹配于最佳匹配集群中的服务描述即可。这让我们可以拆分和分配发现请求，实现一个更容易扩展的基于语义的发现解决方案。

（3）基于联合的发现服务和关联创立方法。它采用了一个联合式、分等级的位置结构来进行语义发现。每个符号性的位置，都对应于分级结构中一个节点，负责这个位置空间内的服务。语义发现只要在该等级之内的节点之上执行。每一个节点只要在一系列数量有限的服务中，匹配于请求即可。如此一来，我们就有了一个可升级的解决方案。

（4）基于 M3 和 uID 的发现服务。使用 M3 语义信息代理架构来发现服务请求。语义信息代理（SIB）实现信息空间的共享。发现是基于一种两步走的方法。首先，SIB 解析服务要决定哪一个语义信息代理可能拥有相关的服务，然后联系这些服务来完成发现。

虽然上述研究尚未大规模进行部署，但是，它们都已经明确无误地说明，发现服务是一个重要的手段，可以增加物联网应用的智能化和准确程度。

尽管物联网标识命名、寻址和发现技术已经在一定范围内实现了开发和部署，但是面向大规模物联网环境的完整、高效物联网标识服务解决方案还处于早期发展阶段。因此，在物联网标识解决方案的发展过程中，仍然面临着一系列的困难和挑战。本章节，中欧双方专家讨论总结了中国和欧盟物联网标识技术发展中将面临的困难和挑战，并介绍了当前的一些解决方案和设想。

（六）发展面临的挑战

1. 互通和互操作性　一些现有的物联网标识命名、寻址和发现技术架构（如 IPv6、Handle、EPC/ONS、URI 和语义技术）已经实现了一定范围内的开发和部署，并能够提供完善的物联网应用和服务。但是，这些技术架构之间并不支持相互间的互连互通，也没有证据显示哪一种技术架构会在短时间内取代其他的技术架构，而主导物联网标识服务。根据当前情况判断，这些技术架构将在一定时间内长期共存，并为各自的应用领域提供支撑和服务。然而，为了实现大规模的物联网应用和服务，需要不同的技术架构之间能够实现互联互通，这就有必要提出一种支持不同物联网标识技术架构之间互通和互操作的解决方案。

2. 物联网标识技术的适用范围 大部分现有的物联网标识技术架构，设计之初的目的并非针对物联网的应用和服务，如 IPv6 是为了解决互联网地址紧缺和以数字方式实现对象追溯的问题。因此，现有的物联网标识技术在一定程度上存在着先天的技术不足，并不能适用于全部的物联网应用和服务。在有些情况下，需要研究界定当前物联网标识技术的适用范围，并研究通过采用相应的新技术手段来突破现有物联网标识服务解决方案的局限性，如通过本体和语义技术来进行扩展。

3. 统一的物联网标识服务平台 从现有物联网标识技术的整体运行状况进行分析，缺少一个一定区域或范围内能够实现统一的物联网标识服务平台。当前，Handle/DOI 和 EPC/ONS 等物联网标识技术都依赖第三方建立的标识服务平台进行管理和运营，并且相互间独立。从长远意义来看，需要建立一个统一的物联网标识服务平台，实现一定区域或范围内物联网资源的统一管理和分配。该服务平台将一方面实现物联网应用和服务资源的统一管理，另一方面将兼顾各个分平台之间的独立性。

4. 性能挑战 物联网标识技术尚处于早期发展阶段，时延和可靠性等性能要求都没有得到充分的考虑。例如，不同物联网标识技术所用到的路由服务器及目录服务器的性能问题，当这些服务器为数以亿计的联网对象提供寻址和解析服务时，它们可靠的性能是一项技术成熟的必要条件。因此，物联网标识技术应当具有能够准确地分配联网对象的数量和能力，为海量联网对象提供寻址和发现服务。这些技术也将为未来实现低宽带网络和低耗能设备之上部署大规模的物联网应用和服务提供支撑。

5. 安全挑战 大部分现有的物联网标识技术都关注容易升级、分布式命名和寻址等服务，而一定程度上忽略了安全的重要性。物联网标识技术涉及到的安全问题包括以下几个方面：

（1）检索和解析过程中，对于命名和标识数据的访问验证。

（2）标识数据的访问权限授权，以及命名和寻址信息的访问授权。

（3）命名和寻址数据的防篡改。

（4）在物联网应用中，服务器之间的数据交换加密。

（5）访问数据包被截取，即操纵携带有命名或寻址信息的 IP 数据包。

（6）缓存病毒，即更改缓存内命名系统执行过程中的信息和查询记录。

（7）操纵物联网标识服务而导致的服务拒绝。

（8）命名分配的相关风险，如篡改标识符等。

研究并设计实现支持上述安全功能的物联网标识技术，以确保大规模物联网应用和服务的安全可靠，就变得尤为重要。

（七）现有解决方案

1. 中国的物联网标识解决方案 在国家发展和改革委员会项目资助下，中国信息通信研究院、中国互联网络信息中心、工业和信息化部电子科学技术情报研究所、中国物品编码中心共同设计开发了国家物联网标识管理公共服务平台，提供具有兼容性的标识解析服务（resource name service，RNS）。

（1）系统架构：平台架构包括解析器、标识服务器及信息服务器。解析器，物联网标识查询客户端软件，具体实现中被设计成可用于各种物联网应用调用的库程序。主要功能包括标识转换、发送查询请求报文及接受响应报文。为了充分利用现有的 DNS 基础设施，所有查询报文均将被转换为标准的 DNS 报文格式。标识服务器，存储了各种资源记录并提供对这些标识映射信息的查询功能。所谓资源记录就是指物联网标识之间的映射关系，也可以包含其他辅助性的信息。信息服务器，存储了特定物联网资源详细信息的资料库，也包括对物联网信息的捕获及查询等借口。为了提高服务质量及系统性能，信息服务器的具体设计采用了 RESTful 风格的访问接口及基于 NoSQL 技术的数据存储机制。

（2）命名机制：两段式的标识编码结构设计解决了当前的标识异构性问题，设计包括标准标识和资源标识两个部分。第一段称为标准标识，用来区分各种物联网标识的编码方式。CID 标识的兼容域和 Ecode 标识的编码标识体系都是可以直接用于标准标识的标识命名空间。第二段称为资源标识，用来区分每一个物联网对象。现有的各种对象标识编码方式都可以直接被当作资源标识对待。为了适应实际应用的需求，大部分资源标识都采用了层次化的编码结构。

（3）寻址机制：为解决标识解析中的异构性问题，RNS 中的标识解析也需要经历两个阶段，分别为标准标识解析和资源标识解析。标准标识解析，标准标识查询请求将首先被提交给预先配制好的本地标准标识服务器。如果缓存没有命中，本地标准标识服务器再将标准标识查询请求转发给相关的其他标准标识服务器。返回的标准标识资源记录包括标准标识和资源标识。其中，标识方式表述只是对应于每一种物联网标识具体编码方式的语义描述。基于标准标识资源记录中的标识方式表述，解析器可将异构的资源标识转换为统一的层次化资源名称（类似于 DNS 中使用的域名）。然后通过标准的 DNS 寻址查询资源标识所对应的资源记录。

2. 欧盟的物联网标识解决方案

（1）基于 IPv6 的命名和寻址方案：欧洲物联网研究总体协调组的相关研究项目将 IPv6 看作未来有能力统一各类传统物联网标识技术的基础架构，并开发了基于 IPv6 的寻址代理器，提供传统物联网标识到 IPv6 的映射。此外，语义网接口也基于 IPv6 的发现机制进行开发和部署，以便通过网页访问物联网命名和寻址服务。

在 IoT6 项目当中，Handle 架构被用于反映传统属性到标识空间的映射。在这种情况下，IPv6 地址不需要显示关于物联网终端配置中的任何信息，基于 IPv6 的物联网端点能完全遵守利益相关者的应用策略。这种方法排出了应用和特定利益相关者直接相连的风险，但也会引起与现有 IETF 和其他政府互联网管理规定的冲突。

（2）基于语义的互操作解决方案：欧洲物联网研究总体协调组研究通过语义技术解决物联网异构系统之间的互操作问题。相关研究项目已构建基于云计算的基础架构，用于开发、部署和运行可实现语义互操作的物联网应用，尤其是需要多个异构物联网系统中提取数据和服务的应用。例如，欧洲物联网研究总体协调组的 OpenIoT 项目开发实现了一个开源的架构蓝本，在不同的物联网系统之间进行语义互操作。该架构提供了基于云计算的目录模块，物联网资源按照采用统一资源标识符来进行注册。统一资源标识符和传感器、物联网资源都用相同的本体来进行关联，以此来确保不同资源在语义上的统一。相应地，在目录上运行的发现模块，方便用户能够通过地点、类型及统一资源标识符来发现资源。发现模块的部署和开发也基于语义网技术（即采用 SPARQL 来查询资源）。

当前，欧洲物联网研究总体协调组通过不同的应用来验证基于语义实现物联网系统间互操作的有效性，包括综合性的智慧城市应用。根据《Horizon 2020 计划》，欧盟将启动新一轮的项目申请，将进一步推动基于语义技术解决物联网资源互操作的研究工作，实现物联网资源的大规模联合和互操作，包括数据和服务在多个云架构之间的流通，以及物联网资源与智能嵌入式设备和大数据处理流程的相关性等。这些研究工作将推动物联网资源在物联网应用和服务当中的互联互通。

（八）中欧物联网标识技术演进的建议及展望

为了解决上述物联网标识技术面临的挑战，中欧双方专家都积极开展相关研究，并于产业界相结合推动物联网技术在实际应用中的开发和部署。以下部分将探索物联网标识技术解决方案的未来演进方向，并提出相应的发展建议。

1. 加快 IPv6 技术在物联网应用中的开发和部署　在未来网络架构中，普及 IPv6 技术具有极其重要的意义，它可能作为一种统一各类异构物联网标识的技术手段。为实现大规模、跨区域的物联网应用和服务，物联网中的相关利益者应当加快 IPv6 技术的开发和部署，进一步完善更加适合物联网环境的 IPv6 扩展技术，如针对移动性的 MIPv6 技术、针对安全增强的 IPSec 技术和针对低耗能智能嵌入设备的 6LoWPAN 技术等。欧盟 IERC 所资助的 IoT6 项目通过开发部署基于 IPv6 技术的寻址代理器，实现了传统物联网标识符（如 RFID、X10、ZigBee）与 IPv6 地址的映射。

2. 推进网络化的物联网标识命名、寻址和发现服务　为了使物联网应用的开发能够变得更加敏捷，应当推进物联网标识命名、寻址和发现服务的接口开放，从而通过网络化的方式访问物联网资源，并逐步实现物品万维网的理念。中欧双方都已经在该方向展开研究工作，如 IETF 正在研究受限环境下的物联网资源访问协议 CoAP，基于 RESTful 风格的物联网资源共享平台，以及基于网络/云的物联网资源发现服务。

3. 验证大规模物联网环境下的语义技术　语义技术（本体/RDF、SPARQL、Linked Data）将有利于整合异构的物联网应用系统，加强物联网资源的互操作性，方便人们动态地、智能地在不同的物联网系统之间查找、发现物联网资源。基于语义技术的物联网标识服务将会是解决物联网标识异构性问题的重要方式。当前，语义技术已经在一些试验性的小规模物联网应用中得到了开发和部署，但是仍需在大规模的、复杂多变的物联网环境下进一步验证其稳定性和可扩展性。

4. 增强物联网标识发现服务中的移动性处理　当前的物联网标识发现技术大多面向静态的物联网资源，而并没有考虑物联网环境的复杂多变特征，未加入物联网资源的移动性处理。随着移动性物联网应用的日益增多，对于尚处于演进中的物联网标识发现技术而言，移动性处理应当得到应有的重视。具体而言，移动性处理不仅要考虑到物联网资源的多归属地漫游，并且要考虑到物联网资源与标识之间的动态映射。

5. 解决物联网标识服务所涉及的安全问题　物联网标识服务正面临一系列严峻的安

全挑战，包括缓存中毒、拒绝式服务攻击、标识记录篡改、标识记录非法获取等。因此，物联网命名、寻址和发现技术应当进一步加强安全机制，建立和健全包含有加密、验证、授权、防篡改和访问控制等技术在内的物联网标识服务安全体系。

6. 提供物联网标识服务的统一查询 对于物联网标识服务而言，查询接口的友好性和易用性是决定其能否成功及得到普及使用的重要因素。异构的物联网标识技术将在一定时期内共存，但对于用户而言应当提供统一的、透明的物联网标识服务。因此，无论物联网服务提供商采用何种标识命名技术和寻址技术，都应该遵循统一的物联网标识查询服务。在这一方面，DNS 体系的设计原理带给我们诸多启发，物联网标识服务的查询功能可以集成为物联网终端操作系统的一部分，提供友好的、易用的查询接口。

第三节 中欧物联网后续合作方向

中欧在物联网领域将依托专家组，继续开展深度合作，为业界搭建合作平台，共同推动物联网的部署实施和产业发展。包括如下几个方面：

（1）中欧将完善中欧物联网白皮书、中欧物联网语义白皮书的中英文版，并分别在中欧重大会议上联合发布。

（2）依托欧盟地平线 2020 计划、我国物联网国家专项，继续推动中欧在智慧城市、车联网与自动驾驶、智慧医疗、食品安全 4 个领域的大规模示范对接。

（3）结合双方在工业互联网领域的关注点，在关键技术、标准化路径、政策推进等方面寻找具体合作点，推动中欧工业互联网合作。

（4）继续推进物联网测试床开放和共享，探索交换专家、联合开展培训等新的合作形式，进一步推进成果共享、人才交流。

我们所生活的世界正面临着全球性挑战——经济危机、饥饿、贫困、气候变化、环境污染、资源短缺等，这些问题给我们的生活带来挑战的同时，也激励我们联合起来，中欧双方充分利用其共同的全球领导力地位，共同应对这些挑战。物联网就像移动通信技术一样，是一种重要的技术手段，可以为我们解决这些问题带来创新的解决方案。

（张雪丽 李海花 葛雨明 刘阳）

参 考 文 献

Barnaghi P, Mirko P M, Moessner K. 2010. Publishing Linked Sensor Data. the 3rd International Workshop on Semantic Sensor Networks (SSN), 668: 1-16.

Bauer M, Chartier P, Moessner K, et al. 2013. European Research Cluster on the Internet of Things. AC02 - Naming, addressing, search, discovery. Deliverable D1, Catalogue of IoT naming, addressing and discovery schemes in IERC projects. http://www. theinternetofthings. eu/sites/default/files/%5Buser-name%5D/IERC -AC2-D1-v1. 7. pdf. [2016-06-07].

Carrez F. 2016. Internet of Things——Architecture IoT-A Deliverable D1. 5 Final Architectural Reference Model for the IoT V3. https://dl. dropboxusercontent. com/u/23123988/D1. 5% 20% 2020130715% 20VERYFINAL. pdf. [2016-06-07].

Compton M, Barnaghi P, Bermndez L, et al. 2012. The SSN ontology of the W3C semantic sensor network incubator group. Journal of Web Semantics, 17 (4): 25-32.

Das R, Harrop P. 2008. RFID Forecasts, Players and Opportunities. Cambridge: IDTechEx.

De S. 2012. An internet of things platform for real- world and digital objects. Journal of Scalable Computing: Practice and Experience, 13 (1): 45-57.

Gubbi J, Buyya R, Marusic S, et al. 2013. Internet of Things (IoT): A vision, architectural elements, and future directions. Elsevier: Future Generation Computer Systems, 29 (7) . 1645-1660.

Ian GS, Vermesan O, Friess P, et al. The Internet of Things 2012 New Horizons. http: //www. internet- of-things- research. eu/pdf/IERC Cluster Book 2012 WEB. pdf. [2016-06-07] .

IETF Networking Group. 2003. Handle System Overview. United States. Internet society Requests for Comment (RFCS) 3650, http: //priorart. ip. com/IPCOM/000020292. [2016-06-07] .

ISO/IEC. 2005. Information technology: open systems interconnection procedures for the operation of OSI registration authorities: general procedures and top arcs of the international object identifier tree. http: //www. itu. int/ITU- T/studygroups/com17/oid/X. 660- E. pdf. [2016-06-07] .

ITU- T Recommendation E. 164 (05/97) . 2010. The international public telecommunication numbering plan. International Telecommunication Union. http: //www. anrceti. md/files/filefield/Rec. E. 164 _ 0. pdf. [2016-06-08] .

Kelly T, Suryadevara NK, Mukhopadhyay SC. 2013. Towards the implementation of IoT for environmental condition monitoring in homes. IEEE Sensors Journal, 13 (10): 3846-3853.

Kolozali S, Puschmann D, Karapantelakis A, et al. 2014. A Knowledge – Based Approach for Real – Time IoT Data Stream Annotation and Processing. IEEE International Conference on Internet of Things. 215–222. http: //personal. ee. surrey. ac. uk/Personal/P. Barnaghi/doc/IEEE_ iThings_ 2014. [2016-06-07] .

Mealling (Network Working Group) . 2008. A Uniform Resource Name Namespace for the EPCglobal Electronic Product Code (EPC) and Related Standards. Request for Comments 5134. Category: Informational. Heise Zeitschriften Verlag. Hannover, Germany.

Panizza AD, Lindmark S, Rotter P. 2010. RFID: Prospects for Europe Item- Level Tagging and Public Transportation. European Commission, Joint Research Centre (JRC), Institute for Prospective Technological Studies. European Union, JRC. Seville, Spain. http: //is. jrc. ec. europa. eu/pages/ISG/documents/RFIDProspectsforEurope. Item- leveltaggingandpublictransportation. PRE- PRINTVERSION. pdf. [2016-06-07] .

Peter Waher, Ronny Klauck. 2015. XEP-0347: Internet of Things- Discovery. http: //xmpp. org/extensions/xep-0347. html. [2016-06-07] .

Recommendation ITU- T Y. 2063, 2012, Framework of the web of things. http: //www. itu. int/en/ITU-T/publications/Pages/recs. aspx. [2016-06-07] .

Recommendation ITU- T Y. 2066, 2014, Common requirements of Internet of Things. http: www. w3. org/2015/05/wot- framework. pdf. [2016-06-07] .

Robert KK, Robert W. 2006. A framework for distributed digital object services. International Journal on Digital Libraries. Springer, 6 (2): 115-123.

Roussos G, Chartier P. 2011. Scalable ID/Locator Resolution for the IoT. International Conference on Internet of Things and International Conference on Cyber, Physical and Social Computing. 58- 66. http: //www. dcs. bbk. ac. uk/ ~ gr/pdf/scalable_ v2. 07. pdf. [2016-06-07] .

Ruta M, Ruta F, Scioscia E, et al. 2013. Semantic-based Knowledge Dissemination and Extraction in Smart Environments. International Workshop on Pervasive Internet of Things and Smart Cities, 2013: 1289-1294.

Saint-Andre P. 2011. Extensible Messaging and Presence Protocol (XMPP): Core. RFC 6120. http: ftp. vim. org/ftp/ftp/pub/documents/rfc/rfc6120. txt. pdf. [2016-06-07] .

Saint-Andre P. 2011. Extensible Messaging and Presence Protocol（XMPP）：Instant Messaging and Presence，RFC 6121，http：//www. rfc-editor. org/info/rfc6121.［2016-06-07］.

Shelby Z，Chakrabarti S，Nordmark E，et al. 2012. Neighbor Discovery Optimization for IPv6 over Low-Power Wireless Personal Area Networks（6LoWPANs）. Internet Engineering Task Force（IETE）. Standards Track. ISSN：2070-1721. RFC 6775. http：//ftp. nluug. nl/pub/documents/rfc/rfc6775. txt. pdf.［2016-06-07］.

Shelby Z，Hartke K，Bormann C. 2014. The Constrained Application Protocol（CoAP），Plant Physiology. 125（4）：2164-2172.

Shelby Z. 2012. ConstrainedRESTful Environments（CoRE）Link Format. www. rfc-editor. org/in-notes/pdf rfc/rfc6690. txt. pdf.［2016-06-07］.

Soldatos J，Ge Y. 2014. EU-China Joint White Paper on Internet-of-Thing Identification，position paper by The European Research Cluster on the Internet of-Things（IERC）and the China Academy of Telecommunication Research（CATR）. www. miit. gov. cn/n11293472/n11293832/n15214847/n15218338/n16261917. files/n16261914. pdf.［2016-06-07］.

Vermesan O，Friess P. 2014. Internet of Things-From Research and Innovation to Market Deployment，IERC cluster book. Gistrup，Denmark：River Publishers.

Wang W. 2013. Knowledge representation in the internet of things：semantic modelling and its applications. Automatika-Journal for Control，Measurement，Electronics，Computing and Communications，54（4）P：388-400.

Wei M，Sun SX，Feng W. 2004. Technology of Internet resources naming and addressing：Handle system. Application Research of Computers，21（5）：252-254.

Winter T，Thubert P，Brandt A，et al. 2012. RPL：IPv6 Routing Protocol for Low-Power and Lossy Networks. Internez Reqnests for Eomment，6550（5）：853-861

X. 1255：Framework for discovery ofidentity management information. http：//www. itu. int/rec/T-REC-X. 1255-201309-I.［2016-06-07］.

Zeilenga K. 2006. Lightweight Directory Access Protocol（LDAP）：String Representation of Distinguished Names，RFC4514. Heise zeitschritten Verlag，Hannover，Germany，1-10. Network Working Group. Request for Comments 5134. Obsoletes：2253. Category：Standard Track. https：//www. rfc-editor. org/rfc/pdfrfc/rfc4514. txt. pdf.［2016-06-07］.

Ziegler S，Hazan M，Huang X，et al. 2014. IPv6-based test beds integration across Europe and China. China，Springer International P-nblishing，137：87-96.

第二十六章　欧洲 e-health：超链接时代的虚拟化保健

第一节　欧洲卫生保健系统的历史根源

一、伊丽莎白济贫法

　　在过去的几十年，欧洲卫生保健系统不断在演变。早在 16 世纪，欧洲政治领导人即认识到对广大公众开放健全的卫生和社会保健系统是财富和繁荣的重要条件，并且对维持社会和平也非常重要。人们普遍认为，英国现代国际卫生服务是所谓"伊丽莎白济贫法"的现代表现形式，后者是 16 世纪伊丽莎白一世为支持病人及穷人引进的。另一突出的例子是在 19 世纪末和 20 世纪初法国和俄国工业革命演变之后，德意志帝国宰相奥托·冯·俾斯麦为防止德国发生社会动荡而制定的社会保障和养老金体系。然而，这些早期实施的社会保障制度在许多方面与当前的卫生保健系统有着根本的区别。但重要的是自主性原则仍然广泛被接受。个人确实接受以下事实：个人的健康及保健是个人的事情或者是家庭的事情。家庭内部的社会联系与财政及物质相互依存，以当时农业为主的社会尤为典型。孩子希望照顾年老的父母以换取土地和头衔的继承。然而，尽管早期的"代际合同"在多数情况下令人满意的，但是在伊丽莎白时代的英格兰仍有小部分病人及穷人生活在贫困及满足简单的需求下。虽然亨利八世及其臭名昭著的婚姻记录终究无法挽救他唯一的儿子，但是不得不说他的女儿伊丽莎白一世是英格兰史上重要的统治者，不仅仅因为她成功击败了西班牙侵略者，更主要是因为她对"现代"社会形成做出的贡献。如同其他著名的统治者（如普鲁士国王弗里德里希），她显然明白作为一个绝对的统治者，不仅仅只是享有一系列特权，更重要的是对人民的责任，这当然必须包括社会弱势群体。她作为英格兰教会的负责人——她的父亲在与第一任妻子阿拉贡凯瑟琳的婚姻中曾与罗马教皇关系破裂，并宣称自己是英格兰的精神领袖，进一步强调了保护弱势群体的需要。然而，典型的社会保障制度初期，伊丽莎白在早期的律法中并没有区分穷人和病人，但是对"值得帮助的穷人"，"值得帮助的失业者"及"不值得帮助的穷人"进行了严格的识别。她采用最基本的设施，在此个人能够寻求庇护并享受基本水平的照顾。在该体系中，教会机构及教区被委托为穷人提供所需物品。

　　这些早期的公共设施比较集中且数目有限。保健也较基本且大多数关注于保护个人免受饥饿。运行此类设施的成本也将下降到最低。在"伊丽莎白济贫法"实施的近 500 年后，它对当今英国卫生保健系统仍具有显著的影响。因此，对当今国家卫生服务责任的理解远远不止是局限在简单的健康维护，而是应关注整体健康和社会保健的提供。这也受到基金和保健现代化及虚拟化的广泛影响，我们将在后面提到。

二、俾斯麦福利国家

欧洲社会保障制度发展的另一重要方面就是俾斯麦在德国 19 世纪末工业时期实施的"养老金系统"和"意外保险"。俾斯麦被认为是现代养老金和社会保障制度的发明者，虽然他最初的想法并未覆盖当今的内容。有趣的是，俾斯麦的举动主要因为当时欧洲突破性的社会变革。即将到来并渐进的工业化造成劳动力需求不断上升，由此引发大规模人口迁徙进入工业区。这一趋势意味着摆脱传统的农业社会，建立一种新型的亚文化，命名为产业工人——无产者。也因此造成工人成天面对复杂和危险的工作条件。职工包括儿童每天工作 12 小时以上。在 19 世纪末和 20 世纪初，对于工作过程的参与，年龄显示出严格的限制。然而，普通的工人阶级家庭在这个明显经济不平衡的社会并无足够的资源来支持家里的病人和老人。作为一个受过良好教育的贵族和保守派政客，俾斯麦担心德国发生任何变革。他意识到过多的社会失衡是不可持续的，迟早将引起动乱。为了缓解工人阶级家庭的压力，他为 60 岁及以上的工人引进了国家养老金（当时预期寿命显著低于当今）。养老金将由雇主和国家共同出资，体现出社会的公平性。同时，俾斯麦推动市区医院的发展，从而改善医疗保健。

几百年来健康和保健一直被视为政治领导人的权利支柱，并且保健的提供最终将稳定国家政权。尽管可能不具直接可比性，但这似乎与克里斯坦森的颠覆性创新理论有有趣的相似处（鲍尔与克里斯坦森，1995）。伊丽莎白和俾斯麦都推出了全新的策略（技术），来自"市场的低端"，铲除"维持"的战略，并创造全新的商业模式。

如今，健康和社会保健系统、养老金模式被认为是国家战略所需，并几乎被每一个国家采用。我们已经经历了漫长的道路。然而，由于突破性的人口和社会经济变化，新数字技术的可用性和人们观念及期望的改变为 21 世纪社会保障制度带来了新挑战。在过去，主要是引出政府对群众保障的责任感、对群众的健康教育，而即将到来的挑战则是对具有更好教育和更加相互关联的个人进行手到手的保障。21 世纪，健康保健将成为一件商品，主要由超链接时代里被授权并经教育的相关人员管理。这将同时容纳选择自由，且对病人具更多责任。

第二节　卫生保健模式的改变

20 世纪欧洲卫生保健系统由相对年轻的社会创造，且较当今具有明显更高的出生率和低预期寿命。卫生保健专业人员数目有限，并且卫生保健最初主要由私人单位提供，并无政府严格调控。

然而，该格局在 20 世纪后半期发生巨大改变。二战后，迫切需要实施可负担的卫生保健系统以照顾大量战争伤员和残疾人。欧洲通过改善教育、技术进步及经济增长累积的财富推动了人口快速增长。所有这些被统一称为战后德国社会经济转型。"经济奇迹"不仅仅描述了德国经济从战后废墟中迅速崛起，更重要的是涵盖了欧洲 50 年代和 60 年代人们的精神。必须迅速建立卫生保健系统，但是最初受二战后资源的限制，政府采用了集权方法。欧洲政府似乎更容易采用中央集权方法以使得资源分配至需要的地方，而不是受经济机遇的驱动让卫生保健基础设施失去控制并分配不均。

一个很好的例子就是 1948 年建立的英国国民健康服务（NHS）。在找到永久的架构前，该制度仅是一个暂时性的方法。然而，尽管过去的几十年，NHS 经历了细微的改革，但约有 70 年未发生重大改变。近几十年，集权及政府强控的另一重要驱动力是避免社会差距，进而加强社会凝聚力。

随着集权制度的实施，尤其是在 20 世纪 60 年代及 70 年代，医院新的建筑达到高峰，并且医院治疗被认为是金标准。该观点的建立基于当时欧洲的人口学特征：年轻人及流动人口是大多数工业和农业社会的代表，他们慢性病及多种合并症的患病率低。创伤和急性病，如心肌梗死的发病率明显高于现今，病人多数在当地医院确诊，并采用一站式的方法治疗。这也引发医疗朝着专业化方向快速转变，并导致新的专科和亚专科的出现。

20 世纪初期，全科医生自由实践的技能和设备水平几乎与教学医院相同；然而，必须承认 20 世纪后半期集中的医疗设施，如医院内诊断和治疗技术的可靠性显然比较优越。昂贵的大型医疗设备（如 CT 及 MRI）、新技术（如放疗，心脏导管）及新手术方法（如起搏器置入、移植手术、微创技术）的出现及引入使得个体执业者或小团体的医疗水平无法与医院媲美。

在 20 世纪 80 年代末，欧洲出现几个比较明显的趋势：一方面无法忽视的人口老龄化日益加重。除了错误的原因外，越来越多老人被收入专科医院病房。现在，病人几乎为老人，且多因多种合并症入院。此外，个人常因社会环境功能障碍而重复入院（旋转门效应）。因此，忽然地，专家为中心、医院为重点的医疗体系似乎不再适用。人们的需求发生了转变。慢性病及多种合并症的发生率升高。同时服用多种药物的概率也大大提高。虽然医院已经发展走向"专家为中心，医院为重点"的策略，但越来越迫切地需要一个全面的、广泛分布的、以病人为中心的医疗模式。这导致高度管制的市场出现"需求"部分不相容。

尽管，新的需求最初促使政府将现有的医疗设施推向更全面化，并在医院实施及推出更多专家，如老年医学专家，但这对减少床位利用率及降低急剧上涨并持续超越欧洲 GDPs 的住院费用作用不大。虽然该趋势的发展速度在 2007 年金融危机时，通过通货紧缩已有所放缓，但仍有很多指标提示欧洲在未来几年，将面临医疗开支急剧增长，平均的医疗支出有可能超过目前 10%。

公共医疗和长期护理支出在欧洲各国间具有显著差异。在成本控制的情况下，预计的支出增长速度在英国及北欧国家小于 3% GDP。在这些国家，人口发展趋势将更加稳定，长期护理的比例也相对较高。相反，西班牙总支出的增长率将占 GDP 4%，这主要因为劳动力参与率增加，使得无法由家庭提供护理。在中国，在成本控制和压力并存的情况下，支出比例将在 2060 年翻一番。

检测公共健康花费的另一重要因子就是老年人抚养比（定义为大于 64 岁的老年人口/15~64 岁的劳动人口）。根据世界银行，目前德国的老年人抚养比在 2011 及 2015 年将保持一致。相比于同时期的中国（老年人抚养比仅发生轻微的增加，从 11 至 12），数字显然比较巨大，且毫无疑问，德国必须采取紧急行动以解决这一严峻的形势。然而，有趣的是，在未来二三十年，中国与欧洲的差距将显著拉紧。根据经济合作与发展组织

（OECD），在中国，老年人抚养比将显著增加，2030 年将从 12 升至 25，2060 年约 50。对此，中国通过改变独生子女政策做出反应。这是否将导致显著影响，还有待观察。貌似欧洲的老年人抚养比更加不利，尽管欧洲从未有过类似的限制。当然，独生子女政策的逆转将对中国人口及相关的社会经济发展产生有益影响。

最近几年，越来越清楚地认识到"专家为中心，医院为重点"的卫生保健模式在欧洲已经不再适用。从 20 世纪 80 年代末开始，为减少医疗保健支出，床位数不断在减少。已努力推动日诊所及门诊微创技术策略。白内障手术、关节镜及腹腔微创手术数目大幅增长，同时平均住院天数持续下降。欧洲国家，如芬兰、瑞典及葡萄牙，作为日间手术进行扁桃体切除的数量大大增加。

以上讨论的方面能够被实施的证据是"专家为中心，医院为重点"的医疗模式已经向全面覆盖、病人为中心的模式转变，且后者正如火如荼地进行。此种做法有益于创造具弹性人口的卫生保健系统，并避免地理、人口及社会差距。全面覆盖并以病人为中心的保健体系将病人置于多项专业护理的中心，并可涉及非正规护理，如来自朋友、家庭成员及邻居的积极护理。该种模式将医疗护理点推广至外周，并大大降低了病人院内获得性感染的风险、因长期住院所致的社会关系网下降甚至崩溃。

然而，虽然全面覆盖并以病人为中心的保健模式能够在社区进行，并整合和授权专业护理人员实施，但需要强大的设施来开展并及时交换相关医疗信息。它还需要将移动设备和感应器速度加强 1000 倍以上，并且需将整合医疗数据的能力作为新服务的一部分，进而把来自全国各地不同网络、不同设备相对较短的数据转换成有意义的汇总信息。迄今，物联网具有获取病人信息并进行集中储存的能力。然而，为了增加网络的效力及效率并达到超链接系统要求以减轻综合性卫生保健设施如医院或护理院的压力，下一步需要允许超链接和跨不同区域（如药品物流、运输、社会服务）的整合服务，并以更安全可靠、值得信赖的方式运行。

已有越来越多的医疗保健采取日间手术、日诊所、社区诊所、GP 办公室及互联网的方式实施。然而，为了支持该趋势并使医护点逐渐转变至需要信息及数据的地方，必须改善交流。因此，快速部署高速度的移动网络及医学物联网以支持虚拟化保健至关重要。

第三节　欧洲 e-health

一、术　语

（一）e-health

e-health 是当今一个时髦的词汇，它于有医疗讨论发生之地无处不在。然而，应仔细研究该术语，因为常有几个专业术语频繁出现，但不总是作为同义词使用，如 tele-health、tele-medicine、m-health 等。e-health 的定义由 WHO 推荐。

e-health 是指以电子方式传输卫生资源和卫生保健，它包括三个主要方面：

（1）医学专家和顾问传递医疗信息主要通过网络或电子交流设备。保健专家和保健顾问主要通过网络和电信传递医疗信息。

（2）运用 IT 和电子商务的力量改善公共卫生服务，如通过卫生工作人员的教育和培训。

（3）在管理卫生系统时，使用电子商务及电子商务化实践。

e-health 为医疗资源（如信息、资金和药品）的使用提供新的方法，并能及时改善这些资源的有效运用。同时也提供了一种新的媒介用于信息传播和机构、卫生专业人员、医疗服务提供者和公众之间的互动及协作。

（二）m-health

技术术语 m-health 的出现追溯到大规模部署移动电话和移动设备的时代。尽管一些研究人员对此理解不同，但根据 WHO，m-health 是 e-health 的组成部分。有时移动电话应用主要是指 m-health，以区分广义的 e-health 技术，后者不仅仅指智能手机或平板电脑的应用及相关设备。以下定义已经被 WHO 发表。

（1）m-health：是 e-health 的一个组成部分。迄今为止，并没有建立 m-health 的标准定义。全球电子卫生保健观测组（GOe）将 m-health 或移动医疗定义为由移动设备，如手机、病人监护设备、个人数码助理（PDAs）及其他无线设备支持的医疗和公共卫生实践。m-health 涉及对移动电话核心使用程序如语音和短消息收发服务（SMS）的应用，同时也涉及其他更复杂的功能和应用，包括通用分组无线服务技术（GPRS）、第三和第四代移动通信（3G 和 4G 系统），全球定位系统（GPS）和蓝牙技术的应用。

（2）tele-medicine：是一个有些过时的词，是"远程信息处理"和"医学"在语义上的合并。WHO 对远程医疗的定义为，tele-medicine 是利用电信诊断和治疗疾病和亚健康状态。

（3）tele-health：根据 WHO 的理念，tele-health 需要被理解为更广泛和更普遍的术语。定义为 tele-health 包括监督，健康促进和公共卫生职能。它的定义比 tele-medicine 更广泛，因为它包括计算机辅助电信技术支持的管理、监督、文献和医学知识的获得。

这类话题可以延伸到其他讨论如远程手术、机器人、智能药品等。然而，最重要的是显然不存在具有清晰定义的术语。尽管 WHO 和其他标准化的组织做出了巨大努力，仍常常需要适当的定义术语以防止误解，尤其在学术论文或演讲中。上面所讨论的术语没有明确的共识，没有人可以在公开讨论时依靠现有的定义。

二、技术发展现状

由于渐进式的人口和社会经济变革，全球卫生保健模式都在转型：从一个"专家为中心，医院为基础"的模式转变为广泛覆盖的"病人为中心"的模式。后者一方面通过临床医师、社区护士给予病人更多照顾；另一方面，病人和非正规的护理人员，如家庭成员、朋友和邻居都会更具独立性、更易于掌控护理知识，但仍需继续承担更多的责任。

欧盟委员会和很多国家政府对 m-health 及其从社会和经济视角产生的潜在积极影响寄予厚望。据欧盟委员会研究，m-health 市场正蓬勃发展。2014 年有 100 000 个 m-health 运用者，预计 2017 年市场容积将达到 180 亿欧元。英国政府最近发表了一个报道，概述了

m-health 如何帮助专业技术不熟练的卫生工作人员和非正规护理人员胜任日常任务，否则将需要更专业化的个人以优化生产力，释放效能储备以保持卫生保健经济实惠。其中的一些想法追溯至克里斯坦森（哈佛大学的经济学家）及他在"颠覆性创新技术"方面的工作、该理论在医疗保健方面潜在的体现。然而尽管这些想法很诱人，但确凿的证据清楚地表明，当前欧洲公共卫生保健系统中 e-health 和 m-health 的系统性实施水平落后于预期，尤其考虑到欧盟和各国政府在数字议程上所列的目标。例如，"欧洲数字化议程中的电子健康行动计划 2012-2020"揭示了欧洲和其他地区的 e-health 技术进展相当缓慢。究其原因仍然不十分清楚。欧洲议会上欧盟委员会的报告明确陈述了目前存在的问题与 e-health 解决方案中缺乏信心，证明 e-health 工具和服务成本效益的大规模证据有限，病人、市民和医护人员对 e-health 解决方案缺乏认识和信心。2013 年欧盟的 e-health 利益相关群体在电子健康记录方面做了报告，阐述了在卫生保健中使用信息通信技术的主要缺陷在于：缺乏隐私和保密的保障，接入互联网缺乏平等，预期缺乏明朗化，IT 知识和信息缺乏，缺乏信任和接受。一篇关于 e-health 实施并包含 37 篇论文的系统性综述揭示了以下领域强大的赤字：

（1）搞清 e-health 系统，明确其目的并验证效益，确定其对用户的价值和实施计划。

（2）描述和定义未来基于最新技术，如物联网，5G 和大数据的基础设施。

（3）促进或抑制参与的因素。

（4）利益相关者角色和责任的澄清。

（5）风险管理。

（6）实施过程中可能会被用户所产生的知识进行重新配置的方法。

（7）标准化。

然而，欧洲在最近已经将一项新的契约注入 e-health 和 m-health 领域，主要是通过立法定义卫生保健系统中数据存储和交换协议的实施要求。意大利地区政府已经开始通过一个中央平台实现医学文件存档和分配。2000 年博洛尼亚的欧洲杯代表艾米利亚−罗马涅大区管理了 7 千 5 百万份文件，并作为当地电子健康记录框架的一部分。最近澳大利亚政府向埃尔格（ELGA）出台一个集中的数据存储库，允许卫生领域的服务提供者将数据储存在一个政府化经营设施中。市民可以随时监控他们的病人文件及相关数据使用。此外，病人作为数据拥有者，可通过自定义隐私设置控制他们个人信息的使用。市民可以在任何时候选择进入和退出。在德国，"卫生领域中的比尔安全和安全数字化通信和应用"或"e-health 立法"刚过议会。此外，德国政府刚刚发起一项倡议用于在全国各地建立一个专门的网络基础设施以实现信息的无缝交流。此项开发活动将由德国联邦科教部出资。有迹象表明，预定的架构可能与意大利及澳大利亚现有的方法显著不同。丹麦电子健康记录已经全面实施，并遥遥领先。必须公平地说，小国家因为行政和管理原因，在实施技术如电子健康记录时具有优势。

这些 e-health 平台的实施协同政策、管理及资金的措施对促进卫生保健中新兴技术如物联网，5G 和大数据的引入及部署至关重要。利用大数据分析算法实现物联网深入分析及超高速、低延迟和更可靠的连接是我们社会虚拟化保健策略和超链接实施的重要部分。在超链接社会启用新的联网护理策略，将允许护理点转向社区需要的地方，甚至进入病人家庭；免费的医疗资源和帮助将更进一步建立以病人为中心的社交网络。这些网络包括传感器、加载器、终端、处理器和软件，以便及时连接"真实世界"和"虚拟世界"，并通过复杂的算法实时处理数据。这些复杂的系统经常被称为"信息物理系统"，并有可能成为欧盟"地平线 2020"研究计划和欧洲国家科技攻关项目计划中重要的大型研究项目。这些系统与所有工业领域包括卫生保健的相关性不容低估。信息物理系统对国家的良好建设至关重要，并因此成为欧洲数字化议程的重要组成部分。为强调这点，欧盟委员会在目前的"地平线 2020"项目中为此提供了大量的研究经费。该领域研究的成功很大程度取决于不同核心成分的好坏——IoT、5G、大数据、云计算机和管理/政策活动能够很好地被整合为相互依存的关系，借此可以被非常细致地观察以保持这种势头。

国家和国际层面的相关研究中另一极为重要的领域是在不同相关产业领域如卫生保健提供商、软件开发商、硬件制造商、健康保险公司等设计和实施值得信赖的私密和安全保障措施。这不仅涉及个人的安全、隐私和机密保障，也增强了未来的医疗基础设施在面对一系列不利情况时的抵抗力和应变能力，这些情况通常来自网络和物理攻击、意外损坏、自然灾害、黑客和恐怖袭击。卫生保健被认为是全球范围内的"关键基础设施"，它对公共社会的日常功能至关重要。该系统必须是可靠的，并且即使在面对压力时能有能力提供重要服务。

e-health 是欧洲数字化议程和当前欧盟"地平线 2020"项目（截止至 2020 年，将对欧洲和其他国家提供研究经费）的一个重要部分。"地平线 2020"也可向中国团体出资，并且由中国资助机构共同资助，如中国科学研究院建议增加合作研究方法的覆盖范围和影响。

第四节　社会经济挑战及技术启发

由于欧洲和其他国家卫生保健花费逐年攀升，因此迫切需要工业化国家和新兴经济体改变提供卫生保健的方式。在欧洲，医疗费用大致占国家 GDPs 的 9%。虽然紧缩措施可能阻止该费用进一步急剧上升，但该上升趋势持续存在，因为它与人口密切相关。例如，德国医疗费用将自 2006 年的 3300 亿美元上升至 2020 年的 4600 亿美元。同样的情况也发生在其他国家，如美国同期医疗花费将从 27 000 亿美元升至 46 000 亿美元，而在中国，医疗费用将增长 7 倍，从 1560 亿美元到 10 000 亿美元。经济因素一直是国家层面数字化议程和欧洲数字化议程最大的驱动力之一。作为欧洲数字化议程的一部分，e-health 和 m-health 对欧洲财富和繁荣非常重要。欧盟委员会明确建议对卫生保健进行投资。近几十年来，花费在 e-health 研究的数十亿美元是大家的希望，期望信息通信技术（ICT）将有助于创新，并将医疗效率和效益提高至一个人口挑战能够被中和或至少显著降低的顶点。个人层面上，新技术通过加强病人与其正规和非正规护理人员的沟通，有望减少那些残疾人的依赖性，加强社会协调一致性，从而使保健的提供更接近病人的需要，而不是单纯的虚拟化医疗。英国国家情报局（NIB）最新报告："更好地利用数据和技术能够改善健康，改造生活质量，降低医疗和保健服务的成本。它使病人和市民更好地控制自己的健康和幸福，授权护理人员，减少护理专业人员的管理负担，并支持新药物和治疗的发展"。该报告警示了健康与福利、护理与质量、资金与效益之间的差距，并呼吁为病人及其正规和非正规护理人员开放获取信息的入口。NIB 识别并突出"技术传递过程（将技术从技能精湛者传递至不熟练者，并最终传递至消费者。重要的是，这将导致低收入工作人员获得新的技能，并激活消费）"的价值。

这些想法并不是新的，是基于哈佛大学克里斯坦森在"颠覆性创新理论"方面的工作，以及在卫生保健中使用"颠覆性创新理论"的潜在机遇。但是，毫无疑问，为了实现虚拟化护理，传递相互间的技术和服务需要高度复杂的技术，但这技术在目前是不可能的。因此，e-health 和 m-health 理所当然成为欧洲数字议程的优先目标。然而，在 2012 ~ 2020 的 e-health 议程上，公众顾问明确表明 e-health 在欧盟的占有率远远落后于预期。根据欧盟委员会与欧洲议会、理事会、欧洲经济和社会委员会及当地委员会之间的沟通，电子健康行动计划 2012 ~ 2020 ——21 世纪创新性卫生保健指出"目前存在的问题与 e-health 解决方案中缺乏信心，证明 e-health 工具服务成本效益的大规模证据有限，病人、市民和医护人员对 e-health 解决方案缺乏认识和信心有关"。

尽管欧洲自 2012 年来已取得了一定的进展，但仍需提高新技术和理念的利用率，进而向超链接社会靠拢，实现纵向和横向整合。实现该目标的一个重要驱动力是德国工业 4.0，后者在传统产业和遗留系统上寻求发展顶级的数字化服务平台。目前倡议正将相关知识从工业 4.0 转移到健康领域。健康 4.0 将成为整合 e-health 及 m-health 内容与新兴成熟技术如物联网、大数据和 5G 于一体的主要研究领域之一。

第五节　迈向强化的自我管理

疾病的自我管理是健康 4.0 的焦点。使用 e-health 技术增强自我管理，不仅对慢性病病人的生活方式、生活质量及疾病预后具有积极影响，而且利于资源的有效利用。在慢性疾病的自我管理中 e-health 技术的成功使用需要进行病人教育。自我管理教育可以鼓励病人参与和加入健康计划。通过病人教育，慢性病自我管理已被证明能够有效改善健康状况，减少住院治疗。自我管理教育的基本组成部分包括疾病的理论知识，在日常生活中制定管理疾病的目标和发展策略，包括生活方式和行为的改变、实施自我监测和处理紧急情况的实践指导。有效的公共卫生运动对传播关于自我管理的关键信息（教育包括警示疾病发作的轻微症状、治疗策略的建议）非常必要。在自我管理中，病人不仅未处于危险中，而且积极参与自己的治疗。医生、护士和其他卫生保健专业人员在识别健康相关的重要行为、评估个人和群体需求及支持行为改变方面具有重要作用。他们与病人保持规律的联系。这也是通过社会化媒体平台信息的共享鼓励病人及其正规和非正规护理人员积极参与。

一、心理、社会和文化因素对行为改变的影响

相较于传统的保健方法（专家告诉病人该怎么做），慢性病的自我管理意味着病人自我控制。病人的行动将决定他们的健康状况。他们决定吃什么，什么时候锻炼及是否采用处方。教育水平可能是影响行为变化的一个因素。在胃食管反流病（GORD）的病人教育中，Urnes 等（2007）的亚组分析显示，仅有初级学历的病人生活质量得到了提高，而具有高级学历的病人生活质量反而没有任何影响。研究人员解释说，仅有初级学历的病人需

要更多强化的学习方法以获取必要的知识和技能用于管理自己的疾病。与此相反，具高级学历的病人可能通过日常咨询和公开信息获取信息管理自己的疾病。精神健康即使发生轻微的下降也将与学习水平降低相关，并最终影响健康状况。这强调将解决病人抑郁情绪作为教育计划一部分的重要性。健康素养低将导致慢性病病人健康状况不佳。因此，有必要探讨慢性病病人的健康素养水平，以及促进 e-health 技术持续使用的因素。这涉及观察人们与数字化应用、设备和技术相互作用的方式，以及如何利用这些相互作用，促进电子健康技术融入人们的日常生活并持续使用。总之，这些研究结果表明，了解心理、社会和文化因素对病人动机和行为的影响非常重要。

健康行为是指个体从事的行为可以对健康产生积极的（如体育锻炼和医疗筛查）或消极的影响（如吸烟）。改变健康行为具有重大挑战，特别是超过一个行为或生活方式需要改变时。例如，在治疗慢性病如胃食管反流病病人时，通过生活方式和饮食结构的改变干预导致疾病的原因。如果改变不同健康行为的过程相似，则可能同时有效地干预多个行为。成功改变一个或多个生活方式，可能会增加信心和自我效能，以改善低动机病人的风险行为。一项探讨 e-health 在促进健康生活方式方面有效性的综述表明，以计算机为基础的干预措施可改善多种健康行为，因为干预内容主要针对病人的具体需要。

二、利用理论设计有效的健康行为干预措施

行为改变理论/模型如自我决定理论可以融入 e-health 技术应用的设计和开发中。如何选择合适的理论，主要取决于干预的目标、目标人群、选择的干预信息和需要改变的行为特征。更重要的是，我们的目标是要确定这些理论中的变量和过程，以增加我们的健康保护行为知识。

在自我决定理论中，实时收集病人的心理、生理和症状数据，并通过卫生保健专业人员的输入，能使病人在自我管理慢性病的过程中，实现更大程度的自主性、能力和关联性。

1. 自主性　相对于控制医疗状况，e-health 可以让病人在任何时间、任何地方选择应用程序，进而提高自主性。个性化的预算法可用来设计治疗措施，并将个体内和个体间生活元素如压力和焦虑的变化考虑其中。个人预算法，将促进病人自我调节的权力和自主性，使他们可以对医疗做出选择，并坚持控制影响健康的因素。

2. 能力　提供关于饮食和行为因素，如体力活动、饮酒和吸烟方面具体的健康信息，可以帮助病人提高健康素养水平，进而使他们能够使用信息做出适当的健康决定，并展现解决疾病的具体能力水平。

3. 关联性　病人可以利用社会媒体建立和发展自己的健康生态系统。为了优化护理，病人可以安全地与护理团队选择性地分享和交流他们的个人健康信息。

三、支持行为改变的演算法

越来越多的研究关注数学建模技术和人工智能（AI），并将其作为设计干预措施的一种工具，以适应人口老龄化和不断增长的医疗费用的挑战。病人在个人预算法的帮助下使

用智能手机或连接蓝牙的其他外部设备（可穿戴式医疗传感器、计步器等）进行数据输入或采集。数学模型如模糊逻辑或贝叶斯逻辑，可以用来设计个人预算法并实施干预措施，进而改善慢性病病人的健康预后。连接监控设备将捕捉病人的环境、行为、情绪状态及相应的症状和体征如血氧饱和度、血压、心率、体温、血糖信息，并将其实时发送至卫生保健提供者，进而降低慢性病的影响。病人还可将设备连接到社交网络，并在任何时间、任何地方与他们的健康生态系统进行交流。通过相关的知识管理系统，他们可以安全地共享个人数据。信息的即时交换功能可将信息实时提供给病人的正规和非正规的护理人员，并将有助于护理人员更恰当地建议病人。

第六节　从物联网走向信息物理系统

从环境中获取信息用于进一步处理和计算的观念并不是新的。1991 年，Mark Weiser，然后是 Xerox Parc，在"21 世纪的计算机"中发表了著名的文章，反映了普适计算和相互关联的对象。"几乎每个对象都包含一个计算机或拥有一个标签连接到它，获取信息将变得微不足道"是一个有远见的物联网提示。自那以来，物联网已取得重大进展。物联网，包括传感器、终端、处理器和存储设备、数据聚集和整合框架，虽然仍处于婴儿期，但现在几乎遍布全球。物联网的典型建筑模型已经成为几个由欧盟资助的研究项目的突出成果，如 IoT-A 项目。在 2010～2013 年，IoT-A 建立了一个参考模型，提出物联网架构和基础设施原则。由 Iot-A 设计的参考架构可以为未来全球医疗物联网的实施提供指导。基于医药行业中的条形码、二维条形码或射频识别技术、电子处方及供应链管理，早期实施的卫生保健措施，可在病人的识别系统上被发现。

一个非常有趣的应用是在手术室中标记腹巾和替换物，以防止手术时异物错放并被遗忘在腹腔中。外科医生估计此类事件的发生率约为 1/5000。使用物联网技术可以做出很大改变，因为在操作时，物联网辅助标记和跟踪系统可以显著降低事故发生率。然而，下一个进化步骤已经在进行中，旨在通过所谓的信息物理系统将现实和虚拟世界进行整合。物联网的目标是连接实体和信息物理系统，不仅进一步整合软件，而且旨在通过一个复杂的、动态的方式整合现实和虚拟世界。我们想象一个简单的、单功能的端到端方式的连接设备，他们通常由某种放置在一个"对象"（此时，该词作为一个技术术语，也可以指人）上的前端传感器组成，某些类型连接到一个终端并包括处理器、存储器和用户界面，如某种监控（音频，视觉，触觉等）。在此，我们将不讨论涉及安装方面的复杂元件，如机器与机器（M2M）的对话协议、接口规范和应用程序接口。我们将在文章后面探讨。读者也可能指出相关的内容，如 ONE M2M 或 HyperCAT，这也将在专门的章节进行详细讨论。

然而，前端和后端传感器之间的基本链接部分由处理器、储存和监控设备构成，被认为是这个物理实体抽象的存在，通常被称为"服务"。

举一个例子，John 随身戴着血压监测装置。John 在现实世界中，戴着一个传感器装置。该传感器装置被连接到 John 的身上以测量其血压，并通过连接到终端的无线网络传输血压值，后者代表虚拟世界。此安装程序被设计用于模拟现实场景。为此，我们需要一个集成至终端的存储设备和处理器。用户界面，以及机器到人的适配器允许我们获取虚拟化信息。所有这一切都只涉及单一参数，即 John 的血压。在复杂的学科如医学中，基于单一的参数我们就能够将条件充分描述，这是非常罕见的。理想情况下通过医院或远程监控病人所获取的关键参数必须能够推导出结论，甚至做出诊断。通常我们会看看这些参数，如血压、心率、呼吸频率、血氧饱和度及温度等。我们希望平行和实时地访问这些服务，并基于此（医疗评估）评估病人的情况。在不久的将来，可能对潜在的发展做出预测，并确定某些事件发生的可能性（风险分析）。这些不同的服务可被分为不同的领域，如医疗保健领域、社会服务、供应链管理等。在这里，看到服务的一个子集以得出结论或做出诊断至关重要。例如，为了评估病人是否休克，我们将密切监测心率和血压，并可用心率除以收缩压计算休克指数，后者被认为是低血容量性或感染性休克的一个重要指标。

作为并行服务，使用传感器来提供信息应被认为是大多数医院中最先进的技术。虽然信号处理技术在未来的互联网中仍处于被掌控中，但是，为了成为无缝技术，物联网仍然存在需要被攻克的连接问题。然而，越来越多的人在智能手机上使用卫生保健和健康应用程序，以监测他们选择的参数，如血糖水平、热量摄入、运动水平、睡眠习惯等。但同时也带来了与这些应用程序可靠性相关的严重问题。通常情况下，这些应用程序还未经医疗产品立法认证为医疗设备，仅作为娱乐设备进行销售。据欧盟委员会统计，至 2017 年这些娱乐性健康应用程序的市场份额将达到 180 亿欧元。

信息物理系统的原理，包括垂直和水平的整合。特定的服务（前端和后端的垂直整合）可以整合专案，以建立新的知识（在一个域内的横向整合或跨不同的域，如添加账单结算服务）。这种方法也将允许在虚拟世界中集成特定的软件模块，以进行物联网的深入分析（大数据），并将允许复杂的服务，后者需要将各传感器获得的数据进行处理和聚集。卫生保健的信息物理系统将走向个性化医疗或"精准医疗"，后两者在美国基本表达同一个意思。信息物理系统也将有助于推动医疗革命，将数字健康转变成健康 4.0，与目前欧洲正在进行转型的其他行业保持一致，如汽车、能源、物流、运输等，转型成众所周知的工业 4.0 模型。所有这些趋势不仅是技术创新的依据，同时也是社会转变为超链接社会的证据，后者中计算元件将交织在一起的，这与 Mark Weiser 在 1991 年的观念具有惊人的相似之处。

信息物理系统需要被理解为开放系统，并且必须在未来的互联网或工业互联网的背景下进行观察。通过研究欧洲 FI-PPP 程序的结果和 FI-STAR 项目的医学内容，可以发现一些使用未来互联网进行创新服务应用的实例。这些举措获得了欧盟的大规模资金赞助，并被允许与中国合作。

将来，上述技术将随着移动通信技术的革新而持续推进，如 4G LTE 和 5G。在过去中心化而实现虚拟化院外医疗的方案中，5G 将发挥巨大的作用。欧洲 5G 创始者 5g-PPP 及其管理机构欧洲 5G 协会已经制定了一些关于关键绩效指标的挑战性目标，如延迟、连接性和可靠。详细信息可以从最近公布的欧洲 5G 白皮书（2015 年 10 月）中查看。

第七节　云和移动数据的处理

云计算是一套行之有效的分布式体系结构，一个单独的处理和存储设备就可以分解处理不同的任务，从而提供了可扩展的资源。为单个任务资源使用计算机或服务器已被替代，现在资源可以被动态地分配给不同的用户，并且使用的虚拟化任务可通过所谓的管理程序介导。这使得被动态分配的资源也称为负载平衡。根据关于系统方法和兼容保健方案的典型要求，面对安全性、机密性、保密性和可信性，不同类型的云被分为：公共云、个人云、混合云和移动云。

一、公　共　云

公共云通常提供资源的处理和存储。然而有一个趋势，即云服务的提供者也提供软件作为一种服务，使得托管的远程软件可用于特定任务。当任务在远程计算机上执行时，其结果是在其终端屏幕上呈现给用户。一个很好的例子是谷歌或其类似的服务，用户使用一个搜索引擎与远程计算机通信（后端）并且搜索结果显示在用户的终端（后端）。其基本策略是"公共"服务供应者使用硬件，软件作为服务提供给用户。用户永远不拥有系统，这取决于服务的条款和条件，甚至可能会失去他们自己的专有材料，他们有着加载到服务提供商的系统的权利。以 facebook 为例。他们的所有制政策，特别是他们在客户照片材料处理方面导致了公众的愤怒和争议。

二、个　人　云

个人云是在系统管理员完全控制下，通常不公开。授权的个人可以通过互联网访问云，并与系统进行通信。个人云的架构与公共云的架构原理相同。个人云和公共云的主要区别是在网络拓扑结构的背景下进行。

三、混　合　云

混合云的方法是将两种策略意义进行有趣组合，用以防止病人的数据从私人向公共云转移。这具有重要的法律和管理启发，医疗保健提供者不必担心他们的数据和相关责任风险的命运。数据被处理在私有云内，这在健康服务提供者的完全控制下。公共云组件可能属于一个服务供应商，允许软件供应商以商业目的开发软件，后者可能是卫生保健提供者在其私有云设置中使用的软件。微软办公室 365 可能是一个混合云安装的典型例子。在微软不断提供办公软件升级和更新版本的同时，用户所拥有的内容在没有明确的批准下从未传送到过微软。

四、移　动　云

移动云概念目前正在发展中，这是新兴移动通信网络下的策略，使用了 4G LTE 和潜在的 5G，以减少延迟并且增加了移动通信基础设施的有效性和效率。无论通信双方的地理位置，典型的移动基础设施中的信号必须被路由到远的距离进而到达远程终端。在未来，它有可能在各方之间直接建立连接，从而"解决本地问题在本地"。此外，移动网络边界计算在所谓的"网络切片"中扮演了一个重要角色，"网络切片"是一个描述了移动网络定义的术语，能够保证移动网络资源分配给特定的客户以便保证一系列服务的质量，这也是健康保健部门非常感兴趣的一点。

五、卫生保健产业的功能性需求

以卫生保健提供者解决方案为基础的纯粹的公共云迄今未能实现。Google Health，由谷歌主办的服务平台，以安全的方式储存病人数据，并已终止于 2013 年 1 月 1 日。另一替代性的微软产品，微软健康库仍然存在，但这个可改变的数据是建立在个人健康和娱乐的基础上，而并不是从卫生保健提供者这样专家的角度建立的数据。无论是谷歌还是微软都未设法在欧洲的专业卫生保健市场上站稳脚跟。这方面的原因在于，在相对严格的规则和规定下，隐私和保密深深扎根于欧洲社会。虽然在 2010 年，欧盟委员会和美国政府就欧洲国家通过美国公司处理相关数据的最低隐私要求已经达成了一系列规定，但是这项协议最近已被拒绝，并且被欧洲法院宣布无效。

另一种策略，完全符合欧洲法院最新安全法的规定，可能是所谓的"软件数据范式"的应用，它提出了混合云技术的使用，以便给数据提供软件并且在卫生保健提供者层面处理数据，而不是发送敏感的病人数据到公共云提供域处理。这一想法基于欧盟委员会在 2010 年未来云计算高水平报告中所提出的建议。硬件和软件的技术进步已经使软件数据范式成为可能。事实上，在实施信息物理系统和定制应用大数据分析的背景下，这可能是使用移动网络边界计算最基本的情况。

六、移动数据流量预测及其在卫生保健行业中的启发

据 Cisco 最近报告，移动数据流量将大幅增加。移动数据流量的增加是显著的，而且在未来，e-health 技术的长足发展将必然导致移动数据流量的进一步增长。e-health 技术的发展尤其将推动视频流和 M2M 通信等主要领域的增长，这些发现与所预测的流量增加一致，因为卫生保健及健康传感器和 M2M 所产生的流量是卫生保健网络中流量的主要组成部分。卫生保健机构预期流量的发展及可能的连接设备增加（通过智能药物的出现及自我管理、远程医疗及远程手术领域的渐进式发展），将使 e-health 技术成为 5G 时代一个有效且实用的技术。第一个测试平台最近已获批准，并且欧盟与中国的密切合作将展现出有趣的前景。

第八节　标　准　化

物联网部署及服务集成与整合平台的全球部署面临的最大挑战之一就是标准化。标准化对全球许多实业公司有很大帮助，如汽车工业和电信行业，并一直是他们成功的关键。卫生保健行业远远落后于全球视野。欧洲一项大型研究项目已经持续超过 6 年（2008 ～ 2014），旨在不同欧洲国家部署一个统一的极小型的病人信息数据库，以备紧急情况。EpSOS 于 2014 年 6 月结束。EpSOS 建立了病人信息和电子处方的无缝传播框架。然而，标准化水平需改变卫生保健模式，其中全面覆盖的以病人为中心的保健模式需要被广泛使

用。为了实现特别的互通性并允许在任何时间任何地点任何方式进行无缝连接，必须建立超链接社会标准，问题的关键不是定义这些标准，而事实上足够的标准已经存在。为了解决碎片化（这在过去一直是最大的问题之一，尤其是 e-health 解决方案的部署方面），欧洲成立了创新物联网协会（AIOTI）。

不管在欧洲还是其他地方，标准化始终是 e-health 和 m-health 技术研究的重点。欧盟–中国物联网咨询组最新发表的关于互操作性的白皮书给出了详细的讨论大纲和工作进展情况。这一关于 e-health 的工作主题将由刚成立的欧盟-中国工作组继续进行。互操作性的主题和国际贸易与合作的关联尤为紧密，并将促进欧洲和中国的贸易发展。它同时会给人们带来更大的流动性，因为他们能够毫无问题地在国内和国外使用设备。相同的服务质量（QoS）和用户体验质量（QoE）将提供给终端用户。这对于智能医药的应用具有重要意义。患有糖尿病或慢性阻塞性肺疾病/哮喘的病人能够依赖以下事实：无论在哪里旅行，他们都将能够使用新一代药物。

对标准化的需求也来自于电子健康记录的使用增加。许多资料库的工作仍然基于HL7，后者是一项用于病人数据存储和部署的协议。然而，医疗设备制造商通常不会透露他们的源代码和卫生保健技术，通常设立专利系统而并不开放代码。然而，为了提高未来卫生保健系统超链接的信任度和所有权，仍然保持隐私性和保密性的无缝互操作策略是必然的。

（朱晓丹）

参 考 文 献

Bodenheimer T, Lorig K, Holman H, et al. 2002. Patient self-management of chronic disease in primary care. Journal of American Medical Association, 288（19）: 2469-2475.

Bower JL, Christensen CM. 1995. Disruptive technologies: catching the wave, Harvard business review, 73（1）: 43-53.

Buckley D, Spard J. 2002. IP communication server strategy. Alcatel Telecommunications Review, 4: 248-254.

Bundesministerium fur Gesundheit. 2016. E-Health-Gesetz und elektronische Gesundheitskarte. Germany. http://www.bmg.bund.de/themen/krankenversicherung/e-health-gesetz.html.［2016-06-07］.

Christensen CM, Bohmer R, Kenagy J. 2000. Will disruptive innovations cure health care? Harvard Business Review78（5）: 102-112.

De La Maisonneuve C, Martins J O. 2013. Public spending on health and long-term care: A new set of projections. OECD Economic Policy Papers. No.6, OECD, Paris. http://www.oecd.org/eco/growth/Health%20FINAL.pdf.［2016-06-07］.

Digital Agenda for Europe. 2015. Cyber Physical Systems. https://ec.europa.eu/digital-agenda/en/cyberphysical-systems-0.［2016-06-07］.

European Commission. 2011. Report on the public consultation on eHealth Action Plan 2012-2020 European Union, Newsroom Editor. Brussels, Belgium.

European Commission. 2012. Communication from the Commission to the European Parliament, the council, the European Economic and Social Committee and the Committee of regions, e-Health Action Plan 2012-2020-Innovative health care for the 21st century Br-ussels: COM（2014）342 final. Brussels, Belgium.

European Commission. 2014. Green Paper on mobile Health（mHealth）Brnssels: com（2014）219final

Brussels, Belgium. http：//eur- lex. europa. eu/resource. html? uri = cellar：0de99b25- c0af- 11e3- 86f9- 01aa75ed71a1. 0003. 04/DOC_1&format=PDF. ［2016-06-07］.

European Commission. 2014. mHealth, what is it? Brussels, Belgium. https：//ec. europa. eu/digital- agenda/ en/news/mhealth-what-it-infographic Newsroom Editor. ［2016-06-07］.

Farmer A, Gibson OJ, Tarassenko L, et al. 2005. A systematic review of telemedicine interventions to support blood glucose self-monitoring in diabetes. Diabetic Medicine, 22：1372-1378

Fricker SA, Thuemmler C, Gavras A. 2014. Requirements engineering for digital health. New York：Springer.

Geisberger E, Broy M. 2015. Living in a networked world, integrated research agenda cyber-physical systems. National Academy of Science and Engineering, Germany, http：//www. cyphers. eu/sites/default/ files/acatech STUDIE agendaCPS eng ANSICHT. pdf. ［2016-06-07］.

Germany Trade and Invest. 2014. Industrie 4. 0. Smart manufacturing for the future. http：//www. gtai. de/GTAI/ Content/EN/Invest/_ SharedDocs/Downloads/GTAI/Brochures/Industries/industrie4. 0- smart- manufacturing- for-the-future-en. pdf. ［2016-06-07］.

HM Government, UK National Information Board. 2014. Personalised Health and Care 2020- Using Data and technology to Transform Outcomes for Patients and Citizens HM Government, National Information Board

Lafortune G, Balestat G, Durand A. 2012. Comparing activities and performance of the hospital sector in Europe：how many surgical procedures performed as inpatient and day cases? http：//www. oecd. org/health/Comparing- activities- and- performance- of- the- hospital- sector- in- Europe_ Inpatient- and- day- cases- surgical- procedures. pdf. ［2016-06-07］.

Lupianez-Villanueva F, Theben A. 2015. Strategic Intelligence Monitor on Personal Health Systems Phase 3, European Commission, JRC Science and Policy Reports. http：//publications. jrc. ec. europa. eu/repository/ bitstream/JRC94497/jrc94497. pdf. ［2016-06-07］.

Mair F, Whitten P. 2000. Systematic review of studies of patient satisfaction with telemedicine. BMJ, 320：1517-1520.

Mair FS, May C, O' Donnell C, et al. 2012. Factors that promote or inhibit the implementation of e- Health systems：an explanatory systematic review. Bulletin of the World Health Organization, 90（5）：357-364.

Meine elektronische Gesundheitsakte. 2016. ELGA−Serviceline unter. Germay. http：//www. elga. gv. at. ［2016-06-07］.

OECD. 2012. Looking to 2060：Long- term global growth prospects. A going for growth report. OECD Economic Policy Papers. No. 3. http：//www. oecd. org/eco/outlook/2060% 20policy% 20paper% 20FINAL. pdf. ［2016-06-07］.

OECD. 2014. Total expenditure on health as a percentage of gross domestic product. 30 June. http：//www. oecd- ilibrary. org/social- issues- migration- health/total- expenditure- on- health-2014-1_ hlthxp-total-table-2014-1-en. ［2016-06-07］.

Roy-Byrne PP, sherbourne CD, Craske Ma, et al. 2003. Moving Treatment Research From Clinical Trials to the Real World. Psychiatric Services, 54（3）：327-332.

Schueller S M, Munoz RF, Mohr D C. 2013. Realizing the potential of behavioural intervention technologies. Current Directions in Psychological Science, 22（6）：478-483.

Schulzrinne H, Rosenberg J. 1999. Internet telephony：architecture and protocols- an IETF perspective. Computer Networks, 31（3）：237-255.

Stefan Heng. Deutsche Bank Research. 2014. Industry 4. 0：Upgrading of Germany's industrial capabilities on the horizon. https：//www. dbresearch. com/PROD/DBR _ INTERNET _ EN- PROD/PROD0000000000333571/ Industry+4_ 0% 3A + Upgrading + of + Germany% E2% 80% 99s + industrial + capabilities + on + the + horizon. pdf.

［2016-06-07］.

Sundhed. dk. 2015. MedCom－the Danish Health Data Network. https：//www. sundhed. dk/service/english/an-ehealth-nation/medcom/ ［2016-06-07］.

Tytgat GN, McColl JT, Tack J, et al. 2008. New algorithm for the treatment of gastro- oesophageal reflux disease. Aliment Pharmacol & Ther, 27：249-256.

Urnes J, Farup PG, Lydersen S, et al. 2007. Patient education in gastro- oesophageal reflux disease：A randomized controlled trial. European Journal of Gastroenterology & Hepatology, 19：1104-1110.

Urnes J, Peterson H, Farup P G. 2008. Disease knowledge after an educational program in patients with GERD：A randomized controlled trial. BMC Health Services Research, 8：236-243.

Vermessan O, Fries P. 2015. Building the Hyperconnected Society. Internet of Things Research and Innovation Value Chains, Ecosystems and Markets. River Publishers Gistrup, Denmark. 25 June, ISBN：9788793237995.

Warmerdam L, van Straten A, Twisk J, et al. 2008. Internet- based treatment for adults with depressive symptoms：randomized controlled trial. J Med Internet Res, 10 (4)：e44.

WEISS A. 2007. Computing in the Clounds. NetWorker, 12 (4)：16-25.

Whitten P S, Mair F S, Haycox A, et al. 2002. Systematic review of cost effectiveness studies of telemedicine interventions. BMJ, 324 (7351)：1434-1437.

WHO. 2011. New horizons for health through mobile technologies. http：//www. who. int/goe/publications/goe_mhealth_ web. pdf. ［2016-06-07］.

WHO. 2015. E-Health. http：//www. who. int/trade/glossary/story021/en/ ［2016-06-08］.

第二十七章　中国欧盟物联网医学合作计划

第一节　简　介

　　医疗保健是每个人的基本需求。使每个公民都能享受可负担得起的医疗保健，是政府的一项重要义务。换句话说，政府机构需要负责人民的健康医疗及医疗费用。在工业化国家中，医疗保健费用是年度预算中重要的一部分，通常为国民生产总值的4%～20%。近几年来，医疗保健支出增长速度持续超出国民生产总值，这对许多经济主体都将是难以负担的极大挑战（图27-1）。同时，人口负增长给经济主体施予了更大压力。此外，越来越多的年轻人受慢性病之苦，如糖尿病、哮喘、肥胖症，这不得不使世人开始反思传统的医疗保健模式。幸运的是针对慢性病的管理，新型技术给人们带来了变通之道。物联网的演变（物联网2.0）、网络技术的进步（SDN、4G、5G技术）、智能手机性能的加强、云计算机的出现、物联网的深度分析等似乎是医疗领域重大变革的关键所在。尽管战略计划命名各不相同，世界各地的趋势却极其相似。美国的精密医学、欧洲的个性化医疗、健康医疗4.0、中国的互联网+都最终聚焦于传感器技术、最新网络技术和新一代互联网的应用，以进行实时数据挖掘与数据整合，结合智能且具预测性的精准算法形成模式识别体系，以此优化个人医疗保健。

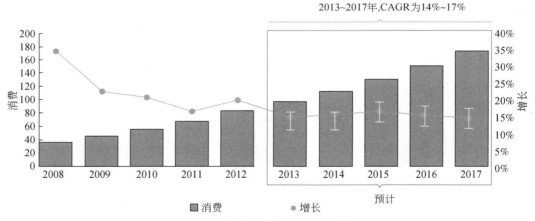

图 27-1　中国医疗保健支出的增长
来源：IMS
CAGR：复合年增长率

　　而且，无论是从物联网技术的完备程度还是其普适性，从经济化角度或是技术层次上出发，它都将占据未来网络的中心舞台。就在最近，中欧白皮书中着重强调了中欧之间在多个关键领域具有实质性的共通之处，譬如医疗保健中令人振奋的技术应用与开发。此次白皮书的发布被看做是欧盟与中国政府在多层次开展长期磋商的重要里程碑。中欧物联网事务委员会的专家通过在医疗健康、智慧城市、智能汽车、智能电力等经济相关领域开展双边磋商来推动这次发布。同时，通过他们的努力，相关领域的专家组也积极将这一成果经济化、社会化。中欧智慧城市和智慧能源委员会已在逐步形成并投入工作，这与最近启动物联网领域和其他相互依存的未来技术大型交叉试点工程的呼声一致，这些技术包括信息物理系统、5G、大数据、物联网深度分析、软件定义网络、网络功能虚拟化等。

尽管业界认为中国经济在接下来的几年将以7%的年增长速度持续增长（据世界银行数据），但医疗保健费用将每年以15%的速度增长（据IMS数据）。世界经济合作与发展组织成员国包括欧洲，其医疗保健支出现约以1%的速度增长，而2016年国民生产总值增率预测约为3.8%。大多数世界经济合作与发展组织国家已经实行经济紧缩以控制医疗费用。这可能会导致未来几年的回弹效应（图27-2）。此外，调查表明，2003～2013年间，中国医院床位数持续上涨（图27-3）。

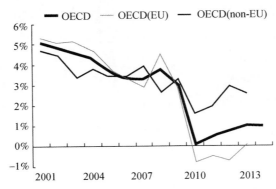

图27-2　经济合作与发展组织国家2001～2004年每年医疗保健支出增势图
OECD：经济合作与发展组织

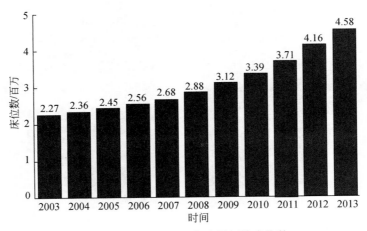

图27-3　2003～2013年中国医院床位数

在应对人口及社会经济的挑战方面，中欧有许多相似之处。一些技术性目标与宗旨、技术战略的发展正鼓励并进一步强化物联网医疗及相关技术的广泛应用。

下图描绘的是中国（图 27-4）和德国（图 27-5）的当代人口树，显示了欧洲作为典型后工业社会的基本特点。目前，受供养人口比率也就是受供养人群人数（年龄大于 65 岁）与劳动年龄人群人数（年龄在 15 ~ 65 岁）之比，已差异明显且受到欧洲国家的持续关注。根据欧洲官方统计数据（来自欧盟统计局），受供养人口比率在 2001 年为 23.5%，

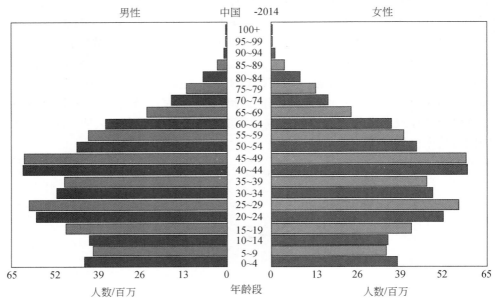

图 27-4　中国当代人口树

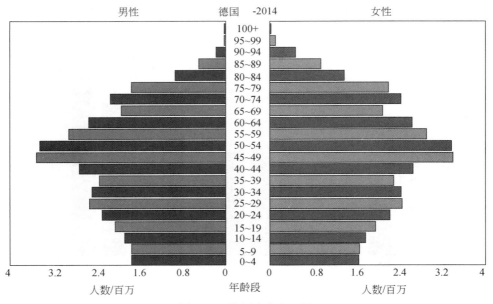

图 27-5　德国当代人口树

在 2015 年攀升至 28.8%，将可能于 2040 年达到 45.9%。在中国，这个数据于 2000 年为 10%，但预测将在 2040 年攀升至 40% 而在 2060 年达到 60%。中欧人口树显示各国在未来 20 年都存在着大麻烦。其基本特征一致，就是将面临人口老龄化及其带来的一系列难题，其中就有医疗保健费用的大幅增加。而美国因其不同的医疗体系及人口结构，问题将不太严重。

第二节 建立中欧物联网医疗事务委员会的必要性

对于在多地域抓住未来共有的机会，在多地域开展活动以实现核心目标，国际合作研究都是一种普遍适用的策略。特别是在医疗保健这个公认有着巨大挑战的领域（如研究传染疾病）会是特别重要的方法。流行病并无国界，通常需要国家间的通力合作。另外，某些慢性病如癌症、糖尿病、哮喘、慢性阻塞性肺疾病、胃食管反流病的诊断与长期治疗方法是世界性通用的，这也便是制药企业并不受地域限制而经常跨国运作的原因之一。人口的迅速增长、人与人之间凝聚力的衰落、随之而来的个人医疗保健费用与公共卫生支出的大幅增加，这些难题都需要国际社会更为统一的行动，甚至是政治决策方面的认可与支持。新型技术的引入和应用，如物联网、5G、大数据等，拥有解决这一社会负担的巨大潜力与前景，而新型通信技术的应用将可能调控经济的增长和社会的繁荣。

事实上，产业大环境已在不断变化，如欧洲 4.0 网络物理系统、中国互联网+、相对消费网络的产业网络，这些都在影响着当前产业的重新洗牌，而这同样适用于医疗健康领域。然而互联网产业若想真正实现贯通基础行业，如医疗与社会保健，则仍需要大力发展先进技术，将隐私性、安全性和可靠性提高到 100%，进而获得使用者和提供者的绝对信任。最近一份欧洲共同体关于 e-health 的调查报告显示随着技术壁垒成为物联网医疗发展的主要障碍，人们对下一步的技术部署越发缺乏信心。因此为了让人们看到更有力的证据以获得信任，大型试点工程成为通向这一目标的有效路径。中欧双边试点工程早有提及，并从 2015 年 2 月开始重提上日程。目前第一个实验和需求分析正在进行中。

一、中欧 ICT 对话的成果和后续

近年来，中欧 ICT 对话一直在为合作研发、标准化、特别是在物联网和中欧不同行业的经济合作领域不断奠定基础。为了建立这个重要合作，目前已经成功在几个领域成立工作组，如在"智慧城市"和"能源"领域。中欧物联网医疗工作组将进一步促进中欧 ICT 对话，以树立应用物联网 IoT 和未来互联网技术为社会创造利益的共同理念。继中欧 ICT 对话后，不能因中国和欧洲的人口和社会经济必要条件高估发展物联网医疗的重要性。

2015 年 9 月，中欧 ICT 咨询小组在最近一次北京会议上提出的具体行动要点是建立一个双重大型物联网医疗试点工程。电信运营商、高硅业、医疗机构专业人士和学者之间的跨学科讨论认为，成立该工程是必需的，以便促进关键领域的发展，如物联网、5G 和大数据的开发和个性化医疗/精密医学和物联网（工业）医疗等。

目前在中国和欧洲的产业支持下，上海和慕尼黑作为两大主导物联网医疗中心正在努

力建设这样一个具有灯塔性质的双重大型试点工程。该工程与欧洲 5G 协会、欧洲物联网研究集团和 AIOTI 有着密切联系。

二、中欧物联网医疗事务委员会使命

中欧物联网医疗事务委员会旨在促进中欧在不同社会领域的交流与合作，如行政、工业、学术及公众方面，促进物联网医疗及相关技术的发展并提高其应用程度。这是一个开放与公正的非盈利组织，欢迎各方加入。该组织运作的基础是相互尊重、有质量有证据的研究。无性别歧视，严格遵守无歧视原则。成员将由组织确认后加入，通常情况下不会无理由拒绝。无会员费，但期望成员负责自身支出。政府资助视情况而定，无法保证。资助方将对资助设立协议与条款，同时对资金来源也将进行筛选与管理。

第三节　中欧物联网医疗事务委员会工作范围

中欧物联网医疗事务委员会将关注广义的物联网医疗研究，包括移动健康、远程医疗、远程保健、远程信息处理、机器人技术及信息化系统、物联网、5G、物联网深度分析、大数据和云计算机［公共、私人和混合云，移动边缘云/计算机（MEC）和网络物理系统］。此外，委员会将关注相关领域内的未来技术，如互联网+、健康 4.0、精密医学及个性化医疗。根据委员会内部许可和世界卫生组织对中欧物联网医疗事务委员会的一些相关主题，制定官方定义如下。

一、物联网医疗

"物联网医疗（e-health）是通过电子技术对卫生资源及医疗保健进行转移。它包含四个方面：

（1）通过互联网与远程通信，实现医务专业人士对患者健康信息的远程获取。

（2）利用信息技术与电子商务增强公共卫生服务，如对医务人员进行培训与教育。

（3）将电子商务应用于健康管理。

（4）从广义讲，包含和执行物联网的功能，特别是感知，传输和智能处理。

物联网医疗提供了一种新的利用医疗信息、资金、药物等医疗资源的方式，且将能提高利用率。同时互联网提供了一种新的资讯传播方式，一种新的机构、医务人员及民众间的互动和协作方式。"

二、移动医疗

"移动医疗（m-health）是物联网医疗的组成部分。时至今日，对移动医疗尚无标准定义。物联网医疗全球瞭望台组织对移动医疗的定义是由移动智能手机、病情监测仪器、电子记事薄及其他无线设备支持的医疗健康活动。移动医疗包含对移动手机一些关键性功能的应用，如语音功能、SMS 功能，也包含一些更为精密的功能与应用，如 GPRS 服务、

3G、4G 信号系统、GPS 定位系统及蓝牙技术。"

三、远程医疗

"远程医疗（tele-health）包括医疗监护、养生、公众医疗功能。它的概念比远程医疗控制要宽泛，因为它涵盖了通过电脑辅助的远程沟通来实现管理、监护、记录及医学技术获取。"

中欧物联网事务委员会计划瞄准纵向研究结果及政策策略，如中欧物联网圆桌会议、物联网和5G相关白皮书，其他研究结果如欧洲FP7、地平线2020项目及其他中国大型项目和行业资助的研究，然后寻求机会应用在中欧双试点工程中。以中国上海复旦大学及德国慕尼黑工业大学两个中心为先例，我们希望促进发展出更多的企业、经济体和地区，以结构化的方式提供建议和分享我们的经验（出版白皮书、通过社交网络提供信息、在中欧举办活动）。

此外，欧盟已就移动医疗公布了一本绿皮书，内容包括当前欧洲移动医疗情况及趋势，以及市场分析的概况。

第四节　目　　标

一、目　　标

（1）制定中欧标准、规章、技术。

（2）进行中欧需求评估并确定需求。

（3）打造开放的用户组织，包括相关服务提供者。

在智慧医药、机器人技术、慢性病（自我）管理领域，设计及验证基于健康。

二、4.0和互联网+的创新性的物联网医疗理念

（1）定义关于服务质量的关键绩效指标，设立最低要求。

（2）部署、验证针对患者、看护及专业医护人员的新型服务来增强服务质量与用户体验感受。

（3）在医疗保健虚拟化方面创造及验证新型商业模式。

（4）在中欧建立参考性基础设施，进行基准测试演习。

（5）确定对专业、非专业人士培训的建议。

（6）鼓励促进中欧之间学术及专业的交流。

（7）应特定的物联网医疗领域要求及产品要求，特别是新型服务方面，促进专家对中欧企业提出点对点的意见。

（8）针对该双重工程吸收多方意见及互享经验。

（9）发展及增加物联网医疗领域的经济合作。

第五节 预 期 效 果

中欧物联网医学合作计划希望可以达到以下效果：

（1）中欧相关标准的确定、分配及采用。

（2）确定针对利益相关者的具有组织性及连贯性的需求描述，以更好地加强与促进中欧及其他经济体间的经济交互。

（3）中欧合作研究项目基金到位，联合众多未备资金的使用者提供者。

（4）集成物联网、5G、大数据、云、信息物理系统及其他技术来建立健康 4.0／互联网＋循环系统先进解决方案，特别是应用于分级诊疗服务的方案。

（5）支持双试点工程。

（6）多领域纵向一体化和横向服务聚合新型服务。

（7）设立经过验证的关键绩效指标以资借鉴。

（8）建立新的商业模式来支撑物联网技术在中国、欧洲及其他地方的推广与应用。

（9）参照中欧基础行业应用实例来支撑物联网技术的快速发展。

（10）制造在欧洲及中国培训教育的成功实例。

（11）中欧间创新带动的国家级产业资助的相关物联网学术合作和交流。

（12）委员会每年举办两次常规会议。

同时，落实联合出版物及官方网站，给感兴趣人士提供更多信息。

第六节 路 径 规 划

物联网事务委员会首先于 2015 年 9 月 2 日，在中欧物联网咨询委员会制度会议上提出。委员会是近年来继中欧物联网圆桌会议、中欧物联网咨询委员会的成果后的又一发展和延续。慕尼黑工业大学的蒂姆勒教授与来自复旦大学的白春学教授都有医学及物联网背景，并且都是中欧物联网咨询委员会的专家，都有实业公司、中小企业及其学术机构包括其附属医院的支持。

在 2015 年 9 月的物联网咨询委员会会议上，蒂姆勒教授和白春学教授在慕尼黑及上海的双试点工程的协作已被中欧双方广泛所知。经过近年来中欧关于物联网的初步磋商后，在北京会议期间也被高调展示。双方都有意向将统一标准放在实际环境中进行检测，验证其在物联网、居家协助领域中是否达到中欧物联网白皮书的内容标准。

多方包括北京及其他经济体的代表都十分欢迎专家主导的中欧物联网医疗事务委员会来实施及验证医疗健康领域的一些已发布在白皮书中的结论，这是一种连续性、系统性的办法。委员会的一项重要目标就是在上海与慕尼黑支持、促进双工程试点的开发，以及开展多项准备工作。同时，另一项初步任务是在大型和中小型企业已经提供的资金支持基础上，继续开辟新的中欧的资金支持途径。

委员会同时在中欧将寻求通过数字媒体建立知名度的机会，分享他们的目标及成果。委员会将首先制定第一个五年计划来实现一部分目标（表27-1）。

表 27-1　计划安排

时间	计划事宜
2015 年 10 月	敲定中欧委员会提议并向中欧政府递交 在 2015 年里斯本 ICT 会议上咨询与发布潜在性公告
2015 年 11 月	在中国芜湖成立非公医疗机构协会物联网医疗专委会
2016 年 1 月	网页准备完毕并开始运行
2016 年 3 月	中国上海物联网事务委员会成立大会，从规划到正式运行
2016 年 9 月	秋季委员会议暨 2016 年德国慕尼黑 IEEE 物联网医疗交流会议
2016 年 10 月	在中国上海举办非公医疗机构协会物联网医疗专委会第二次会议
2017 年 2 月	第一次年度报告及春季会议
2017 年 9 月/10 月	秋季会议
2017 年 11 月	在中国广州举办非公医疗机构协会物联网医疗专委会第三次会议

（白春学　克里斯托夫蒂姆勒）

参 考 文 献

白春学 . 2014. 实用物联网医学 . 北京：人民卫生出版社 .

白春学 . 2015. 物联网医学分级诊疗手册 . 北京：人民卫生出版社 .

Brogan J，Thuemmler C，Mival O，et al. 2014. IoT for a Shock Warning System. IEEE Internet of Things Journal.

Cisco. 2015. VNI Mobile Report. http：//www. cisco. com/assets/sol/sp/vni/forecast ＿ highlights ＿ mobile/index. html

Fishbein M，Bandura A，Triandis HC，et al. 1991. Factors Influencing Behavior and Behavior Change. Final Report：Theorists Workshop. Washington DC：National Institute of Mental Health. https：//www. google. com/intl/en＿ us/health/about/

Nunna S，Kousaridas A，Ibrahim M，et al. 2015. Enabling Real-Time Context-Aware Collaboration through 5G and Mobile Edge Computing. International Conference on Information Technology-New Generations，2015：601-605.

Sleet DA，Gielen AC，Diekman S，et al. 2010. Preventing unintentional injury：A review of behaviour change theories for primary care. Behavioral Medicine Review. American Journal of Lifestyle Medicine，4（1）：25-30.

Weinstein ND. 1993. Testing four competing theories of health-protective behaviour. Health Psychology，12（4）：324-333.